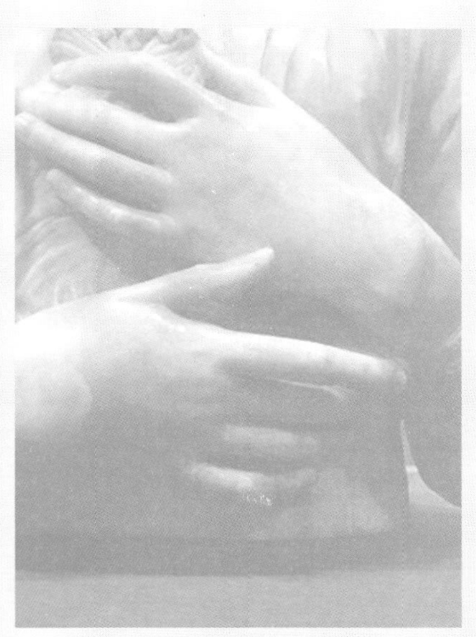

U0382343

本书获得云南大学民族学一流学科建设经费资助、

民族文化支撑旅游产业提升和康养产业发展理论与实践研究项目资助

健康人类学
研究丛书

Anthropological
Studies of Health

健康人类学文选

景军　陈斌　主编

中国社会科学出版社

图书在版编目(CIP)数据

健康人类学文选／景军，陈斌主编．—北京：中国社会科学出版社，2021.8
(健康人类学研究丛书)
ISBN 978－7－5203－8894－8

Ⅰ.①健…　Ⅱ.①景…②陈…　Ⅲ.①医学人类学　Ⅳ.①R31

中国版本图书馆 CIP 数据核字(2021)第 179360 号

出 版 人　赵剑英
责任编辑　王莎莎
责任校对　刘成聪
责任印制　张雪娇

出　　版　中国社会科学出版社
社　　址　北京鼓楼西大街甲 158 号
邮　　编　100720
网　　址　http://www.csspw.cn
发 行 部　010－84083685
门 市 部　010－84029450
经　　销　新华书店及其他书店

印　　刷　北京明恒达印务有限公司
装　　订　廊坊市广阳区广增装订厂
版　　次　2021 年 8 月第 1 版
印　　次　2021 年 8 月第 1 次印刷

开　　本　710×1000　1/16
印　　张　34
插　　页　2
字　　数　555 千字
定　　价　199.00 元

凡购买中国社会科学出版社图书，如有质量问题请与本社营销中心联系调换
电话：010－84083683

目　录

第一编　传统医学

第二编　生育制度

第三编　带病生存

第四编　医患互动

第五编　老龄社会

第六编　生死存亡

第七编　解释与反思

编者按

摆在读者面前的这部《健康人类学文选》是我们对云南大学《思想战线》期刊2014年至2019年开设的医学人类学栏目文章选编之作，被选入的论文经过了下列修改。第一，所有文稿的题目都经过了改动，为的是方便读者一眼就可以明确知晓每篇论文讨论的主题。第二，所有文稿经过了程度不同的改写，有的是置换了段落的先后，有的是删除了多余的叙事，有的是增加或减少了小标题和注释，有的是用新观点和词语更好地阐释了相关资料的意义。第三，我们把上述栏目文章分类并入到这部文选的不同章节，以便读者根据需要有挑选地阅读。第四，我们认为一小部分论文的个别用词或许不当，因而选用了其他表述方法代替。

我们期待这部文选能够促进我国人类学教学工作。教育部人文社会科学重点研究基地云南大学西南边疆少数民族研究中心文库以及云南大学民族文化支撑旅游产业提升和康养产业发展理论与实践研究项目负责人何明教授，对这部文选的编辑给予了大力支持。这是因为我们与何明教授在学术交流中形成一些共识，第一是社会学、民族学、人类学教学工作目前还缺乏这样内容的读本。我们之间达成的第二个共识是健康问题之大。

在当今世界或持续改革开放的中国，健康问题均受到了前所未有的重视。无论是政府、政党、商界、民间或学术界，公民健康已经被视为民生基本问题之一。在中国，改革开放政策在物质生活层面帮助国人摆脱了短缺经济时代的困扰，物质生活水平在过去 30 年内的大幅度提高，这是有目共睹的事实。与此同时，患病率在物质生活提高的情境下反而逐年上升。这主要是中国的疾病发生规律从传染性和感染性疾病，转入了慢性病和退化性疾病。疾病谱的转变，伴随着老龄化程度加深而变得日益严峻。物质相对丰富之后，食品安全问题、大气污染问题、交通死亡问题以及精神疾患问题，也对中国社会经济的进一步发展形成了诸多挑战。人类学需要面对这些社会变迁带来的阵痛。

健康人类学是一门直接面对社会苦痛的学问。积极推动健康人类学在中国的发展，也是促进人类学发展的一个重要步骤。1980 年，在美国人类学学会召开年会期间，费孝通接受了马林诺夫斯基奖，并发表了一次精彩的演讲，题目是“迈向人民的人类学”。在那次演讲中，费先生回顾了他在英国师从马林诺夫斯基的心得，并以充满激情的口吻说道：“当前世界上的各族人民确实需要真正反映客观事实的社会科学知识来为他们实现一个和平、平等、繁荣的社会而服务，以人类社会文化为其研究对象的人类学者就有责任满足广大人民的这种迫切要求，建立起这样一门为人民服务的人类学。”

今天，在思考费先生的倡导时，我们有必要认识到，以为人民服务为宗旨的健康人类学之急迫性。至少一部分人类学和民族学研究者，需要积极主动地利用人类学知识造福于人类健康。健康人类学需要专门从事人类学和民族学研究的学者们，在重大问题上充分依靠学科智慧的积累，发表见解并采取行动。这需要我们勇于反思、质疑、挑战那些否定文化多样性、否定文化平等诉求、否定文化包容的荒谬言论和野蛮做法。这样的健康人类学，也是广义的行动人类学在中国进一步发展的基石之一。

在当代中国人类学和民族学研究者中，已经有相当一部分人，就民族平等、农民进城、生态恶化、农村土地制度、水库移民、婚姻家庭关系、医疗公平性、教育机会、医学多样化、基层选举、文化遗产保护等重大问题，发表了具有应用意义和批判精神的文章。其中一部分学者还以技术支持和政策倡导的方式迈入了行动者的行列。我们也必须看到，当面临人类学家最有发言权的诸多重大社会和文化问题之际，我们的声音仍然薄弱。我们的很多研究成果，既不能影响重大问题的决策人，也不能传达给民众，甚至不能引发同行的共鸣或呼应。造成这一局面的原因很多，但主要是由于我们对知识生产的理解有局限性。我们还没有充分认识到，人类学积累的知识，本应运用到文化反思和社会批评之中。

另外，我们对人类学有其用武之地的路径，也有认识上的局限。就具体路径而言，我们需要建立一个履行社会责任的学术氛围，勇于同传统媒体和新媒体的意见领袖对话，积极寻找政策倡导的机会，善于同其他学科的学者，就社会发展和文化变迁问题展开合作研究。同时，我们需要在人类学家最有发言权的重大问题上，争取到表述的权利。为此，健康人类学应肩负着社会行动的重任，同时为应用人类学理论方法的升华提供广阔的天地。

绪论　公民健康与社会理论

景　军*　薛伟玲**

导读：健康人类学研究同人类学其他分支学科的研究一样，需要清晰的理论框架，同时需要结合人类学学科自身和其他社会科学学科发展出来的理论和方法，展开研究的设计和实施。在诸多的社会理论中，有四种理论与健康人类学的研究有较紧密的关联，对健康人类学研究有指导意义，分别是社会阶梯理论、社会建构理论、生物权力理论以及未预结局理论。在具体案例中，这四种理论的内涵和意义得以展示。

引　言

健康人类学并非生物医学的一个分支，而是以人类学特有的视角和方法，研究人类的健康问题，包括人类的疾病、健康行为或理念、卫生保健制度以及人类的生物文化适应过程或结果。作为应用人类学最为活跃的一个学科分支，健康人类学尤其关注社会和文化如何影响人类的健康，同时还关注健康问题对社会和文化的作用。因而，健康人类学关心的宏观问题，是人类健康与社会或文化之间的互动。

严格地讲，过去 20 年是中国健康人类学的蓬勃发展期。之前，只有个别学者通过介绍性文章倡导中国人类学对健康人类学的重视。进入 20 世纪 90 年代后，健康人类学在中国的发展迹象开始明显，千禧年后更为如此。到中国人类学民族学研究会召开 2011 年和 2012 的年度会议，所举办的诸多专题和圆桌会议，包括了 3 个属于健康人类学范畴的论文宣读会

---

* 景军，清华大学社会学系教授。

** 薛伟玲，中共北京市委党校副教授。

议，共收到论文40多篇，而且绝大多数论文以田野调查为基础。

从中国大陆业已发表的健康人类学研究之选题判断，两大领域受到高度关注，一是与少数民族紧密相关的健康理念、医疗多元化、民族医学、村医与现代医学的实践，以及生态环境与健康的关联。二是与艾滋病相关的风险观念、风险行为、人口流动、高危人群的社会组织、血液买卖、吸毒与戒毒等问题。目前，在这两个领域中所发表的论文最多，高度体现了研究议题的社会相关性。其他相对比较集中研究过的题目，包括就医行为、自杀问题、疾病歧视以及临终关怀。毫无疑问，推动中国健康人类学发展的力量，不仅限于中国大陆，而且包括港台地区同人、外国学者，以及大多数时间在海外做研究的中国大陆学者。海外的推动力表现在大量翻译著作、介绍海外研究的文章、合作研究项目、机构建设或共同发表的期刊论文或论文集之中。

同其他社会研究一样，健康人类学研究需要清晰且实用的理论框架，还需要结合人类学学科自身发展出来的理论和方法，展开研究的设计和实施。本文将以社会阶梯理论、社会建构理论、生物权力理论以及未预结局理论为例，说明健康人类学借鉴社会理论的途径和必要性。

社会阶梯理论

自从集约农业出现，严苛的社会分层一直存在，不断引发暴力冲突。《圣经·新约》第六章第五节曰："奴隶们，你们要战战兢兢，以诚实之心，听从你们在尘世的主人，如同听从基督一样。"① 基督即替众受难的耶稣，因提倡普爱，宣讲天国福音、教人爱神敬主、鼓励爱人如己，因而得罪僧侣既得集团以及罗马帝国统治者，最终被钉死在十字架上。在中国商代，以贵族为大，百官为核心、平民为中间、奴隶为底层的社会等级制度，同样充斥着强权暴力。在辅佐武王灭掉残酷的纣王之后，周公下令开仓济民、聚贤下士，以防社会等级的极端化。无独有偶，古代印度种姓制度等级森严，但主张平等慈悲的佛教却应运而生，而且力推四姓平等。所谓四姓即按种姓分为高低社会阶层的婆罗门（即祭师）、刹帝利（即武

① 《新约》新修标准版（New Revised Standard Version），http：//www.biblegateway.com，2014年1月7日。

士）、吠舍（即庶民）、首陀罗（即被征服的土著居民）。达力特（即贱民）则属于“在外种姓”。①

现代印度的等级制度，大致沿袭婆罗门教遗留下的教种姓制度。在印度政府制定的社会保护政策中，公民分为“上层种姓”“中层种姓”“受保护种姓”“受保护部落”“其他落后阶层”。前两类包括社会的中上层。后三类分别指贱民，山地土著民族，苦力、皈依其他信仰的贱民、游牧民族以及乞丐。在印度总人口中，受保护种姓占15%，受保护部落占7.5%，其他落后阶层占50%。合在一起，社会底层人群占印度人口72.5%。所谓社会保护政策指大学招生或公务员招聘的配额，其中15%留给贱民，7.5%留给土著民族，27%留给其他社会底层。虽然中上层种姓仅占印度人口27.5%，但得到的配额却近一半，可见鼓励弱势群体子弟上大学或进入政府工作的配额，并不完全按各阶层所占总人口的比例实施分配。②

印度等级制度体现在日常生活诸多方面，在等级之间的通婚禁忌中尤为如此。为了考察等级制度留下的躯体烙印，一名印度学者2006年公布了不同种姓成年男性身高的研究结果。该研究基于，印度人类学人体测量数据库在1961—1965年收集的数据，所包括的两万多名研究对象出生在1915—1944年，年龄在20—50岁。分析结果显示，上层种姓的成年男性发育最好，平均身高在164—166厘米。贱民中的成年男性平均身高在162—163厘米；土著民族中的成年男性平均身高在160—162厘米。如果比较两个极端，上层种姓成年男性的合计平均身高比土著民族高出2.9厘米。鉴于上层种姓乃是素食者，尤其有不吃牛肉的文化禁忌，社会阶层之高导致的躯体之高显得更为突出。③

社会经济地位越高，人们的健康水平越高，反之则越低。对这一规律的把握，即社会阶梯学说关于健康理论之核心，可以用营养水平、婴幼儿死亡率、人群患病率、期望寿命或其他健康数据加以证明。此类研究当然

---

① 刘欣如：《印度种姓制的渊源》，《史学理论研究》1998年第2期。

② Zwart Frank, “The Logic of Affirmative Action: Caste, Class and Quotas in India”, *Acta Sociologica*, Vol. 43, Part 3, 2000, pp. 235 – 250.

③ Guntupalli Aravinda Meera, Joerg Baten, “The Development and Inequality of Heights in North, West, and East India 1915 – 1944”, *Explorations in Economic History*, No. 4, Vol. 43, 2006, pp. 578 – 608.

需要设置在一定的地理范围或社会空间之内，需要可比较的社会、政治、经济条件，以及一定程度的文化共享性，而不能泛泛而言。例如，印度北部锡克教徒中的成年男性身高，在印度人中为最高的事实，与锡克人的社会相对平等程度，以及印度北部农业产量相对较高所保证的营养供给有关。在可比较的条件之下，即便在高福利国家或已建立免费医疗制度的国家，人类健康的社会阶梯依然明显。让我们以英国白厅研究为例。

白厅研究的第一期发生在1967—1977 年，研究对象包括18000 名年龄在20—40 岁的男性公务员。该研究将公务员职务分为4 类，依次为高级行政官员、专业人员或主管人员、一般职员、其他雇员。研究者首先调查了影响健康的生活习惯，在10 年后进行了死亡率调查，尤其关注了心血管疾病的发病率和死亡率。研究结果揭示，标志社会地位的职业阶层之高低与死亡率之高低有着非常重要的相关性。处在较低职位的公务员面临较高死亡率的威胁，而且大多数死于心脏病。公务员中最低阶层的人群死亡率，比最高阶层几乎高出3 倍。这一健康水平的悬殊，比英国整个社会最低阶层与最高阶层的差距还要大。①

白厅研究第二期发生在1985—2008 年，研究对象包括10308 名年龄在35—55 岁的英国公务员。这些人来自20 个政府机构，男性6895 名，女性3413 名。二期研究利用了体检报告和健康自评报告。研究结果再次证实20 年前得出的结论。无论男女，较高的死亡率发生在职位较低的公务员中，而较低的死亡率则发生在职位较高的公务员中。在患病率方面，如心脏病、癌症、慢性肺病、肠胃病、抑郁症的患病率，社会阶梯之倾斜程度仍然惊人。针对成因问题，研究者调查了工作压力、在工作岗位能够得到的上级或同事支持、自我报告的工作能力和信心、饮食习惯、体育锻炼的频率、吸烟历史以及生活满意度。②

在上述影响健康的因素中，研究者认为与工作有关的“可控感觉”最为重要。白厅研究报告的撰写者，并没有过多地讨论所谓可控感觉的社会成因，甚至没有仔细讨论为什么女性公务员的可控感觉低于男性公务员，

① Marmot, M. G., Rose, G., Shipley, M. & Hamilton, P. J., “Employment Grade and Coronary Heart Disease in British Civil Servants”, *Journal of Epidemiology and Community Health*, No. 4, Vol. 32, 1987, pp. 244 - 249.

② Marmot, Michael, et. al., “Health Inequalities among British Civil Servants: the Whitehall II Study”, *Lancet*, Vol. 337, No. 8754, 1991, pp. 1387 - 1393.

而女性公务员的总体健康水平却高于男性。报告撰写者还需要讨论的问题包括，工作性质的可控感与涉及日常生活的可控感是否一致。由于前两期研究解答了一部分问题，同时提出了更多问题，白厅研究第三期正在进行。

涉及工作或生活的可控感觉之形成，确实是一个复杂的社会文化问题。但我们也许可以用某些简约方式审视这个问题，以便达到画龙点睛之目的。

第一种方式是利用马克斯·韦伯提出的社会分层分析“三分法”。它的核心关注点是财富、声望、权力的交互作用。财富代表经济地位，以土地、农庄、房地产、工厂为载体；声望代表社会地位，以人们得到的尊重或其他人对某些地位的期望为体现；权力代表个体或群体可以在面临阻力时仍然可以实现自我目标的能力，以政党的影响力或个人在政党中的影响力为标志。[①] 我们可以设想，这三个主要分层部件会对人们的健康产生相当的影响。我们起码可以认定，社会等级较高者，具备较高的工作或生活控制能力，因而表现出较高程度的自信心。

第二种方式是利用弗朗克·帕金在《马克思主义与阶级理论》一书中提出的“社会闭关”理念。[②] 之所以要考虑帕金提出的社会闭关理论，是因为，韦伯对社会等级的解释框架主要针对“获得性地位”。顾名思义，获得性地位意味着财富、声望或权力的获得途径处在开放形态。以出身或生而有之的社会因素形成的“指定性地位”则完全不同。指定性地位源于祖辈的宗教信仰、自身认定家族或民族归属，或他人认定的种族类别。例如，在古代中国，被官府划为贱民的乐户，其后代不得参加科举。[③] 又如，在当代中国，农民工子弟在城里受教育的权利，受到二元户籍制度的限制。这两个事例提醒我们，向上层社会流动会受到公开的限制，也会受到变相的制约。正如帕金所言，社会闭关的关键是少数人对资源或机会的控制。[④] 鉴此，闭关意味着排斥，其结果之一是，多数人被剥夺控制自身命

① Weber Max, “The Distribution of Power within the Community” (translated by Dagmar Waters), *Journal of Classical Sociology*, No. 2, Vol. 10, 2010, pp. 137 – 152.

② Parkin Frank, *Marxism and Class Theory*, New York: Columbia University Press, 1979.

③ 潘光旦：《中国伶人血缘之研究》，商务印书馆 1941 年版。

④ Parkin Frank, “Strategies of Social Closure in Class Formation”, *The Social Analysis of Class Structure*, Taylor and Francis, 2013, pp. 1 – 18.

运的条件。我们可以想象，个人命运控制力，由于阶层原因而被剥夺的相对程度，会影响到人们有关工作或生活的相对控制感。

社会建构理论

无论是精于文化符号解释的人类学家，还是善于统计学分析的社会学家，都对健康问题的社会建构发生着极大兴趣。其动力来自挑战人们习以为常的认知。这些学者大致关心两类问题，一是社会性知识，一是科学性知识。早在20世纪20年代，德国学者卡尔·曼海姆在《意识形态与乌托邦》一书中，就讨论过人类价值理念的社会建构。但在功能主义盛行的时代，知识建构学派一直处在学术界的边缘。[①] 直到20世纪60年代中，知识建构学派才得以抬头，这是因为《现实的社会构建》一书的出版。作为联合作者，彼得·伯格与汤姆斯·乐格曼极大地推动了社会科学界对“社会建构”理念的接受和使用。两人提出的核心观点如下：第一，人们在一段时间内的互动中，会导致相互之间的固定看法。第二，这些看法，会逐渐地将人们之间的互惠方式变成一种惯习。第三，当其他社会成员进入既定的社会互动时，也需要遵循已有的互惠惯习。第四，惯习的制度化，使得人们将已有社会互动的特有形式，视为一种现实。这种现实有主观成分，同时也有客观成分。我们可以从这段描述中看出，《现实的社会构建》涉及的知识问题属于社会范畴，即影响人们考虑，如何做人或如何看待他人的认知基础。[②]

当人们的知识和认知涉及健康问题时，我们会发现一部分疾病要比其他疾病更具有引发社会想象与社会判读的能量。以藏人对麻风病的认识为例。

麻风病在人类历史上，曾是一种常见的慢性传染疾病。耶稣倡导的仁爱即包括自己身体力行地关爱患有麻风病的贫民。另据史料记载，麻风病在西藏地区流行，已有1400多年的历史。[③] 时至今日，西藏麻风病的发病

① ［德］卡尔·曼海姆：《意识形态与乌托邦》，黎明等译，上海三联书店2011年版。

② Berger Peter，Thomas Luckmann，*The Social Construction of Reality*：*A Treatise in the Sociology of Knowledge*，New York：Anchor Books，1966.

③ 詹洪中：《西藏麻风病防治三十年》，《西藏医药杂志》1996年第4期。

率仍远高于全国水平。在藏区，一种民间观点认为，麻风病是有人污染了圣水所招致的惩罚。例如，在水的源头洗手、洗衣、清洗动物内脏或拉屎撒尿，都会得罪鲁神（即龙王爷）。在山上乱砍滥伐而得罪树神，也在民间被视为患麻风病的主要原因，这是因为森林中有神树。两种解释，都将人们生病的原因归结为冒犯自然界神灵。人们因敬畏神山圣水形成一系列禁忌。因而，麻风病患者被视为触犯大忌的罪人。这样的罪人在生前或死后都需要隔离。其中一种隔离方式，要求患者搬入在荒野建起的石屋，由家人定期将粮食及生活用品放在石屋门口。患者死后，石屋封门变为石柩。①

在针对科学性知识建构展开的研究中，学者们主要关注两个问题。一是社会因素在科技发展过程中起到了什么作用。二是社会因素在科学知识体系形成过程中起到了什么作用。第一个问题并不难回答，因为很少有人否认，社会作用对科技发展的巨大影响。例如，很多科技政策，其实属于社会政策范畴，原因在于这些政策，旨在创造科技发展的社会环境，包括为科技工作者提供特殊待遇。但第二个问题比较难以回答，这是因为，社会因素对科学性知识的形成所起到的作用，常常很难识别。人们常认定，科学知识的建构本身，是一个纯学术过程，与社会无关。为此，我们要特别提到英国爱丁堡科学知识社会学派。该学派认为，科学知识并非完全取决于人们对自然现象的观察和总结，而是受制于各种各样的社会因素。尤其在医学发展中，人们希望利用医学改造社会的期待，所以社会因素直接作用于医学知识建构。②

爱丁堡科学知识学派提出的观点被许多人类学家所接受。一部分人类学家，还特别考察了某一身心问题如何被医学化，或某一社会问题如何被盖上疾病或生物学的标签加以处理。例如，北美人类学家马格丽特·洛克的研究显示，在日本传统文化中，人不断气就仍然算活人。但脑死亡的概念在日本医学界得以承认之后，科学权威对公众的新说法是，大脑功能失去的人等于死人，等于没有生命意义的人，因而可以作为器官捐献的源泉

① 岳小国：《西藏麻风病患者的生死隔离》，中国人类学民族学年会宣读论文，南宁，2011年12月。

② Latour B., Woolgar S., *Laboratory life*: *The Construction of Scientific Facts*, Princeton: Princeton University Press, 1985.

之一。从此可见，器官移植的医学奇迹，在日本医学实践中的落定，是科学权威对生与死的理念之改造。①

另以创伤后应激焦虑综合征为例。该医学名称，在越战之后出现在美国精神科学界，并很快被视为一种天经地义的精神疾病。但人类学家阿伦·杨通过研究发现，该综合征的出现有一个建构过程，与越战老兵利用心理疾病问题赢得更多的社会支持有关，同时与精神科专家争取更多患者的企图，有着密切联系。在这两股力量的交互作用下，创伤后应激焦虑综合征不但在医学界得以承认，而且经过媒体再次建构后，成为公众普遍承认的精神医学问题。②

如果外国的事例听起来不够过瘾，让我们以一个在中国极为时髦的健康理念为例。

目前，小学生感到压力大而出现的心理压力，被称为亚健康；人们起居不规律，被称为亚健康；老年人身体机能退化，也被视为亚健康。亚健康概念在中国深入人心，家喻户晓，商家也纷纷献策献力，电视保健品广告层出不穷。卫生部也在上海开始亚健康干预研究。

让我们用知识考古分析法来回顾亚健康概念的形成。首先，中医有“已病”与“未病”之分，前者指阴阳平衡，阴平阳秘，正气富余，邪气未侵，后者指养身之道倡导的“不治已病治未病”之理念。其次，苏联学者曾提出在疾病与健康之间存在一种“第三状态”，认为生活中有许多人存在着一种似健康非健康、似病非病的中间状态。最后，世界卫生组织提出，健康不仅是躯体没有疾病，而是一种心理、社会适应及生活满意度都处于良好的状态。按照这种说法的逻辑，只要有一些心理障碍，或生活困难，或在人际关系中遇到冲突，一个人的健康状态就要被画上一个问号。

亚健康理念的最初推力来自青岛医学院的中医教授王育学。

20世纪90年代初，王育学根据中医提出的“未病”理念、苏联学者提出的“第三状态”理论以及世界卫生组织对健康的定义，结合《国际疾病分类》，自创出亚健康名称。按照他的说法，亚健康的英文名称应该是

---

① Lock Margaret, *Twice Dead*: *Organ Transplants and the Reinvention of Death*, Berkeley: University of California Press, 2001.

② Young Allan, *The Harmony of Illusions*: *Inventing Post-Traumatic Stress Disorder*, Princeton: Princeton University Press, 1995.

“subhealth”。虽然后来协和医学院的研究者使用了“sub-healthy status”（即“亚健康状态”）一词代替，但两者并没有实质性差异。到1996年，亚健康理念开始走红。该年，《健康报》专门开辟亚健康学术探讨栏目。在专栏编者按中，王育学指出，亚健康尚无规范性的明确定义。他特别指出，造成亚健康的主要原因是疲劳症。此外，王育学提出的亚健康概念中，还有众多身心征兆属于焦虑症或情绪类疾病。①

值得一提的是，王育学曾以青岛海尔药业集团为后台展开研究。海尔药业一度打算推出一种保健品，用于抗疲劳、防健忘、治失眠、通排泄，苦于没有找到特定人群作为市场依托。为了将具有不同健康问题的人们归拢为一类，统领在亚健康概念之下，海尔药业出资帮助王育学完成基线调查，最初发现七成中国人处在亚健康状态的“科学依据”。在王育学于2001年出版的《亚健康：21世纪健康新概念》一书中，作者修正了患亚健康的人群比例，认为中国人亚健康的发生率为58.18%。即便如此，近六成中国人为亚健康的说法，足以鼓动媒体炒作在中国建构的21世纪健康新概念。②

鉴于目前医学研究的主要成果首先在英文期刊发表，我们在不知情的情况下还会以为亚健康概念来自海外。但用美国国家医学图书馆在线字典查不到subhealth一词。用Google搜索器查阅subhealth，sub-health或sub-healthy status所找到的网页，没有一个属于权威性医疗机构。在英文医学主流文献中虽然能找到零星报告，但皆出自国人之手。相比之下，用中国知网医疗科技文献分类目录搜索亚健康，可查找到3143篇文章；用中国知网所有文献分类目录合并搜索亚健康，可找到5225篇文章；用中国知网硕士博士论文类别合并查询亚健康，可找到695篇论文；用中国知网的中国主要报纸数据查阅亚健康文章，可找到1255条结果。

可见亚健康概念的知识生产之全部过程发生在中国。有的外国学者认为，亚健康概念的流行，脱胎于中国举国上下对国民素质的高度关注，尤其体现在计划生育政策提倡的人口素质论。笔者反而认为，它的流行，与集体性健康焦虑更为相关。造成集体性健康焦虑的主要原因，是各类不安全感之总和。但首当其冲是环境的污染、食品的有害添加剂、医疗费用的

① 王育学：《疲劳综合征与亚健康状态》，《健康报》1996年2月23日。

② 王育学：《亚健康——21世纪健康新概念》，江西科学技术出版社2002年版。

上涨、医生职业伦理水准的下滑、生存竞争压力的增大。

当然，人口老龄化的速度、养老负担的加重、交通事故成倍的增加，以及健康期待值的大幅度提高，也起着打造集体性健康焦虑的作用。这种蔓延全国城乡的焦虑，推动着亚健康说法的升级。例如，亚健康已被一部分学者视为医学研究的新视野。一旦成为医学话语的一部分，亚健康被一部分媒体作为报道健康问题的切入点、被一部分企业转化为市场营销的话语、被一部分卫生服务机构作为解释看病难的托词、被一部分政府部门列为干预公民健康行为的理由，最终被众人视为一种客观存在。

由此可见，集体性健康焦虑早已如同干柴，等待着学界、政府以及营利组织来点燃。

生物权力理论

生物权力理论或学说，起源于学者们对生物政治的关注。换而言之，广义生物学知识的建构和运用包括活跃的政治因素。任何有良知的科学家都不会否认，与生物学密切相连的遗传学、优生学、临床医学、体质人类学、人种概念以及社会进化论，在人类历史上曾充当过暴力强权的帮凶。其集大成者，当属纳粹知识分子借用生物学和体质人类学的研究成果，建构“霸主人种”话语，甚至使用人体测量方法，识别雅利安人与非雅利安人的区别，最终以此为依据，采用残酷的手段迫害第三帝国统治下的吉普赛人、残疾人、移民、精神病患者，以及犹太人。①

在人类学和社会学研究中，学者们常常使用的生物权力概念，基本来自具有反叛精神的法国学人米歇尔·福柯。尤其在人类学界，福柯的影响之深入，如同人不能离开空气一般。在福柯几乎所有的学术论著中，权力如同幽灵一样到处游荡。为此，人类学家马歇尔·萨林斯感叹而言：“权力、权力，无处不在，符号越变越小；权力、权力，到处可见，思绪无法接招”；萨林斯其实并不讨厌福柯，否则他也不会花费时间撰写《仍然等待福柯》一书。他所不满的是福柯不很注重因果关系，而偏偏强调一大套

---

① Bachrach Susan, Dieter Kuntz, *Deadly Medicine: Creating the Master Race*, United States Holocaust Memorial Museum, 2004.

复杂权力关系的互动。[①]

另一位人类学家——保尔·拉波诺——深深知道福柯常常摆脱社会科学的既定术语，习惯另起炉灶，公然藐视大家公认的话语形式。但拉波诺坚定地站在福柯一边，认为人类学的很多既定概念，如时代、文明、文化、社会等理念，几乎等于毫无意义的套话。拉波诺在《法国DNA》一书中特别指出："在社会科学的名义下，大量精力花在将新生事物解释为已有事务所导致的结果。我们太缺乏将新奇的，甚至可能是非凡的新生事物，加以概括归纳的工具。"他继而指出："对当今世界事务之解释，已不能再归因于某个时代或某一文化制度。"[②]

作为福柯在美国人类学界的灵媒，拉波诺在《法国DNA》一书中讨论了法国政府为什么拒绝向美国生物科技公司提供法国人的DNA数据。由于法国人的糖尿病和肥胖病患病率在西方国家为最低，美国人希望从遗传学的角度找到美国人糖尿病和肥胖病高发的原因。在解释法国政府的决定时，拉波诺采用了福柯分析法，不急于找到超过其他因素的首因，而将各类人群和势力的态度及利害关系逐一加以解剖，目的在于解释连锁的、多重的、互动的反应链条，而不是用简单地归因，说明法国政府的决定。但我们知道，法国政府的确屈服于法国学界和媒体的压力，虽然学界和媒体的考虑并非一样。前者基于发现如何共享的考虑，后者更多的基于法国媒体对美国文化的成见。为此，法国政府做了一个基于生物主权的决定。[③]

我们也许仍然想知道，福柯所说的生物权力概念到底指什么。在《性史》第一卷，福柯对生物权力的界定如下："一套涵盖力量关系的矩阵，将生命和生命的机制纳入明确的演算之中，并以知识型权力作为改变人类生命的动力。"[④] 但这句话到底又是什么意思呢？难道利用新型知识改造人类生命有何不妥吗？为此，我们需要了解福柯治学的几个特点。第一，福柯质疑线性历史观念，希望凸显历史的偶然。第二，他高度关注现代权力的运作和社会控制功能。第三，他强调知识以及话语对现代权力的构建。第四，他努力在文字表达中彰显知识、话语、权力的社会空间。第五，他

---

① Sahlins Marshal, *Waiting for Foucault, Still*, Chicago: Prickly Paradigm Press, 2002, p. 20.

② Paul Rabinow, *French DNA*, Chicago: University of Chicago Press, 1999, pp. 180 - 181.

③ Paul Rabinow, *French DNA*, Chicago: University of Chicago Press, 1999, pp. 180 - 181.

④ Michel Foucault, *History of Sexuality: The Will to Knowledge*, New York: Penguin, 1998, p. 143.

以叛逆者的姿态看待学术和社会问题。在福柯看来，现代权力弥漫于现代社会之中，充斥在监狱制度、教育制度、卫生制度、统计制度、审计制度之中，致使个人的私有空间成为被国家和社会紧紧监视，并不断规范的暴露性空间，致使个人的偏好、身体、行为、思维，乃至于人类的性欲，都成为被规训的对象。

现代权力有别传统权力之处是，现代权力依附的现代科学知识体系。以临床医学为例。在传统历史学家看来，临床医学的诞生，是文艺复兴运动以来解剖学、生物学、病理解剖学的最终结果，即人类理性进步的结果。福柯则否认这种看法。他认为，到 18 世纪，所有临床医学的理论都已经具备，但是缺乏实践，更重要的是缺乏一套可以将医学知识体系中的“能指”（signifier）变为“所指”（signified），比如，书本描述的肝硬化与病人躯体发生的肝硬化并不一样。在福柯看来，法国大革命前，身居医学院的大专家是医学话语的编制者，但往往讲的是“能指”知识。福柯还认为，临床医学的立足，源于法国大革命对医学机构的重组，它使得过去由大学教授垄断的医学话语不复存在，同时创造出来一套新的、连接临床实践的医学话语。这一过程源于革命政府的务实精神，依靠老医生带着新医生，将临床教学和临床医学实践紧密地结合到一起。在过去，临床教学发生在大学课堂上，而不是在救死扶伤的第一线。①

鉴此，革命的背景和医学话语的转变，才是法国临床医学诞生的机遇。由于临床医学的诞生，法国医生具备了以往没有的社会影响力。以临床医学为依托的医疗机构，开始参与社会控制，包括防止病人中的坏人领取救济、监督食品质量、预防疫情、解析犯罪原因等。

可惜，福柯对生物权力的关注，并没有引导他撰写一部有关预防医学如何诞生的著作。以笔者之见，预防医学比临床医学，更能彰显现代国家以及现代权力的能动性。这是因为，预防医学最重要的标志即以人群为对象，通过免疫接种、检疫隔离、断绝传染源、垃圾粪便处理、保证水源与食品安全等措施，将个体健康问题上升到公共卫生的高度加以应对。

回顾历史，预防医学形成于 19 世纪，动力来自于微生物学的突破、免疫学的新发现、流行病学的诞生，以及有识之士对公共卫生理念的积极

① ［法］福柯：《临床医学的诞生》，刘北成译，译林出版社 2011 年版，第 35—38、49—52、77—95 页。

倡导。尤其是爱德华·琴纳于1798年发现的牛痘疫苗、埃德温·查德维克于1842年开始推动的公共卫生运动、约翰·斯诺在1854年调查霍乱传染源期间使用的流行病方法及路易斯·巴斯德于1880年发现的霍乱菌苗，这些都对现代预防医学的形成起到了至关重要的作用。如能说得更为直白，预防医学为现代国家定义国民整体健康，而不是个体健康。如同现代国家需要统一语言、统一法规、统一教育制度、统一军事力量或统一意识形态的道理一样，预防医学将个体健康问题上升到国家统一层面。

福柯所言的生物权力之诱惑，在以往中国知识分子复兴中国荣耀的梦想之中可见一斑。五四运动的发生，使中国传统文化遭到了全方位的攻击。但在五四运动之前，对西方科学的仰慕之心就已出现。例如，思想家梁启超认为，中国的振兴，需要西医助一臂之力。这是因为，中国在列国竞存中可能会亡国灭种的看法，一直萦绕于梁启超的心头，故而他把政府对医学和公共卫生的支持，视为民族救亡的先决条件。[①] 康有为更为大胆地宣称，全新的中国，必须任用受过医学教育的官员监视人民生活。[②] 力推西医的理由，可见陈独秀发表的如下言论："医不知科学，既不解人身之构造，复不事药性之分析。菌毒传染，更无闻焉。"[③]

在西方或经医学传教士训练过的学生，也自得地深信西医优于中医。1913年，奉行西医的中国大夫敦促政府废除中医。对这种废除呼声的反应，是一场中医自救运动，总算挽救了中医被废除的命运。1929年，对中医持批评态度的余云岫医生，在民国政府中央卫生委员会正式提出"废止中医案"，建议政府只承认当年满20岁的中医行医资格，此后不再接受中医医师注册。这个议案虽然获得一致通过，但引发较大规模的中医集体请愿事件，最终致使提案搁置。如果没有中医抗议运动，我们今天很有可能生活在一个中医被彻底铲除的国度。[④]

---

① Ralph Croizier, *Traditional Medicine in Modern China*, Cambridge: Harvard University Press, 1968.

② 郭颖颐：《中国近代思想史上的唯科学主义》，江苏人民出版社1989年版，第54页。

③ 转引自郭颖颐《中国近代思想史上的唯科学主义》，江苏人民出版社1989年版，第54页。这段文字最早出现在《敬告青年》一文，刊载于1915年9月15日《青年杂志》，第1卷，第1号。

④ 黄顺基：《从现代科学技术看中医存废之争》，《辽东学院学报》（社会科学版）2007年第3期。

在当代中国，以唯科学主义为依托的生物权力，仍然将中医以及少数民族传统医学视为“替代医学”，而所谓的替代医学之说法，无非是说中医以及少数民族传统医学，无法与科学的现代医学媲美，因缺乏与现代医学对话的概念或对比的手段，而必须处在医疗体系的边缘。因而，一些积极倡导使用中医和中药，以及少数民族传统医学的知识分子，试图将传统医学“科学化”，用现代医学的词汇、概念、理论、药物试验手段、统计学原理证明传统医学的功效。但由于话语的不平等、手段的不对应、理论的不匹配，以及人体健康认知基础的天壤之别，这种努力的结果，充其量为现代医学优于传统医学的说法，再次提供一些貌似科学的脚注而已。

有关中医的争执说明，医学中大有政治，而政治一定有权力关系问题。合二为一，即福柯提出的生物权力概念，以及从这一概念衍生出来的生物公民权概念。生物公民权的核心是选择权。而有关健康的选择，有一个文化权威问题。尤其值得指出，人们认同什么样的健康理念、接受什么样的治疗手段或采取什么样的养生之道，是一个文化权威问题，即制度、群体，或机构，通过影响人们的思维方式而影响其行为方式的能力。文化权威对人的行为方式之左右，源于它有能力影响，甚至塑造人们的知识结构和内容、人们的欲望与需求，以及人们对一种或多种象征符号体系的认同。对文化权威的了解，有助于我们解读公众健康观念与健康行为的关系。

未预结局理论

未预结局充斥在医学实践之中。从健康教育、高危行为干预、疾病筛查到临床用血、手术或分娩，没有预想到的结果到处可见，而且与医学实践本身密切相关。但我们如何使用“未预结局”理念指导社会医学研究呢？在这里需要首先说明，笔者使用的“未预结局”一词是英文“unintended consequence”一词之翻译。在汉语成语中有“凡事预则立，不预则败”之说法。“预”就是有明确的意图、目标、计划或准备。反过来说，“不预”指没有明确的意图，没有目标、没有计划或没有准备。

考虑到“预”与“不预”的对立，笔者认为“未预结局”一词比较贴切。早在20世纪30年代，美国社会学家罗伯特·默顿就将自己的一篇短文题名为“有意图的社会行动之非预料结局”。[①] 在这篇短小精辟的文章中，默顿讨论了“总想行善、却又总是作恶的力量”。默顿在此有意颠倒《浮士德》中那位魔鬼标榜自己的一句话：“我总是作恶、却又总想行善。”默顿之所以将此话颠倒的原因在于，使用一个正好相反的结果说明未预结局，大有节外生枝的特质。他认为这种特质在目标明确的社会行动中有以下五个成因：

有限认知——人们不可能预先知道所有变数，因而对可能出现的结果分析不到位。

判断失误——人们可能根据以往认知或习惯，因而做出对目前或未来的错误分析。

急迫利益——人们可能出于个体或机构的利益考虑，因而无视很可能出现的问题。

价值取向——人们可能用某一价值取向定位行动，而最终结果却与价值取向相反。

预言作用——人们可能会预言某一行动的负面结果，而预言恰恰促成负面的结果。[②]

如果前三种成因非常容易理解的话，后两种也许需要一些解释。例如，立法人士可能出于价值观念的考虑，唯恐人们在互联网寻找色情刺激，因而促成政府采取严密的网络监控措施，结果是，不但色情内容在互联网被禁，而且网速大大降低，致使人们通过互联网获得其他信息的通道严重受阻。又如，有些老师为了教育学生，经常使用标签化方式，预言不好好读书的学生，将来必然出现这类或那类问题，其目的原本是鼓励学生努力读书，但常常使部分学生出现破罐破摔的想法，甚至导致最初的预言，逐步真的变为老师原本不愿意见到的结果。

让我们以中国公民的抗生素依赖以及医务人员对抗生素的滥用为例。

英国细菌学家亚历山大·弗莱明在1928年发明盘尼西林。从此，各类抗生素的出现挽救了无数生命。在很长时间内，西方国家限制中国进口

---

① Merton K. Robert, “The Unanticipated Consequences of Purposive Social Action”, *Sociological Ambivalence and Other Essays*, New York: Free Press, 1976, pp. 145 – 155.

② Elster Jon, “Merton’s Functionalism and the Unintended Consequences of Action”, in Jon Clark, Celia Modgil and Sohan Modgil, eds, *Robert Merton*: *Consensus and Controversy*, London New York: Falmer Press, 1990, pp. 129 – 135.

抗生素，中国必须依靠自己的力量生产，从而逐步变为抗生素生产大国。在中国，最为人们熟知的抗生素当属青霉素，即盘尼西林。说起青霉素在中国的历史，我们要提到三位科学家：樊庆笙、汤飞凡、童村。

樊庆笙在1940年由金陵大学选送去美国威斯康星大学留学，主攻微生物学。1944年回国时，他带着3支盘尼西林菌种赶赴设在昆明的一个医疗机构。在昆明，他结识了中央卫生署防疫处处长汤飞凡。作为具有政治抱负的病毒学家，汤飞凡正领导研究小组，利用从印度弄来的两支盘尼西林菌株研制可以注射的制剂。相识后，两人将5支盘尼西林菌株合在一起，研制出第一批瓶装制剂。抗战胜利后，樊庆笙遇到在美国留学时已认识的微生物学家童村。两人决定为盘尼西林起一个中国名字。他们认为，中国人得到的盘尼西林霉株呈青黄色，可用"青"字标志。由于战乱，青霉素在中国的工业化生产未能实现。中华人民共和国成立不久，樊庆笙在昆明结识的童村先生，受命担任华东人民制药公司青霉素实验所所长。经过10多年的努力，童村与同事一起解决了青霉素发酵、分离、提纯、结晶等问题，最终于1951年3月试制成功青霉素钾盐结晶。1953年5月1日，专门生产抗生素的工厂在上海开工。①

能够成批生产青霉素之后，中国大批生产过的其他抗生素，包括普通民众熟知的磺胺素、链霉素、氯霉素、四环素、万古霉素。

在传染病横行的年代，抗生素即灵丹妙药。但改革开放之后，医疗制度的商品化程度不断提高，抗生素的滥用问题也变得日益严重，结果之一是，医源性耐药菌株的严重性已经达到触目惊心的地步，甚至部分婴儿出生后，立即对一半以上的抗生素有耐药反映。如果不能抑制，抗生素的滥用，势必将意味着抗生素时代在中国的结束。耐药性肺结核即为一个生动的事例。

中国疾病预防控制中心于2012年6月，在《新英格兰医学杂志》发表一篇讨论耐药性肺结核的文章，其基础是中国卫生部门首次针对耐药性肺结核展开的全国性调查。调查对象为4000名肺结核患者，其中新发病例占三分之一。在过去已经接受过治疗的肺结核患者中，一半出现耐药性问题，四分之一受到多重耐药霉菌的困扰。在多重耐药患者中，近一成出

---

① 青宁生：《我国农业微生物学之主要奠基人——樊庆笙》，《微生物学报》2011年第4期；青宁生：《我国抗生素事业的先驱——童村》，《微生物学报》2008年第10期。

现“大面积耐药问题”。所谓“大面积耐药”指患者同时对四种抗生素——利福平、异烟肼、氧氟沙星、卡那霉素——均有耐药反应。如此严重的耐药性肺结核几乎不能治愈。如果坚持医治，时间少则几年，合计药费至少10万，住院费用则更高。虽然新发病例中也有多重耐药问题，但目前中国的大多数医院很少为肺结核患者做耐药反应检查，因而继续让患者使用早已出现耐药反应的抗生素。这一问题使得多重耐药结核菌的传播无法得到控制。所以，国家人口在占全球人口五分之一之际，中国却占全球耐药性肺结核患者总数的四分之一。①

究其原因，抗生素在中国的耐药问题可以追至五个源头。

一是医生和医院。这是因为合理使用抗生素的意识和能力在医生中表现低下。另外，在经济利益的驱动下，部分医生不断给患者开出不需要的高档抗生素，从而加速耐药病菌的繁衍。

二是患者和家属。由于迷信抗生素，部分患者或家属在医院经常点名要求使用抗生素。例如，免疫功能正常者患感冒时，不需要抗生素，因为抗生素杀死病菌，却不能杀灭病毒。但一些患者或患者家属主动要求使用抗生素的现象，在诊所或医院很常见。我们还知道，很多家庭将没有服用的药品打包保存，以备后用，其中很多药片是抗生素。

三是食品产销。由于在鸡鸭饲料中掺杂抗生素，或在鱼塘底部施撒喹诺酮类抗生素的问题时而发生，并在销售环节难以发现，所以导致家禽或鱼类身体内残留的抗生素转移到人体，同时还导致家禽产生的抗生素耐药菌传播给人类。这种从动物传到人类的传染，尚需更多的研究，但发现恐怕只能让人寒心，而不是感到意外。

四是药厂和代理公司。在很多国家，抗生素药品不允许打广告。而在中国，药品企业一度曾经可以任意地在大众媒体大肆刊播抗生素广告，夸大治疗作用，误导消费人群。同时，药物公司的代理遍布全国城乡，仍然可以直接对医院或诊所兜售抗生素。

五是国家政策和政府监管。在西方国家封锁下，中国政府决定建立中国自己的药品工业，尤其希望普通公民也能享受抗生素的奇妙。“文化大革命”期间，在送医上门送药下乡以及建立赤脚医生队伍的国家政策指导

① Zhao Yanlin, et. al. “National Survey of Drug-Resistant Tuberculosis in China”, *New England Journal of Medicine*, Vol. 366, 2012, pp. 2161－2170.

之下，抗生素经国家派到乡下的城市医生，以及100多万赤脚医生，从城市迅速遍布农村。改革开放之后，抗生素广告铺天盖地，直到2001年才被国家禁止。

在中国抗生素滥用的历史过程中，医院和医生的责任紧紧地与有限的认知、错误的判断以及急迫的利益驱动连在一起。患者和家属的责任也在于，错误的认知与自身利益的结合。而药物公司和食品生产单位的责任主要在于，对商业利益最大化的急迫追求。政府的责任，可以用默顿所说的，价值取向以及预言作用加以概括。具体解释如下。

在“文化大革命”期间，为人民服务的口号响彻神州大地。受极“左”思潮的干扰，农村医疗政策进行调整，制订了以赤脚医生队伍为核心的政策。由上海中医学院等单位集体编著的《赤脚医生手册》，于1969年出版。这本深紫色塑料皮封面的医学手册风靡全国，发行量仅次于《毛主席语录》。该书所列的常用西药包括抗生素。

另外，既然毛主席已指出中国传统医药学是一个伟大的宝库，可以发掘出来大大地造福于广大群众，赤脚医生必须按照伟大领袖的指示精神，学会自种、自采、自制各类中草药。

但在医学实践中，伟大领袖有关传统医学为医药宝库的预言，虽然推动了乡土医生对中草药的利用，然而在遇到疑难病症或急诊病人时，西药仍占统治地位。青霉素被视为万能药的普遍现象即为例证。我们还应该知道，西药的处方权，在“文化大革命”时期下放到仅仅经过短期培训的赤脚医生手中，所以据一位赤脚医生当时投信反映：“有些公社卫生院和个别大队，虽然也采集了不少中草药，可是放着不用，治病时还是光开西药，动不动就是几大素。”① 这位乡村医生所说动不动就使用的“几大素”，就是各类抗生素，当时的流行名称为“消炎素”。

改革开放后，中国制造业的能力大幅度提高，抗生素生产量也快速加大。目前先后上市的抗生素有10余类300余种，临床治疗感染性疾病的常用抗生素达153种。② 因行业潜规则影响医生的合理使用抗生素，中国真正需要抗生素的患者不到20%。③

---

① 梁兆松：《要充分利用中草药》，《赤脚医生杂志》1973年第2期。

② 曾化松：《抗生素滥用的现状及应对策略》，《中国卫生事业管理》2012年第5期。

③ 李学菊：《抗生素滥用后果分析》，《临床合理用药》2012年第4（B）期。

抗生素滥用的最终代价，是每年几万中国公民的死亡。据统计，中国每年有 8 万人直接或间接死于抗生素滥用，由此造成的肌体损伤，以及病菌耐药性，更是无法估量。①

小 结

上述讨论说明，社会理论即为在实证经验的基础上研究和解释社会现象的分析框架。作为社会科学家的工具，社会理论既强调对社会结构的分析，同时注重人们的主体性。在过去三四十年，社会理论越来越关心主体性问题，因而对基于理性选择及社会结构的各种决定论加以了质疑。尤其在女权主义思潮、后结构主义反思、酷儿理论、后现代主义，以及后殖民主义学说的影响下，社会理论的发展出现了百花齐放的局面。

所以，本文提出讨论的社会理论，属于四种实证型的社会理论。如用另外一种方式表达，健康人类学研究的理论视角是多元的，而不仅仅限于本文所讨论的四种社会理论。例如，医学社会研究，完全可以将女权主义思潮影响下的社会性别理论纳入研究的设计和实施之中。

尽管如此，笔者认为，本文提出讨论的四种社会理论，与人类学对健康问题的研究有着密不可分的关联，可以有针对性地将社会不平等问题，医学知识建构问题、镶嵌在现代医学中的权力关系问题，以及医学干预的未预结局中清晰地展示出来。

---

① 刘玉平：《抗生素滥用的危害及防范》，《中外医疗》2012 年第 1 期。

第一编　传统医学

中国医药学是一个伟大宝库，应当努力发掘，加以提高。青蒿素正是从这一宝库中发掘出来的。通过抗疟药青蒿素的研究经历，深感中西医药各有所长，二者有机结合，优势互补，当具有更大的开发潜力和良好的发展前景。大自然给我们提供了大量的植物资源，医药学研究者可以从中开发新药。中医药从神农尝百草开始，在几千年的发展中积累了大量临床经验，对于自然资源的药用价值已经有所整理归纳。通过继承发扬，发掘提高，一定会有所发现，有所创新，从而造福人类。

——屠呦呦接受诺贝尔奖演讲节选

民族医药发展中的现代理性与卡里斯马

赖立里[*]　冯珠娣[**]

导读：在国家主导的“发掘整理少数民族医药”的宏大项目中，针对民族医药开展的知识生产和体制化建设是其中的核心内容。随着体制化进程的展开，医药知识的变革似乎失去了其本来的魅力：民族医药所内含的地方习俗、身体，乃至医生个体的卡里斯马（Charisma）/灵验性都面临消失的危险。然而新的理性化的知识体系，也可能产生更多更广泛的治疗形式，更易传承，并出现新型的卡里斯马/灵验性。这也许是许多人都愿意参与的博弈。

> 你要有知识，你就得参加变革现实的实践。你要知道梨子的滋味，你就得变革梨子，亲口吃一吃。①

本文讨论国家主导的“发掘整理民族医药项目”中，知识管理、知识生产与地方医疗之间形成的既生成又破坏的复杂关系。俗话说：“是药三分毒。”熟悉这句话的人都知道，它包含的不仅指药物。譬如评价一杆好枪的标准，势必在于是否能够摧毁或摧残对方。化疗在消灭癌细胞的同时，会杀伤大量的正常细胞；非洲大多数人将医术看作既治疗也伤害身体的操作。② 附子、细辛等中药在危急时刻能够发挥起死回生作用、具有回阳救逆的功效，同时也是毒性最强的。最有效的药物通常有“大毒”。换

---

* 赖立里，北京大学医学人文学院副教授。

** 冯珠娣，美国芝加哥大学人类学系教授。

① 《毛泽东选集》第1卷，人民出版社1991年版，第282—283页。

② Stacy Langwick, *Bodies, Politics and African Healing: The Matter of Maladies in Tanzania*, Bloomington: University of Indiana Press, 2011, pp. 39 – 57.

言之，任何想要打破现状的努力，都含有危险的成分。

法国医学史家康吉兰在他的代表作《正常的与病理的》一书中强调，医疗行动中并存着创造性与破坏性。[①] 也就是说，医疗知识与实践内含某种“暴力”成分，而这种成分与处于特定历史条件下的医者的治病能力分不开。无论是“传统”的还是“现代”的，“迷信的”还是“科学的”，不仅救治与伤害一直紧密相连，医疗知识的生产，也总是伴随着破坏。“发掘整理民族医药”，首先是对散在民间的少数民族医药进行理性化的整理，但这一理性化过程同时也难以避免对传统医药造成“认识论暴力”的风险，即在寻求民族医药的养分以求发展的“尝”试中，其原有状态必然会发生改变甚至遭到破坏。这正是开篇引用的毛泽东关于“吃梨”的要义：要认识梨子，只有改变/破坏它（吃梨）。

不少人认为，散落在民间，尤其是少数民族地区的地方医疗实践，一旦被贴上民族医药的标签并加以（现代）解释，对其进行理性化和体系化整理，许多民间医疗的价值（如超越理性解释的画符念咒、驱鬼逐邪，遐迩闻名的医生所特有的卡里斯马/灵验性等）也会随之消失。与此相伴随的问题是：少数民族医药体制化运动对传统医疗方式的干预，尤其总结民族医药的经验以编纂成书时，是否会不可避免地脱离其与生俱来的在地性。这对民族医药的知识传承会有怎样的影响？传统医药的疗愈能力是否会随着体制化理性以及科学化解释的加强而减弱？

在我们的研究过程中，并没有发现发展少数民族医药运动的核心内容，即医疗信息的理性化，完全无关或外在于医疗技艺或治疗魅力（卡里斯马）[②]。所谓不破不立，有破有立。我们认为，发掘整理、发展民族医药作为一个系统化和理性化的过程，无论从体制建设还是从认识论的角度，都不应被看作是外来、强加的硬性干预而破坏原初的“土办法”或“野知识”中的卡里斯马/灵验。因为新形成的知识系统，总会生成新形式的卡里斯马/灵验性，产出更具传承性、更能被广为体现（从地方上升到国家

---

① Canguilhem: *The Normal and the Pathological*, New York: Zone Books, 1989.

② 本文写作以及本研究项目的思路主要受到以下两本书的启发：包克的《科学中的记忆实践》（Geoffrey Bowker, *Memory Practices in the Sciences*, Cambridge MA: MIT Press, 2005.）以及包克与思达的《整理事物》（Geoffrey Bowker and Susan Leigh Star, *Sorting Things Out: Classification and its consequences*, Cambridge MA: MIT Press, 1999.）。然而我们的行文并没有直接引用此二书，而是尽量以我们的思考回答二位学者的号召：重新认识现代信息系统在形式与实践上对知识的影响。

层面)，从而更有意义的医疗形式。

为更好地理解当下对民族医药的发展，我们借助马克斯·韦伯对于权威的三种形式——传统式权威、卡里斯马式权威、法理/理性权威——的分析性阐释，以充分辨析这一“理性化”过程：理性化与现代民族国家的建立相一致，它是对法律形式化、体制化，乃至支配现代民众对社会生活认识的整个过程的命名，[①] 亦即“对生活秩序全面的理性化”。[②] 同样重要的是与此并行的悖论：没有一个社会制度可以做到完全“理性”。理性与非理性（传统及卡里斯马/灵验性）互为组成的关系，正是本文要着力强调的。我们认为这样的关系不仅仅在理论上成立，也存在于历史中。本文追踪的，就是这样一个在现代化动力之下出现的理性化过程（即“发掘整理民族医药”运动)，以及由此新生的医疗卡里斯马/灵验性的一些体现。

这里需要说明的一点是，本文使用的“卡里斯马”概念，更多借鉴了王斯福（Stephan Feuchtwang）与王铭铭在他们合写的民族志《草根卡里斯马：四位中国的村领导的故事》（*Grassroots Charisma*：*Four Local Leaders in China*）中的阐释，[③] 这就与韦伯的欧洲中心式的分析有所区别。同时，本文也想探究这样的问题：新的理性化的知识，可以在民众中生成怎样的一些新鲜有力的灵性力量？

发掘与整理：医药的理性化

将少数民族的传统医疗进行“发掘整理、总结提高”，对这一国家进程做历史梳理的出版材料不多。大部分是关于国家政策的历史回溯。“民族医”的概念可以追溯到1951年12月开始施行的《全国少数民族卫生工

① S. N. Eisenstadt, ed. , *Max Weber On Charisma and Institution Building*, Chicago: University of Chicago Press, 1968.

② 李猛:《理性化及其传统：对韦伯的中国观察》,《社会学研究》2010年第5期。

③ “卡里斯马”显然是一个难以翻译的外来语。英汉字典最常见的解释是“魅力”“神授能力”“非凡的领导力”。王斯福和王铭铭也在书中承认，这些直白的翻译，在汉语中并不常用，相对较为接近的恐怕是“灵验”，虽然这个词如果翻译为英语会有所差别。因之，我们借用王斯福和王铭铭的阐释，将汉语中比较对应的“灵验性”与之并置，以帮助理解。在不同民族志跨文化比较的视野之下，王斯福和王铭铭认为，使用卡里斯马这个理想型的概念，来讨论现代性之下国家的世俗化（the secular state）与传统的关系是可行的。见 Stephan Feuchtwang and Wang Mingming, *Grassroots Charisma*: *Four Local Leaders in China*, London, New York: Routledge, 2001.

作方案》，指出“对于用草药土方治病之民族医，应尽量团结与提高”。[①]尤其重要的是1983年7月卫生部、国家民委印发的《关于继承发扬民族医药学的意见》指出“民族医药学是我国传统医药学的重要组成部分”，其后1984年卫生部和国家民委在内蒙古呼和浩特市召开的第一次全国民族医药工作会议正式将民族医药发掘整理工作上升到中央主导的层面。自此民族医药发展的工作逐步铺开。在我国55个少数民族中，至今已经整理出传统医药资料的有30多个民族，其中历史上有文字、文献的民族有藏族、蒙古族、维吾尔族、傣族、朝鲜族、彝族，这些民族的医药学在发掘整理中进展迅速，先后建立了藏医、蒙医、维医的高等教育，壮医也从2002年起，开始招收本科专业学生。藏族、蒙古族、维吾尔族、傣族、朝鲜族、壮族医药目前可以授予执业医师资格，纳入全国医学执业医师范畴。各省、市、自治区或民族自治州，都建立了民族医药研究所（或设在中医药研究单位之内），开展社会调查、文献整理、临床观察和药物研究等工作。[②] 这些都可以看作是现代国家治理之下，对于民族医药的“理性化”项目。

我们自2010年开始参与到国家中医药管理局主导的发掘整理少数民族医药项目中，对阿昌族、傈僳族、黎族、羌族、土家族、瑶族、壮族7个少数民族医药的系统性整理工作进行参与观察。在此基础上，我们总结性提出以下几种理性化民族医药的表现方式，从传统与现代的关系看来，它们也可以说是“不破不立、破立兼存”的几种形式：

首先，尽管目前呈现的民族医药，从内容到实质都与中医不同，但收集民族医药信息的过程，与20世纪50年代在毛泽东倡导下对中医的“发掘整理、总结提高”的方式非常相似，都是按照“理论基础、诊断方法、疾病分类、处方、用药”这样的分类法进行发掘整理。使用同样的方法整理民族医药的知识与实践，使得各个不同民族医药之间的比较成为可能，差异也更为明显。这样更可以识别特定的医疗实践及其“理论基础”的哲学特点。但某些治疗和解决问题的“非理性”方法也容易被忽视：如“对

① 诸国本：《中国民族医药散论》，中国医药科技出版社2006年版，第2页。

② 崔箭、唐丽：《中国少数民族传统医学概论》，中央民族大学出版社2007年版；祁玫、杨玉：《中国民族药的发展历程、开发现状及思考》，《中央民族大学学报》（自然科学版）2002年第2期；秦阿娜等：《中国少数民族传统医药的现状分析研究》，《中国民族医药杂志》2011年第2期。

本地草药的感情”，或者某些医生治疗疑难杂症的“悟性”这样的特殊能力。

其次，在20世纪70年代后期和80年代早期，已经有国家主导的全国范围的中草药普查，包括民族地区。这样的普查活动，同时也是一种相当彻底的“田野调查”。通过这些调查发现的民族草药，被按照中医本草标准进行分类后，也成了国家中医药典的组成部分。

许多地方《中草药手册》（大多数省份甚至地区都有自己的《中草药手册》）随之而生。在我们自己的田野调查中，当年的这些《地方本草》，已经成为当地民族医生几乎人手一册的重要工具书。① 不难想象，作为国家支持的中草药普查项目的成果，这些地方本草是以高度理性化的现代药典的形式呈现出来的。② 当下的“发掘整理民族医药”项目，也采用类似普查的形式。在这样的普查活动中，地方民族医药研究人员深入农村地区，寻找民族医生并理解他们的实践。虽然，这些研究人员对民族医药实践秉持谦逊、好奇的开放性态度，我们同时也感受到，这些调研在研究设计和方法上，都有一种对知识统一性的追求。换句话说，他们对民族医药知识的探求，都很鲜明地具有现代意义的临床医学的特征，即关注的重点在于治疗疾病的手段（处方、用药）以及临床治疗，不关注处理日常身体小恙、预防疾病的偏方，乃至祛邪画符等正规化医疗之外的实践形式。这些研究尽管或多或少地包含了寻找地方文化特色的治疗的努力，但是正式呈现的研究成果如官方报告、医学专业文章及教科书，这些对民族医药加以系统化、理性化处理的结果是，民族医药的一些精华的甚至基本的东西有可能随之失掉。

理性化医药的第三个影响是：执业医师资格考试及其相关的管理问题。③ 毕竟发掘整理民族医药，是国家主导的项目，政府部门需要对民众的生命负责。也正因为“是药三分毒”，医疗干预必须接受现代国家的管

---

① 在调研中我们也遇到自称“文盲”的民族医生，即便如此，他们依然存有“文化大革命”时期出版的《地方中草药》，有人告诉我们，他们只看里面的植物图示以帮助自己认药、采药，有人说他们会请家里识字的人看过后，告诉他们某味药是“凉性”“温性”，以及“入肾”“入肝”等。

② 这样的中草药普查一直在进行，最近的一次，是国家中医药管理局主导的第五次中草药普查，自2012年启动，目前仍在进行。

③ 当然，考试本身已经具有“认识论暴力”的作用，福柯在《规训与惩罚》中也有详细讨论，尽管他并没有直接使用“认识论暴力”（epistemic violence）一词。

理：为保证大多数人免于遭遇“江湖郎中”，从事传统医疗的医生，必须经过正规（西医基础）训练，以获得国家认可的行医资格。这样一来，医生必然经历某种程度上的转型。而执业医师资格考试也随即带来相应的问题：虽然医生们希望持证上岗，以获得官方认可的资质，但考试的设计，必须来自一个可以被重复传授、成熟完备的知识库。再者，考试内容必须是标准问题和正确答案，必须是已经达成的关于某一民族医药如“壮”“羌”或“瑶”族医药的共识。这样一个知识库的建立，只能经过大量严肃认真的民族医药调研，[①] 并积累一定的专门人才培训经验之后，才会成为可能。[②] 与此同时，这样的资格考试，必然将那些临床经验丰富，但文化程度不高的“老医生”排除在外。而前期的丰富调研，乃至民族医药知识库的建立，正是来自于这样的老医生。资格考试的方式可以促成理性化的民族医药体系，但它也同时生产出理性化、体系化之外的“在野”医生。而后者才往往是病人想找的、疗效更好的“专家”。这是民族执业医师资格考试目前普遍面临的悖论。

第四种理性化是商业化。大家都知道，天然药物市场有钱赚，也有不少人靠验方挣大钱，如关节炎、脱发、阳痿、便秘等。尽管民族药的生产从药材到成药一直都有完备的监督系统[③]，当下的发掘整理民族医药项目，也一样受到市场化商业化的驱动。人们的注意力往往不在医而在药，如有效成分、效验方等。知识产权问题也时常出现在我们的调研过程中。[④] 还有，试验性规模化种植野生药材、药材基地建设等项目日益受到重视，这些都是为了满足日益增长的市场需求。尽管从病人到医生，甚至到生药专家都一致同意，人工种植的药材远远不如野生品种有

① 诸国本：《中国民族医药散论》，中国医药科技出版社2006年版，第3页。

② 譬如广西中医药大学，早在2002年就成立了壮医学本科专业，而壮医执业医师资格考试，直到2010年才获得批准正式开考。

③ 早在1964年西藏自治区人民政府就批准医院扩建藏药厂，1982年由中国药材公司筹划并投资在内蒙古的通辽建立了第一个现代蒙药厂。诸国本：《中国民族医药散论》，中国医药科技出版社2006年版；祁玫、杨玉：《中国民族药的发展历程、开发现状及思考》，《中央民族大学学报》（自然科学版）第2期。

④ 民族医生往往不愿意透露自家的“家传秘方”，或者配方中的关键用药。这个现象我们常常碰到，尤其在地方民族医药研究者与民族医生之间，往往存在这样的紧张：一方为“发掘整理提高”，一方坚决“保密”。也有一些很有经验的民族医生向我们咨询知识产权，甚至已经申请过专利。但是民族医生的“保密”，是否一定出于经济利益的考虑，我们不能确定。因篇幅所限，我们考虑将来另外行文，专门就此问题进行讨论。

效，规模化种植的现象从另一方面折射出野生药材面临因过度采摘而导致灭绝的危机。

这四种民族医药理性化的形式显然不能涵盖全部，还包括病人的“再造”[①] 以及地方知识自身内含的诸多摩擦等密切伴随着“发掘整理”项目的共生现象。因篇幅关系，下面我们回到本文探讨的核心，即卡里斯马/灵验性的问题：它与民族医药有什么关系？它与当下新生的民族医药体制，以及民族医药知识的理性化，有着怎样的既偶然发生（即并非预设的），又与之系统相关的特性？

卡里斯马与灵验的医疗

韦伯这样定义现代性中三种主要的权威形式：理性（或者法理—官僚）权威、传统权威、卡里斯马权威。[②] 首先需要注意的是卡里斯马只是韦伯使用的一个分析性的理想型概念，没有必要在现实中找到其准确的对应。大多数的观点认为韦伯用“卡里斯马”来表示某些人的人格特征，如超自然、超人的力量或品质。[③] 但韦伯同时也强调“卡里斯马是一种超日常（extra-ordinary）的支配形式”，而且它“既与传统的支配形式不同，也与理性的官僚支配相对，因为后两者都属于日常的支配形式”[④]。因此从一定角度来说，也可以把理性、传统、卡里斯马的三维关系理解为超常与日常的二维关系。正是由于卡里斯马的“超常”（extra-odinary），其“本质上的反传统力量”是不稳定的；而在与理性化的关系中，“当卡里斯马的追随者努力将这种反传统力量转变为一种日常的持久占有状态，卡里斯马就势必从一种反日常的力量转变为日常的构成要素”，即“卡里斯马日常化”[⑤] 也如艾森斯塔德在介绍韦伯关于体制建设（institution building）与卡里斯马关系时所强调的，“在体制建设的过程中，日常与卡里斯马（或者

① 杨念群：《再造“病人”：中西医冲突下的空间政治（1832—1985）》，中国人民大学出版社 2006 年版。

② S. N. Eisenstadt, ed. , *Max Weber On Charisma and Institution Building*, Chicago: University of Chicago Press, 1968.

③ 苏国勋：《理性化及其限制：韦伯思想引论》，上海人民出版社 1988 年版，第 194 页。

④ 李猛：《理性化及其传统：对韦伯的中国观察》，《社会学研究》2010 年第 5 期。

⑤ 李猛：《理性化及其传统：对韦伯的中国观察》，《社会学研究》2010 年第 5 期。

说‘超常’）不断地相互交织”。[①] 也就是说，如果我们同意理性化涵盖了法律、体制建设，以及支配民众对社会生活的认识的整个过程，可以认为卡里斯马内在于理性化的过程中。

在上述背景下，王斯福与王铭铭在讨论当代中国大陆和中国台湾地区的民间宗教与草根权威时，使用的卡里斯马概念对我们尤其有启发，[②] 他们提出两点理论探讨：

第一点，传统型权威并非没有理性化的体制，如宗教协会或庙会组织的支撑；同时也离不开卡里斯马相关的一些效力，如地方信仰的神佛的效力，或“灵验”。[③] 这一点在我们的民族医药研究项目中，也有体现：新的体系化民族医药的生成，来自地方医疗“传统”，后者在体系化之前一直处于“野生”状态没能得到广泛的认识；但此前这些地方医疗，既不是非理性，也不缺乏卡里斯马，而且显然享有一定的权威。既有传统的权威，也有其对于当地人来说自身体现的“灵验”。

第二点，对卡里斯马的韦伯式解读忽视了时间性在现代的多重形式。王斯福和王铭铭批评了本尼迪克·安德森在《想象的共同体》中关于“同时性”的论述，后者认为这样的时间观，已经完全取代了过去，不再有其他的时间观同时并存。他们指出，安德森关于现代民族“同质、空洞”时间观的认识来自于本雅明的《历史哲学论纲》，但是严重偏离了后者的意图。本雅明提出这样一个现代“同质、空洞”时间观的目的，正提醒我们，历史感与救赎时刻的同时并存：时间的每一秒，都有一扇弥赛亚进入的门。[④] 而这样的时刻，恐怕也是记住过去的革命性时刻。[⑤] 因此，现代性的同质化时间与救赎时刻的并存，对本雅明来说是必要的。也正是受到这

① S. N. Eisenstadt, “Introduction” to *Max Weber On Charisma and Institution Building*, Chicago: University of Chicago Press, 1968, pp. ix – lvi。原文为“the ordinary and the charismatic are continuously interwoven in the process of institution building”, p. xxxviii.

② Stephan Feuchtwang and Wang Mingming, *Grassroots Charisma*: *Four Local Leaders in China*, London, New York: Routledge, 2001.

③ Stephan Feuchtwang and Wang Mingming, *Grassroots Charisma*: *Four Local Leaders in China*, London, New York: Routledge, 2001, pp. 1 – 21.

④ Walter Benjamin, “Theses on the Philosophy of History”, in Hannah Arendt, ed., *Illuminations*: *Walter Benjamin*, *Essays and Reflections*, New York: Schocken Books, 1970, p. 266。原文为“For every second of time was the strait gate through which the Messiah might enter”。

⑤ Stephan Feuchtwang and Wang Mingming, *Grassroots Charisma*: *Four Local Leaders in China*, London, New York: Routledge, 2001, p. 20.

样的时间观启发，王斯福和王铭铭对卡里斯马做了一个更为有力的定义：对“超常”的期待（expectation of the extraordinary）。称之为“现代卡里斯马”（modern chrisma）：单纯的卡里斯马，来自宗教传统的乌托邦式的、对超乎寻常的期待；现代卡里斯马，是传统的期待与现代性同质、空洞、世俗化的时间观相结合，而生产出的乌托邦式的期待。[①]

在他们的卡里斯马概念中，我们尤其注意到，他们使用了中国人熟悉的“灵验”说法。“灵”既有灵敏、迅捷的含义，也有“神奇”或“超自然”的意味；“验”即“效验”，表明这也是可见、实在的一种力量。病人对医生用药，往往有“灵验”的期待，借用王斯福和王铭铭的说法，这也是一种“对超常的期待”。进一步来讲，“灵验”早已超越了对医生正确遣方用药的简单期待；即便是在一个相当理性化的医疗体系（如西医）中，正确的医疗行动，也不一定就带来预期的救治效果。

归根结底，无论何种医学，从医治到疗效之间的关联，不可能完全一致。也可以这样说，所有医疗的效果，都与“灵验”有关；任何对疾病进行干预的医疗手段，都会有一些不确定因素存在。Kathryn Montgomery 在《医生如何思考》一书中也表明，医疗手段与效果之间的关联，总是由多种因素决定。[②] 正是在疾病发生的随机、偶然、多重因素，与病情发展之间的因果链条断裂处，存在着难于以理性化语言表达的“灵验”发生空间。因此在疾病叙事中，我们往往会听到，或者医生，或者药物，或者技术，总会被赋予一些特殊的品质。这样的例子在西医中也屡见不鲜：这个肿瘤大夫把我的癌症控制得很好，病情已经有很多年没有变化。但是同样的大夫，我的病友的癌症却复发了。这难道不是对“超常”，或者说卡里斯马/灵验性的期待？西医专家、核磁共振、理疗师、治疗艾滋病的抗反转录病毒药，所有这一切，都在召唤某种权威，这种权威来自于我们对于卡里斯马/灵验式超常的期待。

---

① Stephan Feuchtwang and Wang Mingming, *Grassroots Charisma*: *Four Local Leaders in China*, London, New York: Routledge, 2001, p. 20。如此对卡里斯马这一特殊概念的处理，有效帮助了读者对于当代中国的草根权威的理解。譬如，两位作者在书中揭示，地方宗教组织在体制化过程中，如何提高了自身对当地人来说超乎寻常的能力，这正是前者将“同质化的空虚时间”与现代民族国家的乌托邦式希望与情态相联系的例证。

② Kathryn Montgomery, *How Doctors Think*: *Clinical Judgment and the Practice of Medicine*, New York: Oxford University Press, 2006.

周医生的卡里斯马/灵验性

下面我们就以土家族的周医生为例，通过他颇具特色的医疗实践的具体情境，说明民族医药的理性化进程及其伴生的一些当代卡里斯马的表现形式。在我们的调研过程中，民族医药的医者大多积极“总结”自身从事的民族医药实践而使之成形（体系化），努力“提高”疗效以增加他们从事的医疗工作的吸引力。在这样的过程中，他们的医术得以提高、治疗范围得以拓展，他们自身也成为更加“灵验”的大夫。

周医生是乡村医生。2011 年夏天我们对他做了一个访谈。当时他身着一件绣黄龙的白色对襟褂，胡须过颌，须发皆已花白，俨然一副经典的“老中医”做派，与“传统医药”的名头很相称的样子。周医生家里是“几代人的民族医”，“七八岁的时候就跟着父亲学医”。① 据我们的地方合作研究者、湖北民族学院中医学院的杨老师介绍，周医生为湖北的土家族医药发掘整理，做了不少贡献。② 在对周医生的访谈中，他拎出一个在学术会议上常见的蓝色尼龙布袋子，里面全部是他小心保存下来的各种照片、证书、文章、文集，都是他介入“理性化体制”的证明。譬如各种参会代表证、合影；他获得的刻有当时国家领导人签字的“弘扬祖国医药”纪念牌；《农村医药报》称他为“土家名医的”2005 年的专题报道；他参加北京卫生专修学院的“优秀毕业论文证书”；他参与编写的县《土苗医药杂症汇编》以及他自己正在进行整理的《周氏医学临床综合治疗》手稿，等等。所有这些“证据”，都在向我们表明，周医生已经完全参与到民族医药理性化的进程中，无论从他与大大小小中医、土家医药院校的合作来说，还是他从自身的写作、临床实践以及他小心翼翼保管的那些病案来看。

更重要的是，这些可见的证书、照片、文集，也是周医生向我们（以及病人）展示的他的“魅力”所在：他的刻意着装和花白须发，不仅仅在

---

① 课题组于 2011 年 8 月 4 日，在湖北恩施对周医生的访谈。

② 土家族主要分布于湖南、湖北、重庆、贵州，土家族医药的发掘整理工作主要由湖南、湖北两省的研究人员承担。目前在湖北民族学院中医学院，已经开设了土家族医药的专门课程，下一步准备开办土家族医药专业。

展现着他对自己“超常”的预期，这些证据也是组成他灵验性的不可或缺的成分，向我们传达他不是一名庸常医生的信号。暂且不论这样的表演是否有“江湖郎中”的嫌疑，病人很难不对他怀有“超常的预期”。

接着，周医生给我们演示了他新近发明的一项治疗技术：导电疗法。他说这项技术可用于治疗风湿、颈椎病、腰椎病、肩周炎，以及其他气血阻滞而导致的疼痛。他让一个志愿者躺到治疗床上，从床下拿出一个自制的垫子，里面缝有电线，外接导电板，他脱了鞋子站到垫子上面，然后再拿出一个带导线的纱布垫子固定在病人右脚踝上，他自己的左手食指放在病人右手的合谷穴处，由此形成一个闭合回路：电流从地垫经过周医生的身体到病人的身体，最后通过病人右踝处的导线回到地垫。周医生解释说，他两三年前看报纸报道说，有人遭到雷击后意外治好了风湿，由此得到启发，发明了这个电疗的方法。他先训练自己的身体接受220伏的电压不受伤害，然后还可以调节电流传导到病人身上，从而起到治病的作用。志愿者告诉我们，他的身体确实感觉有蜂蜇样麻的感觉。操作过程中，周医生拿出测电笔，让我们现场测量在他身上通过的电流，以及志愿者身上的低压电流。

这个现场演示让我们想到了20世纪90年代流行一时的医学气功表演，于是问周医生他的“导电能力”是否也是一种练过的“功夫”。他告诉我们，他从小跟着父亲确实学过，还用气功治疗过结石（“千里摇石”）：“过去解放前没太多药，就靠那样的治疗”，他这样告诉我们。当然这样的治疗效果也不稳定；加之解放后被别人讲是迷信，他就没再做了。尽管周老医生给我们讲了许多用气功治好病人的例子，包括他当年看出前卫生部长崔月犁有心脏病的事例，他最终还是放弃了。想到20世纪90年代的“气功热”现象有很多关于特异功能的讨论，我们问周老这个“导电”疗法是否也要有一些特异功能才可以做到，他说这个“通过训练都行，我也可以教你，（学会以后）你也可以用手摸，可以导电，治病毒、打结石”。

周老的医疗明显是理性与卡里斯马的混杂：他布置得像实验室般的诊室，包括检查床和消毒设备，摞得高高的病历本，以及存放各种药材、放着传统中药柜的药房等，这些都向我们展示着“传统”与“现代”的交织。这个“导电”疗法，看似科学的同时，又包含了控制电量的奇特功能；尤其让我们印象深刻的是，周医生自己的身体在这个装置中的位置。

他将自己的身体作为中介，来调节电源与病人身体之间的电流。同时值得注意的是，他的技术所针对的是人体经脉与穴位组成的、中医视野之下的身体“小宇宙”。尽管曾经为了做一个全国模范乡村医生而放弃了过去练习多年的气功，今天周医生依然致力于对超常的期待，以满足病患的需要，并没有将自己放在任何完全“理性”的知识系统中。同时，他坚持认为这样的临床实践，是合乎理性的。

周医生告诉我们，他有五六个弟子，各地都有：深圳的、四川的、山东的、江苏的。他的弟子这样分散，他如何带徒？我们有些疑惑。他再次跟我们强调了作为一个医生在身体/病人之间的中介位置。他说：

> 一个病不是比到（按照）你那个书高头（上面）害的，人的体质有差异，他再个（怎么）得的病他总有兼症，不牵扯那里就牵扯这里，所以讲过去古方只能做参考，实际我这个处方不能照搬照抄，照搬照抄治不好病。这一点就是这样。[①]

所以周医生认为学医不可能照搬，哪怕学十年也还要认真学习。他是把老师的权威与临床的灵活联系起来，而后者正是临床治疗所希冀达到的“灵”，当然这得依赖多年的实践。现实世界不会有和教科书一样的病症和用药方案，疾病的因果关系也不会一成不变，照搬照抄不会有效。正如周医生告诉我们的，即便大家都很熟悉的某一味草药，也只能在有经验、有悟性的医者手中才能见效。一切有效的治疗，都要超越书本知识。

瑶医医院的理性与灵性

金秀瑶医医院位于广西北部的大瑶山，这个地区以草药品种丰富著称，有 2100 多种植物类，其中药用植物类有 1351 种，据称是广西最大的药物基因库。金秀瑶医医院即坐落在瑶山脚下两条跨省通路交会处的桐木镇。医院建于 2004 年，前身是 1986 年成立的金秀县瑶医门诊部，2007 年经批准升级为金秀县瑶医。现有约 10 名瑶医医生（其他为中医技术人员、

① 课题组于 2011 年 8 月 4 日，在湖北恩施对周医生的访谈。

瑶医，中医技术人员占总卫生技术人员的75%）、50张病床。[①] 医院的院长虽然是汉族，因为在金秀县出生长大，也自称出自瑶医世家。院长对于瑶医医院的发展非常有抱负。正是他2004年带领着当年门诊部的几个老医生在桐木镇建起了医院。金秀瑶医医院从奠基时仅有财政拨款4000元到2012年总收入1300多万元的发展，都与院长的努力分不开。现在他不仅有扩建医院的计划，还要在金秀县城附近建立瑶医药康复疗养保健中心（建筑工程已经接近完工），不仅会吸引各地病人，还可以开展"医疗旅游"，充分利用金秀冬暖夏凉的气候优势和大瑶山的自然景观。已经开展多年的"瑶生堂"瑶药浴也是医院经营的一部分。

瑶医医院的每间病房也都配有大木桶（即"庞桶"）供病人使用药浴，大夫们在开处方时往往会根据病情开一些药浴方，颇具瑶医特色。在瑶医医院的药房参观，我们看到七种包装精美的瑶药浴药包，各有其主治功能如月子药浴（瑶族著名的"产后三泡"）、发表解痧、舒筋活络、排毒养颜、皮肤病。全国各地的人都可以通过邮购的方式购买瑶医医院的药浴包。这些商品包装上的说明自然会极力渲染大瑶山的神奇光环以及"瑶族先民的传统智慧"。本雅明也许会说这是市场化"魔法"，是"商品发出的虚假符咒"[②]。但用户们恐怕并不会关注或者相信这些盒子上的产品说明，吸引他们的是里面的产品本身：将已经配伍好的药浴包从盒子里拿出来放到热水中，在浴缸中散发出独有的香气和味道，泡浴的身体由此得到刺激和安抚，病痛得到缓解……也正是这些产品渐渐吸引了一些老人和慢性病患者到瑶山度假避暑的同时享受治疗。这样的吸引，不就是理性治疗与感性（对未来疗效或者说灵验的）期盼的共同运作？

瑶族很早就受道教的影响，金秀大瑶山作为瑶族的道教圣地，一直被认为是充斥着灵性的地方。大瑶山那些丰富的药用植物资源的因素之外，医生们掌握着医学之外其他的一些技术，也是瑶医"灵验"的原因。已经有不少人类学家和民俗学家做过关于瑶族道教的研究；我们也不断被别人告知，几乎每个瑶族成年人都会"道/法术"。在我们的接触中，瑶医们不

---

① 见金秀瑶医医院官方网站：http：//www. gxyyyy. com/。

② Walter Benjamin，"The Work of Art in the Age of Mechanical Reproduction"，in Hannah Arendt，ed.，*Illuminations*：*Walter Benjamin*，*Essays and Reflections*，New York：Schocken Books，1968（1936），pp. 217 –252.

会刻意隐瞒他们在日常生活中用到一些普通法术。瑶医院研究所的盘老就从裤兜里掏出自己长年佩戴的护身符给我们看，其他人也会谈到瑶族对于生命周期的重视，譬如葬礼。而一些年长的医生则会随身带着一个香囊，里面的秘方可以祛邪、消灾、保命。

当然，瑶医的现代体制模式决定了它不愿意承认神性的治疗形式。这种现代体制模式不仅体现在医院里按照西医模式的分科以及对老瑶医擅长治疗的专科的命名中（如肝癌、心血管），还包括我们在病房观察到的符合国家乃至国际标准的病历书写、病程记录以及每天上午的全体查房上，这些都是县、地区、自治区卫生部门要定期检查的。恐怕在病历本上也不会有如何为病人制作一个护身符或者施口诀这样的记录，即便政府部门不一定严格禁止，但也不会有真凭实据的记录。

另一方面，关于"法术"的话题总会在我们的谈话中出现。年长的医生一般会向我们夸赞他们的某位同辈的一些几近神奇的"特长"，尤其加上对一些治疗场景的生动回忆，或者"治好一家人"的传奇经历。有时人们会故意把这些实践加上"迷信"二字，同时又告诉我们确实是他们亲眼所见，着实不好解释。譬如我们拜访过两次的一对退休夫妇，老太太告诉我们她的丈夫如何拍拍病人的头，然后朝门口喊一声"走"，病人的头疼就减轻了。她说：我也不知道这是怎么一回事，不过效果是确实的。

关于瑶医之世俗与现代的结合，最有趣的是我们从瑶医医院一个年轻大夫那里得知的一个相当仪式化的治疗方式，它体现了瑶医将时间、地点、身体综合考虑以处置疾病的传统。年轻的杨医生刚从广西中医药大学毕业，来金秀瑶医医院工作不久，她很愿意跟着老瑶医拜师学艺，同时也是我们的人类学研究团队的一员，因此她在医院除做正规的病历记录之外，也注意记下各种治疗实践活动作为田野笔记的内容。在杨大夫某一天的田野笔记中记下了这样的内容：

> 莫××，男，60岁，20天前无明显诱因下出现解水样便，日行20余次，无腹痛，无胸闷、胸痛，无发热、恶寒、恶心、呕吐等不适。曾到当地医院治疗，疗效欠佳，为求中、瑶医药治疗遂到瑶医医院门诊就诊，门诊拟诊为："慢性肠炎"收入住院。
>
> 今天上午（星期六）我在医院三楼住院部值班，李老师突然打电

话跟我说："小杨啊，莫××这个病人的疗效不怎么理想，今天我给他做一下点烧（即灯芯草点烧疗法），我们要改变一下治疗的方法了，他现在就在我诊室，你也下来看一下吧。"说完就挂电话了。我没敢耽搁就马上去到李老师的诊室。

一进门发现病人莫××坐在凳子上光着膀子，双手还向后夹着一根长约2米的小竹竿，李老师拿着一支水性笔在竹竿上方脊柱旁开约1.5寸的地方点一个黑点标记，然后取下竹竿把患者的两只手向后背，去寻找他自己的肩胛下角，正好可以摸到先前的那两个点，并问我："这两个是什么穴位?""是胃脘穴吧"，我回答。"嗯，不错。"李老师点了点头说。

接着老师又让患者重新夹上小竹竿，用灯芯草点燃后快速地在标记好的两黑点上分别点烧了一下，接着他又快速地走到诊室屏风板的小门前，在门边上快速地点烧几下，然后才对病人说，"好了，你穿上衣裳到楼上去做其他的治疗吧"。

整个过程下来，用时也就10分钟左右，可他的操作过程都给我留下了深刻的印象。尤其老师最后在门上点烧的这一个操作让我很诧异。

点烧是瑶医治疗比较常见的一种手法，主要是将灯芯草点燃后用其火星部分直接点烧背部、四肢穴位处以起到治疗作用。这里虽然点烧的"胃脘穴"也是中医的穴位，但是李医生并没有按照中医经典的取穴方式①，而是借用竹竿的帮助巧妙定位。他后来向小杨解释说，因为同样的穴位在不同病人身上的位置都有不同，需要采用这个更加灵活的办法让病人自己的身体来告知取穴的位置。如果说这是李医生一个不拘泥于理性取穴常规的例子，他在门上点烧的操作则相当有机巧。李医生告诉小杨说：

给病人做灯芯草点烧，病人身上的病气就会转移到这灯芯草上，所以在病人身上点烧完了之后操作者一定要屏住呼吸，以免把病气吸进自己的身体里，导致自己染上病。这个时候应该在屏住呼吸的同时

① 即直接在病人身体的大致部位寻找，再根据穴位周围的皮肤高下情况定位。

> 尽快找个门并在它的门边上再点烧几下，这样就可以把病气寄在门边上了，而且病人身体的健康也会得到恢复。

这也就是说，“病气”不仅在病人身上，诊室的空间以及医生的身体，乃至灯芯草自身都是需要考虑在内的。而“门”作为转换的枢纽，起到了至关重要的作用。这样的认识和操作，尤其是对于时空的把握，仿似道家通过他自己的身体、他的唱诵、书写，以及他的器物，将治疗对象的命运置于宇宙进程中来加以阐释。李医生的点烧操作所取得的效果已经超越了灯芯草的火苗作用于体表的简单物理效果，是与特定时空中各种能量相结合的产物，操作的对象也已经不仅仅是病人身体的经络腧穴等内在通道，还有病人所处空间的门。

国家理性与地方卡里斯马/灵验性

民族医药的医生们出色的临床疗效提示我们，所有的治疗，都需要某种灵验性的权威。医生碰到“疑难杂症”时，会用杂合的或者试验性的疗法以期待见效；病人寄希望于某一位知名医生的特殊技能，期待病理过程会发生神奇逆转；医者面对慢性病诸多特征时，渴望拥有“越过乱象看本质”的明辨能力，这些都是临床工作中的常见现象。上述两位医生的日常临床实践，都是没有什么戏剧性、相当平常的临床场景，从一定程度上也许有法术的成分，但是很少；与中医很近，但也使用自己民族的临床技术；同时他们又积极参与各种体制化的努力。周医生的那些证书、照片、文章，他的（科学）“导电疗法”，已经成为他的灵验性权威的有机组成。而李医生身处瑶医医院这样一个得益于“发掘整理少数民族医药”长期努力之后建立起来的现代体制化、理性化机构，医院本身也可看作新的灵验性权威的基本要素。

本文的着眼点是，民族医药被理性化、规范化、系统化，甚至科学技术化之后，出现的“超常”与“灵验”。也许有人会认为，过去曾经这些深山里的疗法都是“魔法”式的，因为20世纪之前，还没有理性的生物医学科学体系。也有人可能会认为，今天的少数民族医药中的卡里斯马/灵验性是传统的重现，或者说是曾经受到政治压抑的传统的回归。不过我们更倾向于将我们在研究中亲眼见到的灵验的疗法，看作来自国家主导的理性化过程：这种现代卡里斯马/灵验性，是与体制理性伴生的。它不仅仅带有体制化以及认识论理性的印记，它更是由后者所构成的。

民族医药发掘整理的体制化和理性化努力，无论在实践论还是认识论层面，都有其理性—灵验性的复杂折叠。与中、西医相比，正在形成中的民族医药既不是更无害或更暴力的，也没有变得更人性化或公共化。从情感上，我们非常愿意像世界其他新传统医学（new age）的诸多推动者一样，声称民族医药比西医的手术、化疗、化学副作用以及非人性化治疗，更安全也更少具有侵犯性；但我们无法否认，所有的药物都有毒。尤其对疑难杂病的干预，总是伴随着损害部分正常生命形式的危险。从病人和医生的观点来说，任何疗法都有失败的危险。无论我们的医疗实践如何精妙，它总不可能如希波克拉底誓言所说“无伤害”（do no harm）。我们同意毛泽东的洞见：尝梨方知梨滋味；只有咬破对象（少数民族传统医药），才能认识它；与此同时，它的改变也是不可避免。

夜惊症的文化药方

赵巧艳*

导读：在现代医疗体系中，夜惊症是指睡眠障碍的异态睡眠，偏向于从物理上进行治疗，意即物理药方，而在民俗医疗体系中，夜惊症则属于虚病，需要从文化上寻求疗愈，本文称之为文化药方。对于侗族来说，夜惊症的疾病归因于失魂落魄，应对的手段主要为收惊安魂，形成以禀报户头、呼请神灵、安魂定魄、敬谢神灵的四阶段仪式疗法，通过借助魂米、符咒等仪式器物，演化成魂米收惊、符篆收惊和咒语收惊三种常用的收惊安魂方式，共同构成一个完整的收惊仪式过程。历史地看，收惊疗法在我国传统民俗医疗体系中占据重要地位，曾是传统社会的主体医疗方式之一，即使在现代医疗体系日益健全的今天，这一传统的宗教巫术性治疗术仍然在乡村生活中发挥着不可替代的功能。

文化视野中的夜惊症

"夜惊症"（night terror）是指一个人受到惊吓之后或无缘无故地在一段时间内出现严重的恐惧心理，当出现在睡眠中，这种恐惧心理和反应的持续被现代精神病学称为"恐惧障碍"（panic disorder）。前者多在儿童中发生，后者在各种年龄群体中都有可能发生，其中女性较男性频繁。现代精神病学认为，恐惧障碍源于社交恐惧症、强迫症、应激反应障碍以及各类躯体健康问题，从而导致位于大脑的认知系统产生死亡恐惧、失控恐惧、人格分裂、喉头紧缩、心跳加速、胸闷气短、腹部不适、手脚麻木、

* 赵巧艳，山西财经大学文化旅游学院教授。

躯体颤抖等，其治疗方案包括精神科心理治疗和药物治疗，一线和二线药物包括选择性5－羟色胺再摄取抑制剂和文拉法辛缓释剂等焦虑抑制剂。从疾病归因上而言，现代医疗将之归为睡眠障碍的异态睡眠，[①] 如儿童夜惊症多指由于身体因素和精神因素引发的儿童夜间惊悸，身体因素包括中耳炎、哮喘、咽炎、鼻塞、便秘、异位性皮炎、食积，精神因素有母亲焦躁、断乳期、兴奋等，按病因主要选用抑肝散、小建中汤、甘麦大枣汤、半夏厚朴汤、消风散等。[②]

在中国的很多汉族和少数民族地区，现代精神病学所言的“恐惧障碍”被称为“邪病”，主要致病原因是受到惊吓之后出现的“魂不附体”“魂魄分离”或“灵魂出窍”等问题，是一种“虚病”。相应的处理方法也不是从药物（尤其是化学合成药物）上寻求答案，而是强调用精神抚慰的方式来舒缓患者的心理压力，即通过帮助患者“找回”丢失或迷路的灵魂达到治病的效果，这一做法被称为“收惊”。收惊又称“叫魂”“招魂”“喊惊”，是一种传承于我国民间、具有悠久历史的文化事象。《楚辞·招魂》中已有关于招魂活动的具体描写，长沙马王堆汉墓出土的《五十二病方》中有关于收惊疗法的文字记载。李申的《金瓶梅方言俗语汇释》描述了收惊的普遍性：“收惊，安抚受惊吓的孩子，是一种习俗。”对于收惊源流，萧友信引《云笈七签》为最早的收惊记录，但笔者认为收惊疗法可上溯至汉代的《五十二病方》与《内经》的祝由治病。因为从历史的官方地位来看，收惊疗法应该属于政府太医署中的祝由科的分支，是一种具有医学基础的治疗行为。早期的祝由科治疗，尚有推拿、药物等配合使用。随着民俗人文的变迁，收惊疗法在操作程式上逐渐融合了宗教上的巫术疗法，包含符箓、咒祝等神灵疗法。正如张珣所言：“收惊仪式不仅处理社会层次人与人之间的问题，也处理人与超自然之间的问题。”[③] 收惊疗法曾是我国许多民族（包括汉族）民俗医疗体系中普遍存在的类型之一，即使在现代医学体系日趋完善的今天，该法依然在许多农村地区保留着一定的生存空间。

---

① 谢琪：《中西医对于儿童夜惊症的研究概况》，《世界最新医学信息文摘》2018 年第 A5 期。

② 童建明：《夜惊症的汉方治疗》，《国外医学（中医中药分册）》1998 年第 3 期。

③ 张珣：《台湾汉人收惊仪式与魂魄观》，黄应贵主编：《人观、意义与社会》，“中央研究院”文化哲学研究所 1993 年版，第 207—221 页。

中国民间收惊疗法包括的病因分析和治疗手段与现代精神病学的病因学和治疗措施形成鲜明对照。前者展示着浓厚的人文主义关怀，将患者置于一个整体的人与自然、人与鬼魂以及人与人之间关系的认知世界当中，同时将躯体和心智视为不可分离的一体，而且伴有禳除鬼魂或邪恶力量的仪式。现代精神病学有关恐惧障碍的诊断和疗法之中心是个体的身心分离感和生物医学的圆说，同时回避任何有关鬼魂的话题。

我们有必要认识到，鬼魂观念和与人们信仰发生密切关联的仪式化治疗恰恰可以帮助患者找到一个转移且关闭心理困扰的安全空间。所以表面上与所谓“迷信活动”相关的收惊疗法在中国许多地区（尤其是农村和少数民族地区）反倒具有文化意义上的合理性和广泛的民众基础。其道理所在是为患者找到一个有说服力的“文化药方”。即便现代精神病学也承认，大多数恐惧障碍可以通过“教育”排解。这里所说的教育就是指帮助患者找到或接受一个可以解释身心困扰的源头并将这个源头转移到他处或关闭。这个“文化药方”的关键是将被惊吓出窍的魂收回并禳除导致灵魂出窍的成因。

为了说明这一文化药方的社会基础和仪式疗法，本文将通过对一个典型侗族村落——B村的收惊安魂实践，解读侗族基于灵魂信仰观念衍生出来的收惊疗法在日常医疗体系中的价值，并通过总结收惊疗法所蕴含的民俗医疗意涵，深化对侗族求医行为的理解和民俗医疗存在价值的认知。

失魂落魄：B村侗族对夜惊症的疾病认知

B村地处湘桂边境，位于广西桂林市龙胜县乐江乡西北部，东与龙胜县平等乡交界，西与湖南省通道坪阳乡接壤。B村下辖十一个自然屯，21个生产组，共557户2314人。据村中老人回忆和推算，B村的住居历史已经超过了600年。在B村，除了极少数由于婚嫁迁入的其他民族人口以外，其他全部都是侗族。由于历史及现实多方面的因素，目前，在B村存在三种并行的医疗体系——西方医疗体系（西方自然病因观）、中医医疗体系（世俗的阴阳五行平衡论）和民俗医疗体系（神圣的超自然病因观）。三种医疗体系中，西医负责解除肉体上的病痛，中医恢复体内的阴阳平衡协调，民俗医疗则旨在与鬼神斡旋，去除心理上的病情困扰。B村民俗医疗中，最常见和最重要的一种方式就是收惊。为了深入了解收惊疗法在 B 村医疗体系中的地位与作用，笔者陆续开展了为期半年的田野调查，比较系统地了解到 B 村侗族基于灵魂崇拜对收惊疗法的深厚依赖，收惊疗法与西方医疗治疗术和中医疗法之间的互补性，以及详细的收惊安魂仪式过程。

凡人皆有灵魂是世界范围内各种文化的一种传统共识，收惊安魂就是一种广泛存在于各民族中基于“灵魂”观念的巫术仪式，旨在使逸散的灵魂回归主体。侗族民间医疗体系中，收惊安魂仪式也是一种常见的巫术治疗仪式，是执业巫师（灵媒）对一般人受到惊吓、失神或病患感觉受到不明原因的神、灵碰触，而产生心绪不宁或魂魄离身的一种召唤灵魂归位的仪式，其依托的理论根据就是侗族独特的灵魂观。

侗族普遍有着“万物有灵”和“灵魂不灭”的灵魂观，认为世间万物皆有灵魂。B 村侗族相信，人有四个灵魂——肉体魂、投胎魂、守家魂和守坟魂，其中肉体魂为生前魂，投胎魂、守家魂和守坟魂为死后魂。人死之后，三个灵魂分别归属不同的居地：投胎魂回到祖灵居住之地“高圣鹅安”（gaos senl wox anx）斢换灵魂进行投胎转世，守家魂上升至家屋神龛牌位上佑护家人，守坟魂附着在坟墓棺材里的尸体上福泽后人。人若是寿终正寝自然死亡，便会成为善鬼保佑后世子孙，但如果是非正常死亡，如车祸横死、难产凶死、刀枪刺死、在外暴死等，即成为恶鬼祸害后代，侗语称为 duil meil wop 或 juis xangp，意思是死得不干净或凶鬼，其 yings（类似于汉族所说的“阴魂”）不散，常常作恶人间。

肉体魂虽然附着在肉体上，但却因为种种原因会失落，比如受外界恐吓或被鬼怪精灵劫走，或被他人用巫术诱去，而且肉体魂的获得又分为三个步骤，或者说可以进一步细分为三个灵魂：第一个灵魂是在母亲怀孕后、婴儿的骨骼开始发育时就进入身体；第二个灵魂是在婴儿出生时，经由呼吸第一口空气而获得，老人们通常会在小孩脐带切断前，将一银制项圈系在其脖颈上，以确保灵魂能安稳地伴随婴儿；第三个灵魂则是在小孩出生后“满三”当天，家人及仪式专家桑句（sangh jius）为其举行 douv sac juil 仪式（祭桥头萨接魂仪式），以祈求桥头萨护佑婴儿之魂魄从“高圣鹅安”走向阳间。

接魂仪式后，魂魄才进入小孩体内。B 村人普遍认为，小孩的灵魂最容易丢失，而成人较不容易失魂，女性较男性容易失魂，不同属相的人灵魂的壮实程度也不太相同，以属龙、虎者灵魂最为牢固，而属羊、兔者较为虚弱。一年之中，不同月份不同日子出生的人，其灵魂状况也会不一样，一般认为在农历每月的最后几天亦即二十八、二十九、三十日出生的人，其灵魂力量比较虚弱，不太能强有力地附着在身上，容易出现失魂着惊的情况。因此在B村，无论出生、生病或是死亡，一般都要请桑句来举行收惊仪式，以使不同的魂魄附着在其应有的归属之处。

比较而言，因为灵魂原因导致生病在人的一生中相对更加多见，也是B村侗族举行收惊仪式的最主要目的，其背后的逻辑是一个人的魂魄容易在外力的作用下逸散，并且通过一些症状表现出来。

B村侗族观念中，一个人生病的原因有多种，既有物质性的自然致病因素，也有非物质性的超自然力作用，而且后者的来源主要有以下几种：邪厉劫煞（无形的）作祟人间，不小心冒犯鬼神（冲煞、犯煞），外在环境的风水失序（冒犯自然）等，它们都会导致人的精神状态出现异常，或者说是着惊（又称受惊或失魂）。在长期的文化实践中，B村侗族还归纳了着惊的多种缘由，如凡人吓到、动物惊到、桥边受惊、河边着惊、丧事犯煞、动土冲煞、车祸事故等，它们皆可导致三魂七魄甚至十二条元神失落，以至于魂魄不仅暂时无法在身体内固着，反而在身体外徘徊或被其他邪灵所拘禁。

与生理性病因观相比，B村人宁可相信是超自然的邪祟妖孽侵入人体，或勾走人的灵魂致使人身心不平衡引起疾病，而且这种病情有着典型的症状。通常来说，小孩的症状主要是啼哭不止、害怕独处、不思饮食、面黄肌瘦、忽冷忽热等；大人的症状则一般表现为心绪不宁、坐立不安、精神恍惚、失魂落魄、久病不愈、医药罔效等。而且根据症状的轻重又大致可以分为三种：一是轻度惊吓，着惊者稍感内心不平衡，但魂魄并无外逸散失；二是中度惊吓，着惊者感觉魂魄失序，脱离肉体漫游体外；三是重度惊吓，着惊者内心严重失控，无法自我，魂魄外逸遭受不明邪灵恶煞所控制。不同的失魂对象和程度需要采取差异性的安魂仪式：

接魂。接魂仪式主要用于婴儿，是在小孩出生后“满三”当天，由家人及桑句为其举行，以祈求桥头萨护佑婴儿之魂魄从“高圣鹅安”走向阳间。接魂仪式后，魂魄才进入小孩体内。接魂的时候用两个鸡蛋和一团黄色糯米饭进行献祭，桑句念诵“日吉时良，天地开张，奉请各位师傅，五方五位神明，天神地神世间万神，今日为×××（新生婴儿刚起的名字）接魂定魄，各位师傅神灵千叫千灵万叫万灵，奉送×××灵魂速速归来，×××不要在外贪玩，箐沟树林你莫去，河边水边你不去……”同时要把一顶银制项圈环绕在孩子脖颈上，以使接来的魂魄固着在婴儿身上。

喊魂。喊魂又称喊伴，多用于幼儿和少年。喊魂仪式不需要请桑句，只要自己家里的老人喊就可以了，通常是家里的父亲或母亲喊。连喊三天，一天一次。喊魂的时间一般在迟暮时分，一家人都回到屋内，喊魂者手拿线香和纸钱去到百来米远的地方，将点燃的线香（三炷）插在地上，焚烧纸钱后就开始喊，由远及近，一步一喊，步步喊拢来。喊的主要内容大体是：“×××（丢魂者的名字，乳名也可），快回家啦，莫去路头路尾、桥头桥尾啊，天黑啦！莫在外耍了，快回家来呀！”喊到了大门口就问家里的人：“×××回来了没有？”屋内的人就回答：“回来啦，早到家啦！”如果失魂者和家里其他成员应答时步调一致，则认为效果更好。

招魂。招魂多用于青壮年，需要请桑句作法，又称为板凳招魂。举行仪式时，桑句在大门上架一根铺有白布的板凳当“桥”，再在“桥”上摆放各种祭品，又在门口外面插一根连枝带叶的小竹子做“魂树”。桑句在板凳前焚香奠酒，并反复念招魂咒语，直到将魂魄招到“魂树”上，再由两人在“魂树”上寻找魂魄，只要找到一只小虫、蜘蛛或一片特殊的小竹叶，即认为是被失魂者的魂魄，共找三次，若三次都找到相同的物体，即是将魂魄招回来了。魂魄招回来后，要把它投进火塘里，并连同糯米和茶叶与火一起烧掉，此时桑句一边念咒语一边焚烧纸钱，当所有物品都烧尽之后就象征着招魂的结束。

赎魂。赎魂是指将逸散的灵魂收归使之重新附着于个体身体之上，此仪式较为复杂，通常需要请桑句做法事，同时在法事过程中，最好具备“上疏下牒”之仪式，还要焚香化纸以沟通阴阳两界，才能圆满赎魂安魂定魄。赎魂适合于失魂较为严重的情况，通常针对的是失魂者的魂魄被邪祟恶灵劫走而且时间较长，从而导致失魂者魂不附体、神志不清、久病不愈等。这时桑句一般需要配合使用魂米收惊、捉鬼驱鬼、符篆咒语等方式为失魂者安魂定魄。

收惊安魂：侗族应对夜惊症的仪式疗法

在B村侗族传统里，出生和死亡时举行的安魂定魄活动是每个人都会经历的一种生命过渡礼仪（通过仪式）。可是与出生或死亡相比，生病的概率更大也更常见。但无论哪种病情，B村侗族都会认为，生病是因为人的灵魂受到惊吓，或者是不同魂魄的属性、位置、功能等出现了错乱，并以一种可见的方式呈现出来。因此在B村，当有人生病时，通常情况下首选的治疗方式就是举行收惊仪式来安魂定魄。在长期的历史过程中，B村侗族形成了一种较为稳定的四阶段收惊仪式过程，并且分化出三种常用的操演方式。

在前述灵魂观念支配下，B村有着名目繁多的收惊安魂仪式，每种仪式的举行时间、对象范畴、参与人员、仪式过程等也各有不同。不仅有整个寨子定期举行大型公共性的叫寨魂仪式以保境平安、六畜兴旺、五谷丰登，不定期的小型家庭性收惊安魂仪式更是花样繁多。一般的收惊仪式在家中由家庭主妇准备一些祭品并念诵简单的收惊文即可完成，较为严重的问题则必须请桑句来主持法事，而且不同的仪式在过程上存在差异。概括来说，B村的收惊安魂仪式带有阶段性特征，主要可以分为四个阶段——禀报户头、呼请神灵、安魂定魄、敬谢神灵。四个阶段首尾相连、环环相扣，共同构成一个完整的收惊仪式过程。

禀报户头。报户头是指收惊者（桑句）在收惊前，先在神明前点三炷线香，禀报着惊者的姓名、生辰八字、住址、何事相求等。禀报时，由桑句询问着惊者，年长者由自己说明，孩童则由大人代为通报，或者用一张纸书写以上内容交与桑句。B村民间俗信认为人的患病，多是由于人的魂魄失散所致，因此必须招收回身方能痊愈，也才可消除死亡之虞。在收惊仪式中，“禀报户头”是向神明确认着惊者身份的重要步骤，神明借由此身份清查着惊原因，并查明着惊症状，为后续仪式的顺利开展奠定基础。

呼请神灵。收惊仪式是借助神灵的超自然力作为禳灾解厄的资源，以神明的灵验来化解人世间的苦难磨难，此种化厄解难的医疗观念带有强烈的宗教意涵，借助神异性的非经验性或超验性的手段，达到世俗性的经验目的。因此在收惊仪式过程中，呼请神灵协助，以求助其力来完成收回因惊吓而逸散的三魂七魄是极为普遍而广为使用的方法。在笔者的田野调查经验里，桑句所呼请的神明通常为自家私坛所供奉的神灵，包括天神、土地龙神、自己的师傅、天兵天将、门背萨、床头萨等。

安魂定魄。安魂定魄是指将三魂七魄安置妥当，从而实现人的健康和正常。人的三魂是指天魂、地魂和人魂，也有称之为主魂、觉魂、生魂或元神等；七魄乃喜、怒、哀、惧、爱、恶、欲。[①] B 村侗族认为，魂魄外出于人体是导致人着惊生病的主要原因，而且不同的魂魄流失原因也有差异，如因神灵戏弄或冲煞等失却的是天魂；因事故、畜生等惊吓则失地魂；因人为喊叫、拍打等则失人魂。七魄失掉是因时因地七欲中产生惊吓，所以一般收惊文书中，有将各种可能冲犯、惊吓的情形不管有无必须叙述明白，如“屋前屋后惊、路头路尾惊、桥头桥尾惊、山上山下惊……”等，以避免因受惊吓的情形不同，而失收其中的一个魂魄。

敬谢神灵。上述三个环节结束之后，接下来就要敬谢神灵，既作为本次收惊对神明相助的一种感谢，也是为下一次收惊将继续叨扰神灵而提前禀报。敬谢神灵的动作并不复杂，焚烧些许纸钱，默诵一些感谢的话语，把供奉的清茶倒一点在地上就可以了。而且，为了表示对神灵效力的信服，最好将杯中剩余的清茶让着惊者全部饮下，笃信如此不仅可以起到提神醒脑的作用，还能使着惊者获得一种心理暗示。

在举行收惊仪式时，B 村侗族需要借助一些器物，并由此演化成魂米收惊、符箓收惊和咒语收惊三种常用的收惊安魂方式。虽然在最初的时候，不同收惊方式有着不同的侧重对象和适用情境，可是随着时间的推移，三种方式不断交互影响，彼此间已无明显界限，甚至为了增强仪式的治疗效力同时使用多种收惊方式，演化为一种混同法术。可是在具体的仪式操演上，三种方式之间还是存在一定差别。

魂米收惊。魂米收惊需要由桑句来主持，大致包括三个步骤。首先，桑句从着惊者家带来的一竹筒白米中盛一杯米粒（魂米），高度要略高出杯口，拿一件着惊者穿过的衣服（魂衣）盖住魂米，用手在上面抹平三下，用嘴哈气三次。着惊者坐在神明前并面向神明，收惊者拿米杯与三炷香在其身旁背对着惊者，一面念咒一面用中指在魂米上划动进行收惊，要

① 刘枝万主编：《中国民间信仰论集》，“中央研究院”文化哲学研究所 1974 年版，第 313 页。

由山头（意即外面，即中央凸起的地方）收回到床头（意指内，即四周较低的边缘）。桑句施法之后，揭开覆盖魂米的魂衣，如果收起来部分（指略高于瓷杯口）表面的魂米挺立着，则认为已经着惊，并且通过观察挺立的魂米的方位、纹路、形态来判断着惊的原因与着惊地点的大致方位。魂米的“形状”与着惊缘由之间的对应关系大致有五种（图 1-1）：低凹状魂米是冲犯土煞；裂纹状魂米是牲畜所惊；竖立状魂米是世人惊吓；半竖状魂米是家神作怪；半倒状魂米则是邪神缠身（而且区分了男性邪神和女性邪神）。田野里，一位桑句这样描述他对着惊程度的判断：

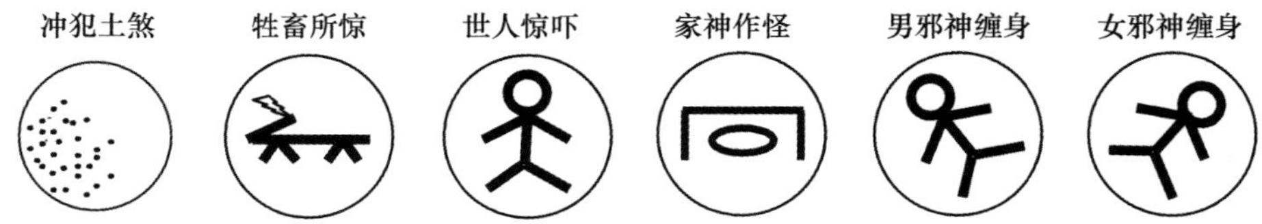

图 1-1　魂米形状与着惊缘由对应图

资料来源：根据田野调查资料整理绘制。

把盖米的衣服翻开，如果惊吓很严重，米就会少一个角（米不见了）。吓得太严重的，光是收惊是不行的，还要配合“画水”，画水再不灵，还要烧魂衣，用着惊者穿过的衣服裤子做成他/她的样子（傀儡）烧掉……

研判了着惊缘由之后，桑句就要将表面有异状的魂米抹平，并用大拇指、食指、中指三指从米筒中抓米三次，以补满凹陷的魂米，重复相同的咒语收法三次。三次之后，如果收起来的魂米没有再挺立起来，则表明可以请众神收回因着惊走失的元神，并将衣服捏起来把魂米绑缚在魂衣里面，要呈圆形状。最后，收过惊的魂衣要拿回去放在着惊者身侧睡三个晚上，三天后将收惊的魂米煮与着惊者吃，即认为着惊者的元神已经全部收回来了，病也会逐渐好转。若还有挺立起来的魂米则下次还要再收一次惊（但至少要隔一天）。

符篆收惊。在 B 村，对着惊较为严重的受惊者，除了使用魂米收惊外，还使用符篆收惊。B 村收惊仪式中的符篆分为无形符和有形符两种，既可由桑句在自家神龛前画符，亦能在着惊者家中神龛前画符。有形符是将符篆书写于绵纸上，并可随身携带、随水化食、贴于门扉、顶于头顶等多种发挥功效的方式。随身携带是将画好的符篆用黑色侗布包住制成三角形的东西佩带于身；随水化食是指以火化掉（烧掉）使符篆灰烬落于碗中的清水之上，让失魂者或病患全部喝下或喷洒全身；贴于门扉就是把符篆粘贴在门楣之上以镇吓或驱逐邪灵恶祟；顶于头顶是指桑句在给着惊者做法事的时候，让着惊者把画好的符篆用清水粘贴在自己的额头（囟门）之上，以防止收回的灵魂再次从囟门逃逸，不能主动撕下，而必须让其自然脱落。

图1－2给出了B村桑句用来收惊的部分符篆。无形符又可细分为两种：一种是用右手中指在一碗清水上画符，让着惊者饮几口经过画符的清水，并用此水在着惊者的前胸、后背、额头及全身象征性地涂抹，以期驱邪祈福并安顿刚刚收回的魂魄；另一种是用右手中指在着惊者的前胸、后背、额头、头顶等处画无形符，借以安定魂灵。

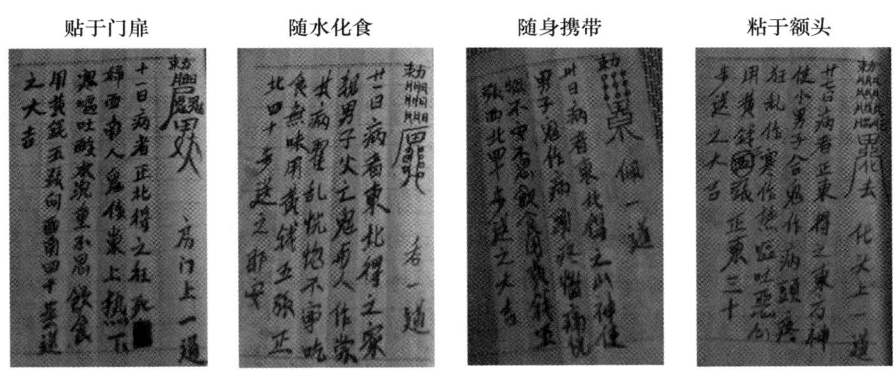

图1－2　B村桑句收惊符篆举隅

资料来源：作者自摄。

咒语收惊。侗族民间俗信，人若遇到煞就会得病，称作“犯煞或冲煞”，但可以用巫术退煞祛灾，需要桑句透过清水、线香与咒语的配合来完成。与静态的符篆不同，咒（咒语）是动态，又称神咒与秘咒，原是古代语言巫术的主要内容，后被道教所吸收并发展，认为咒乃天神所颂，得之者可以役使鬼神，《后汉书》“襄楷传”引《太平经》云：“天上有神圣要语，时下授与人言，用使神吏应气而往来也。人众得之，谓神咒也。”[①]

① 张洪清：《民间祭祀仪式中使用的神咒》，《民俗曲艺》2000年第126期。

咒语有祷告之意，并可划分为两种性质：一是善意的祈祷，祈望神明赐祥佑福；二是恶意的诅咒，希冀神明降灾加殃。咒语在侗族收惊仪式中的使用也非常普遍，旨在将附着在着惊者身上的邪厉祸祟转嫁到其他主体身上，如动物有十二生肖惊等，还有河惊、山惊、路惊、桥惊等。并借由多种方式将逸散的灵魂予以安顿以防其再度失落。咒语收惊一般都要请桑句来主持，具体的方式相对较为简单，就是由桑句念诵咒语，收惊的效果则是通过患者的身体或精神状况转变来判断。田野里，一位桑句这样为病患收惊：

> 今天×××吓到了，×××师傅，×××神灵，请您为×××收惊，河边吓到请河神来收，山边吓到请山神来收，路边吓到请路神来收，桥边吓到请桥神来收；鼠神来收、牛神来收、虎神来收、兔神来收、龙神来收、蛇神来收、马神来收、羊神来收。

文化药方：民俗医疗中的文化疗愈

一个民族的药物和治疗方法不是无关联、无意义的习惯混合物，而是由有关病因的特定观念所派生出来的一套方法。[①] 如何诊断病因、采取何种治疗措施，很大程度上是受文化支配的，在不同的文化和社会中，对疾病和健康起因及性质的理解也可能是各色各样的。[②] 就如罗伯特·汉所言："不同的治疗方法是不同的文化系统在处理生与死、健康与疾病、正常与异常等关系的文化表达。医疗不仅是一种医学知识与技能手段，更是一种文化形式。治疗不仅是生理过程，也是社会文化过程。"[③] 侗族传统的疾病认知与医疗实践也是一个融合了世俗与信仰二元共生的医疗体系。一方面，侗族传统的医药与医术源远流长，有关侗族医药的文献也很丰富，中国民族医药学会下成立了专门的侗族医药分会，在侗族主要聚居区（如贵州黔东南、湖南通道等）还成立了许多市县级民族医药研究所，深入挖掘

---

① 石奕龙：《应用人类学》，厦门大学出版社 1996 年版，第 306 页。

② 刘小幸：《彝族医疗保健：一个观察巫术与科学的窗口》，云南人民出版社 2007 年版，序二第 6 页。

③ ［美］罗伯特·汉：《疾病与治疗——人类学怎么看》，禾木译，东方出版中心 2010 年版，第 342 页。

侗族对疾病成因的解释、生老病死自然规律的认识与医疗实践。另一方面，打牲祭祖、招魂送鬼等形式多样的求医治病、祈求健康仪式治疗活动也在侗族传统医疗体系中占有重要的一席之地，体现了侗族为疾病寻找超自然病因，以信仰手段与巫术途径来回应疾病的文化实践。

作为一种同时兼具互补性和替代性的宗教性医疗手段，收惊疗法扮演着缓解甚至消除侗族对疾病心理恐惧的关键角色，并且发展出了一整套超自然的涵盖“观病—诊断—治疗—预防”的诊疗手段。从更深层次的角度来剖析，收惊疗法也是侗族传统文化语境的一种独特表达方式，蕴含着丰富的民俗医疗意涵，对更好地理解侗族的求医行为也有着很好的启发作用。

民俗医疗治疗术是民俗观念与医学相互交叉与互动的产物，是集生理治疗、心理治疗、精神治疗、社会治疗与宗教信仰治疗于一体的文化产物。它从人的身心内外与自然、社会等相互关联、协调的视角出发，强调理身、治心与医疗的统一。①

一种民俗医疗体系绝不仅仅是在当地信仰和实践基础上对西方生物医学的简单套用和重新解释的折中方案，而是意义与实践之间相当复杂的交涉与协调的结果，个体面对疾病时所采取的解除症状的求医行为反映了人们对疾病的理解、感受、认知和寻求治疗方案的思维惯性。生病与治病对于侗族来说有点类似于塔尔科特·帕森斯提出的“病人角色”概念，即生病是人类正常生理和社会状况的失调，是一种偏离行为。② 它不仅是一种生理的过程与感受，也是一种信仰的经历与体验，从而在寻找致病的终极原因时不可避免地将疾病与信仰关联起来。与其他的医疗实践相比，仪式医疗更多的是强调病因而非病症，关注的是病人以外的引起疾病的病源而非病人的身体。于是，侗族巫医的疾病诊卜活动与疾病防治仪式成为一个蕴含着信仰意义与文化价值的象征体系。尽管从现代医学的角度看，侗族对疾病的认知或许是一种错误的联想，仪式疗法是一种缺乏科学基础和成效预测的迷信活动，但疾病在侗族那里远非只是生理问题，而是一个文化问题，特别是与心理和信仰密不可分。巫医的疾病诊卜与仪式医疗消解着人们对疾病的困惑与对生存的无奈，使他们鼓起生活的勇气，拥有对健康

① 郑志明编：《宗教与民俗医疗》，天元书局2004年版，第78页。

② Parsons, Talccot, *The Social System* (2nd *ed.*), London: Routledge, 1991.

的期盼。

从本质上来说，收惊仪式的效用发挥过程是一个重新建构病人认知系统的过程。当病人受到外界的惊扰或刺激时，其内在心理秩序处于冲突和紊乱的状态，并引起生理上的不适。而这种不适又难于使病人自我调整和恢复，因而需要借助外界的力量。作为这样一种无所不能力量的典型代表，收惊疗法推进过程中，收惊者通过语言和动作所进行的仪式发挥着持续的象征暗示与诱导，不断释放病人的紧张情绪，从而使得病人生理上的不适也随之缓解。收惊者利用病人的内在认知系统，通过仪式过程对其紊乱的心理秩序予以重新建构。在这个过程中，收惊者以象征的方式将其患者的心理体验层层表达，帮助其释放出来，使潜意识和意识重新达到和谐稳定的状态。正如列维－斯特劳斯所指出的，这种巫术的效力是以信以为真作为前提，而且它有三个互为补充的方面：巫师相信他的技术的效力、巫师所治疗的病人也相信它的威力、巫师及其巫术的施行对象之间受到这一引力场的规定，而且身处其中。① 侗族收惊疗法很好地满足了这三个前提，自然也就可以起到较好的治疗效果。

健康人类学研究表明，多数人类社会都存在着“多元医疗体系”而非一元的单一系统，并预言随着第三世界社会的“现代化”，非西方医学体系将被西方生物医学体系所取代。② 然而，这一预言的正确性却存在质疑，约瑟夫·格斯菲尔德就认为：“旧的并非一定会被新的取代，巫术和医药可以一同存在并被同一人群交替使用。”③ 列维－斯特劳斯也曾指出：“治疗术的本质在于使某一既定的局面首先从情感方面变得能够被想象，使肉体难以忍受的痛苦变得可以被思想所接受。”④ 民俗医疗尽管在科学性上不如以西方医学体系为代表的生化医疗，然而它却可以从文化的角度为患者起到舒缓精神压力和疾病痛苦的功能。作为民俗医疗体系的重要组成部

① ［法］克洛德·列维－斯特劳斯：《结构人类学（1）》，张祖建译，中国人民大学出版社2006年版，第179页。

② Foster, G. M. & Anderson, B. G., *Medical Anthropology*, New York: John Wiley & Sons, Inc., 1978.

③ Gusfield, Joseph, "Tradition and Modernity: Misplaced Polarities in the Study of Social Change", *American Journal of Sociology*, Vol. 72, No. 4, 1967, pp. 351－362.

④ ［法］克洛德·列维－斯特劳斯：《结构人类学（1）》，张祖建译，中国人民大学出版社2006年版，第209页。

分，仪式医疗的价值也是不可完全替代的。从 B 村侗族的医疗实践中可以看出，仪式疗法与生化医疗和中医治疗有着明显的区别，而且三者之间具有一定的互补性（表 1－1）。

表 1－1　　**仪式疗法与生化和中医医疗模式对照表**

项目 模式	致病原因	治疗实践	医患关系	治疗态度
仪式疗法	魂魄、祖灵、神明、鬼魅、邪煞	收惊安魂、驱魔逐鬼、祭祀神明	双向互动	随意
生化医疗	病毒、细菌、感染	化学药物、手术	单向接受	严肃
中医治疗	五行失衡	中草药、调理	单向接受	经验

侗族的收惊医疗模式既体现了对自然环境的积极适应和运用，同时又将宗教文化、民族习俗有机地整合吸纳，不同医疗模式的并存体现了侗族医疗文化的丰富与多元。收惊仪式的外显形式是在侗族灵魂信仰的心理认知基础上，通过巫术语言、行为等方式完成了对魂魄的回收与正确安置，其内在实质是通过对病人的心理暗示，促进无意识与有意识的整合，使着惊者的心理秩序归于平衡和谐。用现代眼光来看，侗族收惊疗法始终未能脱离侗族文化意识和宗教观念的框架，其对病因的解释以及治疗仪式中的内容是非科学的。但在生化医疗技术水平落后甚至根本还没有出现的时代，用带有一定宗教巫术性质的收惊仪式来缓解病人生理和心理上的痛苦，既是侗族传统文化在医疗领域的具体应用，也体现了侗族人民应对疾病挑战的智慧。通过收惊仪式，着惊者的紧张焦虑情绪得以释放缓解，并得以从旁人看待“病人”的眼光中解脱出来，这也正是收惊仪式发挥效用的原因之一。

收惊习俗是侗族在长期的生活实践中不断创造和整合的民俗医疗方法，是其与疾病抗争所积累的原初经验，也是适应生存环境而采取的有效文化策略。随着社会发展和生产力水平的提高，以及医疗保障体系的不断完善，现代医疗体系已经逐渐取代传统民俗医疗占据主导地位。然而对广大农村而言，传统民俗医疗的功能并不会因此而被完全替代，它仍然有着自己生存与发展的社会空间。如在 B 村，伴随大量青壮年劳动力的外出打工和新农合医保体系的全面覆盖，收惊疗法的使用范围和频率都出现了大幅下降。可是对年纪较大的村民来说，他们对收惊疗法的信赖程度依然深厚，几乎在B村周边的所有侗寨中都有专门从事收惊的巫婆，而且当寨子里出现了较大影响的不吉事件之时，村中年长之人也会发动组织大型的叫寨魂仪式。事实上，侗族收惊疗法的境遇甚至可以视为我国博大精深的中医疗法今天所面临挑战的一个缩影。但无论如何，在科学与文化的碰撞中，很少出现一方完全战胜另一方的景象，最后的结局一般都是以一种融合了二者特征的崭新面貌出现，这也正是现代医疗观念统治下侗族收惊疗法生命力依然得以维持的根本原因。

东北野山参的社会生命史

孙晓舒[*]　王修晓[**]

导读：作为一味独特的中药，严格意义上的东北野山参资源早已几近枯竭，但大规模生产和消费“东北野山参”的现象依然存在。现代山参产业如何建构其“野”的意义？背后的文化动力和实践逻辑又是什么？通过对当代“东北野山参”生产、流通以及消费的社会生命史考察，我们认为，中医思想对东北野山参的意义建构是现代“野山参”延续社会生命的文化动力，支撑山参之“野”文化意义的持续建构和再生产。在“东北野山参”的社会生命史中，生态资源、国家制度、民间行为、社会需求与市场行为形成一个相互联结的联动模式。

物的人类学

严格意义上的东北野山参是指产于东北、在自然环境中生长，没有任何人为干预、生长于林下的人参。在清朝末年，东北野山参资源趋于枯竭，实物形式的东北野生人参几近消失。在现代社会，民间多用人工培育的方式种植人参。因其生长环境和种植方式的差异，与真正的野山参不可同日而语。有趣的是，“东北野山参”的概念一直延续至今，市场上每年销售和消费的“东北野山参”规模之大，远超东北长白山山脉的确存有的少量野山参①。本文以现代“东北野山参”为研究对象，通过对其社会生

---

* 孙晓舒，中国儿童中心助理研究员。

** 王修晓，中央财经大学社会与心理学院副教授。

① 据访谈中一位专家介绍，这种“纯野山参”每年的产量在20公斤左右，晒干后不到10公斤。

命史的全程追踪和考察，揭示现代山参之“野”的意义建构过程，以及背后的文化动力与实践逻辑。

通常来说，人类学是研究“人”“人性”及“文化”的学问[①]。“物”并不是人类学研究的常规论题。然而，人类学对“物”的研究并非局限“物”本身，而是透过“物”的物质表象，透视“物”背后的文化含义，进而试图回答两个问题：“物”如何传达社会关系？如何经由“物”来理解文化或社会？[②]

莫斯（Marcel Mauss）出色地阐述了蕴含在礼物交换体系中的复杂社会意义：物品通常被赋予了所有者的精神特质、灵魂，送出礼物的同时，也是将自己的精神特质赠予出去。[③] 在与涂尔干（Emile Durkheim）合著的《原始分类》中，莫斯进一步指出，社会的分类决定了事物的分类，社会并不单纯是分类思想所遵循的模型；分类体系的分支也正是社会自身的分支。[④] 列维－斯特劳斯（C. Levi-Strauss）从结构主义的立场出发，认为莫斯人与物不分，只停留在处理现象的表面，忽视了背后深层次的交换关系。交换才是社会的再现和繁衍的机制，是超越人的意识存在的，可以被客观地加以研究，以揭示不同类型社会的运作机制。[⑤] 马克思揭示出“商品的拜物教性质及其秘密”，认为“商品”之所以神秘，并不在于它的使用价值，而在于它的“形式”表面上看似简单、平凡，实际上却“充满形而上学的微妙和神学的怪诞”。[⑥]

人类学家阿尔君·阿帕杜莱（Arjun Appadurai）把上述思路做了充分的延伸和推进，认为“物”的意义蕴含在它们的形式、用途和轨迹之中，所以我们必须跟随“物”本身，通过分析“物”的社会生命轨迹，才能充分把握、理解和解释与之相关的人的行为。他把这种分析视角称之为“方法论上的拜物教”（methodological fetishism）[⑦]。这就是“物”的人类学研

① 庄孔韶主编：《人类学通论》，山西教育出版社 2002 年版，导言。

② 林淑蓉：《物/食物与交换：中国贵州侗族的人群关系与社会价值》，黄应贵主编：《物与物质文化》，“中央研究院”民族学研究所 2004 年版，第 212 页。

③ ［法］马塞尔·莫斯：《礼物》，汲喆译，上海人民出版社 2002 年版。

④ ［法］马塞尔·莫斯、埃米尔·涂尔干：《原始分类》，汲喆译，上海人民出版社 2000 年版。

⑤ ［法］列维－斯特劳斯：《图腾制度》，渠东译，上海人民出版社 2005 年版。

⑥ ［德］马克思：《资本论》，第 1 卷，人民出版社 2002 年版，第 88—89 页。

⑦ Arjun Appadurai, *The Social Life of Things: Commodities in Cultural Perspective*, New York: Cambridge University Press, 1986, p. 5.

究（anthropology of things）。这种理念被西敏司（Sidney W. Mintz）在《甜与权力：糖在近代历史上的地位》一书中充分运用。通过将现代日常生活中再常见不过的糖放到一个更深远的历史进程中考察,[①] 明茨揭示出，物的内在意义与日常生活相关联，是个人为自己及周围人的行为赋予的意涵；而其外在意义则与社会组织、体制、权力等相关联，是“社会组织与族群造成的改变带来的影响”[②]。

通过分析布农人对物的传统分类观念，黄应贵探讨他们对不同物种的认识、接受与创新的过程。布农人把自然物看成与人密切相关的东西（比如水稻），而通过特殊“知识”或“工艺技术”所创造出来的物，则是没有主体性的客观的物，如茶叶。对两类农作物的划分，不仅影响了布农人的生产活动，同时还影响了他们的日常生活。[③] 张光直倡导研究饮食人类学（anthropology of food）,[④] 指出中国人具有独特的饮食文化，其中最为核心的即“食品也是药品”。我们认为一个人所吃食物的种类和数量与他的健康密切相关，机体的运行遵循着基本的阴阳原则，体内阴阳不平，可以吃特定食物来调节体内的阴阳失衡。陈有平也认为，食用适当的食物有助于人保持身体的平衡或恢复平衡状态。[⑤] 这种观念使得中国人自古以来就关注滋补品和保健品。蒋斌从中医思想和中国文化入手，以燕窝为研究对象，借用阿帕杜莱的“方法论上的拜物教”，探讨燕窝在中国社会和文化体系中的位置，以及人们用怎样的修辞和语言来建构燕窝的意义。他发现，燕窝之所以能够成为可欲的（desirable）消费品，背后依赖的是知识的断层和阻绝。[⑥]

人类学对食物的研究并没有将话题和研究对象局限于食物，而是将食物放置于更加广阔的社会和文化背景中去考察，视其为整个社会文化体系

---

① ［美］西敏司：《甜与权力：糖在近代历史上的地位》，朱健刚、王超译，商务印书馆2010年版。

② ［美］西德尼·W. 明茨：《吃》，林为正译，新星出版社2006年版，第37页。

③ 黄应贵：《物的认识与创新：以东埔社布农人的新作物为例》，黄应贵主编：《物与物质文化》，“中央研究院”民族学研究所2004年版，第379—448页。

④ 陈运飘、孙箫韵：《中国饮食人类学初论》，《广西民族研究》2005年第3期。

⑤ James Y. P. Chen, “Chinese Health Foods and Herb Tonics”, *The American Journal of Chinese Medicine*, Vol. 1, No. 2, July 1973, pp. 225 – 47.

⑥ 蒋斌：《岩燕之涎与筵宴之鲜——沙捞越的燕窝生产与社会关系》，张玉欣主编：《第六节中国饮食文化学术研讨会论文集》，中国饮食基金会2000年版。

中的一部分。因此，诸如历史、政治、权力、宗教、意识形态、观念信仰、经济制度、生产方式等众多文化因素都可以用来分析饮食文化。[①②③]

上述研究脉络较好地呈现了人类学对“物”的研究的基本思路和分析视角。本文将延续这种分析路径，以“东北野山参”为对象，考察其在生产、流通和消费三个环节的意义建构和再生产。

清朝与现代对“野”的追求

无论是在清朝还是现代，中国人对山参之“野”的追求一直延续至今。但是，在对“野”性状态的追求过程中，不同时期的人们的逻辑和初衷，却各不相同。

在清朝，满族统治者对“野”的追求，主要目的是明确族群边界、彰显“满洲之道”。在对身体与食物的认知方面，满族群体特别是满洲统治者认为，北方人与南方人有着本质的不同。如康熙皇帝认为“北方人强悍，他们不必模仿那些体质脆弱的南方人的饮食嗜好。生活在不同环境下的人们有不同的口味和肠胃”[④]。因此，野味对于满族人是最好的，野味似乎也仅属于满洲人。满洲统治者在菜单中专门给各种野味留了位置，虎、熊、狍、麋、鹿、野猪、野鸭、野鸡、口蘑等野味在皇家菜肴中享有最高等级的地位。皇帝乐衷于自己捕获野味，详细记录捕获过程，并把野味赏赐给皇后、嫔妃和宠臣。在食物的获取方面，野味的获得过程暗示了一种人与自然的互动方式，它能够体现满族的原始本性、尚武精神、淳朴和忠厚等特质。[⑤] 满族统治者对“野物”独特的品位，强化了满族与其他民族之间的族群边界。

在现代，对食物获取渠道的关注引发了人们对“野”的追求。一方

---

① ［英］约翰·安东尼·乔治·罗伯茨：《东食西渐：西方人眼中的中国饮食文化》，杨东平译，当代中国出版社 2008 年版。

② ［美］尤金·N. 安德森：《中国食物》，马孆、刘东译，江苏人民出版社 2003 年版。

③ ［美］冯珠娣：《饕餮之欲：当代中国的食与色》，郭乙瑶、马磊、江素侠译，江苏人民出版社 2009 年版。

④ 译文转引自［美］史景迁《中国皇帝——康熙自画像》，吴根友译，上海远东出版社 2005 年版。

⑤ ［美］谢建：《帝国之裘：清朝的山珍、禁地以及自然边疆》，关康译，北京大学出版社 2019 年版。

面，随着现代工业化大规模流水线生产带来的环境污染、人工添加剂、违规获利等现象，使得食品安全话题成为公众普遍关注的焦点，人们自然会更加认同产自自然、未被污染、没有人工干预的“野味”；另一方面，随着传统文化的复兴，人们越加认同“老祖宗”的自然观，重拾对自然的崇拜和敬畏，将“天人合一”“阴阳五行”等传统哲学理念应用在日常饮食中，除了主张食物要遵从四季的改变以外，同时排斥人为干预和加工，热衷为“野味”背后的文化意义买单。

东北野山参的文化意涵

1. 人参在中医文化中的神圣地位

在中国文化体系中，东北野山参绝非通常意义上的中药或补品，它的身上承载着近乎神圣的文化意蕴。在中医体系中，任何一味药都有自身独特的药性，药性理论又是建立在中医阴阳五行思想基础上的。中医典籍这样判断人参的药性：

> 有如人参，或谓其补气属阳，或谓其生津属阴……不能定其性也。余曾问过关东人，并友人姚次梧游辽东归……与《纲目》所载无异……云人参生于辽东树林阴湿之地……秉水阴润泽之气也，故味苦甘而有汁液。发之为三桠五叶，阳数也。此苗从阴湿中发出，是由阴生阳，故于甘苦阴味之中饶有一番生阳之气……不独人参然，凡一切药，皆当原其所生，而后其性可得知矣。①

这段文献告诉我们：（1）药物与其生长环境遵循相生相克的原理。人参的生长环境是阴湿的，能够在这样的环境下存活，说明它自身属阳；（2）药性与阴阳五行密切相关。人参是三桠五叶，三和五都是阳数，所以人参的药性属阳。

此外，古代医家观察到某些药物的形状与人体的某些器官相似，于是就联想到这些药物可能具有治疗与其形态相近的人体器官病变的作用，这

① 王咪咪、李林主编：《唐容川医学全书》，中国中医药出版社 1999 年版，第 534 页。

被通俗地阐释为“吃什么，补什么”。[①] 清人张志聪著《本草崇原》云：“（人参）其年发深久者，根结成人形，头面四肢毕具……禀天宿之光华，钟地土之广浓……故主补人之五脏。”[②] 美国人类学家尤金·N. 安德森对中药“取象比类”所产生的药效解释为“交感巫术”，认为“补”是一个自圆其说的文化体系，是经验主义事实和心理作用的共同结果。[③]

2. 东北人参的等级差序

中医根据生长环境、生长季节、生长规律和植物本身的习性来判断中药药性。人参的生长季节和生长规律、习性基本上相同，故产地便成了判断人参品种的重要标志。历代文献中也多以产地作为区分人参“品牌”和质量的重要标准。

各地所产人参的优劣等级并非固定不变。自唐代以来，产于山西上党的上党人参始终被医家奉为最好的人参品牌，其中又以紫团人参为最优。[④] 随着过度采挖，上党人参在明朝便不见了踪迹，辽参取而代之，跃居人参榜状元首位。[⑤] 人们认为，人参会随着帝王之气转移[⑥]。辽东是清王朝兴起之地，是“王气所钟”“地气所钟”，于是辽参自然便被认为是最好的人参。

从各产地人参等级排名的历史变化中，我们可以看到，人参等级差序

---

① 至于人参的实际功效，现代中医学者张效霞认为，中药的药效是根据中国传统的思维方法“取象比类”来的。他将取象比类原则总结为以下几个方面：（1）同声相应；（2）同形相类；（3）同色相通；（4）同类相召；（5）同气相求；（6）同性相从；（7）性随时异；（8）性随地异。参见张效霞《回归中医》，青岛出版社2006年版，第321页。

② 张志聪著，刘小平点校：《本草崇原》，中国中医药出版社2008年版。

③ ［美］尤金·N. 安德森：《中国食物》，马孆、刘东译，江苏人民出版社2003年版，第187页。

④ 在该排名背后，有着深刻的文化意义。清代学者陆烜在其著作《人参谱》中给出了如下解释：“上党，今山西潞安府。天文参井分野，其地最高，与天为党，故曰上党。居天下之脊，得日月雨露之气独全，故产人参为最良。紫团山即在潞安府东南壶关县境，尤为参星所照临者也。”

⑤ 谢肇淛在《五杂俎》（上海书店出版社）中写道：“人参出辽东上党最佳，头面手足皆具，清河次之，高丽、新罗又次之。”李日华在《紫桃轩杂缀》中写道：“人参生上党山谷者最良，辽东次之，高丽、百济又次之。今人参惟产辽东东北者，世最贵重。有私贩入山海关者，罪至大辟。高丽次之，每陪臣至，得于馆中贸易。至上党紫团参，竟无过而问焉者。”（转引自陆烜撰，赵云鲜整理：《人参谱》，山东画报出版社2004年版）。

⑥ 据《晋书·石勒别传》记述，出生于上党地区武乡的石勒（274—333年），在其园圃中栽有人参。“初勒家园中生人参，葩茂甚盛”。这也是有记录的中国历史上最早栽培人参的事件。石勒于319年称赵王，建立后赵，应验了人参“王气所钟”的说法。

的建立与变迁，更多地依靠文化解读和意义生产。简单来说，文化的建构与解释左右着人们对人参产地和品种的喜好。

3. 民间对东北人参的偏好

在清朝，中国人对人参的功效深信不疑，东北人参更是受到医家、病人的热衷追捧。传教士杜德美神父敏感地注意到了这一现象：

> 中国许多名医就这种植物的特征写下了整本整本的专著，他们对富贵人家开药方时几乎总要加入人参……中国医生们宣称，人参是治疗身心过度劳累引起的衰竭症的灵丹妙药……它能大补元气……还能使老年人延年益寿……我服用了半枝未经任何加工的生人参；一小时后，我感到脉搏跳的远比先前饱满有力，胃口随之大开，浑身充满活力，工作起来从没有那样轻松过……①

实际上，早在杜德美之前，另一个法国传教士李明便在1696年巴黎出版的《中国近事报道（1687—1692）》中提到过人参在中国的良好声誉："在所有的滋补药中，没有什么药能比得上人参在中国人心目中的地位。"②

一般人参即有如此神奇功效，长年吸取天地灵气的野山参，更应该是"起死回生"的灵丹妙药。故而，"野"这个概念，便引起上达天子下至百姓的无限遐想。

4. 山参之"野"及其变迁

人参在满语里叫作"奥尔厚达"，"奥尔厚"意思是"草"，"达"表示首领、头人，所以"奥尔厚达"是百草之王的意思。单纯理解，"野山参"是指从种子落地生根、到整个植株的生长过程均在野生状态下完成，没有任何人工干预的、生长于深山密林中的人参。但是，纵观广义的人参生命史，"野"的概念并不是一成不变的，它随着朝代的更迭而不断变化。

在清朝之前，人们挖采的人参绝大多数都是严格意义上的"野山参"。

---

① ［美］杜赫德编：《耶稣会士中国书简集》第二卷，郑德弟、吕一民、沈坚译，大象出版社2001年版，第50—51页。

② ［法］李明：《中国近事报道（1687—1692）》，郭强、龙云、李伟译，大象出版社2004年版，第277页。

但随着乱采滥挖，东北人参产量急剧下降，与此同时，需求却有增无减。在巨大利益的驱动下，清政府采取增加参票、扩大参场的方式，增加挖参的人手，开发新的参源地，以保证东北野山参的产量。但这种行政主导的产业开发政策，却加速了野生人参的灭绝。于是，人工栽培出来的非野山参，便开始逐渐出现。

对于民间人工培植人参，清政府的态度是坚决禁止。乾隆四十二年（1777 年），清政府下令："至收买秧参栽种，以及偷刨参秧货卖等弊，即将此等人犯严拿究办，一律治罪。"[①] 道光十三年（1833 年）史料记载，吉林地区"不法之徒往往布种栽秧，实为参务之害"[②]。嘉庆八年（1803 年）正月二十四日的上谕云：

> 人参乃地灵钟产，如果山内有大枝人参原应照例呈进，尚实无此项大参，不妨据实声明，何必用人力栽养，近于作伪乎。况朕向不服用参枝，但揆知物理，山内所产大参，其力自厚，若栽养之参即服用亦不得力。[③]

从嘉庆皇帝的这段话中可以看出，当时的统治者认为用野生的人参较人工培养的人参药力更大。清政府之所以对人工栽培人参严厉禁止，是因为统治者认为人参其珍贵之处就在于它是天然的地灵，如果不是在纯天然条件下生长出来的人参，便是在用人工造假了。

5. 山参的现代之"野"

到了现代，国家规定的野山参概念和等级制定时有改变，总的趋势是界定标准逐渐放宽。关于野生人参最早的国家标准是成文于 1984 年的《七十六种药材商品规格标准》，只是简单明确"野生者为'山参'，栽培者为'园参'"，没有涉及野生"山参"的具体评估指标。1995 年、2000 年版《中华人民共和国药典》同样没有规定具体的野生范畴。

---

① 《钦定大清会典事例》卷 233，乾隆四十二年条，转引自丛佩远《东北三宝经济简史》，农业出版社 1989 年版，第 151 页。

② 《清宣宗实录》卷 230，转引自丛佩远《东北三宝经济简史》，农业出版社 1989 年版，第 155 页。

③ 《嘉庆道光两朝上谕档》第八册，"嘉庆八年正月二十四日"，第 27 页。转引自蒋竹山《清代人参的历史：一个商品的研究》（未出版），"国立"清华大学 2006 年版，第 168—169 页。

真正对人参经济有决定性影响的质量标准是在2002年出台的国家标准《野山参分等质量》(GB/T18765—2002)。该标准指出，野山参系自然生长于深山密林下的野生人参。这个分类标准等级更加细化，且增添了理化指标，在人参经济产业中具有非常重要的意义。标准只规定了野生人参的自然生长环境，没有规定播种方式，也没有规定生长年限，所以野山参的概念范围进一步扩大，导致市场混乱，各种类型的山参名目繁多、归类混乱、难以区分。[①] 2003年10月27日，国家标准委参照国家参茸中心的《野山参分等质量》国家标准修改建议，发布农轻函〔2003〕88号文，将野山参的定义修改为："自然生长于深山密林下的野生人参或'林下籽'，经过若干年后能完全体现野山参特征的可视为野山参"，此标准从种植方式上明确区分了野山参与移山参的特点。[②] 该质量标准极大地促进了"林下籽"的生产。此时已经收获了林下参的农户从中获得巨额效益，有效带动了其他农户的生产行为。

纵观各种国家标准，我们不难发现，政府监管机构对于"野山参""山参"的判定标准在逐渐降低、放宽。其后果是导致大量人工播种的林下参进入中药市场，充当"野山参"，参农用人工种植的方式制造"野山参"，也逐渐被默许和认可。

"东北野山参"的现代生命史

我们把"东北野山参"的"物的生命史"划分为生产、流通、消费三个阶段（分别对应"物""商品"和"补品/礼物"三种社会形态），关注处于不同生命阶段的"物"对于相应行动者所承载的不同意义，并用辽宁抚顺清原满族自治县的三个村、河北安国中药材市场和浙江杭州三个田野分别作为"东北野山参"的生产地、流通地和消费地。如下表1-2所示。

---

① 娄子恒、金慧、潘晓鹏、张引：《野山参市场的基本情况及规范市场的几点建议》，《人参研究》2003年第3期。

② 具体而言，是把从种子时期就已经生长于深山密林下的人参，不管是人工播种还是自然播种的，都界定为野山参；而将人参的秧苗移种于深山密林间的人参则视为移山参。

表 1－2 “东北野山参”的现代生命史

物的生命史	物的社会形态	田野点
生产	物	生产地 辽宁抚顺清原满族自治县甲屯村、秋窝棚村和黄土庙村
流通	商品	流通地 河北安国中药材市场
消费	补品/礼物	消费地 浙江杭州

1. 生产阶段

野山参的声誉价值从清代一直延续到了现在。在大众心中，野山参仍旧是一味带有神奇色彩的中药，在中药材和礼品市场上十分抢手。哪里有需求，哪里就有市场。所以，在野山参的原产地——东北，农民开始采用人工的手段，生产全新意义的“野山参”。笔者主要发现两种人工生产野山参的方式。

（1）甲屯的林下参

辽宁省清原满族自治县甲屯村的参农们种植“林下参”的历史由来已久。20 世纪六七十年代，甲屯就有农民开始人工种植人参。W 家从 1984 年开始尝试在野生山林里种植人参。十几年后第一次挖参，就卖到了 1.8 万/斤的价格，之后更有在一年内单靠卖人参就收入了 27 万元。这种巨大的经济利益，带动了甲屯村民种植人参的热情。现在，甲屯大部分农民都在自家承包的林地中种人参。

在 W 家人和其他村民们的认识里，林下参就相当于野山参。原因主要有两个：（1）种下去的人参种子是野生的人参种子，生长出来的人参自然就是野生人参；（2）更重要的是，林下参完全模拟人参的自然生长环境，不采取任何人工干预方式，就算种下去的是园参的种子，经过 10 年、20 年的野外驯化，经过自然选择后长成的人参，也就带有了园参所不具备的“野性”，跟真正的野山参也就没什么区别了。此外，人参种植带来的巨大利益也让甲屯村村民们进一步坚定林下参就是野山参的信念。

（2）秋窝棚和黄土庙的缸参

与甲屯地处长白山余脉、三面环山的地理优势不同，秋窝棚村地势较平缓，只有一部分临山，林地较少。黄土庙村则没有一块林地，全部是耕地。但是，受甲屯成功经验的诱惑，农民还是会想方设法种植人参。他们想到的办法是在自家菜园里种“缸参”。在没有条件种植林下参的地方，村民积极创造“野生”的条件，模仿林下参生长的环境。

用水缸作为种植人参的容器，原因非常简单。水缸中装的是从山上取下的适合野山参生长的土壤，缸壁能够保证缸中的土壤与外界土壤隔绝，保证人参只生长在山上的土壤中。显然，人们认为，只要能够在野生的土壤中完成整个生长过程，那么，人参也就吸收了土壤中的“野”，变成和林下参一样的“野山参”了。

缸参这种种植方法，充分折射出人们对“野”的概念诠释。不难看出，缸参的出现，完全是人为的操作。为人参提供营养的土壤是人为从山中取下，隔绝在水缸之中的，就连光照也经过了人为的加工，透过大棚才能照射进来。但是，村民却相信，在这样的环境下，生长出来的人参就是野山参。也就是说，人们认为“野”是可以人为复制和制造的。

2. 流通阶段

如果说，生产阶段对“野”的建构还有源可溯，那么流通阶段的包装和人为加工，则充满了重重迷障，令人更无从考证了。通常来说，作为礼品的人参需要进行层层包装，才能够作为“野山参”出售。产自东北的各种人参就是在安国这样的中药材市场摇身一变，变成礼品、保健市场中的野山参。

商户对礼品人参的包装主要分为四个步骤。第一步是删选，参商通常会选取个头较大，主根完整，没有伤残，芦头长，须子多、长，五形俱全的人参。这个环节有很多猫腻，部分商家会对人参做些手脚，如将芦头接长、在人参上刻出表示年老的纹路、把须子加长等。最简单方法是用“502”胶水黏合。第二步是将人参的主体及根须固定在贴着红色或黄色绒布的纸板上。第三步是将人参装入各种精美的包装盒。包装盒的材质多样、花样繁多，有些包装盒的价格甚至超过其中的人参，向消费者传达稀有、珍贵等意义。第四步也是最重要的一步，就是鉴定。鉴定过程主要依靠网络进行。网上的各种鉴定机构，基本上都是在没有看到人参实物的情况下做鉴定的。被检验的每一枝人参会获得独一无二的鉴定证书、编号、鉴定报告、封条等。消费者根据人参的编号可以在网络上查到相应的信息。除了这种外包的网络鉴定，笔者还发现不少商家干脆自己来做“山寨检验”。他们认为，这样既节省了成本，又为消费者带来了实惠。

不难看出，流通领域是野山参意义建构与价格生成的关键阶段。市场管理局的C主任认为，对于人参而言，“卖的（人）稀里糊涂，买的（人）也稀里糊涂”。也就是说，买卖双方并不注重人参的实际品质和药用效果，作为一个礼品，最重要的是外在的“符号”和赋予其身上的重重意义。所以，外包装、盒子、鉴定证书等外在附加因素往往比包装里的人参本身还要重要。通过对人参的各种包装，药商们除了给人参附加更多的价值，也把文化意义、概念符号附着人参之上，从而不断生产和再生产人参的“野”性。此时的人参，已经不再作为一味中药出现，而是被当成礼品来消费。消费者需要的，正是山参之“野”的概念与意义。

3. 消费阶段

江南地区是东北人参的主要消费市场。我们在杭州的田野调查发现，江南地区对“东北野山参”的消费，主要分为两种方式。

（1）人参作为补品

杭州人讲究冬至进补，认为冬至是一年当中人体阳气最弱的时候，趁这个机会要给体质羸弱的人进补。很多人选在冬至以后到杭州市的各大中医馆去抓药，一直喝汤药到立春。杭州市最著名的几大中医馆，如胡庆余堂、方回春堂、承志堂等，都集中在吴山广场边的河坊街上。每到冬至，这些医馆里便人头攒动，排队看病抓药。我们发现：（1）“进补”在杭州是一个比较普遍的现象，从长身体的孩子，到成年人，再到老人，每到特定时节，都有进补的习惯；（2）“进补”具有较强的季节性和针对性。按照中医的说法，冬天人体的阳气最弱，应当“藏”。民间形象地把进补和流汗联系起来，认为进补之后不流汗才能达到最好的效果；（3）进补讲究时效和禁忌，要在合适的年龄段补，年幼的孩子进补效果适得其反；（4）强调“本真性”（authenticity），认为与低廉的价格相比，药品的“本真性”更加重要。

在“进补”观念的影响下，人参成了杭州人家中常备的补品，几乎人人的知识储备中都有关于人参吃法与效果的知识，并且根据经验总结出相关禁忌。无论是怎样的吃法，食用人参的消费者几乎都相信人参的神奇效果，并能够叙述出于亲身经历或者听说过的人参救命的故事，并对人参的疗效深信不疑。

（2）人参作为礼物

作为礼物的人参，其流动方向是自下而上的，即由社会层级、地位较低的人群流向社会层级、地位较高的人群。在馈赠礼物时，人参传达的是“健康”“尊敬”“长寿”“孝心”等祝福和特殊含义。既然是作为礼品，消费者对人参的外包装、鉴定证书等外在附加的意义要求也就比较高。

有意思的是，在江南这个“东北野山参”的主要消费市场，消费者对山参之“野”的“本真性”没有过多纠结。这或许是因为人们大都清楚，纯正的野山参早已变得可遇不可求，或者对于遥远的产地和复杂的中间销售环节无能为力。只是因为文化和传统的惯习，使得人们还近乎无意识地延续着祖辈们流传下来的消费和生活方式。在这个意义上，附着于物品身上的符号和价值体系，在特定的情境下，是可以脱离于物本身而独立维续的。

讨论与结论

本文以“东北野山参”为研究对象，以“物的生命史”为线索，探讨人们对“东北野山参”这味特殊中药的意义建构方式和过程。西敏司认为糖的消费和传播使得世界范围内经济体系发生了权力变迁，甚至是文化的改变与更替。我们却发现，根植于中医思想和中国传统饮食文化的意义体系，先于“东北野山参”经济产业链条的出现与发展。在这里，文化变成了经济发展的原动力。

无论是作为药物还是食物，东北野山参在中国传统饮食、中医文化中都占据着相当重要和主流的地位。人参的药性、药效在中医思想体系中有一整套完整的解释体系。医家运用阴阳五行的理念，根据东北野山参的生长环境、自身形态等因素，判断人参的药性；用“取象比类”思想判断人参的药效。虽然历代医家对人参药性、药效的判定并没有一致的说法，有的甚至完全相反，但是所有说法均以中医文化、思想、信仰为背景。病人接受的并非仅仅是药物，还有其背后一整套的中医逻辑思维体系。也就是说，病人消费“东北野山参”时，是以接受中医思想为前提的。

在现代社会，狭隘意义上的东北野山参资源几近枯竭，但打着“东北野山参”旗号的各种人参依旧活跃于市场。说明消费者消费的不仅是“东北野山参”的实物，而是更加看重其背后承载的文化意义。法国哲学家让·鲍德里亚认为，在消费体制的引导下，人们对物品的追求已经不再局限于物品本身的性能（即使用价值）了。物品所承载的符号与意义才是现代人们消费物品的真正原因。也就是说，物的消费不是对物的占有和消耗，而是指向符号的消费。在消费社会，消费行为已经成为一种纯粹的象征行为。

本文研究的“野山参”之“野”便是被消费的符号、意义。“野山参”的使用价值已经不再重要，单单一个“野”字已经足以成为人们消费人参的真正原因。因此，以实体人参为基础，“野”成了生产者生产商品时唯一需要追求的目标。无论是种植“野山参”的参农，还是负责包装、加工“野山参”的药商，都在于积极地制造、建构“野”这个意义和符号体系，供消费者消费。人参作为中药的药效及药性，却很少被关注。由此，“野山参”的一整套经济链条宣告完成，“野”的文化意义与价格逐渐被制造、加工，最终被消费。

总之，中医的文化和理念衍生出对“野山参”的需求，进而刺激参农想尽办法用人工手段制造“野山参”。同时，在国家政策与经济利益的双重推动下，“野”的概念认知发生了微妙的变化，于是才有林下参、缸参以及各种网络鉴定和“山寨检验”的出现。可以说，对中医药文化的信任与推崇，深深地推动了人们对“野山参”的需求，进一步促进整个“野山参”经济的繁荣。在这个过程中，有几个因素值得我们关注，即文化理念、国家制度、市场行为与社会需求。笔者认为，只有把这四个要素看作一个联动模式，才能把握和理解“东北野山参”的意义建构和再生产过程。人类学对于物的研究目的也正在于此，即通过物来反映和理解社会文化。

第二编　生育制度

人类创制这家庭的基本结构，目的是在解决孩子的抚育问题，使每个孩子能靠着这个社会结构长大，成为可以在社会中生活的分子。一个人要在社会中生活，他得有一番很长的训练，因为我们并不能像蜜蜂一般可以单以生理上的天赋机能来组成一个生活的集团。我们所要应付的环境已经充分被人类所修改过，其中最重要的是人为的文化，以致我们不能任性举动，必得遵守一套人为的规则。

——费孝通：《生育制度》节选

商业化坐月子对家长权威的冲击

赵　芮*

导读：在我国，坐月子有上千年历史，不仅是一套传统的产后健康信念与实践，也是非常重要的家庭事件，彰显着深刻的社会文化意义。然而近些年，随着科学教育和消费主义的盛行，在中国大城市兴起的月子中心，正在悄然地改变着传统的家庭式月子，对月子知识、护理方式、照顾者和照顾空间等全方面进行重新构建，吸纳又超越传统，形成新式的商业化月子，迎合了现代年轻人对健康时尚、科学育儿及避免家庭矛盾等需求。与此同时，商业化坐月子也给传统家长权威带来了冲击，将月子里老一代人以往的核心位置推到边缘。

在我国，素有产妇在分娩后一段时间内需要隔离照顾的习俗——坐月子，这项习俗在文献上最早可追溯至两千年前。纵观人类历史，"坐月子"可谓一个全球普遍存在的人类行为和文化现象。一份 202 个社会的调查①显示，大部分社会至今仍在严格地遵守类似的传统产后信念与实践。西方国家，虽然今天采用现代产褥期护理方式，但直到 17—18 世纪，英美文化中仍然存在产妇产后卧床（lying-in）的习俗②，其产后隔离、行为禁忌和日常规范活动与我国坐月子有着异曲同工之处。坐月子，不仅是一套健康医疗习俗，也是重要的家庭事件和社会事件，涉及生育知识、家长权威

---

* 赵芮，厦门大学社会与人类学院副研究员。

① Jiminez, M. H. & Newton, N., Activity and Work during Pregnancy and the Postpartum Period, "A Cross-Cultural Study of 202 Societies", *American Journal of Obstetrics and Gynecology*, Vol. 135, 1979, pp. 171 - 176.

② Fox C. E. Pregnancy, *Childbirth and Early Infancy in Anglo-American Culture: 1675 - 1830*, University of Pennsylvania—American Civilization, 1966.

与社会规训等诸多问题，但在当下，传统家长权威与生育知识在月子的变革中遭遇到了很大的挑战。

传统与理论：家长的权威

在《生育制度》一书中，费孝通先生专门讨论了处于变化之中的中国家长权威问题。他认为，近现代中国的家长权威可以首先放入一个普适性的视角之中加以观察。这是因为，家庭这个父母子的三角结构，属于人类社会生活中一个极重要的创造。用费先生自己的话表述，父母相对于孩子的权威来自社会控制个人的力量："在一个抚育是父母的责任的社会中，父母就得代表社会来征服孩子不合于社会的本性。"[①] 换而言之，孩提时代是一个任性、不驯服，甚至因常常越轨行径时而触犯社会规范的时期。父母教育孩子遵守社会规范，也就是父母建立自身权威的过程。这是中外家长权威不可缺少的一块基石。

费先生同时认为，中国家长的权威还来自一种比较独特的中国式期待，即家长们极力地将孩子视为自我生命的延续和传承自我理想的下一代人："我们自己社会中用血统概念来加强亲子一体的信念，以致我们常不自觉地认为子女是父母生物上的支派。"[②] 费孝通借用同行李安宅先生之口表示，在"维新"以来的现代化过程中，中国父母如饥似渴地借用孩子的生命历程实现自己的重生，不断将自己未能实现的理想或自己的意志转移到孩子身上。[③] 虽然这是人们在理想和现实极为不合的时代中最常犯的大毛病，但是，既然孩子被视为父母的生物性支派，要求下一代尊重上一代的意志，也就变得极为自然。所以说，在高度重视血缘关系和传宗接代的中国社会中，长期被社会认定的两代人之间的生物统一性与社会期待的统一性，相互映照，共同构成中国家长权威的另一块基石。

在讨论家长权威之后，费先生将笔锋转向亲子之间的隔膜和冲突。他认为，亲子之间隔着一代的时间，有着不同的生活感触，更有可能发生新旧理念的冲撞。儿女们若是接受新理念，新与旧之间的差异一定会导致

① 费孝通：《乡土中国　生育制度》，北京大学出版社 1998 年版，第 191 页。
② 费孝通：《乡土中国　生育制度》，北京大学出版社 1998 年版，第 204 页。
③ 费孝通：《乡土中国　生育制度》，北京大学出版社 1998 年版，第 203—204 页。

“世代之间的隔膜”。[①] 费先生认为，如果新理念比原有的理念更能适合时代的需要，它们就会不可避免地被人们接受，从而代替原有的理念成为社会上新的标准。为了说明理念的兴替与父母权威式微的关系，费先生借用尼采传记讲述了一个精彩故事：尼采之母是虔诚的宗教人士，一心希望尼采也能皈依上帝，而尼采却是宗教信条的叛逆者，屡次想把真情告诉母亲，可他知道如此表白肯定会让母亲万分难过。受着内心煎熬的尼采，在风中漫步沉思，迎面见到一个卖气球的小商贩，拼命握住一捆已在天空中乱舞的气球的细线。一阵狂风袭来，吹断每一根线，吹起每一个气球，送它们直上天空。尼采仰望着在天空中飞远的气球感叹道：“要飞的，终于飞了。”[②]

商业化坐月子：对家长权威的挑战

作为添丁进口的家庭大事及女性的特殊人生大事，坐月子既是产后护理措施的关键，也是一种仪式化实践，其中充斥着传统文化和家长照顾者的意志。但由于商业化坐月子仍然属于新生事物，与老一代女性普遍经历的月子有着很大的不同，费先生所说的“世代间的隔膜”难免地浮现在人们眼前。本文以费孝通有关家长权威和理念兴替的论述为参照，集中分析商业化坐月子与传统月子的理念差异对家长权威的冲击。随着都市化以及社会经济的发展，一个全新的孕产市场在中国大城市逐渐形成，涵括私立妇产医院、月嫂、月子会所、月子餐公司、催奶师、育婴师、母婴用品电子商务、产后恢复中心等多重商业化环节。其中，月子会所算是月子产品中的“奢侈品”。月子会所，也被称为月子中心、母婴护理中心或者产后护理之家等，名称尽管不同，均以科学且舒适为名，提供专业的产妇身体康复和新生儿照料服务。即便以月子会所为代表的商业化母婴护理服务因发展时间较短，目前明显呈现出准入资质低、服务质量良莠不齐的现状，但仍被新闻媒体称为中国大陆“朝阳产业”之一。[③]

---

① 费孝通：《乡土中国　生育制度》，北京大学出版社1998年版，第209页。

② 费孝通：《乡土中国　生育制度》，北京大学出版社1998年版，第210页。

③ 顾泳：《我国母婴市场每年约有800亿元规模，月子会所市场容量或超30亿元》，《解放日报》2013年10月31日第6版。

追溯历史，月子中心兴起的源头在中国台湾地区。在过去10多年中，由于“龙年”（2000年）以及“马年”（2002年）在中国大陆导致的生育高峰，借鉴中国台湾地区经验建立的商业化月子中心，在北京、上海、广州、深圳、西安、成都、厦门、重庆等城市如同雨后春笋一般涌现出来。在北京，月子中心目前有30家左右，多集中在城市的东部和北部。

2012年至2013年，笔者选择北京一家中档价位的“蓝色港湾月子中心”，从事了半年的田野调查，期间陆续对20多名工作人员、40位产妇及其部分家属展开了深度访谈。在访谈中，笔者听取了工作人员、产妇及其亲属对坐月子的看法、期待，其自身的健康观念，选择月子中心的原因以及对新式月子的体验感受等。通过访谈和田野观察发现，商业化的坐月子虽然保留大量传统文化成分，但也对传统文化带来相当大的冲击。为了清晰地说明商业化坐月子实践对老一代家长权威的冲击，以下讨论将从三个维度展开。第一个维度是产后护理新旧知识理念的差异；第二个维度是新老月子对处理家庭关系理念的差异；第三个维度是新老月子里主体认同理念的差异。

坐月子习俗，至今已有两千多年的历史。① 它类似于现代医学所指的产褥期护理，但具备特有的中国文化内涵。② 坐月子实践是建立在传统医学体液理论的基础上，女性生产的身体被认为因失血过多而虚弱，容易风冷得病。

产后余疾，由产劳伤腑脏，血气不足，日月未满，而起早劳段，虚损不复，为风邪所乘，令气力疲乏，股肉柴瘦。若风冷入于肠胃，肠胃虚冷，时变下利；若人搏于血，则经水否涩；冷搏气血，亦令腹痛。随腑腹虚处，乘虚伤之，变成诸疾。以其因产伤损，余势不复，致羸瘠疲顿，乍瘥乍甚，故谓产后余病。③

为此，一般来说，产妇在坐月子1个月左右时间内要遵守一系列有关饮食、身体行为以及居住环境等方面的规范和禁忌。如饮食上要多吃热性、高蛋白的食物，避免食用凉性食物，如蔬菜、水果、凉水、海鲜等；

---

① 翁玲玲：《麻油鸡之外——妇女坐月子的种种情事》，稻乡出版社1994年版，第36页。

② Barbara Pillsbury, “Doing the Month”: Confinement and Convalescence of Chinese Women After Childbirth, *Social Science and Medicine*, Vol. 12, 1978, pp. 11 – 12.

③ 巢元方著，宋白杨校注：《诸病源候论》卷之四十三《妇人产后病诸候上（凡三十论）》，中国医药科技出版社2011年版，第242页。

在行为上，产妇要避免出门，卧床静养，不做家务，不做针线活，不用眼、不梳头，并做好保暖措施，如穿长袖衣裤袜子，戴头巾等，防止风寒的侵入；在环境上，要做好防寒防风的措施，房间门窗都要紧闭，尽量避光，保持安静。[①] 我国各地区各民族的风俗有所不同，具体细节上还有很多差别。

但由于现代卫生理念与生活条件的提升，很多年轻女性表示很难再接受传统坐月子的理念以及育儿方式，尤其是不能洗头洗澡刷牙、不能吃蔬菜水果，或者给孩子绑腿等禁忌，一位 27 岁的产妇这样描述传统月子，进而选择到月子会所坐月子：

我婆婆是西北农村的，我小姑子坐月子的时候，吃了整整两只羊，一个月没有洗过澡，没下过床，在火炕上坚持了一个月，躺着，人变得胖得不行，160 多斤。我觉得这个太可怕了，完全接受不了！

另外一位 32 岁的产妇，认为月子中心可以把科学的东西带进来，把一些老的观念去掉，比如洗澡和饮食问题：

> 你要在家老人帮你坐月子，肯定不让你洗澡。我妈就不让，说再忍两天，他们就怕受风，头疼那样，后来护士说没事，她也就没说什么了。其实也不会受风，没有风你上哪受去啊。过去那个环境它达不到这么高温度，比如说平房，它没有环境洗澡，一洗可能就感冒了，很容易透风，它就不适宜洗澡。然后让你每顿吃鸡蛋，那你说他们原来那条件没有东西，可不就吃鸡蛋吗？现在一天让你吃好几个，你也消耗不了啊。

月子中心倡导的新式月子的理念和实践，融合了传统与现代医学知识和健康观念，从环境、饮食、身体行为等方面进行不同程度的重新建构。如，在环境上，月子中心都装修得比较舒适明亮，取环保、纯天然的概念，安装空调，为母婴提供健康绿色的休养环境；在饮食上，月子中心不再拘泥于单一传统的月子餐，在中医“一清二温三补”的基础上，引入科学营养概念，去除月子里不能吃蔬菜水果等饮食禁忌，进行膳食调配，荤

① 董书、王晓莉、王燕：《涞水县妇女产褥期饮食、行为研究》，《中国妇幼保健》2008 年第 18 期。

素蔬果均衡搭配，为产妇提供一天三顿正餐三顿副餐；在身体行为方面，是改变最大的地方，引用现代卫生观念，宣传传统产后禁忌的危害，倡导产妇产后洗澡洗头、刷牙，防止产后口腔及皮肤等疾病发生。但也没有完全脱离传统“不能着凉”的观念，在卫生间安装浴霸、智能加热马桶，保证洗浴的温度等。此外，月子中心还建议产妇多活动，做产后操。出于促进心理健康的考虑，同时也会开展各种产后疾病预防及育儿知识的讲座，在母亲坐月子的同时，增加母亲对自身健康和哺乳婴儿的信心，缓解转为新妈妈的焦虑、不安。

月子中心服务的另外一项重要内容则是新生儿的护理。蓝色港湾月子中心十分强调科学育儿，聘请儿科医生和护士①进行医学护理，引用的医学流程包括测量体温、体重、身长，大小便次数、排量，红臀、黄疸、湿疹、腹泻等常规性新生儿疾病的检查预防，给婴儿喂奶、拍嗝，洗澡游泳，做抚触，做语言交流、智力开发等。

对于新式坐月子，部分家长表示支持，认可科学坐月子；部分家长采取折中的态度，比如同意产妇洗头洗澡，但要减少次数，“不然到老了落毛病，还是不能那么大意”，勉强放权。少数产妇家中的老人，不能认同新式坐月子和科学育儿的方式，即便产后女性搬到月子中心坐月子，代际矛盾仍然出现。以下是一对母女关于科学喂养婴儿方式的争执对话：

> 女儿：这是遵循科学喂养，在固定的喂养时间嘛。我妈传统带孩子的思想认为，孩子睡着是补脑的时候，不要弄醒，弄醒对孩子来说是很难受的一件事。
>
> 母亲：他要是饿了自然会醒。搞得睡眠非常不好，一晚上要起三五次，那行吗？月子中心说是科学喂养，但我感觉不科学。而且搅乱正常生活方式，到现在还这样。
>
> 女儿：没哟，我妈妈指的是对孩子，对我们没有什么搅乱。
>
> 母亲：怎么没搅乱？你自己也休息不好了呀！
>
> 女儿：那我也要喂奶啊，我本来也涨奶了呀，也要起来喂呀。

① 2014 年以前，国家还没有出台统一的保健服务行业标准，很多月子中心打着专业护士的名义雇用月嫂或者再培训月嫂，每天 24 小时看护婴儿。

上面短短的对话已揭示两代人在知识层面上的代际差异。每两个小时为孩子喂一次奶，在女儿看来是一种科学育儿方式，而母亲却认为，孩子在睡眠时被弄醒喝奶会伤害孩子的大脑。女儿表达的观点显然是对月子中心方式的接受，对制度化育儿方法的接受，但在母亲看来，如此的做法十分机械。女儿认为母亲的看法是传统意识的表现，没有科学根据；而母亲认为，养成每两个小时喂一次奶的习惯，打乱从会所返回家后的正常照顾生活。

可以说，商业化的坐月子，保留传统月子知识的“补养”理念，去除传统月子的卫生禁忌，符合现代人们生活的习惯，满足年轻女性对科学坐月子和科学育儿的需求，势必也冲击了传统家长的知识权威，不管家长是全权支持，勉强同意，还是非常不赞同，最终都还是对新知识和子代的选择妥协了。

权力关系的转变

传统社会以礼教为基础，呈现着很强的道德性质。腾尼斯提出，现代社会是从共同体转向联合体的过程，传统的家族、宗族等以整体为本位的共同体，逐渐转向工具性的社会关系，以个人为本位的联合体。[①] 列菲佛尔认为，现代都市的日常生活具有例行化特征，带有功利色彩，被剥夺了道德的意义，把经济的、技术性的东西置于首位。[②] 社会结构和家庭结构的变迁，导致家庭关系也随之变化，随着核心家庭逐渐成为主要的城市家庭类型，家庭两代人之间的依赖性减弱，文化差异扩大，[③] 人们处理代际关系和人际关系的观念、模式也在发生变化。坐月子是一个有可能拉近家庭关系的过程，也是个极有可能导致家庭矛盾的过程。在笔者接触的产妇中，将这一过程视为矛盾重重且难以克服的女性为大多数。

在 40 名产妇中，平均年龄是 32.9 岁，最小的 1 位产妇 24 岁，岁数最大的 1 位产妇是 41 岁，其中 11 位产妇的年龄超过 35 岁。35 位为初产，

① ［德］斐迪南·滕尼斯：《共同体与社会：纯粹社会学的基本概念》，林荣远译，北京大学出版社 2010 年版。

② Henri Lefebvre, *Everyday Life in the Modern World*, London: Allen Lane the Penguin Press, 1971.

③ 陆学艺等：《社会结构的变迁》，中国社会科学出版社 1997 年版，第 39 页。

其中11位产妇至少怀孕两次以上才顺利生产一胎。在这些新生儿里，21位为男婴，19位为女婴。34人接受过本科以上教育，北京本地人仅有9位，其他人均是外地人，由于读书或者工作后定居在北京，另有两位产妇专门从外地来北京生孩子、坐月子。14人就职于国家机关和大中型国营企事业单位，11人就职于私营企业，5人就职于教育机构，5人自己掌管私人公司，5人为全职家庭主妇。这些产妇的家庭年收入基本都在20万元以上，而且家中都有房产。李强曾归纳，在国际上通常将国家机关、党群组织、企业事业单位负责人、专业技术人员、办事人员和有关人员、商业和服务业人员的主体归入中产阶级，当然不排除有少数高级管理者、高级专业人士归入更上层。[①] 那么，显然这些被访者都属于我国的中产阶层。

前面已经谈到，有的产妇很难接受传统月子的禁忌做法，认为婆婆家的月子习俗“太可怕”。这位报道人同时还补充说，婆婆有关坐月子的看法出于关爱，可以理解，但非要按照婆婆的心思办事，她表示难以接受，会生气、会对自己身体不好，而且一旦婆媳之间闹气，对家庭关系也不好，因而想到干脆选择月子中心。

在放开二胎之前，由于独生子女政策的实施，引起中国家庭结构的整体变化，在产后护理和养育子女阶段，基本上成为4+2+1。即4位家长，两位年轻人共同抚育1个孩子的模式，导致整个家庭的关系变得更加密切又复杂。此时家庭矛盾的发生不仅会牵扯婆媳关系，而且会涉及两个家庭之间的关系。尤其现在的大城市，年轻夫妇多是来自不同地域，有着不同的风俗理念，关系处理起来更加麻烦，用另外一位陈述人的话讲：

坐月子，父母他们肯定都要过来照顾，再请个月嫂，肯定有很大的分歧。老人家的（看法），月嫂的（看法），再加上你自己的（看法），我就怕这个关系非常难处理。我跟我老公说，这事我解决不了，哪怕花点钱，不然要因为这个，我再抑郁了就完蛋了。而且父母年纪也大了，都能省事点。

所以在经济条件支持，并具有现代消费观念的情况下，这些女性认同到月子中心坐月子。通过选择市场第三方机构服务来替代家庭照顾，既可以照顾年迈的父母，更重要的是，还可以解决代际冲突的潜在危机。用金

① 李强：《关于中产阶级的理论与现状》，《社会》2005年第1期。

钱购买商业化的产后护理服务，将家庭关系简单化，达到轻松省麻烦的目的。同时，这样的想法，也得到他们丈夫的支持。这其实与传统处理家庭关系的方式有着很大的差别。传统中"孝"文化要求子代要遵从父母长辈的决定，不违逆家长的意愿，但现在的核心家庭使得子代有了更大的自主权，可以自己决定处理家庭关系的方式，而非一再地顺从。就此而言，月子中心的隐性功能之一，即提供一个有可能回避家庭矛盾的产后服务场所。

当然在月子中心，也会导致家庭矛盾的发生。例如，上面已经提到过的那位不认可现代喂养方式的老人，她用今昔对比的方式说道，当年她自己坐月子时根本没钱请保姆，如果花钱请"月嫂"会被其他人视为"资本主义复辟"，所以即便有钱也不敢请。而如今，自己的女儿成为一名成功女性才能到月子中心享受特殊服务，但这种服务过于昂贵，甚至"比美国还贵"，是普通老百姓支付不起的享受方式，虽然最终还是尊重女儿的选择，但还是同女儿就到月子中心坐月子有无必要的问题发生了严重争执。

主体认同的新呈现

传统母职角色的主要特点是"牺牲"和"奉献"。Thurer 从文化上进行分析，认为好的母亲都是文化建构出来的。[①] Chodorow 融合了社会学和心理学的角度，认为促成女性母职代代相传的完全是一种社会结构。[②] 显然，这种文化语境或者社会结构已经发生了变化，随着消费市场的出现和个体中心化的趋向，越来越多的女性对于作为母亲的职责、母亲与孩子的关系以及女性与丈夫、家庭与社会的关系，开始有了新的看法。

她们认为，自己的身体绝不是一部传宗接代的机器，而是自我价值和自我意志的载体。女人不应该因为生孩子而亏待自己，丧失自我。"要对自己好一点"，不愿再为了孩子的奶水，盲目地遵从传统月子饮食禁忌，比如喝大量油腻的下奶汤，变成大肚便便的"奶妈"，而是更愿意通过科

---

① Thurer, Shari, *The Myths of Motherhood: How Culture Reinvents the Good Mother*, Houghton: Mifflin Harcourt, 1994.

② Chodorow Nancy J., *The Reproduction of Mothering*, Berkeley: University of California Press, 1999.

学的方式促进乳汁分泌，又能保持自己的身材。对于母亲这个“职位”，不该一再地以孩子为中心，而是“孩子只是我们生活的一部分”，要通过更好的自我去教育孩子，影响孩子，女性的主体意识更加明确。这种理念，与部分家长尤其是婆婆的观点还是有所冲突的，有些婆婆认为这样的母亲不为孩子考虑，“太自我”，或者“太急于求成，以后有的是时间减肥”。

但很多女性认为，这种更好的自我体现包括形体上的、知识上的以及能力等诸多方面。成为一个全能的母亲，或者“辣妈”，也是当前社会推崇的新母亲形象。其中，体型恢复不仅对个人形象有利，增加自信心，体现自我的品位和要求，同时对工作也有影响。带着鲜活有力的状态回到工作岗位，是女性自我能力的一种体现，会得到领导和同事的欢迎。一名33岁的产妇这样说：

> 产前产后自身的形象，对职业女性都很重要。我4个月产假结束后直接上班，那会儿只比孕前重6斤。领导会连带着你工作的能力和工作的状态，工作上敢于把一些任务交给你。再一个是同事，你怀孕的时候对你都很照顾啊，现在已经不是特殊群体了，要很快地融入了。包括我去见客户，好多人都不知道我生孩子了。

商业化月子将产后照顾的重心从家庭转移到家庭之外的营利机构，以消费需求和服务提供的互换形成个体和市场的关系。这种关系替代了传统家庭的产后照顾功能，通过补充家庭缺少的瘦身美容条件，提供产后美容塑身服务，如产后操、绑腹带、中医调理、中医按摩、美容、桑拿等，满足现代女性对自我形象管理的需求。在新式月子的形成过程中，女性身体被重新规训，女性本身也在运用这种资源，驾驭这种资源。月子中心的特别性，不仅在于其服务的功能性，而且在于产妇以消费者的身份提出个性化的要求，建构自我满意的月子体验，通过消费展现女性主体的自我认同，希冀达到社会期待的形象。女性并非被人宰割的对象，而是主动的参与者。参与的主动性并不排除以金钱的付出和炫耀的消费方式表现自我的成分。但正是这种转变，这些“自我”的理念与行为，变相削弱了家长在月子照顾领域内的话语权。

家长权威的外移

在本文开头，笔者借用费孝通先生的论述对家长权威的基础加以了解释。按照费先生的说法，理念的兴替是世代间隔膜产生的关键，也是家长权威式微的端倪。近现代中国在经历无数次理念兴替之后，家长权威在不断的社会变迁中日益削弱，不可与传统中国的家长权威同日而语。在当代中国社会中流行的个人主义和平等主义思潮，更使得家庭内部成员之间、两性之间以及长幼之间关系日趋远离传统的家长权威意识。

尽管如此，我们绝不可认定家长权威在当代中国已是历史典故而已。例如，美国学者白鲁恂先生在《亚洲权力与政治》一书中提出，当代中国文化仍然是一种极其依赖权威的文化，表现之一即子女质疑家长权威的举止会被社会认定为对家庭的背叛。[①] 如此说法多少有些极端，但不无道理，而且有其他学者的研究可为佐证。[②] 纳入针对坐月子的态度和行为分析之中，白鲁恂先生的说法则有更为具体的事例作为支持。

在中国传统文化中，生儿育女不仅是个体行为，还是一种代表集体性意义、以家庭和家族为基础的团体行为。[③] 家庭其他成员，尤其婆婆和母亲，在女性坐月子时表现出的重重考虑，既有恢复产妇身体的目的，更有帮助产妇成为合格母亲的意涵。在如此事关重要的问题上，个体的考虑会更多地让位于其他家庭成员的顾虑，年轻一代人的想法会更多让位于老一代人的知识和经验。[④] 在月子实践被商业化的过程中，新旧知识交替，有融合也有紧张。即便在月子中心提供的服务细节中，很多的传统禁忌和老

---

① Lucian W. Pye, *Asian Power and Politics: the Cultural Dimensions of Authority*, Cambridge: Harvard University Press, 1985.

② Wen-Shing Tseng & Jing Hsu, "The Chinese Attitude toward Parental Authority as Expressed in Chinese Children's Stories", *Archives of General Psychiatry*, Vol. 26, No. 1, 1972, pp. 28 – 34；林耀华：《金翼：中国家族制度的社会学研究》，生活·读书·新知三联书店 2008 年版。

③ 翁玲玲：《麻油鸡之外——妇女坐月子的种种情事》，稻乡出版社 1994 年版，第 64 页；郑卫东：《二十世纪村落家庭结构、家长权威与生育的变动——山东东村调查》，《山西师范大学学报》（社会科学版）2007 年第 4 期。

④ 陈烈平、陈起燕：《福州地区部分产妇“坐月子”传统习俗的调查》，《福建医科大学学报》（社会科学版）2007 年第 1 期；苏海英：《婆婆煮的“定心蛋”：三峡汉族妇女坐月子行为的人类学调查》，《西南民族学院学报》（哲学社会科学版）1997 年第 1 期。

一代人的看法被抛弃，如房间不能通风，产妇不能洗澡、吃水果和蔬菜等禁忌。但我们的确应该注意到，到月子中心的产妇深受新式坐月子观念的影响，并十分认同，可在实际坐月子期间，还是受制于传统的压力，面临着观念和知识范畴的代际冲突，只是它被控制在一套完整的制度化规定之中，有着更为强大的新式坐月子知识体系作为依靠。相比之下，老一代人的知识和经验只能在家中坐月子的过程中发挥出更多的能量。

另外值得注意的是，从家庭搬到会所坐月子绝非是一个简单的空间变动，也不仅仅是一个新旧知识的差异问题。从上面的讨论中可以看出，在会所坐月子的女性大多是经济独立的女性，对自我认同具有特殊的考虑。她们认为不但要在产褥期带好孩子，学习成为一位合格的母亲，还要恢复自己的体形美，留有自己的成长空间，而非传统印象中为了孩子和家庭，将自己变成不修边幅的主妇。这一点，家庭之外的社会支持——月子会所正好满足了产妇的需求。

用消费方式获得产后照顾，标志着消费者的品位与地位，以及消费者对家庭关系简单化和平等化的期待。在会所坐月子的女性多为职业女性，在希望自己享受一个好月子，获得养育下一代知识和技能时，还希望能顺利重返孕前状态，希望同事和朋友都看到的自己是更好的自己，可以说生孩子、坐月子，是女性生命历程中的一次新生。进而言之，月子中心的运作迎合以上愿望。月子中心追求的，并非是笼统的传统文化或现代科学，而是可以盈利的传统与现代组合。通过商业化的形式，强调科学坐月子的重要性，使之成为一种新的健康时尚和品位象征。所以，目前商业化坐月子的服务对象定位在社会经济地位属于中产阶级的女性。

商业化会所坐月子的理念与中产阶级女性的期待以及现代家庭的需求不谋而合。这些女性和商业机构并没有刻意地挑战老一代人的家长权威，但却起到了引发家长权威式微的催化剂作用。由于产妇康复和育儿的新知识被商业机构视为法宝，同时被这些女性所接受，以产后知识和育儿理念作为标准的代际摩擦难以避免；由于这些女性渴望回避家庭关系的纠结，同时商业机构提供着减少家庭矛盾的方便，从家庭转到会所的地点变化进一步弱化家长权威；由于这些女性将有选择性的消费空间视为独立自主的产后生活场域，同时商业机构将这类场所巧妙地包装成为呈现女性现代意识和生活方式的社会空间，有偿的商业化月子护理取代了无偿的家庭支持。这三种力量组合的催化剂，将家长权威从以往的核心位置推到边缘。

福利院儿童的饮食消费和抚育政治

钱霖亮*

导读：儿童福利院中孤儿们的饮食消费是一个不太受人关注的议题。本文利用民族志素材，将饮食消费作为深入描述当前中国社会福利社会化背景下，一家国有福利院中孤儿们日常生活和经历的切入点，借此展示代表国家的福利院官方机构、保育人员和慈善人士在孤儿养育问题上的互动，同时也呈现出孩子们自身透过食品消费展现出来的能动性。这一实例将揭示，受到抚育政治的微观影响，类似独生子女“小皇帝”的物质生活状态和习性同样也可以在机构养育儿童的身上出现。这一发现有助于我们进一步省思国家政策、市场化和社会变迁在不同类型儿童身上留下的文化烙印，并与当前人类学和社会学的儿童研究进行对话。

引　言

2011 年 5 月的一天，在笔者进行田野调查的永江福利院（化名）发生了一件奇怪的事。一名叫晨晓的 6 岁女孩不知从哪儿找来一根绳子，在午休时间绑住自己的脖子，自己勒自己。福利院保育员发现后赶紧给她解下来，同时也对她的行为感到非常困惑。

负责照顾晨晓的朱阿姨提出了一种可能性。那段时间，由于入院的弃婴人数剧增给保育员造成了沉重的工作负担，福利院领导决定将一批大龄智障儿童送到农村家庭寄养，被认定为“中度智障”的晨晓也在下乡的名单之中。朱阿姨说，她前几日在跟其他保育员聊天谈到了这事，当时晨晓

* 钱霖亮，东南大学社会学系副教授。

就在一边，大概就听进去了，所以这两天情绪都不太好，会莫名地大哭大叫。由此，保育员们认为晨晓是因为知道自己要被送到农村寄养，想不开便用绳子上吊自杀。

尽管给出这样的解释，她们仍很疑惑：晨晓之前并没有家庭寄养的经历，她怎么能预见到寄养生活的好坏？到了下乡那天，正赶上点心时间，晨晓吃完后还偷偷抓了两把别人的零食塞在口袋里。朱阿姨又纳闷了，说她平时吃零食并不贪心，怎么今天吃完还要拿别人的？朱阿姨的妈妈是已退休的保育员，晨晓后来就寄养在她家里。在一次回家探亲后朱阿姨告诉我，她终于搞清楚当初晨晓为什么要自杀了。她妈妈有时会带小孩在村里走街串巷、访问邻里，有些乡亲见有小孩来就拿出儿童食品给他们吃。朱阿姨形容晨晓的吃相好像是饿了几辈子，见到零食就狼吞虎咽，吃完走了还要捎上一点；路过村里的小卖部也是一直盯着零食看，朱阿姨由此认为晨晓当初行为反常的原因就是她不愿意去一个可能没有零食吃的地方。

朱阿姨的解释听起来有些简单化，但儿童在面对陌生环境和陌生人时会产生不安全感却是学界和普通人的共识。① 换言之，晨晓确实有可能对即将去往的农村寄养家庭产生不安全感，包括对未来的生活环境和生活条件的不确定感，饮食也可能是其中的一个重要方面。

衣、食、住、行作为构成人类生活的基本维度，已经引起了关注日常生活的人类学与社会学研究者的重视，探索这些基本维度帮助他们触碰到了日常生活真实的质感。② 而饮食又是其中被研究最多的维度，饮食人类学亦成了人类学学科的重要分支。③ 景军等人类学者更进一步探讨了儿童群体的饮食状况以及背后的政治、经济、社会与文化脉络。④ 那么对福利院孤儿的饮食状况进行研究又能够给我们带来什么新的观察与见解呢？

相比于本文开篇的奇怪事件，下面涉及儿童饮食的场景是笔者在田野

---

① 林青、王争艳、卢珊、梁熙、贺琼、王朝、胡若时：《从母亲的敏感性到学步儿的依恋安全性：内部工作模式的桥梁作用》，《心理学报》2014 年第 3 期。

② 赖立里、张慧：《如何触碰生活的质感——日常生活研究方法论的四个面向》，《探索与争鸣》2017 年第 1 期。

③ ［美］西敏司：《饮食人类学：漫话有关食物的权力和影响力》，林为正译，电子工业出版社 2015 年版。

④ 景军主编：《喂养中国小皇帝：儿童、食品与社会变迁》，钱霖亮、李胜等译，华东师范大学出版社 2017 年版。

调查期间更经常遇到的。例如当年6月的一天，永江福利院来了两位志愿者，给孤儿们送来了一袋炸鸡翅。看到他们手上拎着食物，孩子们纷纷聚拢过来。鸡翅刚分到手，他们就开始狼吞虎咽地吃起来。可很快就有孩子把吃了几口的鸡翅扔进了垃圾桶。保育员王阿姨见状指责他们不爱惜食物。有个能说话的大龄儿童反驳道："这个鸡翅不正宗，不是肯德基的味道。"

志愿者露出了尴尬的表情，告诉王阿姨自己的鸡翅确实不是肯德基，而是从菜市场里买的，下次来再买肯德基。王阿姨笑着告诉他们不要介意，现在福利院的小孩嘴巴都叼得很，因为经常有热心人士送来肯德基和麦当劳的食物，他们吃习惯了，反而觉得一般的炸鸡不好吃了。[①] 志愿者很惊讶，说还以为福利院的孩子生活很艰苦，肯定没东西吃，所以才想买一些炸鸡翅给他们尝尝鲜。他们继而又问王阿姨有什么零食是孩子们没吃过的，阿姨想了一会儿也没想出来。她说家里小孩吃的零食基本上福利院里也都有，许多来访的热心人士会捐赠食品，福利院本身也会买一些。这时一个胖嘟嘟的小男孩走了过来，王阿姨抚摸着他的头，说因为捐赠来的零食太多，孩子们吃得太多，像这个小胖子，虽然刚来的时候因为早产非常瘦弱，但现在她们都开始担心他患上肥胖症了。[②] 志愿者就笑了，低下身子问他喜欢吃什么零食。小男孩想了几秒钟，"牛肉干！"他举起小手兴奋地说。

上述两个场景大概会给读者一种鲜明的对照感，甚至造成印象上的冲击。以往公众对福利院孤儿的印象多认为他们是一群"可怜人"，大众化的表述也着重表现这些儿童被亲生父母遗弃后的悲惨命运。[③] 在一些西方媒体和人权组织的眼里，这些孩子在国有福利机构当中的生活同样是食不

---

① 肯德基和麦当劳等西式快餐在中国儿童中一度非常流行，见阎云翔《麦当劳在北京：美国文化的本土化》，载詹姆斯·华生《金拱向东：麦当劳在东亚》，祝鹏程译，浙江大学出版社2015年版，第53—90页；罗立波《全球化的童年？北京的肯德基餐厅》，载景军《喂养中国小皇帝：食物、儿童和社会变迁》，李胜译，华东师范大学出版社2017年版，第99—124页。

② 对比中国家长对独生子女肥胖症的忧虑，参见乔治娅·古尔丹《丰富的悖论：中国婴幼儿养育方式的变迁》，载景军《喂养中国小皇帝：食物、儿童和社会变迁》，王展译，华东师范大学出版社2017年版，第1—24页。

③ 关于孤儿院儿童表述的讨论参见 Linliang Qian，"Consuming 'the Unfortunate'：The Violence of Philanthropy in a Contemporary Chinese State-Run Orphanage"，*Dialectical Anthropology*，Vol. 38，No. 3，2014，pp. 247 – 279. 一般所谓的福利院儿童/孤儿既包括生父母死亡的儿童，也包括被生父母遗弃的弃婴儿。永江福利院绝大多数在院儿童属于后一类型。

果腹，饱尝艰辛的。①

如同那两位志愿者，食物缺乏和营养不良已经成为许多来访永江福利院的慈善人士对机构养育儿童生活的刻板印象，以至于当他们发现实际状况并非如此时倍感诧异。然而学界却鲜有细致探讨福利院孤儿这一群体实际生活的研究。② 人类学和社会学对中国儿童的研究迄今为止仍集中于探讨家庭儿童的状况，较少涉及非家庭养育儿童的生活。尤其针对家庭当中的独生子女，已有的海外中国研究着重挖掘其作为备受溺爱的“小皇帝”的生活状态和习性（譬如挑剔、攀比、恃宠而骄和营养过剩等），仿佛这一特征为此群体所独有。③ 在中国国内，不少学者已经对这种将独生子女状况问题化的讨论提出质疑，譬如风笑天通过大规模的问卷调查发现总体上独生子女青少年的社会化状况与同龄非独生子女基本一致。但他同时也指出独生子女青少年在某些方面的性格和行为特征上具有一定的特殊性，比如他们通常可能比非独生子女更“懒惰”“动手能力差”“责任心差”。④

在将家庭养育的独生子女群体作为机构养育儿童的参照对象时，笔者所持的立场是既不将独生子女状况问题化，但也部分同意海外中国研究学者对这一群体的一些性格特性表述。笔者意图揭示类似独生子女“小皇帝”的物质生活状态（至少在饮食消费的层面上）和习性同样也可以在不少经济发达地区的机构养育儿童身上看到。从机构养育儿童和家庭养育儿童的生活习性中寻找共性，这将有助我们把机构养育儿童的生存和成长状

① Human Rights Watch Asia, *Death by Default: A Policy of Fatal Neglect in China's State Orphanages*, New Haven: Yale University Press, 1996.

② 一些学者曾对中国福利院体制做了深入的探讨，但较少涉及孤儿们的日常生活，见尚晓援《中国弱势儿童群体保护制度》，社会科学文献出版社 2008 年版；尚晓援：《中国孤儿状况研究》，社会科学文献出版社 2008 年版；Kay Johnson, *China's Hidden Children: Abandonment, Adoption, and the Human Costs of the One-Child Policy*, Chicago: The University of Chicago Press, 2016. 也有学者曾对福利院中保育人员的孤儿养育实践做了一些讨论，见钱霖亮《建构保育员母亲身份的挣扎：中国福利院儿童照顾者的情感劳动》，《台湾人类学刊》2013 年第 2 期；Leslie Wang, *Outsourced Children: Orphanage Care and Adoption in Globalizing China*, Stanford: Stanford University Press, 2016。但还未有专门探讨孤儿饮食消费状况的研究。

③ Vanessa Fong, *Only Hope: Coming of Age under China's One-Child Policy*, Stanford: Stanford University Press, 2004; Teresa Kuan, *Love's Uncertainty: The Politics and Ethics of Child Rearing in Contemporary China*, Berkeley: University of California Press, 2015; Orna Naftali, *Children, Rights and Modernity in China: Raising Self-Governing Citizens*, Hampshire: Palgrave Macmillan, 2014.

④ 风笑天：《独生子女青少年的社会化过程及其结果》，《中国社会科学》2000 年第 6 期。

态作为一面镜子，进而省思国家政策（譬如一胎政策）、市场化和社会变迁在不同类型儿童身上留下的文化烙印。

当代中国的儿童机构养育，一般被认为是计划生育的副产品。有研究指出，20 世纪 80 年代以来，不少中国父母由于受到计划生育政策的压力才将二胎子女遗弃。尤其在农村地区，政府的“一个半”胎政策（即第一胎是儿子便不允许再生，如果第一胎是女儿允许再生一胎，但不论男女此后都不可再生育），使得许多深受“重男轻女”文化影响的农民将二胎女儿遗弃，以保留配额再生一个男孩。也因此，20 世纪 80 年代和 90 年代中国福利院里，占绝大多数的弃婴都是健康女孩。① 大约在 2000 年以后，进入福利院的弃婴中，健康女孩的比重开始下降，病残儿童（不分性别）的比重开始显著上升。②

笔者进行田野调查的福利院也是类似的情况，工作人员明显感觉到在 2002 年以后重病和残疾弃婴儿数量激增。按照他们的说法，病残儿童的增多可能有几个方面的原因，其一是婚检和产检放松导致先天缺陷的胎儿不易被发现，出生后由于家庭无力承担医疗和抚养费用而被父母遗弃；也有父母可能是对政策法律不熟悉，以遗弃的方式生育二胎——按政策，第一个孩子有导致其不能成长为正常劳动力的生理残疾，其家庭可以在通过医学鉴定后申请生育二胎。但是在实际情况中，许多有病残儿童的家庭由于其病残程度未必能获得二胎准生证。与此同时，不少父母在文化上也不能容忍包括唇腭裂等在内的轻中度残疾症状，迷信地认为这是对自身的某种报应，不仅孩子的长相不堪入目，也会给家庭带来厄运。③

政治、经济和社会文化的压力汇集在一起，使得这些病残儿童遭到父母的遗弃，在进入福利院后成了中国社会中另类的人群。尽管他们的生活环境非常特殊，人生际遇在很多方面也与家庭中成长的孩子截然不同，但在同一个社会大环境中，国家政策和社会变迁的力量会同时作用于这些不

---

① Susan Greenhalgh and Edwin Winckler, *Governing China's Population: From Leninist to Neoliberal Biopolitics*, Stanford: Stanford University Press, 2005; Kay Johnson, *China's Hidden Children: Abandonment, Adoption, and the Human Costs of the One-Child Policy*, Chicago: The University of Chicago Press, 2016.

② 尚晓援：《中国弱势儿童群体保护制度》，社会科学文献出版社 2008 年版，第 65 页。

③ 钱霖亮：《被忽视的文化：当代中国儿童福利院中的民俗观念与实践》，《民俗研究》2020 年第 3 期。

同类型的群体，在某些方面他们仍具有相似性。对这些相似性的把握将有助于我们了解国家力量、社会和市场力量（譬如慈善组织和个体，以及一些做慈善的企业、商会）如何在福利体制转型时期重塑个体的人生经验和能动性。

新中国的社会福利制度在改革开放之前是与计划经济紧密结合的。对孤残儿童这类社会弱势群体，国家包揽了其从成长、教育到就业的所有职责。时至今日，全国大多数的儿童福利院在编制上，仍是全额拨款的国家事业单位，福利院儿童在政策上享受国家最低生活补贴。① 然而自 20 世纪 80 年代以来，国家开始推行社会福利社会化的政策，其主旨在于减轻政府的财政负担，引入社会和市场力量为公众提供福利资源。这其中，筹资渠道的市场化和政府投资的缩水，使得某些学者甚至认为，社会福利社会化的实质乃是私有化。②

但 90 年代中期以后，随着国家重新重视社会弱势群体的关照，对儿童福利机构建设的投资和孤残儿童养育的投入也随之增加。与此同时，中国社会逐渐兴起的慈善之风，也对孤残儿童等弱势群体的照料起到了很大的作用。笔者将这些国家、社会和市场力量参与救助福利院儿童的活动及其社会政治性的意涵，以及保育人员对儿童的具体养育活动和它背后的权力关系，视为抚育政治（politics of care）的范畴。在这里，抚育（care）的内涵既包括微观的日常照料实践（daily care practices），也包括宏观（例如救济政策的制定）、中观（例如救济政策的执行）乃至微观（例如具体的慈善捐赠和志愿服务）的人道主义的生命政治部署（humanitarian and biopolitical deployment of care）。③

以饮食消费为切入点，通过考察抚育政治的运作和社会政治意义的创造，笔者希望能够展现国家、社会和市场力量在福利院具体的空间场景中如何施展权力，同时这种权力的施展又如何影响和塑造儿童的生活习性。

正如前文所述，已有文化人类学家通过儿童的日常生活来观察社会与

① 尚晓援、李香萍：《永不成年？国家养育的大龄孤儿如何获得经济独立》，《山东社会科学》2015 年第 12 期。

② Linda Wong, *Marginalization and Social Welfare in China*, London: Routledge, 1998.

③ Elana Bush, "Anthropology of Aging and Care", *Annual Review of Anthropology*, Vol. 44, 2015, pp. 277 – 293.

文化变迁（譬如家庭结构和亲子关系）。与此同时，心理人类学和健康人类学作品也开始试图透过儿童的生活习性（比如食物和玩具分享）来考察他们的道德经历（moral experience），以此与生物性主导的发展心理学进行对话。这些学者认为儿童的习性并不全然是生理本然，而是特定文化塑造的结果，与儿童养育的具体实践密不可分。①

针对中国的独生子女群体，新近的研究也揭露了中国家长和教师的道德化教育理念与儿童实际的功利化习性之间的悬殊差距，而这一差距恰恰根植于成人自身的功利行为。② 这些研究表明，儿童的生活习性不仅能够反映其所处特定的社会文化环境，受到养育者育儿实践的影响，也能在这环境中发挥自身的能动性，而不全然为成人的意志所主导。尽管如此，这些研究的对象选择还集中于身体及智力健全的儿童，这便产生了一个问题：病残儿童，尤其是智力损伤的儿童，是否也有相似的道德和习性塑造经历？尤其在面对发展心理学关于残障会影响到儿童的智力和身体发育的强势论断时。通过提供一个详尽的个案，笔者试图说明：尽管受到其病残状态的限制，这些儿童仍旧具有这样的经历，并在这些经历的体验中受到环境和成人的影响与制约，同时亦展示出自身的能动性。

笔者进行田野调查的地点是浙江省的永江福利院。永江市是浙江省内重要的商业城市，经济增长速度和人均收入水平多年位居全省前列。永江福利院是该市唯一一家由政府开办的收养弃婴孤儿的社会福利机构，于20世纪90年代初成立。2011年3月在院儿童80人，约有70%是三岁以下婴幼儿，约95%为病残儿童，病残类型多样，包括脑瘫、唐氏综合征、唇腭裂、先天性心脏病等。所有未被领养滞留在福利院中的大龄儿童皆有智力残疾或肢体缺陷。保育员6人，皆为女性，年龄介于32至55岁之间，都是永江市本地农村居民。笔者于2011年3月经福利院领导批准在该院进行了为期半年的人类学田野调查，此后亦有数次回访，了解该院的机构运作和福利院儿童的日常生活。

---

① Jean Briggs, *Inuit Morality Play: The Emotional Education of a Three-Year-Old*, New Haven: Yale University Press, 1999; Naomi Quinn, "Universals of Child Rearing", *Anthropological Theory*, Vol. 5, No. 4, 2005, pp. 477 – 516.

② Jing Xu, "Becoming a Moral Child amidst China's Moral Crisis: Preschool Discourse and Practices of Sharing in Shanghai", *Ethos*, Vol. 42, No. 2, 2014, pp. 222 – 242.

福利院儿童饮食的变迁

和大多数中国普通家庭的孩子一样，永江福利院儿童的饮食结构在过去的二十多年间发生了巨大的变化。[①] 自 20 世纪 90 年代初建院到 90 年代末，该院大龄儿童的饮食结构以谷物和蔬菜为主（婴幼儿则是奶粉和米粉），食堂每周只提供三到四餐荤菜，一日只有三顿正餐，基本没有点心可吃。根据已退休和在职时间较长的职工们回忆，虽然福利院是国家全额拨款的事业单位，但由于建制小，没有许多额外收入，单位食堂每餐供应的食品种类十分有限，导致很多孩子营养不良。也因此，当年有不少本地家庭（以及后来的外国家庭）来领养时，都嫌这里的孩子个子小、发育不良。

按院领导的说法，虽然在福利院建院之初的设计中，就提及要确保儿童的食品供应和营养摄入，但由于经费有限，只能给孩子们维持一个“吃饱”的水平。20 世纪 90 年代中期以后，随着中央和地方财政对儿童福利投入的加大，加之涉外送养带来国外领养家庭的捐款，永江福利院有了更充裕的资金用以提高在院儿童的生活品质。从那时开始，福利院儿童的食谱里基本餐餐有肉了，大龄儿童有零食吃，婴幼儿也有营养品。但到 2006 年前后，由于全国多地爆出福利院领导职工挪用涉外领养捐款作小金库的丑闻，中央开始要求地方政府加强对各地福利院财政的监管。这之后，大额捐款开始较少用于儿童食品的购买，转而主要用于病残儿童的手术和康复，以及福利院基础设施的兴建和维修。[②] 尽管如此，永江福利院儿童包括食品供应在内的生活品质并未下降。

近 10 年来，每年政府的儿童养护补助经费都在增加。与此同时，还有持续增长的慈善捐赠。中央制定的社会福利社会化政策，使地方福利院

---

① 景军曾经讨论过中国家庭养育儿童饮食结构的变迁，这与永江福利院儿童的情况颇为相似。见景军《引言：当代中国的食物、儿童和社会变迁》，载景军《喂养中国小皇帝：食物、儿童和社会变迁》，钱霖亮译，华东师范大学出版社 2017 年版，第 iv—vii 页。

② 在实际操作中，福利院领导还是会做出区分，大额捐款上缴财政局和民政局共同管理的福利院账户；鼓励小额捐款者用捐款直接购买（或在现金入库登记后由工作人员代买）福利院儿童必需或急需的物资，包括一次性纸尿布/裤、儿童洗漱用品和零食等。所谓小额捐款，在几百元到两三千元不等。

对捐赠者大开方便之门，以往封闭的大门如今随时欢迎来访的慈善人士。在笔者调查期间，几乎每天都有来访的捐赠者和志愿者，周末和节假日人数更是剧增。2011 年儿童节当天，统计的来访人数就超过了 150 人。一位老职工告诉笔者，多年以前建院的老院长是乡镇领导调任而来的，有很强的“官本位”，觉得福利院是国家全额拨款的单位，对私人捐赠不屑一顾。“如今的情况就大不同了，你看我们现在的院长，对待慈善人士可热情了。”院长的公关工作卓有成效，2010 年全年的捐赠总额价值将近 120 万元。而捐赠物资中，最大宗的便是各式的零食。这些食品极大地丰富了福利院儿童的饮食种类，并在一定程度上改变了一些孩子的饮食品味。以下笔者将着重介绍当前永江福利院大约 3 岁及以上年龄儿童的饮食消费实践。

常规饮食安排

总的来说，永江福利院依据儿童的年龄层次来安排不同的饮食规范。不论是保育员还是其他工作人员，都没有将相关饮食规范形成文本的规章制度，而更多的是在日常工作的过程中以习惯的方式加以操作。例如在安排婴幼儿饮食时，保育员们首先要预估新入院孩子的年龄，以便搭配合适的喂养计划。鉴于绝大部分的弃婴在入院时都已失去年龄和身份信息（极少数随身带有记录出生日期的纸条），保育员和驻院医生只能凭借其身高、体重、发育状况等情况来估计他们的年龄。

尽管如此，由于相当多的儿童患有先天性疾病或残疾，或入院时身体状况很差，工作人员自己也清楚这种依据身体状况来估计年龄的方法有可能会和实际情况有出入。为解决这个问题，他们逐渐发展出一套自洽的操作性解释。在她们看来，目前福利院从母婴市场上购买的婴幼儿配方奶粉和米粉，都是科研机构和生产厂家根据普通儿童的生长发育规律以及每个年龄阶段儿童的营养需求研发而成的，虽然这些产品外包装上写的是儿童的年龄层次，实际上最终对应了某个具体儿童的生长发育状态。在这种情况下，即使福利院病残儿童在年龄上可能大于产品包装上指示的年龄区间，他们的生长发育状况却有可能因为疾病和残疾，恰好符合产品实际对应的那个生长发育状态。

在这套解释的指引下，保育员们做出了如下的儿童分类和相应的饮食安排。一般而言，“婴儿”指的是估计年龄1岁以下的儿童，以奶粉和米粉为主食。这其中又分“3个月以内的婴儿”和“3个月以上的婴儿”。前者喂奶为主，2个月左右的小孩的奶里面会冲一些米粉，但会比较淡，每天大约每3小时喂一次，每次100毫升，共计7次。后者在奶里加更多的米粉，通常比较浓，像米糊一样，每天喂4次，每次也是100毫升。具体到每个孩子的饮食分量，如果保育员发现某个孩子胃口特别大，容易饿，她们也可能会每次多喂一些。“幼儿”是指估计年龄在1—3岁之间的儿童，他们早期的饮食安排大致和“3个月以上的婴儿”是一样的，但此后保育员们会开始给他们喂固体食物以便逐渐让他们断奶（关于婴幼儿的具体喂食时间安排参见表2－1）。“大龄儿童”则是指估计年龄3岁以上的儿童，他们大多已经断奶，以米饭为主食。

福利院公共食堂给已断奶儿童提供的饮食大致与成人无异。有三位十多岁的大龄儿童（皆为智力残疾者）和福利院职工一起在公共食堂的餐厅吃饭，每餐两个菜，主食任吃。其他大龄儿童的饮食则由当日值班的保育员取回向儿童部分发。食物品种的安排强调荤素搭配、营养均衡，所以每餐基本上是一荤一素。从2010年3月开始，福利院设置了每天50元的营养费，给儿童的午餐和晚餐多加一个菜。由于汤类通常被认为有助于儿童吸收营养，所以特餐往往是骨头汤、菌菇汤之类的（有时候也有鱼汤，但鱼一般只给年龄更大的孩子吃，保育员会事先教他们怎么吃以防止卡鱼刺）。

在实际喂养的操作中，保育员们也比较倾向于用汤菜作特餐，因为太硬的米饭和没有切碎的菜往往令刚断奶的孩子无法下咽，需要有汤作辅助。同样的考虑也表现在早餐必须要有便于摄入和消化的流质和半流质食品（如白粥、豆浆和豆腐羹）。表2－2列举了大龄儿童一周的食谱和时间安排。

表2－1 **永江福利院婴幼儿饮食时间安排**

婴儿年龄/喂食时间	3个月以下的婴儿	3个月以上的婴幼儿
5：30	√	√
9：30	√	√

续表

婴儿年龄/喂食时间	3 个月以下的婴儿	3 个月以上的婴幼儿
12：30	√	
15：30	√	√
18：30	√	√
21：30	√	
00：30	√	

表 2－2　断奶后儿童一周的食谱（2011 年 3 月 7 日至 13 日）

	早餐（7：30）	中餐（11：00）	晚餐（17：00）
周一	粥、馒头、咸菜	鸡翅＋青菜	胡萝卜＋千张（一种豆制品）肉圆汤
周二	粥、葱卷、酱瓜	蒸鸡蛋＋白菜	冬笋炒肉＋豆腐条
周三	粥、鸡蛋	土豆＋菌菇汤	莴笋＋骨头炖千张
周四	豆腐羹	藕炖排骨汤＋白菜炒油豆腐（中国北方称豆腐泡）	花菜＋西红柿蛋汤
周五	豆浆、馒头	咸菜炒肉＋白菜	土豆＋芋头骨头汤
周六	鸡蛋汤面	胡萝卜＋红烧排骨	冬菇＋豆腐羹
周日	粥、包子	西红柿炒蛋＋青菜	馄饨

除了食物的可吸收性、营养程度以外，食品安全也备受强调。在文本方面，永江福利院有自己的《食堂管理制度》，其内容包括食堂设置和运作严格遵守《食品安全法》，严把采购、验收、洗切、烹调等手续关，杜绝变质食品，防止食物中毒；炊事员也必须持健康证上岗，工作过程中要保持清洁。在实践层面，由于近年来全国多地爆出中小学生和社会福利机构收养人员集体中毒事件，各级政府和民政部门相继向福利院发出严查和警惕食品安全的公告，推行承担事故的责任人制度，使得福利院领导不敢掉以轻心。

另一方面，同样也是近些年频繁报道的幼儿园、小学和社会福利机构收养人员遭到砍杀、投毒和纵火的事件（比如江苏泰兴幼儿园事件和黑龙江伊春福利院事件）使得民政部门和福利院担心各类危险事件的发生，于是在加强机构对外安保的同时，食品安全也更加引起关注。在永江福利院，具体的监管机制包括食堂每日采购的食物清单都需经过负责该部门的副院长过目；用于烹饪的食物原材料都需保留一部分样本，如果出现变质、中毒现象即有样可查。

除此之外，婴儿配方奶粉的安全问题也曾一度受到民政部门和福利院的关注。在2008年三氯氰胺事件曝光之后，永江福利院也收到上级部门的通知，审查了院内使用的婴儿配方奶粉的品牌，并检查食用过毒奶粉儿童的身体健康状况。检查结果发现，永江福利院使用的配方奶粉品牌中包含了三鹿在内的一系列毒奶粉，食用过这些奶粉的孩子在医院体检时也发现了三氯氰胺所致的结石。所幸因为当时院内奶粉的来源较杂，有机构自身购买的，也有慈善人士捐赠的，包括三鹿在内的毒奶粉品牌用量并不大，没有孩子呈现严重的中毒现象。这之后，永江福利院加强了婴幼儿辅助食品来源渠道的管理，由机构统一购买澳优、贝因美等未验出三氯氰胺的奶粉品牌，米粉则用的是未来营养米粉。这一做法也一直延续到笔者进行田野调查期间。

与零食相伴的童年

除了正餐以外，永江福利院儿童的饮食安排还有每天上午（10：00）和下午（14：00）两次点心时间。点心的来源主要是慈善捐赠的零食，此外也有福利院自行采购的水果。具体的点心类型包括乳制品饮料（如牛奶、娃哈哈营养快线等）、膨化食品（薯片、饼干、虾条、糕点等）、糖果（如水果糖、巧克力等）、水果和其他一些零食（比如孩子们爱吃的乡巴佬鸡腿和卤蛋、牛肉干），夏天还有棒冰、雪糕、绿豆汤和西米露等降暑食品。由于正餐多由食堂按计划采购和准备，福利院儿童在正餐饮食选择方面缺乏话语权。与此相比，他们在吃点心时受到较少的限制，也展示出自己更多的能动性。

和其他孩子一样，许多福利院儿童非常爱吃零食，每到点心时间，就会自觉地围绕餐桌等待保育员分发零食，病残儿童也不例外。不少智障儿童也记得这个时间，瘸腿的儿童也会飞奔到餐桌边。有时个别保育员忘记了时间，有的孩子就会提醒她们。但也有孩子会自己去偷吃。所有大龄儿童都知道零食储藏的地方，一间储藏室和保育员工作室里的一个柜子。由于储藏室需要钥匙才能进入，所以保育员工作室的柜子成了孩子们日常锁定的目标，乘着阿姨们不注意就进去拿一点吃的。在吃零食时，尽管不少孩子（尤其年龄较小的和智力损伤较为严重的）似乎并不懂得区分，只要有的吃就行，但也有孩子像文章开篇所述一样挑剔。他们吃遍了各种零食，从中选择出自己喜欢的种类和口味，下次再吃时就专门向保育员要那几种，或者自己去拿时专挑那几种（以至于后来被发现偷吃也无法抵赖，因为保育员们都知道他们爱吃这几种零食）。

除了讲求口味，大龄儿童也特别注意零食包装是否新颖有趣。比如碰到印有喜羊羊等卡通形象的，有个孩子就经常舍不得吃，藏在他床底下的一个储物盒里，平时还经常拿出来跟其他小孩炫耀。[①] 这就激起了其他孩子的攀比和嫉妒，争抢和偷窃零食时有发生。

由于受到国家财政的支持并接受大量的慈善捐赠，永江福利院有较为充足的资金来购买儿童所需的日常用品，包括零食。保育员们购买零食时，也知道哪些是儿童特别钟爱的。因为时常被保育员和慈善人士询问喜欢吃什么，那些能说话的儿童便开始领会到“说得出来的东西就有的吃”的道理。笔者常常听到这些儿童时不时地跟保育员唠叨想吃什么零食，或者什么零食好像没有了；在面对慈善人士的询问时，他们也会毫不犹豫地表达自己的喜好。不会说话但仍能辨明喜好的孩子，也能够通过肢体语言表达自己的选择。此外，对零食的着迷不仅关系福利院儿童的个人兴趣和爱好，有时也是某些儿童对福利院依恋感情的一部分（就像本文开篇故事中的晨晓），零食在福利院儿童人生体验中的重要性也因此得到了提升。

儿童饮食、社会关系与抚育政治

作为一项饮食人类学研究，笔者在这里不仅试图向读者介绍永江福利院儿童的饮食消费实践，也希望能够展示围绕食物展开的人际关系和权力

---

① 罗立波曾经讨论过 20 世纪 90 年代电视动画形象对中国儿童零食消费的影响。永江福利院的孩子平常最喜欢的娱乐活动就是看动画片，并且非常喜爱里面的动画形象。见罗立波《全球化的童年？北京的肯德基餐厅》，载景军《喂养中国小皇帝：食物、儿童和社会变迁》，李胜译，华东师范大学出版社 2017 年版，第 99—124 页。

机制。人类学家景军曾经提示后学，饮食人类学不仅关注人们吃什么、怎么吃，同时也关注吃这一行为在特定社会情境当中的文化意涵，以及塑造这一行为的政治经济权力关系。[①] 作为收养和管理弃婴、孤儿的政府机构，中国福利院的存在和运作本身，即展现出国家对这些失去家庭的儿童成长过程的干预，这一直被官方机构和媒体阐释为国家对弱势群体的关爱，是社会主义制度的优越性所在。[②]

食品消费作为福利院儿童抚养机制的重要组成部分也备受重视。由民政部发布的中国儿童福利院运作指导文件《儿童社会福利机构基本规范》，即有条目规定儿童的膳食安排。[③] 此外，该部门也出台了《民政部关于制定福利机构儿童最低养育标准的指导意见》，建议在全国范围内实现每人每月 1000 元的福利院儿童最低养育标准，伙食费在所有项目中占过半比例。文件最后的附表，更列出了食品及其他项目详尽的支出参照标准，食品种类中甚至包括了碳酸饮料、冰棍、冰淇淋等零食。这些政策追求的目标，乃是要“维护孤儿、弃婴的合法权益，促进社会公平正义，实现全体人民共享改革发展成果；促进我国人权事业全面发展，体现社会主义制度的优越性，树立我国良好的国际形象”。[④]

由此可见，这些儿童福利政策在积极提高福利院儿童生活水平的同时，亦有其更广泛政治、社会效益上的诉求。在政策落实的层面，永江福利院虽然没有专门的文件记载儿童食品消费的项目，但儿童饮食一直被视为儿童抚养工作重要的环节。保证儿童食品的安全、卫生和营养被列入福利院的基本管理制度，工作人员也被要求“严格按照民政部颁发的《儿童社会福利机构基本规范》开展科学护理工作”。[⑤] 如果说，国家对家庭当中儿童成长的干预，包括对他们食品消费的干预，意在支撑中国政府人口政策的合法性，塑造其自身现代化、富有同情心的政府形象；[⑥] 同样的政治

---

① 景军：“引言：当代中国的食物、儿童和社会变迁”，载景军《喂养中国小皇帝：食物、儿童和社会变迁》，钱霖亮译，华东师范大学出版社 2017 年版，第 xii—xvi 页。

② 胡键、岳宗：《每个孩子都应拥有幸福快乐童年》，《南方日报》2009 年 5 月 31 日第 1 版。

③ 民政部：《儿童社会福利机构基本规范》，中国社会福利网 2001 年 2 月 6 日。

④ 民政部：《民政部关于制定福利机构儿童最低养育标准的指导意见》，民政部网站 2009 年 7 月 9 日。

⑤ 永江福利院：《规章制度及岗位职责》，2005 年，永江福利院办公室藏。

⑥ 景军：《引言：当代中国的食物、儿童和社会变迁》，载景军《喂养中国小皇帝：食物、儿童和社会变迁》，钱霖亮译，华东师范大学出版社 2017 年版，第 xii—xvi 页。

心态和合法性诉求，大概也能够在上述这些针对福利院儿童的政策措施中寻找到痕迹。

除了国家和福利院儿童的关系以外，笔者同样关注在福利院内微观的社会联系和互动，并将它们视为抚育政治生产社会与文化意义的场域。以下部分将依次讨论福利院儿童—保育员、儿童—慈善人士，以及儿童之间围绕饮食展开的互动。

儿童和保育员

作为主要的照顾人，永江福利院的 6 位保育员在福利院儿童的饮食生活中扮演着极为重要的角色。下文将主要关注其作为食物分配者和管理者的角色。由于保育员是受雇于福利院这个国家单位的，她们实际上是作为国家代理人来具体履行抚育职责。不同于中西方的许多家庭、学校乃至孤儿院，永江福利院儿童就餐（不论正餐还是点心）时并没有一套很正式的餐桌礼仪。但这并不意味着保育员们对孩子的饮食行为放任不管。进餐时大吵大闹、抢夺他人食物的孩子，必定会受到惩罚。有的孩子有挑食习惯，如果事先没有告知，事后又要赖不吃分配好的食物，就有可能惹怒保育员。这些导致惩罚的状况，虽然都与食物分配有关，但追根究底，是因为触犯了保育员的权威，挑战了她们在儿童饮食安排上的分配权和就餐秩序的管理权。也正因为福利院的机构制度和作为成人的优势，赋予了保育员上述权力，她们转而可以在实际抚养的过程中利用这些权力，对福利院儿童进行管理。食物能被用作管理工具，在具体语境中，食物的工具性可以分为两个方面：它既可以用来表达关爱，亦可以用来施展控制。

用食物来表达关爱这种方式似乎在中国成人和儿童的互动中非常常见，并且被认为是中国父母宠爱独生子女的重要表现之一。[①] 尽管不是亲生子女，永江福利院的保育员也常常以这种方式来对待自己宠爱的儿童。4 岁的脑瘫患儿国芳是张阿姨最宠爱的孩子，因为“张妈妈”的宠爱，她成为福利院里名副其实的小霸王，一有不如意就哭闹。张阿姨对她百依百

① Vanessa Fong, *Only Hope: Coming of Age under China's One-Child Policy*, Stanford: Stanford University Press, 2004；景军主编：《喂养中国小皇帝：食物、儿童和社会变迁》，钱霖亮、李胜等译，华东师范大学出版社 2017 年版。

顺，在食物分配上也是如此，平时分零食时就会多给国芳一点；在非点心时间，只要是国芳想吃零食，张阿姨也会拿给她，自己家里有什么好吃的，她也时常会拿给国芳吃。其他保育员私下认为过分的宠爱让国芳觉得有相对于其他儿童的特权：其他保育员分食物时她也要多拿一份，别的孩子的食物只要她想吃就是她的，不给她就抢，抢不过就找张阿姨。而阿姨偶尔还会偏袒、纵容她，有时甚至不惜和其他保育员发生冲突。后来国芳被送去农村家庭寄养，张阿姨依旧对她牵肠挂肚。就在笔者即将结束田野调查，去寄养家庭做最后的探访之际，张阿姨买了许多零食，又煮了一锅花生，再三叮嘱笔者一定要亲手喂给国芳吃。

张阿姨的例子揭示了作为纽带的食物是如何连接福利院两代人之间的情感的。尽管如此，食物分配和它所牵扯出来的社会关系并不总是那么温情脉脉。从米歇尔·福柯（Michel Foucault）以及欧文·戈夫曼（Erving Goffman）的理论视角出发，许多研究者将家庭、学校和孤儿院的饮食安排阐释为规训机制，将成人照顾者和儿童之间的互动理解成压迫者和反抗者之间的不平等权力关系。① 永江福利院部分例子也可以从这个角度加以讨论。

比如，一次午休后，方阿姨拒绝给三个大龄儿童发点心，因为他们三人在午休时不睡觉，还把其他人吵醒了。其中两个孩子在阿姨的斥责声中沉默地靠着墙壁站着。但5岁的小雨对不能吃点心感到非常不满，跑去把分给其他小孩的饼干都拍碎了。这一举动惹恼了方阿姨，她把小雨拉到房间里体罚、训斥，然后让他站在餐桌边看其他孩子吃点心。之后她又教育了其他两个孩子，鉴于他们的认错态度比较好，方阿姨在小雨面前给了这两个孩子一人一瓶牛奶。看到小雨一脸不服气的样子，她便故意刺激他，说所有人都有点心吃，就他没有；以后他再这么做，不听话，就永远没有点心吃。

从福柯的视角来看，方阿姨的零食分配显然可以理解为一种规训机制，而零食本身也变成了管控工具。它可以用来惩罚午休不睡觉且打扰到

① Jo Pike, "Foucault, Space and Primary School Dining Rooms", *Children's Geographies*, Vol. 6, No. 4, 2008, pp. 413 - 422; Samantha Punch and Ian McIntosh, " 'Food is a Funny Thing within Residential Child Care': Intergenerational Relationships and Food Practices in Residential Care", *Childhood*, Vol. 21, No. 1, 2014, pp. 72 - 86.

他人的孩子，同时也是对下次再犯的警告。然而诚如福柯所总结的，在权力的场域里有压制便有反抗，但小雨的行为招来了更严厉的惩罚。其他两个孩子是规训成功的例子，既是对他们的服从（或至少不反抗）的奖赏，也出于向小雨进一步施展规训的需要，方阿姨在再次警告之后给了他们一些点心。通过食物分配及其他方式来施展权力，树立作为成人保育员的权威，方阿姨在这个过程中维护了她在福利院儿童身上实施的管理秩序。

儿童和慈善人士

中国政府的社会福利社会化政策和中国社会中兴起的慈善活动，给儿童福利院带来了众多的捐赠人和志愿者。这些慈善人士也常常以给零食的方式来表达他们对福利院儿童的关爱。在永江福利院，包括零食在内的捐赠品，都是慈善人士“献爱心”的载体（有时捐赠的食物直接被称作“爱心食品”）。也因为捐赠的对象是儿童，大部分慈善人士在购买捐赠品时，倾向于购买那些标明或者在大众观念中专门为儿童生产的食品（如产品包装上印有卡通图案，广告中有儿童或卡通形象等）。

按一些学者的说法，中国社会的市场化已经催生出庞大的儿童食品生产体系。[①] 这个体系的产品不仅通过慈善人士的消费和捐赠进入福利院，有时工厂和经销商也会直接到院内进行献爱心活动。这种供应链极大地丰富了永江福利院内的食物储备，甚至很多时候保质期较短的食品不得不浪费掉。该院的保育员都是本地农村经济条件一般的居民，笔者常听她们感慨，福利院里有那么多吃不完因过期而扔掉的食品，实在是太奢侈了。按她们的说法，永江福利院的饮食条件，虽然可能比不上城里的富裕家庭，但比许多本地农村家庭要好得多，更不要说经济落后省份的农村了。

这些“爱心食品”在物质上满足福利院儿童需求的同时，在社会文化上也有其重要的功能。根据笔者的观察，食物在慈善人士和福利院儿童日常互动的过程中，也作为两者建立互信关系的手段而存在。许多慈善人士

① 景军：《引言：当代中国的食物、儿童和社会变迁》，载景军《喂养中国小皇帝：食物、儿童和社会变迁》，钱霖亮译，华东师范大学出版社 2017 年版，第 vi、xix—xxi 页。

来福利院时都会带一些零食，在选定一个具体的“献爱心”对象后，把零食喂给他们吃。这个过程可能是慈善人士单向的选择，一般长相可爱的孩子总是更受青睐。更多时候这个过程是双向的，因为零食对大多数孩子具有很强的吸引力，大龄儿童会一直跟在他们身后，婴儿床里会吃零食的幼儿也会向他们招手微笑。吃了零食的孩子似乎能够体会到食物所承载的感情，对食物的馈赠者产生亲昵感，愿意和慈善人士一起互动做游戏。有些经常来献爱心的人士，感受到零食可以帮助成人与福利院儿童建立起互信关系，于是将它作为一项交流沟通的技巧传授给新来的人，告诉他们“智障儿童和普通孩子一样，只要有吃的就会和你很亲密”。

在这个以食物为媒介建立起来的沟通互信组合里，成人有意识的策略固然具有主导性，但孩子的兴趣和习性也在其中发挥很重要的影响力。见多了分发零食的慈善人士，经历了几次跟着他们就有零食吃之后，有的孩子也会有意识地这么做。在田野调查的后期，每逢有慈善人士来访，笔者总会看到有两三个大龄儿童围在门口，殷勤地帮助慈善人士拿捐赠品，然后偷偷摸摸地打开袋子和箱子来看里面的东西，有零食就会顺手拿一点；开始发零食时，他们又会选择站在离慈善人士最近的位置，以便获得优先选择权或者更多的食品。而挑剔的孩子甚至还会撒娇或者发脾气，拒绝慈善人士给他（她）不喜欢的零食，执意选择他（她）爱吃的。有位慈善人士感慨地说：“谁说福利院小孩智力低下？我看一个个人精似的，家里孩子的脾气，他们一点没少有。”

或许是作为个体慈善活动的回忆记录，或许是作为公共慈善活动的证明记录，拍摄福利院儿童吃捐赠食物的场面成了相当多慈善人士献爱心活动的重要环节。几乎每个来永江福利院“献爱心”的团队组织不是有专职的摄像/摄影人员，就是参加者自行用相机或手机来记录活动过程。在网络上，笔者也发现了大量福利院献爱心活动的场景是慈善人士在给福利院儿童喂零食。这种不断重复的场景表述加强了一种印象，似乎给孩子喂食是福利院捐赠志愿活动中一项具有代表性的项目。而正因为它具有代表性，有的慈善人士便认为进行这一项目在任何情况下都具备合理性。

这样的理解常常引发他们和保育员之间的冲突。笔者曾多次目睹有慈善人士在午饭时间或午睡时来访，并带来肯德基、麦当劳、蛋糕等分量较大的零食。比如有一次孩子们刚刚吃完午饭，有一对志愿者带来了麦当劳的汉堡和鸡翅，大龄儿童马上就围了上去。保育员对志愿者说小孩刚刚吃完饭，不能再吃了，吃多了不好。志愿者就很不高兴，说他们都带来了，孩子们又想吃，为什么不让他们吃？保育员就解释说小孩吃东西没节制，有多少就吃多少，吃撑了就吐或者拉肚子，这对他们的饮食习惯和肠胃健康都不好。但志愿者听不进去，继续发汉堡、鸡翅，并且开始拍摄孩子们进食的照片。几经劝告无效后，有一位保育员发火了，说给福利院小孩吃这种垃圾食品难道很好吗，吃坏了他们负责吗？又说已经到了午睡时间，按照福利院的规章制度，午睡期间是不允许探访的，就让他们离开。志愿者们还是不肯离开，保育员就声称要叫保安了，最后他们只好悻悻地走了。

在慈善人士和福利院儿童的关系中，食物除了作为表达关爱的载体、建立互信的媒介等相对积极的角色以外，它也可能在慈善活动的过程中成为直接塑造不平等权力关系的因素。我曾在另一篇文章中讨论过部分慈善人士如何将福利院变成旅游景点，将福利院儿童当作旅游景观来获得“慈善旅游”（philanthropic tourism）的乐趣。[①]

从这个角度出发，上述给福利院儿童喂零食的行为也可以理解成慈善旅游者在福利院中体验特色旅游项目的过程（除此之外还有给婴儿喂奶、抱婴儿、和儿童做游戏，以及观察了解各种病残儿童奇异的残疾特征等，有的慈善人士临走时还感慨，来了一次福利院令人“大开眼界”）。这种旅游体验最极端的结果是将慈善对象彻底物化（objectification）。

比如在笔者田野调查期间，有许多家长带其未成年的子女来福利院献爱心，并常常在此过程中鼓励他们和福利院儿童握手、给婴幼儿喂食，教导他们通过感受福利院儿童的不幸生活来反思、珍惜自己的幸福生活。笔者曾目睹一位女士领着她上幼儿园的儿子在看独臂的女孩端阳。她让男孩和端阳握手，但男孩不肯。她就自己牵了牵端阳的手，让儿子来模仿，于是小男孩就试着和端阳握了手。接着男孩的母亲又建议他给端阳喂饼干。他一连喂了两块饼干，母亲还给他拍了照。小男孩突然对他母亲说，“妈妈，这好像我们去动物园喂动物啊！”女士听了表情很尴尬，说这个小朋

---

① 钱霖亮：《去孤儿院“观光”：消费弱者的慈善旅游》，《文化纵横》2015 年第 4 期。

友怎么会是动物呢。目睹这一场景的保育员们事后评论说，童言无忌，小孩子往往能说出人最真实的感受。

儿童之间

儿童（主要是幼儿和大龄儿童）之间围绕食物产生的互动主要表现为对食物的争夺和分享。食物在儿童之间的流动某种意义上也造成了这些孩子之间抚育政治（给予或拒绝给予）。争夺食物是福利院中小孩打架的主要原因之一，但并不是因为食物不足，按照保育员们的说法，是由于争抢者“永远吃不够，吃吐了还要吃”。

此外，福利院儿童吃东西除了吃本身的意义以外（比如肚子饿想吃、嘴馋、好吃），也是一种游戏。譬如有一次有个孩子口渴，到保育员工作室来问笔者要白开水喝，笔者倒了一杯给他，结果几个站在门外观望的小孩也进来讨水喝。后来站在大厅里的孩子也纷纷跑过来，喝了一杯又一杯，直到凉水壶里的水被喝干。笔者对这么多小孩一下子都感到口渴觉得很奇怪，而且是一直喝。目睹这个场景的李阿姨告诉笔者，第一个孩子可能是真口渴，第二个就以为是你给第一个喝什么好喝的东西，他也想喝；再接下来的就是把喝水当游戏了，看到别人喝他们也要喝，别人喝多少他们也要喝多少。李阿姨的解释不仅揭示了孩子的饮食行为所具有的意义多样性，更重要的是这种多样性背后可能蕴含了一段认知道德的经历：别人有好的东西我也要有，别人有多少我也要有多少，“我”在这里是一个大写的自我。

除了争抢食物，部分福利院儿童之间也存在分享关系。就笔者的观察，这种分享关系有两种类型：“家庭”成员之间的分享和“朋友”之间的分享。在永江福利院，每个孩子入院后都会分配给一个专门的保育员照顾，日复一日的养育过程在保育员和相当多儿童之间建立起情感联系，会说话的孩子对其主管保育员的称呼也是“妈妈”（其他的则称“阿姨”）。这些密集育儿的实践和亲属称谓的使用，加上保育员平时在教养儿童时也常常有意无意地使用“家”这个概念来区分不同保育员所照顾的儿童群体，久而久之，有些大龄儿童便对同属一位保育员照顾的儿童群体有了作为家人的认同感。①

这种认同也表现在食物分配上。比如，有一次笔者帮保育员给婴儿房里的幼儿喂饭，有个大龄儿童就走过来，告诉笔者不要喂隔壁床的一个幼儿，因为那个孩子不是他们家的。在大龄儿童之间，“家人”身份在食物分享和争夺的过程中也非常重要。例如，有一次小霸王国芳抢了一个同龄男孩的零食，和他同归王阿姨照顾的一个女孩非常生气，一把抓住国芳。等猝不及防的国芳摔倒在地上，这个女孩就压在她身上，叫那个男孩抢回零食，两个孩子一起把国芳打了一顿。女孩一边打一边骂：“叫你抢我们家的零食”。保育员们后来制止了这场打架，但是私底下评价王阿姨家的两个孩子时认为，他们虽然被诊断为轻度智障，但却很聪明，有很强的一家人观念，并希望自己照顾的孩子也能有这样的认同意识。

食物分享的另一种类型发生在“朋友”之间，在争夺食物的过程中“朋友”身份也同样发挥作用。如果“家人”和不属于同个保育员照顾的“朋友”发生冲突，笔者的观察是，有的孩子会更倾向于帮助跟他们关系更亲密的“朋友”。福利院儿童朋友圈的形成也是一个日积月累的过程，而零食的分享在这个过程中有着极为重要的角色。患有侏儒症的民燕（大约16岁，在院十多年），被保育员们说成是福利院儿童中的老大，因为不少孩子有零食时都会分给她一些。保育员们认为这些小孩是在拍她马屁，戏称她在福利院里建了一个小帮派，自认首领。但笔者仔细观察后发现，她和这些孩子之间并没有等级关系，而是用一些小策略发展出一个较大的朋友圈，策略之一就是零食的互惠交换。民燕平时在点心时间吃得不多，储藏盒里存了一堆各式各样的零食。由于其他孩子每一次都吃得很干净没有存货，民燕会在非点心时间拿一些自己储藏的零食给跟她关系好的孩子吃。如果其他孩子问她要，她会要求这些孩子在发了零食之后还给她。我注意到她给那些孩子的也许就是一包饼干中的几片，但等还回来的时候可

① 每个保育员所主持的“家”是福利院中资源分配的基本单位，除了食品是统一保存使用以外，其他物资都会平均分配到每个保育员。有几次在分配物资时，笔者就听到有保育员招呼一些大龄儿童将分配到他们“家”的物资搬运到他们“家”的地方去，而这些儿童都知道所谓他们“家”的地方在哪。福利院婴儿房的空间也是依据“家”来划分的，有两位保育员负责的婴儿房是单独的小间，另外四位则分享两个大间，各自的婴儿床密集排列在房间的两侧。关于福利院保育员和儿童亲密关系的建立，见钱霖亮《建构保育员母亲身份的挣扎：中国福利院儿童照顾者的情感劳动》，《台湾人类学刊》2013年第2期。

能就是一整包。也因此，民燕储藏盒中食物的分量只增不减。

笔者尝试问了几次也没搞清楚那些“借贷”零食的孩子是不介意还是根本没想过这个问题（不会说话的孩子无法自我表达，会说话的孩子也不太听得懂我问的），但他们能在非点心时间吃上零食还是很开心的，并和民燕熟稔起来。就此，围绕零食展开的关系网使得民燕成了福利院中的孩子王。从争抢食物衍生出的自我意识，到围绕食物展开的“家庭”认同的塑造，再到朋友关系网的营造和维系，这些日常生活中看似平常的游戏行为，实际上都是福利院儿童在给定环境中经历和形成自我习性和道德的过程。

结　语

民燕的例子呼应了笔者的多项主张。她的零食互惠策略展示了福利院的病残儿童和家庭当中的独生子女一样，在饮食消费方面具有自我能动性。以自我为中心营建关系网，民燕的能动性表达，既包含了残疾儿童个人的主体性彰显，也可能牵涉每个个体之间如何关联，以及个体如何融入集体生活的努力。在儿童个体融入福利院集体的过程中，保育员等成人的角色是十分明显的。一方面她们提供“家庭”的概念，营造结构性的氛围；另一方面，她们也通过关爱和规训的手段，构造出家庭成员之间的权力关系，制定出相互之间的职责和义务。

儿童融入和体验这种结构的经历，不仅生产出了他们的身份认同，也塑造了他们自我的习性和与他人相处时的道德观念。与其他儿童攀比、争抢和分享食物，向慈善人士索要食物，对保育员恃宠而骄，这些“孩子般”的稚嫩行为，实际上都是福利院儿童在经历社会化的道德旅行。在其他保育员眼中特别溺爱孩子的张阿姨，有一次也坦诚地对笔者说出了她的担忧。她说，虽然她很爱国芳，但她终要退休，而国芳也会长大，“我不可能永远罩着她，别人也不会永远让着她，以后她如果有能力回归社会，她那种小皇帝一样的脾气谁受得了？以后肯定要吃亏的”。张阿姨的担忧无异于一个母亲对坏脾气的子女难以适应社会的焦虑。而这种担忧恰恰反映出永江福利院近似家庭的机构养育状态。

在社会福利社会化和慈善主义兴起的背景下，永江福利院构造出一幅类家庭的养育场景，这样的养育场景造成了身居其中儿童的一些类似家庭中独生子女的物质生活状态和生活习性。我们从饮食消费的角度探究了这幅养育场景，通过考察代表国家的福利院官方机构，代表社会和市场力量的慈善人士，以及具体在院内负责养育活动的保育员和儿童之间的互动，展示了抚育政治的运作机制和其创造的政治、社会与文化意义，也是它们塑造了许多福利院儿童的生活习性。而这种生活习性，一方面彰显了他们作为机构养育病残者的主体性，另一方面又带着其他学者从独生子女群体身上发现的国家政策、市场化和社会变迁造成的文化烙印——对这些“另类小皇帝”的焦虑，既包括张阿姨对国芳不适应社会的担忧，也有如文章开头王阿姨对部分福利院儿童由于物质条件太好，而有可能形成不良生活习惯，进而患上其他疾病的隐忧。对比福利机构和家庭养育的环境及其结果，我们可以发现，虽然遭遇遗弃而后被国家集中收养以致成为中国社会中的另类人群，永江福利院的儿童在其人生际遇和习性养成方面，仍与普通人有着部分相似之处。这种相似性暗含了抚育政治对中国社会中不同类型的儿童群体在人生经历上更为广泛的影响。

进一步说，福利院内围绕零食消费产生的机构与人的互动、成人与儿童的互动、儿童与儿童的互动，在某种意义上都可视为广义治理术的一部分。福柯在其早期的研究中将医院、精神病院、孤儿院等诸多存在明显权力实施印记的封闭和半封闭机构视为规训组织。他断言，这些组织的任务便是保卫“正常社会”，隔绝和教化“不正常的人”。[①] 但后来福柯意识到规训组织存在的意义也许不仅是负面的惩戒，亦包含正面的抚育和照顾。与此同时，它们看似针对个体和小规模的社会群体，但却是整个社会进行人口治理的重要环节。也是在这种看法的基础上，福柯提出了作为“生命政治”管理方案的治理术概念。[②] 笔者在福柯从规训论到治理术的理论脉络之中，探讨中国儿童机构养育的抚育政治：从国家建立福利机构收养弃婴儿以展示“国家关爱”，到保育员在照顾儿童的同时亦对他们进行教育和管理，再到慈善人士在献爱心过程中对福利院儿童的利用和消费，最后是儿童之间的关照、攀比和竞争。这些话语和实践，既是永江福利院儿童

① ［法］米歇尔·福柯：《必须保卫社会》，钱翰译，上海人民出版社2010年版；［法］米歇尔·福柯：《不正常的人》，钱翰译，上海人民出版社2010年版。

② ［法］米歇尔·福柯：《生命政治的诞生》，莫伟民、赵伟译，上海人民出版社2011年版。

身体生存和成长的土壤，也是他们的精神世界经历社会化和道德教育的环境。在此意义上，笔者意图揭示照顾和管理教化乃是抚育政治的一体两面，在儿童机构养育和家庭养育中都是现实存在的。

笔者在展现永江福利院儿童物质生活丰富的同时，也指出他们由此形成了一些大众眼中的不良习惯。此外，来自机构、保育员的管控以及慈善人士慈善旅游消费的压力，可能会使院内儿童的能动性受到一定的制约，同时亦有被污名化的可能。笔者相信上述情况会在包括永江福利院在内的不少发达地区儿童福利机构里长期存在，因为相关的话语和实践符合福利机构运作的制度逻辑和外在的社会氛围。那些对读者来说可能不尽如人意的做法和对福利院儿童造成的负面影响，试图改变它们并非一朝一夕之事。仅针对福利院儿童“另类小皇帝”的习性，如果它确实成了一个问题，那么更好的处理方法是正确的引导。笔者建议存在此类现象的福利机构，可以适当组织在院儿童参与院外的社会活动，增加其社会经验，令其养成较好的生活习性。同时也让公众能更多地接触这群孩子，了解他们的生活状况并给予多样化的支持，在此过程中注意避免让慈善和爱心变成猎奇性的消费。

妇产科患者与男医生互动关系的张力

刘宏涛[*]　蒋　睿[**]

导读：在医学教育中，疾病的根本是其生物性，只要擅长把握生物性规律，大夫的性别在医学教育中被视为不应干扰其医学实践的因素。从医学实践特长的视角看，男性在妇产科当大夫有其优势，妇产科毕竟是从普通外科分离而出，做外科手术可以说是男大夫的“专利”。然而，妇产科的许多女性患者却有另外一番想法，不会将自己的身体仅仅视为只有生物性的肌体，因而女性身体的隐私性是妇产科男大夫面临了一个社会文化问题，也是导致一部分医患冲突的原因所在。

研究背景

一项全国性调查显示：中国大陆地区医务人员遭受谩骂、威胁较为普遍。① 医患冲突成为新闻报道的焦点，是学者日渐关注的主题。以“医患冲突”为主题词在CNKI上进行检索，会发现每年发表的关于医患冲突研究的论文数量，在2000年以前为个位数，2000年到2006年逐渐升至百篇，2006年以后，每年皆在百篇以上。

国内外学界关于医患冲突的研究，主要围绕医患沟通、医患的社会角色、信息不对称和医疗保健制度这四个主题展开。研究者主要来自人文医学领域，大多是人云亦云。② 比如，关于医患关系紧张的原因，诸多学者

---

* 刘宏涛，兰州大学哲学社会学院讲师。

** 蒋睿，兰州大学哲学社会学院硕士。

① 贾晓莉、周洪柱等：《2003年—2012年全国医院场所暴力伤医情况调查研究》，《中国医院》2014年第3期。

② 陈倩雯、郑红娥：《国内外医患关系研究述评》，《医学与哲学》2014年第3A期。

的宏论惊人相似：医生的自我保护意识强、医德医风差、技术水平有限；患者维权意识增强、对医疗效果期望过高；医患之间的信息不对称、对诊疗技术的认知差异、缺乏信任、缺乏良好沟通；医疗体制缺陷、政府投入不足、医疗卫生资源配置不合理、医疗保障体系不健全以及医患纠纷法律法规不完善。这些结论几乎是所有宏观因素的集合，大而无当。邱仁宗曾对尚未形成“学术论文”而仅仅是见诸报端的此类观点大加挞伐，他责问：难道在“计划经济时代”，患者对医疗效果期望很低？医患之间的信息更对称？医患之间沟通良好？医疗体制没有缺陷？医疗卫生资源配置合理？医疗保障体系健全？医疗纠纷法律法规完善？为什么那时的医患冲突没有现在这么频发？①

当然，关于医患关系的探讨，也不乏颇具想象力的视角。由于患者求医时的无助，以及求医过程中所受待遇与他人所受待遇的差异即对不公正的感知，患者对医生个人、对医疗机构，乃至对政策制度失去信任，并累积了怨恨情绪。尽管在体制框架内，对经济利益的盲目追求侵蚀了中国的医患信任，但由此而生的怨恨情绪，恰是导致医患关系紧张的情感动因。②姚泽麟则认为中国城市地区近二三十年医患关系的恶化与医疗服务的责任私人化密切相关。③ 王路等人就医患双方对疾病成因认知差异探讨了医患冲突的生成。④

更常见的研究，大多集中在医患互动沟通上。许多海外学者发现，加强医患之间的有效沟通，有助于化解医患冲突。⑤ 然而，由于医患关系是由复杂的互动过程所塑造的联系，在即时的、心理社会的相关过程中，医患双方持续地相互影响对方的行为和经验，以至于，受限于医患沟通方式的有效性、沟通内容的敏感性、语言与非语言沟通所具有的复杂

---

① 邱仁宗：《医患关系严重恶化的症结在哪里》，《医学与哲学》2005 年第 11 期。

② Tucker, J. D., Cheng, Y., Wong, B., Gong, N., Nie, J. B. & Zhu, W., et al., “Patient-Physician Mistrust and Violence Against Physicians in Guangdong Province, China: A Qualitative Study”, *Bmj Open*, Vol. 5, No. 10, 2015.

③ 姚泽麟：《改革开放以来医疗服务的责任私人化与医患关系的恶化》，《东南大学学报》（人文社科版）2017 年第 1 期。

④ 王路、杨镒宇、李志斌、曾萍、王建新：《医患关系的认知人类学解读——基于广州市儿童医院的调查事例》，《开放时代》2011 年第 10 期。

⑤ Esquibel, A. Y. & Borkan, J., “Doctors and Patients in Pain: Conflict and Collaboration in Opioid Prescription in Primary Care”, *Pain*, Vol. 155, No. 12, 2014, pp. 2575 – 2582.

性，以及有意或无意传达信息的复杂性，医患冲突几乎内嵌于任何一次的医患沟通中。[①] 中国学者也得出类似的结论。具有自身文化特质的医患双方，在信息编码传递时存在偏差乃至误解，这往往促生医患冲突。[②] 甚至医患双方都意识到了这一点，并将其视为造成不和谐医患关系的重要因素。[③] 这样，找出医患互动双方存在的认知和行为差异及成因，将有助于问题的解决。由于医患互动是一个纠缠了多种因素的复杂过程，任何一项研究都难以解析它所涵盖的全部内容。本文将选择医患互动过程中的一个方面，来对医患认知差异及其成因展开讨论。

研究问题与方法

科室不同，医患纠纷的发生概率不同，而妇产科属于医患纠纷的高发科室。根据北京市法院系统 2011 年至 2013 年一审审结的医疗损害责任纠纷案件来看，妇产科、骨科、普外科和急诊科分列纠纷高发科室的前四位。[④] 针对中国大陆妇产科中的男性从业者，笔者曾对他们在新闻语境中的性别身份特征做过为期两年的研究。研究发现：在面对女性就诊者时，男妇产科医生分别被呈现为冲突者与守护者的角色。媒体对男妇产科医生双重角色的呈现，又是在性别话语和专业话语角力中展开的。[⑤]

在医患沟通过程中，妇产科医患之间的互动非常微妙复杂。在医患交流敏感问题时未能保护患者隐私、在糟糕的时机将不幸的消息告知患者以及使用专业术语等，这都可能导致医患冲突。国外学者关于妇产科的研究，主要在非冲突的医患关系中探讨医学权力、性别政治与身份认同等。

① Skirbekk, H., "A Reflection of the Coding of Meaning in Patient-Physician Interaction: JurgenHabermas' Theory of Communication Applied to Sequence Analysis", *Patient Education & Counseling*, Vol. 54, No. 2, 2004, pp. 245 - 248.

② 方朕、杨炯、王哲芳、邵新华：《医患冲突现象相关研究综述》，《卫生软科学》2011 年第 10 期；张金凤、胡文华：《医患沟通是解决医患冲突的基石》，《中国医学伦理学》2008 年第 1 期。

③ 贾晓莉、周洪柱、赵越、郑莉丽、魏琪、郑雪倩：《2003 年—2012 年全国医院场所暴力伤医情况调查研究》，《中国医院》2014 年第 3 期；周一思、李凯、黄俊、封国生：《影响医患关系的不和谐因素分析与对策》，《中国医院》2011 年第 9 期。

④ 陈特、刘兰秋、范贞：《北京市 2013 年诉讼医疗纠纷大样本研究》，《中国医院》2015 年第 1 期。

⑤ 蒋睿：《男妇产科医生身份的媒介生产研究》，硕士学位论文，兰州大学，2015 年。

由此，基于国外学者的关注和笔者的先前研究，我们仅仅选择从性别与身份这一特定的角度来观察妇产科医患冲突。

我们选择了性别与身份的视角，同时又受到这一特定视角的限制。为凸显性别，我们将关注男性妇产科从业者与就诊者的互动。当然，我们假定他们双方都是异性恋者。

从一则较近的新闻来看，性别与身份问题的确是妇产科医患冲突的一个方面：2014 年 4 月，江苏沭阳。一位产妇的丈夫拒绝查房时有男实习医生在场，男实习医生未予理会。产妇的弟弟和丈夫殴打男实习医生头部，致其脑震荡。在江苏沭阳，男实习医生坚持自己的医生身份，而患者家属却将其视为男性，他们在双方各执己见时发生了肢体冲突。

我们猜想，看似简单的此类医患冲突，单就性别与身份而论，其原因却植根于医学与日常生活的根基之处。那么，在既定的妇产科中，医学之外的社会因素与妇产科从业者性别是什么关系？这一关系构成了妇产科医患双方无可逃避的现实基础。受制于这种关系，在医患互动中，兼具医生身份与男性性别的医生和兼具患者身份与女性性别的就诊者，他们各自采取了什么行动策略？在无法逃避的现实基础面前，医患双方的实践策略体现着他们对性别与身份的认知与维护。最终，我们将回答，医患双方在性别与身份问题上的认知差异及其成因，这种差异造成的医患冲突又是如何发生的？

为此，我们基于对文献材料的分析来勾勒和回答第一个问题，即根据文献记录来阐明社会因素对妇产科的影响。此后，我们将借助既有研究和从新闻材料中挖掘出的数据来回答第二个问题，即医患双方的行为策略。最终，在这两个问题的呼应下，我们借助社会关系情境这一概念来分析新闻材料中的医患冲突案例，以回答第三个问题，即医患冲突的过程及成因。

之所以选择使用新闻材料，是因为，根据前期研究，我们发现从新闻材料中挖掘出的数据和案例，可以回答本文所提出的研究问题。本文所依据的新闻报道散布在中国大陆各省市自治区，它们被收录在新闻数据库 Wisenews（慧科）中。该数据库是一个综合性的新闻数据库，就中文报纸而言，它可以被认为是最好的资源库。新闻数字化起始于 20 世纪 90 年代末，该数据库收录的新闻数据也开始于 1999 年。那时，中国的医患纠纷也才愈加频发。由此，我们以“男妇产科医生”“妇产科男医生”为关键词在该数据库中检索了自 1999 年 1 月 1 日至 2014 年 1 月 1 日的相关新闻。

在检索出401篇报道后，我们进行第一轮阅读与筛选，保留以男妇产科医生为新闻主体的文本，合计120篇，分布于58份报纸。

在逐篇细读后，我们发现，120篇新闻涉及了126例医患交往的事例。其中，对男妇产科医生接诊态度明确的女病人有65人，男性家属有24人；对男医生为女病人做身体检查过程描述较为详细、对医患双方个人观点、心理感受叙述比较完整的事例有7个。我们通过女病人及其家属对男医生的态度来测定他们在医患沟通时的行动策略，而通过7个不同类型的案例来呈现妇产科医患沟通时的情境。为确保新闻材料在医学术语及叙述上的准确性，本文所用新闻叙述，经过一位在某三甲医院获得妇产科硕士学位医生的审读。

从报纸的级别来看，省级直辖市同级别报纸对有关男妇产科医生的新闻报道最多（83.3%）；其次是全国性报纸（12.5%），如分别以女性、健康为特点的《中国妇女报》《生命时报》。

从报纸性质来看，对男妇产科医生相关新闻报道最多的是面向市民阶层且覆盖面积较大的都市报（68.3%），大部分省会、直辖市、自治区首府都市报都有报道，非省会城市只有深圳与汕头有报道。党报的分布呈现出很强的地区差异性（25.0%），除北京、上海外，其他省市的党报分布主要集中在东中部经济比较发达的地区，而西部省市就这一话题的讨论比较罕见。医学类专业报纸对这一话题报道较少（3.3%）。

这类新闻报道主要发生在直辖市、省会城市等一线城市（77.5%），零星几篇市级报纸的报道主要集中在南方经济发达地区的非省会城市如深圳、汕头（18.3%）。对发生在中国县乡镇的报道主要以党报对援疆、援藏医生先进事迹为内容（0.8%），而不是对“女病人尴尬就诊经历”的报道。

在下文中，笔者将逐一回答处于不同层次的上述三个问题。

现代妇产科医学的历史脉络与性别轴线

从妇产科发展历史来看，由哪个性别的从业者掌管与生育有关的诊疗与护理受到医学之外因素的影响。18世纪中期以后，欧洲一些国家的男性助产士才逐渐进入之前完全由产婆垄断的接生领域。由于党派利益对是否使用产钳的影响、医学团体间的政治斗争、新女性文化的出现以及分娩科学知识的进步，男助产士和男性产科医生在19世纪中叶开始获得控制女性分娩的医学实践权力。①

可以说，现代妇产科医学兴起于英美国家在生育管理上的革命。职业团体通过自我创造问题，并借此发展出解决问题的专业知识以获得专业地位。借助产婆而完成的自然分娩古已有之。在古希腊，从苏格拉底的言谈中，我们便知道产婆已经存在。在春秋时，《郑伯克段于鄢》也记载了“庄公寤生”，若没有产婆相助，庄公大约也不会来到世间。在产科学从业者接管产婆之前，产妇分娩对于产妇及胎儿来说皆是难关一道。笔者找到了20世纪30年代定县实验中的一些调查数据。在尚由产婆接生的定县，每一千个一岁以下的婴儿，每年死亡200至250人，一千个产妇中约有40人难产而亡。根据这些数据，我们可以更好地理解产科学的有无对于人类的意义。妇产科医学之所以能够被称为一种专业，还在于它对相关知识具有认知上的专属范围。它能形成一套知识的理论体系，且透过设立专门的教育机构，以长期而有系统地训练新进者；专业协会和社会组织的形成，并且以专业组织为专业行为的主要参考框架，特别注重专业人员的自主性；确立专业的权威，并得到社会的认可。②

在发展过程中，美国妇产科从业者性别构成的变化影响了妇产科的性别类型。1930年时，妇产科成为第三种独立设立了控制人员培训、牌照发放和行医实践的委员会的医学分支，截至1990年全美有33697名妇产科医生（占医生总数的5.5%），其中78%为男性。③ 可见，从业者的性别构成给人以职业性别化的印象，也可以说，妇产科在美国最初被视为男性主导的专科。美国妇产科的性别构成在1980年以后经历了快速的变化。越来越多的女性进入妇产科工作，女妇产科医生的比例增长至2000年的32%。④ 然而，美国妇产科正在从男性主导的专科转变为女性主导的

① 蒋竹山：《从产婆到男性助产士——评介三本近代欧洲助产士与妇科医学的专著》，《近代中国妇女史研究》1999年第7期；吴嘉苓：《医疗专业、性别与国家：台湾助产士兴衰的社会学分析》，《台湾社会学研究》2000年第4期。

② 张苙云：《医疗与社会——医疗社会学的探索》，巨流图书公司1998年版。

③ 罗伯特·汉：《疾病与治疗：人类学怎么看》，禾木译，东方出版社2010年版，第265页。

④ Benedetti T. J., Baldwin L. M., Andrilla C. H. A., Hart L. G., “The Productivity of Washington State's Obstetrician-gynecologist Workforce: does Gender Make a Difference?”, *The American College of Obstetricians and Gynecologists*, Vol. 103, No. 3, 2004, pp. 499 - 505.

专科的变化趋势可能带来整个妇产科从业者的收入趋于下降的结果。[①] 在美国，妇产科医生在这一专科中的性别构成形塑了妇产科的性别类型，而在这一被性别化了的专科内部又依循着性别轴线形成了角色与地位关系不平等的结构。

在医学界内部，妇产科的外科属性毫无争议。但是，由于妇产科疾病与特定的性别以及特定的身体部位相关，对于医学界之外的普通人而言，这一专科似乎与性、性别有着紧密的关系。妇产科的专业自主性与多元的性别文化认知之间的冲突又反映了当代中国性别政治的复杂性。具体地看，这种复杂性首先体现为现代妇产科医学在中国社会历史语境中的兴起与发展过程中形成了不同的性别类型。

清末民初，在西医妇产科传入中国后的很长一段时期内，妇产科都是由女性主导的。囿于当时中国社会的身体性别规范，女病人绝不肯接受男医生的诊治。即便是在 1930 年代的定县，根据俞焕文的回忆，他本以为“种牛痘防天花”是简单易行的事，毕竟，自 1796 年英国人冉那为一儿童接种牛痘之后，到 1936 年已经一百四十年了。然而，在定县农村种痘却遇到了众多的挑战。除了排斥“洋花”（牛痘），接受“本地花”（人痘）之外，还有“乡间的旧俗”，即“妇女们是不愿被陌生男子种痘的”，为此，他们便培养女种痘员及各村保健员为当地妇女种痘。[②] 种痘尚且如此，遑论妇产科的社会处境了。为此，医疗实践不得不与社会文化中既有的性别规范进行协商和让步。[③]

清末来到中国的传教士认识到中国社会男女授受不亲的观念，为便于传教创办了医学校，并且资助中国妇女在海外接受高等教育，培育女医生为女性服务。1924 年，民国政府下令国立大学招收女生。由于民国政府的教育政策并无性别隔离，医生职业也就没有沦为男性专属的职业。[④] 甚至，

---

① Curtis, M. G., “A Guest Editorial: Is ‘Male Ob/Gyn’ a New Oxymoron?”, *Obstetrical & Gynecological Survey*, Vol. 56, No. 6, 2001, pp. 317 - 321.

② 俞焕文：《定县种痘七年的经过》，《民间（1934）》1936 年第 3 卷第 15 期；景军：《现代预防医学在乡土中国的实践源头和本土化过程：定县实验》，《西南民族大学学报》（人文社会科学版）2018 年第 7 期。

③ 王秀云：《不就男医：清末民初的传道医学中的性别身体政治》，《近代史研究所集刊》2008 年第 59 期。

④ 成令方：《性别、医师专业和个人选择：台湾与中国女医师的教育与职业选择，1930—1950》，《女学学志》2002 年第 14 期。

民国政府鼓励拿到公费奖学金的女性留学生专攻妇科与产科，而中国女医学生不论有没有拿到奖学金仍持续专攻这两个领域。甚至，在 20 世纪 30 年代的台湾，有些女医生虽然不是妇产科医生，迫于女性的需求也开始了妇产科的业务。①

中国大陆妇产科学的主要开拓者与奠基人多为女性。例如，北京协和医院的林巧稚教授、上海第一医学院附属妇产科医院的王淑贞教授、天津医学院附属医院的俞霭峰教授以及广州市第二医院的梁毅文教授。这意味着，当时有一个基数更大的女妇产科医生群体。可以发现，面对当时的社会性别规范、教会的支持和政府的鼓励，性别反而成为女性学习妇产科医学知识的优势，这也是近代西医妇产科在中国获得职业地位过程中的一个特点。

近代以来，中国台湾地区妇产科医学的发展路径，也展示了非医学因素对妇产科从业者性别构成的影响，而这一过程又与医学因素相互交织。在日本侵占台湾之前，台湾女性不愿接受男医生的诊治，甚至不愿意在有男病人的医院裸露自己的身体。这使得女医生和女助产士广受欢迎，并且促成了妇女医院的建立。日本侵占台湾时期，在台湾的正式医学教育只接受男性学生，而那些出身于台湾精英与富绅家庭的女性，她们若想接受正规的医学教育便需要留学欧美或日本。在那时开业的那些妇产科男医师，他们采取与女助产士固定合作的方式，逐渐介入了男医师很少进入的妇科领域。第二次世界大战以后，国民党政府主导的医学教育尽管接纳女学生入读，但由于意识形态、文化与制度等方面对女性医生的限制，男性医生在战后很长一段时间内主导着台湾的妇产科。此后，台湾男妇产科医学内部兴起了徐千田流派。台北医院妇产科的徐千田医师及其徐门弟子（几乎全是男医生），以改良后的冈林式的子宫颈癌广泛切除手术闻名台湾，他们通过各种开刀手术赢得了台湾各地女性的信任。男医生在台湾妇产科中的优势地位，因徐千田流派的发展而进一步巩固。从台湾妇产科的早期发展来看，女病人择医时的性别偏好、男医生的行医策略、医学教育制度以及医学内部的技术传统等，都对妇产科从业者的性别产生重要影响。②

---

① 王秀云：《不就男医：清末民初的传道医学中的性别身体政治》，《近代史研究所集刊》2008 年第 59 期。

② 傅大为：《战后台湾妇产科的手术技艺与性别政治》，《女学学志》2002 年第 14 期；吴嘉苓《评介傅大为：亚细亚的新身体——性别、医疗与近代台湾》，《女学学志：妇女与性别研究》2005 年第 20 期。

1949年以后的中国大陆地区，随着完整社会的形成，国家与社会合为一体以及资源和权力的高度集中，国家具有了很强的动员与组织能力，这又影响了中国大陆妇产科从业者的性别结构。首先，带有国家女权主义特征的男女平等的性别观念在全社会得以普及。例如，在20世纪50至80年代，国家动员与行政干预影响了中国女性新的劳动角色的形成；[①] 其次，完整社会的形成还深刻地改变了医疗卫生领域。中国政府参照苏联模式，对医生职业进行了社会主义改造，将医院、诊所国有化，医生也成了国家的雇员。意外的是，依附于公立医疗机构的医生，获得了一种西方同行与民国前辈不太可能拥有的新的权力——科层制权力。[②] 这意味着，在“谁能成为妇产科医生”这个问题上，公立医疗机构将不再完全屈从于传统性别观念的制约。而且，男女平等的现代性别观念在赋予女性更大的职业选择权的同时，也给予了男性进入妇产科执业的合理性。国家动员、性别观念的变迁、公立医院单位组织的科层化等因素为男性进入妇产科从业创造了机会。

总体来看，妇产科医学实践在不同性别的从业者身上得到延续与发展。特别是男性在妇产科对极具女性特质的身体部位加以诊疗，这看似违背了医学科学的性别中立立场，实则是对该立场以及作为科学的医学的彻底维护。笛卡尔的身心二元论将心灵交给了神学宗教，将身体交给了自然科学（生物学、医学），至此，生物学意义上的身体研究，成为医学或临床解剖学的关注点。随着医学的发展，作为医学研究对象的身体也不断地呈现出新的面貌，身体被迫经历着对象化、生化指标化与影像化的过程，身体的多元特征不断地消逝。从医学的角度看来，若医疗实践让步于社会性别规范而将男性或女性阻隔在妇产科工作之外，这实则是将妇产科当作了性别化的专科。允许男性进入妇产科工作，恰恰是对作为科学的医学以及妇产科从业者纯净的职业身份与性别中立的维护。

尽管如此，由于妇产科疾病与特定的性别（女性）以及特定的身体部位（女性生殖器）相关，对于医学界之外的普通人而言，这一专科似乎与

---

① 金一虹：《“铁姑娘”再思考——中国“文化大革命”期间的社会性别与劳动》，《社会学研究》2006年第1期。

② 姚泽麟：《近代以来中国医生职业与国家关系的演变——一种职业社会学的解释》，《社会学研究》2015年第3期。

性、性别有着紧密的关系。医学将自己与性别的关系撇得一干二净，但却将执业医生个体置于日常规范下的性别与职业身份的冲突中，就诊者也不得不同时面对无性的医学实践与有性别的医生个体。

医学与日常生活边界处的性别与身份

社会为身体的暴露程度与触摸程度设置了边界，处于模糊位置的事物被归为不洁，而跨越边界更是一种危险的、引起焦虑的行为。然而，日常生活中的身体边界却被患病身体对医院的疾病治疗与救护的依赖所打破，就医时的身体作为一个生物客体在未授权的情况下被监控起来，而患者因身体暴露而产生的情绪不适又为生物医学所忽视，这样，跨界者不得不身处于紧张而危险的边界。男护士、从事男性生殖护理的女护士以及男妇产科医生等，都处在职业身份实践与日常性别规范相冲突的困境中。

在医学实践与日常性别规范的边界处，日常生活对抗着医学实践的入侵。由于护理工作被分给了女性，因此“不提供护理”便成为男性特质的一部分。当男性护理女性时，他们便身陷于职业身份与自身性别相敌对的处境中。更有甚者，男性为女性提供亲密照顾被认为是不道德的，而女性为男性提供亲密照顾时虽未直接显示出相似的不道德，但也间接存在。这是职业实践与社会规范之间横亘着需要弥合的裂痕。

或许，直接作用于身体上的工作是潜在地有辱人格的，因此需要采用保持距离的技术。对于医生而言，这种技术主要为：在病人着装状态下与病人会面、使用医学术语、护士陪同检查、控制接触以减少情感含义并严格控制情绪，开一些不带有性意味的玩笑。这样，病人便不会对医患间的互动做出含有性意味的解读，这也有助于医生抑制自己的性感受。也有医生认为，在私人层面为病人做检查可能会激发性冲动，而若将病人视为无生命的客体则能够使医生对身体检查进行去性化。尽管医务人员处于随时可能跨界乃至冒犯患者的微妙情境中，但毫无疑问，拥有专业话语的职业医护人员，依然在医患互动中占据主导地位。由于在诊室内不存在性别，在妇产科里的女性（病人）也被自动地去性化了，这样，病人裸露身体进行的医疗检查被赋予了特殊地位，它是医生与病人这两个无性的主体之间的性别化仪式。在这个仪式空间中，医患双方的身份在与对方身份的相遇中不断地协商、再协商与建构。在这个动态过程中，医生首先看到的是病人，随之，病人又被建构成一个女人，最后，她被医生视作妇科检查中的身体器官。由此，在诊室这个仪式空间中，医生构筑着无性的互动情境，日常生活中的性别被排除在职业实践之外。

幸运的是，医生并非在从业时才开始学习去性化策略，而是在从业之前就接受了培训。在美国，在培养未来的医生时，医学院会专门聘请“模特”来帮助医学生练习和理解妇产科检查工作。医学生在成为医生之前，一些保持距离的技术和策略便在训练中获得，而重复枯燥的教学检查也意欲在此。[①] 或许，医生在职业实践中已经撇清了性别，但患者在就医时却未必做好这个准备。

于妇产科就诊者而言，性别之所以在妇产科医患沟通中凸显，可能是由于她们首先通过性别来区分自我与他人。相较于其他分类方式，比如年龄、职业等，性别分类更为简单，以至于性别分类成为一种分类基础，只有首先将他人区分为男性或女性时才能更好地理解自我与他人。[②] 正因如此，日常生活中的性别规范管控着医疗情境的医患关系。尽管医学和医生皆视患者为去性化的客体，但具有丰富情感与生命经历的患者却未必像医生看待患病身体那样看待自己。在这种情况下，医患的相遇往往伴随着误解乃至冲突。这是社会规则之间的冲突：医疗实践中的无性假定与日常交往中的两性性暴露限制。

在此情景下，尽管医学的霸权规则压制着社会生活中的性别规范，但作为完整个体的就诊者，却也以自己的方式做出回应：或拒绝男妇产科医生接诊，或在男妇产科医生接诊过程中重塑自我的性别身份认同。

尽管全球不同地域的病人对男性妇产科医生的接受度呈现出较大差异，但女病人对男妇产科医生的拒诊是显而易见的。相比于以色列的阿拉伯妇女以及伊拉克、尼日利亚部分地区的女性，北美和欧洲等地的女病人对男妇产科医生的接受程度更高。在美国，根据一份 20 世纪 70 年代对 409 名妇产科病人进行的问卷调查，36.2% 的病人对医生性别没有偏好，

---

① Underman, K. , “It's the Knowledge That Puts You in Control The Embodied Labor of Gynecological Educators”, *Gender & Society*, Vol. 25, No. 4, 2011, pp. 431 -450.

② Ridgeway, C. L. & Correll, S. J. , “Unpacking the Gender System A Theoretical Perspective on Gender Beliefs and Social Relations”, *Gender & Society*, Vol. 18, No. 4, 2004, pp. 510 -531.

33.9%的人倾向选择女医生，而不会选择女医生的人有19.3%。[1] 到了2000年左右，虽然就医时偏好女医生的病人所占比例没有发生明显变化（34%），但越来越多的美国人（58%）对医生的性别完全不在意。[2]

在一些信仰伊斯兰教的地区，女病人通常更倾向选择女性医生。在伊拉克所做的调查显示，18%的受访者没有性别偏好，仅有8%的病人选择男医生。[3] 相比之下，以色列的阿拉伯女性，大约半数的受访者表示对家庭医生没有性别偏好，但76.6%的女性受访者倾向选择女妇产科医生，而在盆腔检查和妊娠随访时倾向选择女医生的受访者比例更高。[4] 在尼日利亚西北部的调查显示，59.2%的应答者倾向选择女医生，22.2%的人没有性别偏好。[5]

具体到中国，一份在浙江、安徽两所医院对妇科门诊病人接受男医生妇检的心理状况调查显示，80%的女性不愿意接受男医生做妇科检查。[6] 在广东惠州市针对妇产科住院病人的调查显示，69.3%的病人不愿意接受男医生的诊疗。[7] 对男妇产科医生的拒绝也在笔者搜集的新闻案例中突出地显现。在120则新闻中涉及65例态度明确的女病人，其中，表示接受或者有条件接受的共有38例（58.5%），表示直接拒绝的有27例（41.5%）。在女病人表示接受或者有条件（比如医术高明、是专家）接受男医生接诊的38例新闻中，有32篇明确讲述了女病人接受男医生查体的感受，其中81.3%的女病人因为陌生男性看到了她的身体而感到尴尬与

---

① Haar Esther, Halitsky Victor, Stricker George, "Factors Related to the Preference for a Female Gynecologist", *Medical Care*, Vol. XIII, No. 9, 1975, pp. 782 – 790.

② Howell, E. A., Gardiner Birdette, John Concato, "Do Women Prefer Female Obstetricians?" *The American College of Obstetricians and Gynecologists*, Vol. 9, No. 6, 2002, pp. 1031 – 1035.

③ Lafta, R. K., "Practioner Gender Preference among Gynecologic Patients in Iraq", *Health Care for Women International*, Vol. 27, No. 2, 2006, pp. 125 – 130.

④ Amir, H., Tibi, Y., Groutz, A., Amit, A. & Azem, F., "Unpredicted Gender Preference of Obstetricians and Gynecologists by Muslim Israeli-Arab Women", *Patient Education and Counseling*, Vol. 86, No. 2, 2012, pp. 259 – 263.

⑤ Onyemocho A., Johnbull O. S., Umar A. A., AraBI. Raphael A. E., Pius E. O., Polycarp A. U., "Preference for Health Provider's Gender amongst Women Attending Obstetrics/Gynecology Clinic, ABUTH, Zaria, Northwestern Nigeria", *American Journal of Public Health Research*, Vol. 2, No. 1, 2014, pp. 21 – 26.

⑥ 陈思砚、杨黎文：《女病人接受男医师妇检时的心理状况调查》，《中国实用神经疾病杂志》2008年第9期。

⑦ 马剑玲、黎小平、植神姊：《住院患者及家属对妇产科男医生的接受度调查及分析》，《医学资讯》2011年第1期。

屈辱，12.5%的女病人担心男医生在检查中非礼自己，仅有6.3%的人表示医生的性别不重要。此外，在24篇对病人男性家属的态度进行了描述的新闻报道中，有58.33%的男性家属拒绝男妇产科医生，高于女病人的拒绝率41.5%。

为什么患者会如此在意医生的性别呢？难道是因为女妇科医生更富情感也更理解病人的感受，因此在检查时更温柔，或者，女妇科医生与病人的交流时间更长、交流方式不仅注重语言交流而且注意使用非言语的方式，因此显得更富情感，而男妇科医生在与病人的交流中则经常使用医学术语，因而显得沟通方式工具性较强？但情况并非一贯如此，因为一些男妇科医生在做巴氏涂片检查时会比女医生更轻柔并且会对检查行为做出解释，而且男医生接诊首次产前检查病人的时间更长、与病人的交流更多。

事实上，妇产科医生的性别与他们的专业服务质量并不相关。不论是男医生还是女医生，他们向病人提供的生物医学信息本身没有差别。只是，若医生在与患者的沟通中采取了“以病人为中心的沟通风格”，那么医生会在交流中通过表示赞同而引导病人表达，与患者建立伙伴关系。由于沟通风格并不必然为某类性别所独有，医生的性别并不必然影响他/她的服务质量。可见，尽管妇产科患者就医时对医生的性别怀有较为普遍的偏好，但这却不是由于医生的性别影响了他们的专业服务质量，而只能归因于医学之外的因素。

在全球各地出现的性别偏好现象，其原因不在于男医生提供的医疗服务比女医生差。[①] 事实上，妇产科就诊者以拒绝男医生接诊来规避性别与身份相冲突的困境。虽然拒绝男医生接诊足以避开性别与身份的对峙，但男女性别与医生/患者身份的对峙并未消除。

与之不同，一些主动接受男妇产科医生接诊的就诊者，迎面面对乃至化解了性别与身份的冲突。通过大量深入地访谈接受男妇产科医生诊疗的患者，研究者发现，女性患者的自我认同在一个人、一个患者和一个女性之间游移。当从医生的角度看到自我时，她们将自己建构成为一个患者，

---

① Roter D. L., Geller G., Bernhardt B. A., Larson S. M., Doksum T., “Effects of Obstetrician Gender on Communication and Patient Satisfaction”, *Obstetrics & Gynecology*, Vol. 93, No. 5, 1999, pp. 635 – 641; Roter D. L. & Hall J. A., “Physician Gender and Patient-Centered Communication: A Critical Review of Empirical Research”, *Annual Review of Public Health*, Vol. 25, 2004, pp. 497 – 519.

而在其他时候则以女性的身份出现。在被医生检查生殖器官时，患者又将自己的生殖器官排除在自我之外，这样，患者对自我身体的认同仅仅包括那些不被医生检查的部位。[①] 如此看来，患者似乎以自己的策略走出了她不得不踏入的困境。

可见，如果将日常生活中性别分类带入到就诊过程中，就诊者极可能产生明显对医生性别的偏好。有偏好的择医恰恰掩盖了性别与身份相冲突的问题，直面这一冲突的办法似乎就是就诊者发展新的自我认同策略。根据直面性别与身份冲突的医患双方的认知与实践，我们看到，他们彼此都在经历一种“过渡仪式”。在这种仪式情境中，日常生活的性与性别被排斥在外，个体的自我身份重新建构，进而使得可能引起紧张、尴尬与误解的妇科检查得以顺利地完成。只是，中国大陆妇产科里的医患双方并不都这么幸运。

性别、身份与中国大陆妇产科医患双方的处境

尽管大多数女性认为，男女之间身体敏感部位的接触甚至视觉接触是涉性的，但在某些情境下身体的亲密接触又不是性的，比如，被强奸、被医生触摸身体的敏感部位等。[②] 尽管，在一个没有形成某种定式的变迁社会中，言行之间的差距往往会更大，但由于几乎所有女性都将性与性别理解为发生在男女之间的某种关系，[③] 在考察妇产科中的性别时，我们将从“性”的情境性凸显及其影响来判定性别因素在医患沟通中的作用。在研究性别系统时，里奇韦（Ridgeway）与科雷尔（Correll）提出了“社会关系情境”这一概念。[④] 它指的是，由个体以行动为目的相对于他人定义自身的任何情况组成，这些情况可以在面对面的直接交往中产生，也可以借

① Galasiński, D. & Ziókowska, J., “Identity Ambivalence and Embodiment in Women's Accounts of the Gynaecological Examination”, *Health*, Vol. 11, No. 4, 2007, pp. 455 - 474.

② 黄盈盈：《身体·性·性感：对中国城市年轻女性的日常生活研究》，社会科学文献出版社2008年版，第153页。

③ 黄盈盈：《身体·性·性感：对中国城市年轻女性的日常生活研究》，社会科学文献出版社2008年版，第140页。

④ Ridgeway, C. L. & Correll, S. J., “Unpacking the Gender System A Theoretical Perspective on Gender Beliefs and Social Relations”, *Gender & society*, Vol. 18, No. 4, 2004, pp. 510 - 531.

助媒介而间接出现。在涉及性别的社会关系情境中，关于性别的文化认知就作为这场博弈的规则而发挥作用。在此，基于上文对性别与身份的探讨，我们借助“社会关系情境”这一概念来呈现和解释中国大陆妇产科里的医患冲突。

对于医学检查而言，不论是触诊还是医学影像检查都是以病人身体为基础。但是，中国大陆女病人与男医生对检查过程的描述呈现出极大差异。

> 因肚子疼痛不已，19 岁的女病人小玉和男友到同济医院看病。小玉说，接受检查时她穿着短裤，医生要求松开皮带和一个纽扣，按肚子时她痛得大叫，后来对方竟一路往下查，拉开内裤在下身敏感部位摸。“我当时第一反应是夹紧腿，他掰开我的腿，把手再放进去”，据称摸下身过程约一分钟。“当时肚子痛得厉害，也没多想”，小玉说，医生未将手指伸进阴道，但全程未戴手套，后再让她俯卧检查背部。①

在描述身体时，女病人小玉使用了“摸”“肚子”“下身敏感部位”“腿”等日常词汇。然而，当事男医生对检查过程做出了另一番描述：

> 当事患者把腰带解开，屈膝，医生按压上腹部，脐部右下股部阑尾区，右上腹部的肝胆区，脐部中间区，双侧腹股沟的淋巴区，体查完毕。②

“按压”“上腹部”“脐部右下股部阑尾区”“右上腹部的肝胆区”等医学专业词汇为当事男医生所使用。尽管医患双方在描述同一个事件，但他们却使用了迥异的词汇，似乎他们在描述不同的过程。

并置上述两类不同的表述，可以看出医患双方对身体的认知差异：基于日常经验的个体身体与医学诊疗的客体。这种认知差异立足于不同的社

---

① 曹思诚：《少女投诉男医生越轨检查》，《南方都市报（全国版）》2008 年 7 月 22 日。

② 曹思诚：《少女投诉男医生越轨检查》，《南方都市报（全国版）》2008 年 7 月 22 日。对本文医学相关内容进行审读的医生表示，他们在工作中的表述为：右下腹部阑尾区，右上腹部的肝胆区，脐周，双侧腹股沟的淋巴区。这与新闻中的描写略有不同。

会关系情境之中。虽然小玉既是患者又是女性，但她对男医生查体的描述隐没了医生的职业身份，而呈现着陌生男性对自己的骚扰。面对男性医生这一兼具性别与职业身份的人，小玉将男医生界定为男性，进而进入了一种两性相对的情境。与之不同，男医生对其查体过程的描述，只呈现着职业身份的实践过程，即他隐没了小玉的性别，而仅视其为患病个体。在他们的互动中，男医生借着医学的权威主导着医疗互动过程，而忽视了患者的性别身体感受。患者只能在另外一个战场与医生博弈，那就是将医生拉扯到日常生活的性别规范中，拉回到法律上民事的医患纠纷案件里。

可见，当医患双方将彼此界定在不同的社会关系情境中时，认知差异是必然的，而这种认知的差异往往导致医患之间隔空喊话似的误读。

> 男医生说："那位孕妇是合并心脏病入院治疗，当听诊器在她的胸部移来移去听诊时，她很警惕地盯着我，但我还是得注意她乳头部位的心音变化，因为这里是心脏变化最明显的地方。"当时，病房里也有别的女病人在场。而这位孕妇在生产完出院时，却向医院投诉他耍流氓。尽管医院最后也认为他受了委屈，却被同事们当成笑话传来传去。①

从医学实践的角度来看，在乳头部位听诊最能发现心音的变化，医生的查体决策是根据查明病情的需要做出的。然而，"警惕"的孕妇对此持有不同的看法，她在自己的乳头被反复听诊时看到了陌生男性的身影。在离开医院之时，她以投诉的方式将男医生拖拽到了日常性别规范之中。这也在表明，尽管性别身体与医患身份的关系在医学情境与日常情境中具有不同的逻辑，但它们在具体情境中的界限却是模糊的。只是，作为医疗机构的医院站在了男医生的旁边。虽然男医生因为正常听诊而被投诉耍流氓成为医院里的笑谈，但在贯彻医学实践的医疗机构面前，孕妇在被听诊之时将医患关系确认为男女关系的情境性判定被否定了。从下面的新闻中，我们可以进一步地看到，医学和医疗机构对性别中立的医疗行为的强势贯彻，早在医生成为医生之前的实习阶段便已开始。

① 《山东大学第二医院针对"在妇科检查时，碰巧遇到男性医生将如何对待"问题进行调查》，《中国妇女报》2007 年 8 月 23 日。

> 2002年11月的一天，30多岁的韩女士到合肥一家大医院就诊时。当她赤裸着下身，被查出患有子宫肌瘤后，一男实习生在女医生的指导下，又做了一个"双合诊"，即一手放在膀胱部位，一手伸进女性阴道里触摸。"当时我正为自己得了肿瘤而紧张，对男实习生的行为一时没有反应过来。当我明白是怎么回事时，一切都晚了。那一刻，我真难堪极了，事后越想越气。"韩女士说，"女人的生理隐私是与生俱来的，医院凭什么侵犯我的生理隐私？再说我是来治病的，我有自己的人格和尊严，那位医生凭什么让我充当她的活教具？"①

从韩女士的陈述中，可以看出，女医生指导下的男实习医生并未获得她的授权便完成了对她的触诊。很可能，女医生和男实习医生根本不会征求她的同意，因为医患双方的性别差异会在征求同意时由医方所唤起，如此一来，具有职业身份的医生却违背了医学的性别中立立场。从医方的角度来看，生殖部位检查时第三者在场，这本是一种去性化的策略。对于男实习医生来说，此类检查可能仅仅是医学生在具体的医疗实践中逐渐成为医生的一个去性化"过渡仪式"。女病人所表达的难堪与愤怒，却指向了"男实习生"和"活教具"，使她感到人格和尊严受损的是，男实习生在检查中触碰到其高度性化的器官——阴道。又一次地，女医生和男实习医生在他们与就诊者的关系中排除了性别、只留下医患身份，而就诊者则在被男实习生查体时识别出了男女之别。尽管就诊者从医生的实践中看到了作为"活教具"的自己，但"一切都晚了"，只剩下医疗情境之外的纠纷。

在上述案例中，尽管医生一直置身于仪式化的医学诊疗情境中，但女患者却并未在其中停留，她们未能在仪式化的医疗情境中重构自我的性别与身份，而是因性的联想而经历了由医学情境到日常情境的跳跃。性的联想之所以在此时显现，是因为这一诊疗情境符合了女性理解"性"的两项条件："两种性别的个体同时在场"以及"敏感性身体部位的暴露与接触"。② 进一步地，根据黄盈盈和鲍雨对乳腺癌患者的研究，在乳房切除

① 毛磊：《你知道吗？隐私远不止性》，《当代生活报》2003年8月19日。

② 黄盈盈：《身体・性・性感：对中国城市年轻女性的日常生活研究》，社会科学文献出版社2008年版，第140页、第149—155页。

后，身体的残缺导致女性自我性别身份认知的焦虑，[①] 也即，女性基于完整的身体来建构性别认知。这意味着，妇产科里的女就诊者，难以在医疗情境中发展出基于非完整性别身体的自我认同策略。

整体来看，在面对理念与实践上具有一致性的医学、医疗机构和实习训练之时，身处于性别与身份对峙之中的就诊者毫无招架之力。她们只能将为她诊疗的那个男医生揪到日常生活领域，在日常的性别规范之下对其大加挞伐。这样，与性别和身份相关的医患纠纷并不发生在医学领域，而发生在日常生活领域。然而，与就诊者不同，在具有医生身份进而流水接诊的男性个体眼中，或许性与性别并不在医患身份相对的诊室中凸显，而在诊室之外的生活中。

尽管就诊者在医疗检查中感受到了自我的“性的身体”与性别，但男医生却是在医疗检查之外男女相对的情境中才真切感受到性与性别。有一位男妇产科医生如此描述他眼中“性的身体”：

> 毕竟，在工作中，你看到的女人和生活中看到的女人是不同的。在工作中，你看到的只是女性身体的一部分，是被过分放大的局部遮挡着你的视野。准确地说你看到的是千篇一律的器官。而在生活中，你看到的是活生生的人，有皮肤、有线条、有体态、有样子。你能完整地感觉到，那是一个女人，美或不美。比方说，尽管在认识爱人之前，见过女性的身体，但是，第一次看见爱人，我仍然觉得她是神秘而美好的，第一次和爱人在一起，我依旧像所有的男孩子那样是兴奋而激动的。[②]

与前文就诊者对“性的身体”的描述相比，医患双方都在日常生活情境中理解性与性别，但男医生并未像就诊者那样，将日常生活情境中的性与性别纳入医患身份相对的医疗情境中，他眼中性的身体是完整的而非局部的。医患双方对身体感知的差异，可能源于他们经受医学专业训练的塑造与否。有一位男医生这样描述其在学医时接触身体的经历：

---

① 黄盈盈、鲍雨：《经历乳腺癌：从“疾病”到“残缺”的女性身体》，《社会》2013 年第 2 期。

② 胥柳曼、余志成、潘顺祺：《越界之美》，《新民晚报》2003 年 10 月 19 日。

> 上医学院时，对人体的直观了解是从解剖学开始的，先从解剖好的骨骼入手，然后肌肉、神经、各个器官，每天捧着摸着，弄个滚瓜烂熟。接着动手解剖，两个人合作解剖一具尸体，把皮肤划开，一层层深入肢解开来，为了训练大家的感觉，特别规定不准戴手套、不准戴口罩。①

“医学生忍受着福尔马林的刺鼻味道，持着刀剪划开一具具没有知觉的躯体，分开黄澄澄的皮下脂肪，探索内脏肌肉的纹理和方位，神经血管的经纬和走向，从外在的皮相到内在的骨架，从而建立专属于自己的解剖学知识。”② 从这些对解剖训练的描述中可以发现，在反复而系统的解剖训练中，医生们所触碰的是生物器官而非具有性别的身体。在医学史上，解剖训练传统可以追溯至文艺复兴时代，作为现代科学的医学，正是从解剖实践开始才不断推进着对人体的认识。③ 这是一个去性化的过程。因此，医学共同体对身体的认识总是在医学知识的层面推进，作为医学共同体成员的医生，则是在医学专业训练中不断地内化医学视域中的身体知识。对医生而言，病人身体是医疗数据的来源、职业实践的对象。

然而，当医生为熟人、同事做检查时，医患双方既有的社会关系即刻凸显出来。日常生活情境中的社会关系与医学专业情境中的医患关系叠加在了一起，这为医生的职业实践带来了挑战。韩国导演金亨俊在影片《无法原谅》中令人惊愕地触及了这一问题。当面对陌生人时，医生可以理直气壮地完成其职业身份实践的要求，但这种专业实践却即刻被既有的社会关系所瓦解。正因如此，才有男妇产科医生表示：“干这一行最尴尬的莫过于为熟人、同事做身体检查，她们往往是冲着医生的医术而来，所以对待同事、朋友间的检查，他们一定要三人以上在场，并尽量让学生检查，自己在遇到学生难以把握的时候才亲自‘出手’。”④ 尽管在医学职业训练与实践中排除了性别，但身处社会关系情境中的医生家人，却遭受因日常生活情境与仪式化医学情境来回跳跃所带来的困扰，医生的家人又将自身

---

① 《男医生给女患者看病到底有多少尴尬》，《上海青年报》2002年12月17期。

② 张淑卿：《解剖学知识传授与实作的初步观察：以1900—1980年代的台湾医学教育现场为分析对象》，《科技、医疗与社会》2015年第20期。

③ Van Dijck, J., *The Transparent Body: A Cultural Analysis of Medical Imaging*, Washington, D. C.: University of Washington Press, 2005, p. 10.

④ 《走近省城妇科男医生》，《江南都市报》2002年12月20日。

的困境加诸到医生身上。

> 从事妇产科医生工作的全双下班回来，颜倩（全双妻子）第一件事就是要他用84消毒液洗手，全双告诉她，在单位每做完一个检查或手术都洗手，可是颜倩就是不依不饶，非要全双当着她的面洗一遍才行。有一次，颜倩有个女同事在全双的科室就诊，正好全双是她的主治医生。出院后，一次同事聚会，女同事跟颜倩提起全双，说他医术精湛，而且对人态度温和，检查也非常仔细。一位男同事听了哈哈大笑，故意拿颜倩开玩笑："颜倩，你老公把人家身体检查得那么仔细。"颜倩脸一下拉长了，吓得同事赶紧噤声。①

如同这则新闻中描述的，医生的妻子和同事依然将性别中立的医疗情境中的医患互动，揪扯到另一个时空的日常性别规范中加以管理和嘲弄：不是医生诊治了患者，而是丈夫仔细检查了妻子同事的身体。这样，尽管医生的职业实践与性别无关，但医生在日常生活中的社会关系却监控着他在医疗情境中的实践。

整体而言，对就诊者来说，她将诊室之外的日常性别规范拖拽到医患互动的诊室之中，虽然她在医患互动的医疗情境中处于命定的劣势，但她在诊室之外的日常生活中找到了在性别与身份问题上与职业医生相抗衡的战场。与之不同，于医生而言，他在诊室之内医患互动的医疗实践却被拉回到诊室之外的日常性别规范下加以拷问。背负着日常性别规范的就诊者，其矛头所向，乃在医学及其实践本身，不幸的是，具体的从业者将成为替罪羔羊。

结 语

奠基于笛卡尔的身心二元论，医学在对身体现象的对象化、医学化过程中成长。医学知识向具有认知能力的一切个体敞开，不分性别。从妇产科的发展来看，随着现代医学从助产术手中接管对生产的监控、职业医生取代产婆以及专业知识在特定医疗团体内传播，政治、宗教、教育、专业

---

① 杨帆：《我的爱情被职业伤了》，《江南都市报》2011年11月23日。

技术传统乃至性别意识形态等外在于医学的因素，直接或间接地影响着哪个性别的个体可以进入医学团体。然而，尽管男性进入妇产科的具体背景多种多样，但男性进入妇产科面对女就诊者恰恰为医学性别中立的理念所支持。无论在理念上还是在现实中，作为医学专科的妇产科对于性别的拒斥表现出了一致性。

然而，医生个体却不完全处于医学的理念与现实中，他还有别的身份。在日常生活中，社会为男女之间的互动设置了界限。由于性别分类是普通人的首选分类，虽然接受特殊训练的医生在医患互动中看到的是具体的器官、患病的生物体，但多数就诊者却因向男医生暴露具有女性特质的身体部位而意识到自己的性别。当男医生接触到女就诊者时，背负医学知识的头脑在探索疾病的成因，而拥有这颗头脑的男性身体却在触摸着异性。医疗情境中的医患双方和日常生活中男女之别叠加在了一起，医生/患者身份与男女两性性别的边界变得模糊。为维护职业身份，医生群体发展并传递着去性化策略，以强化医疗情境与性别无涉。只是，患者却未必在此情境中停留，而是走到了日常性别规范的情境下，尤其是当她们暴露具有性别特质的身体部位时。与她们相遇时，男医生的性别被她们带到了医患互动的情境中。

尽管医生营造着去性化的医疗情境，但女就诊者还是以自己的方式来处理两种情境交叠时性别与身份的冲突。要么，拒绝男医生以制止性别问题的出现，这是一种消极的策略，它回避而不是解决了问题；要么，积极地面对男医生，在被他们查体时重构自我的性别身份认同。虽然女就诊者不像男医生那样建构一个去性化的医疗情境，但她却将被男医生所检查的身体部位从自我认同中分离出来，交给医学和男医生，而基于身体的其余部位来建构自我认同，进而化解她不得不面对的难题。

在中国大陆地区，在就诊时，女就诊者往往将日常情境中的性别规范投射到医疗情境中；在医疗情境之外，男医生则不得不面对日常情境中的性别规范对医疗情境中医患互动的审查。在面对医学、医疗机构以及在医疗机构中的实习训练所营造的整体性去性化的情境时，大多数就诊者采取了消极策略：拒绝男医生接诊。由于女性是基于完整的性别身体来建构自我的性别认同，这使得原有的性别认同以敌对的姿态出现在医患互动中，这也阻碍着她们在被男医生查体接诊时重新建构自我的性别认同。她们无法在医疗情境中的性别与身份问题上与男医生一争高下，而是将他们从医疗情境中拖拽出来，在日常性别规范下暴晒。

这就是新闻报道中常见的妇产科医患纠纷的成因。男医生身为经受医学训练的男性，他们在医疗情境之外感知着性与性别。当面对具有社会关系的熟人时，他们的职业身份受到了挑战。尽管身处诊室，但熟人的出现让他们的职业实践变得模棱两可：是在治病，还是在触摸妻子的同事。甚至是当事医生的同事和家人，他们也将医疗情境中医患身份相对转化为日常生活中的男女之别来加以嘲弄和监视。在性别与身份的对峙中，医患双方在不同的场景中面临着相似的煎熬。

整体而言，当就诊者遇到男妇产科医生时，是医患身份实践与男女性别规范在博弈，是两套迥异的制度化行为相对抗，是两种不同社会关系情境混融时社会系统自身的交战，而作为个体的医患双方都是受害者。这或许是医患沟通不到位的一个方面，是互动双方存在认知和行为差异的一个成因。在难以撼动的制度化、去性化医学霸权面前，即便男医生真的暂时离开了医疗情境，那也是难以捕捉的。或许，就诊者克服对性别身体完整性的坚守，并在被查体时重构自我的身份认同才是良策。

当然，性别与身份只是观察妇产科医患纠纷的维度之一，还有其他因素同样引发着妇产科医患纠纷，同时，性别与身份也可以用来分析其他科室的医患冲突。比如，泌尿科、护理部（尤其是为病人提供隐私部位护理时）。但由于科室不同，在具体工作中性别与身份得以凸显的过程与后果也不同，医患沟通所面临的困境也有差异。尽管如此，我们依然参照了其他学者在这些科室的研究。他们的研究问题和分析视角皆与本文不同，但他们所使用的与性别和身份相关的案例材料，并不与本文的主要结论相冲突。[①] 即便如此，由于这些科室在其与性别的关系、医患互动双方性别的对调（女医生与男患者的互动）等方面与妇产科存在差异，不同科室之间的医患互动比较研究依然有待展开。

---

① Siu, J. Y., "Communicating under Medical Patriarchy: Gendered Doctor-patient Communication between Female Patients with Overactive Bladder and Male Urologists in Hong Kong", *BMC Women's Health*, Vol. 15, No. 1, 2015, pp. 1 - 11; Zang, Y., Chung Loretta, Y. F., Wong Thomas, K. S. & Chan, M. F., "Female nurses' Sensitivity to Male Genitalia-related Care in Mainland China", *Journal of Clinical Nursing*, Vol. 21, No. 3 - 4, 2012, pp. 522 - 534；李雅芬、杨玉娥、涂嘉玲：《看见性别或专业——男护生于妇产科病房之实习经验》，《护理杂志》2013 年第 3 期。

第三编　带病生存

重病之时，我总想起已故好友周郿英，想起他躺在病房里，瘦得只剩一副骨架，高烧不断，溃烂的腹部不但不愈合反而在扩展……窗外阳光灿烂，天上流云飞走，他闭上眼睛，从不呻吟，从不言死，有几次就那么昏过去。就这样，三年，他从未放弃希望。现在我才看见那是多么了不起的信心。三年，那是一分钟一分钟连接起来的，漫漫长夜到漫漫白昼，每一分钟的前面都没有确定的许诺，无论科学还是神明，都没给他写过保证书。我曾像所有他的朋友一样赞叹他的坚强，却深藏着迷惑：他在想什么，怎样想?

——史铁生：《病隙碎笔》节选

带病生存策略

郇建立*

导读：自20世纪90年代以来，慢性病非传染性疾病（以下简称“慢性病”）已经取代传染病和急性病成为中国乡村的主要公共健康问题。在人口老龄化和农村城市化的社会背景下，慢性病给乡村病人、家庭成员和社区发展都带来了诸多挑战和冲击。鉴于慢性病的长期性和不可治愈性，许多病人注定要带病生存，注定要在日常生活的背景下同时处理各种疾病问题。我们不免要问，中国乡村慢性病人如何寻医问药，如何应对疾病冲击，又如何控制症状？在此过程中，他们采取了哪些具体的生存策略？其生存策略又受到了何种结构性因素的制约？本文旨在从村庄层面考察乡村慢性病人的生存策略。田野资料表明，在日常生活中，乡村慢性病人并不是被动地适应慢性病的冲击，相反，他们会主动采取各种生存策略去认识、应对和管理慢性病。本文还发现，乡村慢性病人的生存策略受到了更为广阔的社会文化因素的制约，他们能否做出更大范围的选择，不仅取决于行动者的能力和努力，还取决于他们置身于其中的社会结构、地方文化和医疗政策。

理解乡村慢性病人的生存策略

从2007年春天到2010年夏天，笔者5次前往河北南部的沙村进行实地调查。调查发现，犹如全国的许多其他村庄，慢性病已经取代传染病成为该村的主要健康问题：一方面，不少村民都患有高血压、中风、心脏

* 郇建立，北京科技大学社会学系教授。

病、癌症、糖尿病、哮喘等慢性病；另一方面，慢性病已经成为村民的主要死因。从2005年到2010年，在90位死亡村民中，超过3/4的村民死于慢性病（其中，中风、心脏病和癌症造成的死亡人数最多，分别占总死亡人数的37%、17%和12%）。调查结果还显示，沙村已经是一个老龄化的村庄，并且，超过半数的老人至少患有一种慢性病；同时，沙村也是一个相对贫困的农村，该村所在的G县一直是贫困地区，属于“国家扶贫开发工作重点县”。

事实上，自20世纪90年代以来，慢性病非传染性疾病（以下简称“慢性病”）已经取代传染病和急性病成为中国乡村的主要公共健康问题。在人口老龄化和农村城市化的社会背景下，慢性病给乡村病人、家庭成员和社区发展都带来了诸多挑战和冲击。慢性病不仅破坏了病人的生活世界，还影响了家庭的日常生活，并进一步凸显了乡村老人的赡养问题。[①]然而，这只是问题的一个方面。鉴于慢性病的长期性和不可治愈性，许多病人注定要带病生存，注定要在日常生活的背景下同时处理各种疾病问题。我们不免要问，中国乡村慢性病人如何寻医问药？如何应对疾病冲击？又如何控制症状？在此过程中，他们采取了哪些具体的生存策略？其生存策略又受到了何种结构性因素的制约？本文试图运用一个华北乡村的田野资料来回答上述问题。进一步说，本文旨在从患病经历（illness experience）的理论视角来考察乡村慢性病人的生存策略，并借此说明病人的主体性及其限制。

普通人的患病经历是20世纪80年代以来西方医学社会学/人类学研究的一个热点问题。同先前的“病人角色”（the sick role）[②] 和“患病行为”（illness behavior）[③] 这两个概念相比，患病经历是一种“局内人”的视角，因而更加关注病人的看法；同时，它也更加强调病人的主体性和能动性。[④]

---

① 郇建立：《乡村慢性病人的生活世界——基于冀南沙村中风病人的田野考察》，《广西民族大学学报》（哲学社会科学版）2012年第2期；郇建立：《病人照料与乡村孝道——基于冀南沙村的田野考察》，《广西民族大学学报》（哲学社会科学版）2013年第1期。

② Talcott Parsons, “Social Structure and Dynamic Process: the Case of Modern Medical Practice”, in Talcott Parsons, *Social System*, New York: The Free Press, 1951, pp. 428 – 479.

③ David Mechanic, “The Study of Illness Behavior: Some Implications for Medical Practice”, *Medical Care*, 1965, Vol. 3, No. 1, pp. 30 – 32.

④ Peter Conrad, “The Experience of Illness: Recent and New Directions”, *Research in the Sociology of Health Care*, 1987, Vol. 6, pp. 1 – 31.

作为患病经历研究的先驱，美国社会学家安塞姆·施特劳斯（Anselm Strauss）在《慢性病与生活质量》一书中指出，在日常生活中，慢性病人会采取各种策略去适应慢性病——他们不仅要活着，而且还要尽可能正常地活着。[①] 此后，越来越多的学者开始认识到，慢性病研究不仅要关注病人和家庭面临的问题，还要关注他们的适应策略。

尤其值得一提的是，英国社会学家迈克尔·伯里（Michael Bury）在讨论"慢性病社会学"的研究思路时指出，我们应该从逻辑上更加清楚地区分慢性病适应的三个维度：应对（coping）、策略（strategy）和风格（style）。在伯里看来，"应对"是指个体学着适应或接受病痛后果的认知进程，它有助于个体在人生进程破坏时维持自我价值。如果说"应对"关注人们逐渐发展出来的意义和态度，那么，"策略"这个术语关注人们采取的行动，或者说人们面对病痛时如何机智地动用各种资源。最后，"风格"这个术语指向了人们的反应方式，即病人如何对待并呈现他们的病痛或治疗方案。[②]

正是在施特劳斯和伯里的影响下，本文希望通过美国人类学家凯博文（Arthur Kleinman）所倡导的"谈病说痛"/"病痛叙述"（illness narrative）[③] ——病人和家属讲述的有关疾病和病痛的故事——来了解中国乡村慢性病人的患病经历，并借此概括和归纳他们的生存策略。尽管慢性病人的生存策略涉及了疾病进程的方方面面，从患病早期的积极治疗，到稍后的疾病认识、病痛应对和症状控制，再到患病晚期的后事处理，但出于篇幅方面的限制，本文侧重慢性病的认识、应对和管理。就许多病人来说，即便经历了长期的积极治疗和康复训练，他依然面临着身心分离的困境：他的心灵无法支配自己的身体。他觉得能做任何事情，但身体就是不听使唤。他想自己穿衣服，但无法抬起胳膊；他想系扣子，但无法摆动手指；他想系鞋带，但无法弯腰；他想走路，但无法迈开腿脚。许多病人都感受

---

① Anselm Strauss, *Chronic Illness and the Quality of Life*, St. Louis: Mosby, 1975.

② Michael Bury, "The Sociology of Chronic Illness: A Review of Research and Prospects", *Sociology of Health and Illness*, 1991, Vol. 13, No. 4, 1991, pp. 451 - 468；亦可参见郇建立《慢性病与人生进程的破坏——评迈克尔·伯里的一个核心概念》，《社会学研究》2009 年第 5 期。

③ Arthur Kleinman, *The Illness Narratives: Suffering, Healing, and the Human Condition*, New York: Basic Books, 1988. 中文版可参见新近译本［美］阿瑟·克莱曼《疾病的故事——苦难、治愈与人的境况》，上海译文出版社 2010 年版。

到了“技术阈限感”：没有医疗技术能解决问题，“没有人能帮助我”。这意味着，许多病人都不得不忍受“病痛人生”，不得不学着认识、应对和管理慢性病，以便更好地带病生存。

多管齐下：慢性病的认识途径

认识慢性病是指病人要熟悉慢性病的相关知识，包括慢性病的成因、不同治疗手段的效果、症状的变化规律、治疗方案的执行和管理。从理论上说，病人只有认识了慢性病，才能更好地应对和管理慢性病。为此，他们会通过不同的途径——咨询仪式、大众传媒和病人群体——获取各种医疗知识和治疗信息，以至于“久病成医”。

（一）咨询仪式

在最初的治疗中，病人从医生那里获得了对疾病的基本认识。在随后的岁月中，他会不断地寻求治疗，并向不同的医生讲述病痛，咨询信息。正是通过一次又一次的“咨询仪式”，病人逐渐了解了所患疾病的病因、症状、生活禁忌，以及各种治疗手段的效果。

2006年秋天，锐雄[①]（1962年生）在北京打工时患了脑血栓。从北京回家后，他先后去县医院和乡医院看病。或因为治疗费用高昂，或因为治疗效果不理想，他最终选择在村级卫生机构治疗。在最初患病的三年间，他先后在四个乡村医生那里接受治疗。刚回村不久，他就听说张村有位医生擅长治疗脑血栓，因为他行动不便，也因为张村离沙村较远，他只好租车去那里看病，又是针灸，又是电疗。因为治疗效果不佳，且成本较高，他去了十余次之后就放弃了。随后（2007年春天），他在刘医生那里看病，一边吃西药，一边进行输液预防。最初，他感觉治疗效果不错，后来进步缓慢。正当锐雄一筹莫展时，李医生2007年秋天的到来又给了他新的希望，于是，他去那里进行针灸和中药治疗，经过半年多的中医康复治疗，锐雄的身体状况有所好转。自2009年春天李医生离开沙村后，他一直在毕业不久的史医生那里看病（拿药）。在过去几年间，锐雄尝试了多

① 根据学术惯例，本文中的人名和称谓都做了不同程度的技术处理。

种治疗方法，也从不同医生那里了解有关脑血栓的各种医疗知识。2010年酷夏的一个夜晚，锐雄不仅对几个村医的“手艺”进行评价，还向我讲述了脑血栓的病因、症状和防治，俨然像一位医生。

（二）大众媒体

随着电视传媒在乡村社会的普及，各种医疗广告已经成了慢性病人获取医疗知识的重要途径。我在田野调查时发现，G县及周边地方电视台弥漫着大量医疗广告，涉及了脑血栓、脑溢血、心脏病、糖尿病等多种慢性病。许多广告都对疾病的病因、危害和药品的治疗机理进行了详细介绍，并使用了本地病人的现身说法。在地方电视台上，一个又一个病人诉说着同样的事情：“这个药真好，它治愈了我多年不愈的疾病，从此，我又过上了健康生活。”这些广告尽管有着明显的商业目的，也存在着夸大药效的欺骗行为，但在客观上促进了慢性病知识的传播，向不识字或识字不多的农民普及了相关的疾病知识。

当然，如果条件允许，有文化的慢性病人也会借用图书资料去获取相关信息。高中毕业后，汪斌（1970年生）曾去南方当兵，后来又在杭州、深圳等地打工。2004年，他在深圳一家化工厂打工时被查出患有糖尿病，而且他的血糖值远远高出了正常范围。随后，他去书店查找了许多相关信息，包括糖尿病的起源、预防和治疗。2010年夏天，我询问他的患病经历时，他不仅诉说了糖尿病对他的身心影响，还详细讲述了糖尿病的起因（暴饮暴食、遗传和基因缺陷）和糖尿病防治的“五架马车”（拒绝暴饮暴食；坚持用药；适当锻炼；定期检查；注意心理调节）。他的讲解通俗易懂，生动形象，让我记忆深刻。

（三）病人群体

病人群体也是慢性病人获取治疗信息的常见渠道。在沙村，许多慢性病人经常三五成群地聚在一起，或对骨牌，或打麻将，或玩纸牌，或闲聊，他们构成了“一个更加广泛更加松散的网络”。[①]

在秦大爷家，每天上午都有中老年男性慢性病人去那里对骨牌；在邢

---

① ［法］菲利普·亚当、克洛迪娜·赫尔兹里奇：《疾病与医学社会学》，天津人民出版社2005年版，第101页。

大娘家，每天下午都有老年妇女去玩纸牌；而在锐雄家，每天上午、下午和晚上都会有村民去打麻将、玩纸牌，其中，大多数是慢性病人。在胡同口或街门口，许多慢性病人坐在那里聊天。恰恰在这些非正式的活动中，慢性病人彼此交流和分享着各种信息，包括各自的所见所闻、身体状况、用药情况及其效果，以及慢性病的病因、应对和管理。许多慢性病人都知道，脑血栓主要是由“高血脂”引起的，脑溢血是由“高血压”引起的，而高血压又源于生活水平的提高。

正是通过咨询仪式、大众传媒和病人群体，慢性病人逐渐认识了疾病和病痛，他们不仅熟悉了某类慢性病的成因和治疗措施，还会根据治疗效果调整用药方案，进而更好地控制症状。“病人不仅熟悉药物的直接效果，还十分熟悉长期服用药物的医学后果。犹如医生，病人也会从医学的角度权衡治疗的成本与利益”。①

田野资料表明，一旦病人变成内行病人，他非但拒绝治疗，甚至不接受医生的诊断结果。这里，我仅举一个小例子。李大娘（1927 年生）在县医院看气喘时，医生说她患有糖尿病，给她开了一堆药。回家后，李大娘把这些药全扔了，“俺不是那病，喝那干嘛？俺也不（多）喝水，也不（多）尿，体重也没减轻，怎么会是糖尿病呢？”言外之意，她并没有出现糖尿病“三多一少”（多饮、多尿、多食，以及消瘦）的症状，因而不可能是糖尿病人。

正常化：慢性病的应对方式

如前所言，认识慢性病是为了更好地应对和管理慢性病。在考察慢性病的管理之前，我们首先看病人如何应对慢性病。所谓应对，是指病人在观念层面把慢性病融入自己的人生进程和生活背景，它涉及了个体在观念上如何处理慢性病与认同之间的关系。许多学者都把“正常化”（normalization）视为一种基本的应对形式。英国学者大卫·凯莱赫（David Kelleher）在研究糖尿病患者的适应情况时指出，“正常化”首先是指从心理上排除慢性病的冲击，以便尽量减少它对个人认同的影响；另一方面，“正

---

① Michael Bury，1991，“The Sociology of Chronic Illness：A Review of Research and Prospects”，*Sociology of Health and Illness*，Vol. 13，No. 4，1991，pp. 451 – 468.

常化”还意味着把病痛或治疗方案视为“正常的”，从而把它更加充分地融入个人认同和公众自我。①

在田野过程中，我也发现了类似于凯莱赫的两种“正常化”策略：一类人总体上轻视慢性病，他们“我行我素”，没有把自己当成病人，更没有因为慢性病改变自己的生活方式；另一类人则认真对待疾病，他们完全遵从医嘱，按时吃药，并为此改变了自己的生活方式。不管是“轻视”病痛，还是“重视”病痛，慢性病人都获得了相应的个人认同和自我价值，从而维持了生命的价值和意义。

（一）“轻视”：慢性病应对的一种方式

高大爷（1948 年生）同时患有高血压和慢性气管炎。虽然他经常吃降压药，但从来没有治疗过他的哮喘。他认为，“这是长期积累而成的毛病，花上千而八百也不一定看好”。他之所以没有看病，一是因为他清楚地认识到慢性病的不可治愈性，二是因为他家的经济条件不是很好，没有“闲钱”看病。既然“看不好”，又何必白白花钱？当然，更重要的是，他觉得这病不会带来生命危险——毕竟，他已经有 30 余年的哮喘经历，完全熟悉了这病的症状和危害。尽管高大爷对哮喘病“置之不理”，但他比较重视高血压。高大爷之所以经常吃降压药，是因为他很清楚，高血压会导致“脑溢血”，而后者的危害尽人皆知。即便如此，他也没有完全按时吃药，更没有“总是想着吃药”；他通常一天吃两次降压药，有时也会隔几天不吃。这些年来，高大爷不仅坚持种地，农闲时还去县城和市里打工——要么“烧锅炉”，要么“看门”。总体而言，高大爷比较乐观，他从来没有把病放在心上，“该干啥就干啥”，更没有因此改变自己的生活方式。

面对症状和疾病，不少男性村民都采取了类似于高大爷的应对方式。2008 年春天的一个下午，一位老年村民绘声绘色地给我讲述了他对待高血压的方式：年前，他觉得身体不舒服，几乎都要晕倒，他让邻居量了量血压，结果是高压二百二毫米汞柱。于是，他去卫生室看病。村医见他病情

① David Kelleher, “Coming to Terms with Diabetes: Coping Strategies and Non-compliance”, in Robert Anderson and Michael Bury (eds.), *Living with Chronic Illness: the Experience of Patients and Their Families*, London: Unwin Hyman, 1988, pp. 137 – 155.

比较严重，让他输液。他说，“马上就要过年，拿几包药算了”。随后，医生给他开了六包药，还告诉他不要抽烟，也不要吃肥肉。他满口答应，而回家后“照样抽烟，照样吃肥肉”。而且，他也没有听从医生的指示，把六包药喝完——他只喝了三包。这位老年村民的身体状况一直不是很好，他年轻时患过脑膜炎，并因此落下了严重的残疾。他之所以没有把高血压“当回事”，这可能是因为，他是个单身汉，身边没有人叮嘱他吃药；况且，他无法外出打工，只能凑合着种几亩地，经济状况很差。所以，症状稍微减轻些，他就不再吃药了。

不过，许多村民都认识到，精神状态是影响身体健康的重要因素。前面的高大爷就认为，“一个人生病后，如果精神状态不好，那就完了”。他举例说：每个人都告诉某个人，“这几天你的精神不好”，结果，没过多久，这个人真病倒了，最后连饭也不能吃；后来，人们又换了一种说法，见到他的人都说，“这些天你的精神不错”，不久，他的病慢慢地又好了。在访谈中，一位村民用自己的亲身经历说明了精神健康的重要性和医学的局限性：“我 19 岁时得过一次大病，医生说是肝癌，不能抽烟，不能吃肉，更不能喝酒。我先后去了七家医院都没看好，后来，我干脆就不治了，心里也想开了，于是又抽烟，又吃肉，又喝酒，结果没过多久，我的病反而好了。”

（二）“重视”：慢性病应对的另一种方式

在我接触到的慢性病人中，有些村民以“我行我素”的方式应对疾病，而另一些村民则认真对待疾病，并因此改变了自己的生活方式。曹大娘（1936 年生）1990 年时得过一场大病。她描述说，每当太阳升起时，她就喘，有时浑身发冷。她去市医院检查过，但没有检查出什么毛病。回家后，她去邻村看病，一边让医生推拿，一边吃汤药。过了一段时间，她的病就好了。从那以后，她很少去地里干活。2008 年秋天的一个上午，我去她家串门时，她正准备吃药。方桌上摆放着六瓶药，她已经把要吃的药片放在了手里，有治脑血栓的、有治心脏病的，还有治高血压的。我数了数她手里的药片，总共 13 片（含 6 个胶囊）。她告诉我，她吃药已经 20 年了，“每顿都要吃药，一天三次”。她的老伴儿评论说，“她把病看得很重，每天吃药，一日三次，从不忘记”。事实上，许多女性村民都像曹大娘那样，听从医生的建议，按时吃药，注意休息。即便去串亲戚时，她们也会随身带药。可见，她们是通过“适应”而非“对抗”的方式来管理疾病。在认知层面，疾病和治疗方案是她们关注的首要问题，因而是不可改变的；而先前的社会生活和原来的社会关系尽管重要，但相对而言是次要的、可以改变的问题。

当然，并非只有女性把疾病看得很重要，少数男性也是如此。许多村民认为，在中风病人中，秦大爷（1939 年生）“最计较”。换言之，如同大多数女性，他也“认真对待”疾病。自从 2004 年得脑血栓后，他一直没有去过地里干活，也很少出远门。他在服用降压药时发现，“降压片吃少了血压就高，吃多了血压就低，药量不太好控制”。所以，他经常量血压，也不断琢磨着如何合理用药。不仅如此，他还在家人的建议下调整了饮食结构，开始吃一些粗粮。秦大爷的儿子评价说，“他十分胆小，怕自己的脑血栓严重了，怕犯了，总而言之一句话是怕死”，“胆小有胆小的好处，胆小不会出意外”。

一些案例表明，村民得了慢性病之后会采取不同的方式来应对慢性病；至于采取何种应对方式，这不仅取决于症状本身的严重性，还取决于病人的性别和经济状况。如果症状比较严重，病人通常会重视疾病。女性比男性更倾向于重视疾病。家庭状况较好的人通常更加重视疾病，而那些经济状况较差的男性则倾向于采取“轻视”的方式对待疾病。从这个意义上说，“轻视”这种应对方式是贫困男性的一种“无奈的选择”。当然，家庭成员的态度和期待也是影响慢性病应对的重要因素。那些“重视”疾病的慢性病人，通常要得到家庭成员的支持，因为这种应对方式需要一定的社会资源，比如说是否有钱长期吃药，是否有人承担病人先前的社会角色（例如，子女或配偶是否愿意承担更多的田间劳动）。

虽然我把“轻视”和“重视”视为慢性病人应对疾病的两种截然不同的方式，但有必要指出，慢性病人的应对方式并非一成不变，而是一个持续的动态进程。如果慢性病突然恶化，换言之，如果症状严重妨碍了病人的日常活动，或者直接威胁了他们的生命，或者再次给家庭带来了沉重的治疗负担，那么，先前“轻视”型的慢性病人在这种情况下也不得不“重视”疾病，包括注意休息，调整饮食，严格执行治疗方案等。就“重视”型的慢性病人而言，当症状趋于消失时，当症状对身体、生活和劳动的影响微不足道时，当家人认为他们已经“康复”时，他们也会“轻视”慢性病，从而把自己视为“健康的人”。总之，慢性病人会根据病情的变化和他人的反应不断地调整他们的应对方式。

随机应变：慢性病的策略管理

在认识和应对慢性病的过程中，病人要做出大量的管理工作。犹如一个水手要熟悉大海的范围以及船只的适应情况，慢性病人也要逐渐了解自身的病痛和身体反应。[①] 因为慢性病不可治愈，且反复发作，所以，病人要想有效管理慢性病，他必须熟悉症状及其后果，必须根据病情的变化策略性地管理慢性病。如果病人不了解症状的出现和持续时间，不熟悉症状对其身体运动、工作能力、日常生活和社会关系的影响，那么，他就无法采取适当的措施去控制症状。

事实上，如同前面已经指出的，慢性病人都会通过各种途径来认识病情和症状。在慢性病的管理进程中，认识慢性病只是其中的一个环节。更重要的是，慢性病人还要根据症状和病情的变化对慢性病进行策略管理。英国社会心理学家阿兰·拉德利（Alan Radley）指出，“慢性病的适应”，或者更准确地说，慢性病的策略管理，是“一套相关的实践”，它要求病人能够解决身体存在和社会生活的双重要求，而不是仅仅适应症状或社会期待。[②] 在各种资源有限的情况下，他们能实现上述目标吗？如果能，又是如何实现？随后我们就会看到慢性病人在执行治疗方案、探索用药效果、重建日常生活等方面做出的各种努力。

（一）执行治疗方案

在执行治疗方案时，病人需要了解药品的适应症状、用法用量、不良反应和注意事项。如果服用药物较少，病人可以凭借记忆轻而易举地实现这个目标；如果他们服用药物很多，且不识字，那么，他们又该如何执行

---

① Juliet Corbin & Anselm Straus, *Unending Work and Care: Managing Chronic Illness at Home*, San Francisco & London: Jossey-Bass Publishers, 1988, p. 33.

② Alan Radley, "Style, Discourse and Constraint in Adjustment to Chronic Illness", *Sociology of Health and Illness*, Vol. 11, No. 3, 1989, pp. 248.

医生的治疗方案？这里，我首先以孙大娘的“红线策略”来说明这个问题。

2008 年春天，孙大娘（1948 年生）服用的药物多达 9 种，有治心脑血管病的，还有治糖尿病和肩周炎的；这些药品的用法用量也有所不同，有的需要饭前吃，有的需要饭后吃，有的需要吃 1 片，有的需要吃 2 片或 3 片。孙大娘不识字，她能记住复杂的用药方案吗？孙大娘告诉我，她每天要吃很多药，刚开始时根本记不住每种药要吃几片，于是，她就在每个药瓶上拴了红线，拴一根红线代表吃一片，拴两根红线代表吃两片，依此类推。与此同时，为了避免药品的不良反应和药性的相互抵消，她一般早饭前服用治糖尿病的两种药，饭后服用治脑血栓后遗症的四种药，中午时服用治疗肩周炎的两种药，晚上再次服用治疗脑血栓的药，还要加上早晨没有服用的阿司匹林肠溶片。“阿司匹林肠溶片吃多了刺激胃，老是做噩梦”，所以，孙大娘每天只服用一次。尽管医生明确告诉她，治疗糖尿病的每天要吃两次，治疗脑血栓的每天要吃三次，但是，为了“省事儿”，也为了节省药费，孙大娘做了变通，每样药都少服用了一次。

在孙大娘的案例中，我们可以看出，病人具有很强的变通能力，他们并不会完全遵守医生的用药方案。事实上，如果当前的治疗方案不是特别有效，或者病人认为还有更好的治疗方案，比如说更有效、更便宜，那么，他或她就会像前面提到的锐雄那样，不断地寻求其他的治疗方案。显然，病人不是一个被动的治疗对象，或者说被动地担当“病人角色”；相反，他是一个行动者：他会根据治疗方案的效果，以及自己的时间、精力和财力，及时调整治疗方案。

（二）探索用药效果

慢性病的进程复杂多变，即便医生能够“对症下药”，病人也不会觉得“药到病除”。因为在目前的情况下，药物只能减缓病痛，尚无法治愈疾病。即便是病痛的缓解，也离不开病人的摸索。由于病人的个体差异，医生无法确切地知道药物能否有效控制症状，更无法预料药物的不良反应给病人带来的诸多不便。事实上，慢性病人在执行治疗方案的同时，也在不断地探索用药效果。

2010 年酷夏，闫芹（1957 年生）细致地描述了她的用药经历。那天上午，我去她家时，她正准备吃药，饭桌上的碗筷还没来得及收拾。她患有高血压、脑血栓后遗症和糖尿病，而且大腿经常抽筋，所以服用的药物很多，有降血压的卡托普利和阿替洛尔，有舒筋活血的脉通，有降血糖的格列苯脲片，还有降血脂的藻酸双脂钠片，以及强筋壮骨的钙片和益智的健脑丸。闫芹告诉我，她以前吃的降压药就有四种，后来逐渐减掉了尼莫地平和硝苯地平；她也想减掉阿替洛尔，但试了一次后发现血压升高，所以，她只好每次再喝半片。“是药三分毒，要尽量少吃”，她接着说，“你自己得掌握尺度，医生不可能总守着病人”。然后，她又给我讲述了服用降血糖药物的经历：她以前吃二甲双胍时不能正常吃饭，“因为这药刺激胃，饭后容易干哕”。后来，她试用了格列奇特片，没有肠胃反应，但额头上总是起疙瘩。随后，她换了格列苯脲片，“这药特别好，吃了之后血糖一直在正常范围内，也没有感觉到副作用”。她总结说，“吃药就得自己不断琢磨，看看吃啥药，吃多少”。

闫芹的用药实践表明，病人的智慧是无穷的，他们有能力在长期的实践中探索出一套适合自己的用药方案。事实上，许多病人都像闫芹那样，用自己的身体尝试着服用哪些药物、多大剂量既能有效控制病症，又能减少副作用。

（三）重建日常生活

笔者在田野调查中发现，许多慢性病人都试图通过重建日常生活来控制症状，进而最大限度地减少慢性病的破坏性影响。大多数慢性病人都不同程度地调整了生活方式，一些人不再从事田间劳动，更多的人则重新安排饮食起居。即便是农忙季节，许多慢性病人三五成群地坐在街门口或胡同口聊天，而另外的一些人则在庭院内玩儿起了麻将或骨牌。

最近几年，不管是春夏秋冬，也不管是刮风下雨，如果不出意外，每天上午都有几位中老年病友去秦大爷家玩牌，他们通常 9 点开始，12 点散场。秦大娘戏称，“他们按时上班，按时下班”。换句话说，就慢性病人而言，玩牌就是工作，就是消磨时光、避免孤独的工作。从这个意义上说，玩牌也是慢性病人重要的交往方式：他们在玩牌时也会嘘寒问暖，海阔天空地谈论着各自的所见所闻、所思所想。在田野工作期间，我经常去秦大爷家，不止一次目睹了对骨牌的欢乐场面。尽管如此，慢性病人也不会整天玩牌。

秦大爷告诉我，如果下午继续玩牌，他晚上就会睡不着觉；如果晚上睡不好，第二天就会没有精神。为了保持“健康”的身体状况，秦大爷过着富有规律的生活。例如，在2010年夏天时，他每天早晨5点起床，然后到村边或南院的菜地里看看，有时也会干点儿农活，8点回家吃饭，9点至12点玩牌。午饭后，他小憩一会儿，然后看书或电视，5点钟去院子里休息，直到晚饭。晚饭后，他依然看会儿电视，9点钟上床睡觉。

我的田野资料表明，许多病人都希望通过合理安排日常生活来管理病痛。在寒冬腊月，哮喘病人会采取各种保暖措施，以防感冒后病情加重。在平时，许多脑血栓病人和高血压病人尽量少吃或不吃肥肉和油腻的食物，以免血压升高或/和血脂黏稠；糖尿病人不仅不会吃糖，还尽量少吃甜食和各种糖分较多的水果，以免血糖升高；心脏病人尽量不去热闹的地方，以免心烦意乱。

尽管慢性病人试图通过执行治疗方案、探索用药效果、调整生活方式等手段控制症状，但这并非易事。凯博文把慢性病描述为随时爆发的“火山”，“慢性病的潜流犹如火山，它还会爆发，而且难以控制”。[①] 有位科普作家则把慢性病视为战场上的“敌人”，“服药就如同只把敌人赶跑了，并没有消灭它，过了一会，它还会回来，你再去赶，它再跑”。[②] 如此看来，症状控制是一项旷日持久的工作，它需要慢性病人机智地管理病痛；有时，稍有不慎就可能引发难以挽回的灾难性后果——死亡。

社会结构：乡村慢性病人生存策略的现实基础

在本文中，我用大量的田野资料描述了慢性病人的生存策略。这些描述表明，这些人们眼中的“半病子”不是所谓的“等死队”，也不是被动地适应慢性病；相反，他们会运用各种措施去认识、应对和管理慢性病。

毋庸置疑，乡村慢性病人的生存策略是他们根据自身的实际情况做出的选择，但这种选择会受到他们置身于其中的社会结构的制约。换言之，

---

① Arthur Kleinman, *The Illness Narratives: Suffering, Healing, and the Human Condition*, New York: Basic Books, 1988, p. 44.

② 马悦凌：《温度决定生老病死》，南京文艺出版社2008年版，第40页。

我们应该在更广阔的社会文化背景中去理解慢性病人的生存策略，同时也应该避免“结构决定论”的藩篱。法国社会学家马塞尔·德吕勒（Marcel Drulhe）在讨论“健康问题的社会塑造”时指出，社会结构为行动划出了一个可能的范围，但它“制约不了决策和行动的事实”。①

沙村是一个相对贫困的村庄，物质资源的有限直接影响了病人的治疗效果和康复训练，许多病人都不敢去县医院治疗。有位老太太去县医院看病，一听说要住院，她哭了，她怕花钱！还有一位老太太，我恭维她身体好时，她随口说道：“咱可不能生病！”言外之意是，“穷人看不起病，所以，千万别生病”。事实上，许多村民都怕生病，他们清楚地意识到，“一旦生病，一年的收入就没有了”。然而，人吃五谷杂粮，哪有不病之说！犹如我在讨论“慢性病的正常化”时所指出的，穷人更容易采取“轻视”慢性病的应对方式，也更容易懈怠治疗方案。这意味着，村庄的社会分层是影响慢性病人生存策略的一个重要因素，从某种意义上说，每位病人的生存策略都带有一定的“阶级烙印”。

“地方文化”也会影响慢性病人的生存策略。犹如本文已经指出的，慢性病人之所以会采取各种生存策略，其主要目的是更好地带病生存。“好死不如赖活着”的观念强化了慢性病人的生存本能，而传统的孝文化则让不少病人延年益寿（甚至苟延残喘）。2010 年酷夏，姚大娘（1931 年生）再次犯病后彻底瘫痪，双手、双脚丝毫不能动弹，不会说话，也没有知觉。在她稍微清醒时，家人曾给她开玩笑说，“你看，你不能动，也不能吃，给你埋了吧！”她用微弱的声音说，“不，俺不想死”，接着就哭了。家人见她哭，反而很高兴，因为她有知觉了。可是，在随后的日子里，姚大娘又失去了知觉，她已经成了“植物人”。“俺不想死”是姚大娘说过的最后一句话。在冀南沙村，许多村民都坚持认为，子女照料老人是无条件的，也是天经地义的。在这种观念的影响下，大多数村民都力所能及地孝顺老人，包括嘘寒问暖、日常生活照料、及时为老人看病。如果丧失了这种孝道观念，如果失去了家人的精心照料，慢性病人生存策略的物质基础和精神支柱就会不复存在。一旦失去了物质和精神的双重基础，慢性病人的生存策略无疑将为成为“空中楼阁”。

---

① ［法］马塞尔·德吕勒：《健康与社会：健康问题的社会塑造》，译林出版社 2009 年版，第 261、262 页。

最后，在讨论慢性病人生存策略的社会基础时，我们绝不能忽视医疗政策的作用。医疗政策不仅影响了病人的生存环境，而且也是慢性病人增加或减少的重要因素。各国的医疗政策普遍“轻预防、重治疗、轻康复”。德吕勒评论说，我们之所以重视医疗，是因为“我们尚未与现代理性主义所伴生的种种假设决裂”；我们依然相信，“人类能够彻底征服疾病”[①]。中国的情况更为复杂，市场化的医疗政策使得各种医疗机构更加注重治疗。如果说“重治疗”导致了医疗费用的节节攀升，那么，“轻预防”和“轻康复”则分别导致了慢性病人和残疾人（“因病致残”）的迅速增加，这反过来又会进一步扩大医疗支出。尤其需要指出，在康复机构明显不足的情况下，众多乡村慢性病人只能在家庭成员的帮助下进行非专业的康复训练。显然，这会影响慢性病的康复效果。

总之，慢性病人的生存策略离不开特定的社会基础，这里讨论的社会阶级、地方文化、医疗政策都是影响和制约慢性病人生存策略的关键变量。正因为如此，慢性病人能否做出更大范围的选择，这不仅取决于行动者的能力和努力，还取决于社会结构的制约程度。

---

① ［法］马塞尔·德吕勒：《健康与社会：健康问题的社会塑造》，译林出版社 2009 年版，第 2 页。

抑郁症患者的互助行为

王思萌[*]

导读：与以往涉及患者的社会支持研究相比，本研究注重抑郁症患者之间的互助行为，以及病友群体本身的“内在社会支持”。通过对病友互助产生、过程及其结果的一项实证研究，病友之间的互助，可以成为继家庭、医院、友邻之后的又一重要社会支持来源。它既是联结病态个体与常态社会的桥梁，更是唤醒患者能动性的驱动力。而线上的病友互助，更是成为一种社会团结的新范式，使得互惠行为得以超越社会阶层、性别、年龄、地区甚至国家的边界。

背景与问题

本研究主要田野地点，为北京市一家三级甲等精神病专科医院，所有问卷填答者与受访者均为经该院确诊的抑郁症患者。研究时段为2009年秋至2010年春末，资料来源包括177份收回的匿名调查问卷、64例访谈记录，以及由观察及网络社群追踪所形成的笔记。以上定量和定性材料构成了本文的研究基础。在门诊和病房里，不少抑郁症患者将患病经历分享给病友，或将有效的医疗信息提供给病友，或身体力行地为其他患者提供情感支持，其中不少人还参与到医院或患者们自己组织的互助活动之中。很多抑郁症患者也通过网络，以积极的态度参与病友互助。

“人类独特的道德情感究竟源于何处？只有在互动密切的小群体中，间接互惠才可能是一种比较重要的现象”。[①] 人类这种大规模的非亲属间的

---

* 王思萌，法国国家科学研究中心研究员。

① R. Boyd and Richerson P. J.，“The Evolution of Indirect Reciprocity”，*Social Net Works*，Vol. 11，1989，pp. 213 - 236.

互助，即病友互助，引发了笔者的研究兴趣。“病友”一词涵盖的人际关系提醒我们，患病经历可以作为一个组建特殊社会群体的基础。所以“病友群体”指经常交流患病经历，并互帮互惠的患者群体。病友之间形成友情的根源是治病或住院过程中人们的患病经历交流和互帮互惠。病友互助形成有组织的方式，其特殊性在于疾病将不同社会阶层、不同性别、不同年龄、不同地域的人们连接到一起，构成一个有基本共识的社会群体。

应该特别指出，“病友群体”一词有其中国特色。在笔者所查阅过的英文和法文文献中，没有发现可与中文呼应的“病友群体”词汇。例如，在《欧洲患者群体名录》（*European Patient Group Directory*）中可以看到，欧洲共有140多个大型“患者群体”（patient groups），“患者组织”（patient organizations）其实都是“互助团体”（mutual self-help groups；groupesd' en-traidemutuelle-GEM）。值得注意的是，“患者群体”或“患者组织”在英文和法文的词义表述中，均涵盖了“病”的概念，但是没有“友”之含义。这些群体的首要功能是维权，其次是赋权（empowerment）[①]。这其中包括一系列患者朋辈群体之间的自救（self-help by and for peers）[②] 举措，比如加强医疗信息交流。因而，这类患者群体属于“继发群体”（seconda-ry groups），其成员并不一定面对面地即时交流，也难以在日常生活中形成经常性的人际互助关系。笔者所研究的病友群体则属于“原生群体”（pri-mary groups），其特点在于，较小的群体规模和以互惠为原则、面对面或通过网络形成的即时性交流群体。

病友互助组织的意义，可以在多重意义上加以讨论。首先，我们可以从医患关系出发讨论这个问题，将病友之间的互助视为一种在医生和患者之间信息不对称的条件下，后者获得更多主动性的现象加以分析。由于医生能给患者的时间有限，有质量的咨询十分难以获得，因而以信息交换作为内容之一的患者互助行为，属于一种应对看病难问题的反应，所以可以被视为一种带病生存的策略。其次，我们也可以从内源性社会支持层面来探讨病友互助。这是本文的研究取向。中国社会存在民间和官方两个助人

① E. E. Bartlett, “Historical Glimpses of Patient Education in the United States”, *Patient Education and Counseling*, Vol. 8, No. 2, 1986, pp. 135 –49.

② E. Gardien, *L' accompagnement Par Les Pairs*, Grenoble, Presses Universitaires de Grenoble, 2017.

系统。民间助人系统指来自家庭、邻里、亲友的帮助。家庭内的帮助实际上是一种自助，而邻里、亲友间的帮助则是互助。[①]

在中国人的现实生活中，当人们生病时，能够得到的社会支持主要来自核心家庭，也可能来自扩大的亲属网络或好友同事，即民间助人系统；同时有可能来自慈善组织、工作单位、街道组织或政府制定的特殊政策（如中国政府针对艾滋病制定的免费抗病毒政策），即官方助人系统。但就患者群体而言，这些支持均来自外部，提供方也均属于无相同患病经历的人们或机构。因而，内源性社会支持具有其特殊意义，其基础是共同的患病经历以及同病相怜的体验，其特点是有切身体会的情感互动、有针对性的信息交流、有以个体经验基础的指导，以及有现身说法效果的鼓励。病友组织所赋予相关患者的支持，既具有实惠的内涵，同时具有调试心理状态的功能，尤其对抑郁症患者而言更为如此。

既往研究

一部中文文献关注的病友互助涉及喉癌切除病友、乙肝病友、乳腺癌病友、艾滋病患者。建立乙肝病友俱乐部可以调动家属的主观能动性，更好地普及乙肝防治知识，达到预防乙肝的感染。[②] 乳腺癌康复互助志愿者能够提高乳腺癌患者术后的应对，帮助患者重新定义坚强和虚弱。这是专业支持和家庭支持难以做到的。[③] 病友互助小组中，患者能够相互交流、相互心理扶持，积极参与治疗和护理，对患者心理康复和逐步回归社会有积极作用。[④]

笔者使用“病友互助”为主题查阅形成的外文文献回顾如下。20 世纪 20 年代，国外医院病人中开始出现“自助”（self-help）小组。这种自助相对于医生的帮助而言，所以自助小组其实就是互助小组。1977 年

---

① 王思斌：《中国社会的求—助关系——制度与文化的视角》，《社会学研究》2001 年第 4 期。

② 王凤卿等：《建立乙肝病友俱乐部对慢性乙肝患者生活质量的影响》，《齐鲁护理杂志》2008 年第 11 期。

③ 裘佳佳等：《乳腺癌康复互助志愿者病友支持方式的应用及效果》，《中华护理杂志》2008 年第 8 期。

④ 郑淑君等：《建立喉癌全喉切除术病友互助小组的作用探讨》，《解放军护理杂志》2004 年第 3 期。

Medical Care 杂志第 15 期刊登了一篇名为 "Humanizing Health Care"（人性化医护）的文章，这意味着专业机构清醒地意识到自助组织既具有社会组织形式。[①] 一项对法国肌症病友组织的观察研究，提出了互助组织的"合伙模式"，认为这一模式不但可以更好地处理医患关系，而且使得病友组织更加活跃。[②] 另一项在英国针对互助组织开展的大规模问卷调查表明，154 家组织中的 71 家认为自己符合互助的标准，其人数规模在 19 到 70000 人之间。互助组织通常又分为三个子群：身体的互助组织、精神与情感的互助组织、社会地位的互助组织。[③] 近年来，越来越多的学者开始关注数字健康（digital health）、数字医疗，通过论坛、博客、网上社群等形式展开的线上患者互助也由此进入学者们的视野。[④] 精神疾病领域的病人互助组织研究并不太多。1979 年 Lieberman 与 Gourash 对老年精神疾病患者进行的研究表明，患者的参与互助情况与所患疾病种类、患者自尊心高度相关，对生理疼痛的恐惧有轻度减弱，但是医疗行为并没有改变。[⑤] 同年 Videka 对医疗互助组织中精神病人发放的 779 份问卷调查表明，心脏手术后心理适应的积极影响并不显著。但该组织中的退休成员认为自己的心理社会适应变得更好，体痛与失眠都在减少，并且更加自信，压力明显减少。[⑥] 在法国，自从"残疾法案"于 2005 年颁布以来，"互助团体"成了消除病患及残障人士社会孤立和预防社会歧视的重要工具。[⑦]

已有研究表明，病友互助并不像学者所假设的那样，能够对精神病

---

① A. H. Katz, "Self—Help and Mutual Aid: An Emerging Social Movement?", *Annual Review of Sociology*, Vol. 7, 1981, pp. 129 – 155.

② R. Vololona, "The Struggle Against Neuromuscular Diseases in France and the Emergence of the 'Partnership Model' of Patient Organization", *Social Science & Medicine*, Vol. 57, 2003, pp. 2127 – 2136.

③ L. Levy, "Mutual Support Groups in Great Britain: A Survey", *Social Science & Medicine*, Vol. 16, 1982, pp. 1265 – 1275.

④ Hamon T., Gagnayre R., "Improving Knowledge of Patient Skills Thanks to Automatic Analysis of Online Discussions", *Patient EducCouns*, Vol. 92, No. 2, 2013, pp. 197 – 204.

⑤ M. A. Lieberman and N. Gourash, "Evaluating the Effects of Change Groups on the Elderly", *International Journal of Group Psychother*, Vol. 29, 1979, pp. 283 – 304.

⑥ L. M. Videka, "Psychosocial Adaptation in a Medical Self-help Group", in M. Lieberman and L. Bormaned., *Self-help Groups for Coping with Crisis*, San Francisco: Jossey-Bass, 1979, pp. 362 – 386.

⑦ V. Montreynaud, Un GEM (Groupe d'entraide mutuelle) pour Personnes Autistes et Familles, *Enfances & Psy*, Vol. 83, No. 3, 2019, pp. 138 – 144.

人康复产生显著的积极效果。这一方面可能与精神病人本身的群体特征有关。既有研究还提示我们，仅用问卷调查的定量方法，恐怕无法深入细致地捕获精神病人的内心世界与需求，难以还原并勾勒他们作为精神病人的独特的主体性。因此，笔者试图以定性方法为主、定量方法为辅，选取抑郁症患者作为研究对象，对其互助行为及互助组织展开特征研究。

分析与讨论：病友互助的过程

在笔者的调查对象中，男女比例为4：6；处于19—28岁、29—38岁、49—58岁年龄组的人合计占到了84%。至少上过大学的人占55%。未婚者、离婚者、丧偶者加起来的比例为44%。学生占15.8%，无业人员占14.9%，退休人员占10.2%，农民仅占0.6%，其余的人均有不同类别的工作。从上述信息中可以看到，我们的研究对象属于一个受教育程度较高的患者群体，有大学或大学以上学历的人占到了55%。但是，我们同时可以看到，无业和退休人员的比例也很大，共占1/4。

在调查中，笔者发现64.4%的患者对病友互助抱有支持态度，10.2%的人持否定态度，其他患者持观望和有待进一步了解的态度。接近半数的患者帮助过病友，略超过半数的患者被病友帮助过，接近三成的患者以上两种行为皆有，即具有严格意义上的互助行为。在病友互助的最大益处问题上，第一位为交流治疗信息和经验（赞同率42.5%）；第二位是倾诉心理困扰（赞同率40.8%）；第三位是通过互助结交朋友（赞同率10.9%）。这就是说，在研究对象看来，病友互助的其最大益处在于交换康复信息，同时倾诉各自的心理困扰。围绕治疗或患病经历开展的互助，固然是这些患者维持互惠关系的基础，大多数病友的互助行为基于住院经历，即病友住院期间相识于病房，展开互助，其中部分病友还将这种关系延伸到出院后的日常康复中。例如，第25例患者说：

我曾住院3个多月，认识了2个女孩，我们经常打电话，出院后见面一起唱歌，我们恢复得都不错。

又如，第 42 例患者说：

> 去年住院 40 多天，认识的病友间相互留了电话，前半个月还打过，主要聊病情和心情，他们劝我说“三百六十行，行行出状元”，因为我主要是学习成绩差想不开。住院时我们开展了文体活动，唱歌、打羽毛球什么的，出院后我们这三四个人还聚过。

除去共同的治疗或患病经历，信任在双方互助关系中也扮演着举足轻重的作用。一旦基于信任的互助关系形成，双方病情的起伏也变得息息相关，在互惠行为中注入了情感。以笔者调查的第 113 例患者为例。在自述中，她特别提到一次聚会时遇到了 1 名中学时期的男同学：

> 他看到我的状态，便开导我说他曾经重度抑郁。每次我哭或者需要求助的时候，他都是我最信任的人，可以说是唯一信任的。他是我的灵魂导师，但是我们的交集仅限于这个病。我们的联系一般是电话和短信，见面较少。

从这位患者的介绍中，我们可以发现她与她的“灵魂导师”的互动有两个基础，一是老同学的社会关系，二是患病经历的共通性。这两者共同构成了信任的基础。

病友互助过程可以分为互助行为与互助组织两大部分。以上讨论属于互助行为的范畴，它发生于一人对一人的互动过程中，是个人参与互助组织的基础。如个人间的互助行为可能并不发展为小组互助，但参与互助组织必然伴生互助行为。不论是参与现实生活中由患者自发组织或医院组织的病友小组，还是通过互联网加入病友互助社区或病友 QQ 群，都建立在互助行为的基础之上。下面笔者将就病友互助组织的产生及形态进行探讨。

在笔者问卷调查的研究对象中，参加固定互助组织的患者占 24.3%，主要包括基于真实空间的组织和基于虚拟空间的组织两类，规模从几个人的小型互助组织到上 1000 人的网络组织不等，参与时间从 1 个月至 3 年不等，活动次数从 1 次至 1 天 1 次不等，活动形式多为见面聊天或线上聊天。在有组织的互助活动中，最常见的人数规模是 20 人左右，其中参与时间在半年至 1 年的患者最多，共占 33.3%。

基于真实空间的组织，可以按照正式制度资源卷入的程度不同，划分出以下两类不同的组织形式。第一类为院方组织，以病友互助作为正式治疗的手段。院方组织的病友互助小组，配有心理咨询师辅导，所以活动需要收费，而且活动针对的主要问题是认识疾病、提高依从性，让老患者帮助新患者。这类活动的工具性，即为了达到医治疾病的目的，十分明显，也是医院参与的根本原因。第二类是没有院方参与，完全由病友自发形成的互助组织。这类病友群体也针对患病和治病经历进行交流，但更为强调情感的交流。这类病友互助还可能延伸到网络虚拟空间中，但多为年纪较轻、学历较高的患者所用。例如，第 74 例患者（女，30 岁，大学学历）在访谈中说：

> 我自己在网上建了一个 QQ 群，专门提供治疗等共享信息，建了 2 个多月，现在有 10 多个人，基本是在住院期间结识的病友。我们准备 4 月份组织一次活动，出去踏青。平时的话题主要是聊心理学问题。

作为一种新的社会场域，网络虚拟空间能帮助成员发展出自我概念，并在群体中获得身份。对于那些在现实生活中不存在交集的病友而言，网络社区和 QQ 群中的交流显得较为随意。除了相互安慰，也有部分自测为抑郁，但尚未确诊的患者来到社群中寻求帮助，还有各种疗法的电子书资源、民间救治中心的信息，甚至各类药物的价格可供参考。有些成员会全盘托出在现实中“难以启齿”的隐私。例如，在网络空间“绿丝带”中有人提问：“我是双向（躁狂—抑郁），你们有视物模糊的症状吗?”“荧光蓝”等四五位患者都发言，表示自己也被重影和模糊困扰着，可是“之前一直以为是自己的问题，都没敢开口问别人”。

另一些曾罹患重度抑郁但已康复的成员，尝试建立民间救治中心，还将自己的康复经验归纳总结后与病友们分享。通过对病友网络聊天记录的追踪观察，笔者发现，他们在聊天时表现出强烈的“为聊而聊”的意识，这正反映了他们的自我救助意识。多次有患者写道：“抑郁就要聊天，但我能一连几天几星期一句话都不说，对家里人也不说”“人际交流对抑郁的康复有利”“有可能的话，尽量别一个人闷着”。这些对人际交往的渴望，可以被视为对现实生活中人际关系破碎的补偿。但值得注意的是，这种补偿行为也存在前提，即不约而同地选择了只和病友展开人际交往，可见病友身份在互助中扮演了基础性的作用。比如，第 158 例患者（男，24 岁，硕士在读）说，自己 1 年内加入了四五个病友 QQ 群，每个群都有 100 人左右。虽然他在网络上发言不多，但仍然希望不断浏览其他患者的交流内容，由此感到自己并不孤立，并有可能获得他者支持。

结语：病友互助的本质与意义

若用一种概括的方式表达，本研究的主要发现可以总结为四点：首先，工具型与情感型的互助行为在抑郁症患者群体中较为普遍。在现实空间中，有正式制度依托的病友互助组织更能吸引患者参与；在虚拟空间中，没有正式制度依托的自组织十分常见。其次，外在社会支持弱的患者，更倾向于参与病友互助活动；对这些人而言，病友的相互支持，被其视为社会支持的重要来源。而外在社会支持强的患者，通常对病友互助持无所谓的态度，这是因为这些人可以更多地从家庭、友邻、医院获得支持。复次，是否参与病友互助，与患者的社会经济地位高低不存在明显相关，而与其需求能否得到外在社会支持环境的满足相关。病友间互惠行为的基础并非经济资本或社会资本的互利与交换，而是相似的患病经历与共同的疾病体验。最后，内在社会支持有助于外在社会支持的优化与改善。同时得到两类社会支持的患者，在康复过程中表现得更加主动并自信，体现在患者建构互惠网络的行动中。

抑郁症患者的互助行为是否在治疗层面有效果？这是一个容易提出但非常难以回答的问题，原因在于我们无法区分，患者康复情况在多大程度上是由于正式的治疗方案（如服药和专业心理辅导）或由于患者之间展开了互助。如果一定要区分的话，我们需要更为深入的研究，而且是临床的实验性研究，如将患者分为三个对照组，第一组是仅仅接受正式治疗的患者，第二组是接受正式治疗且参与病友互助的患者，第三组是仅仅参与患者互助的人们。

鉴于笔者的研究限于社会科学研究，笔者希望指出的是，患者的自我感觉，尤其是病友互助对患者的生活质量的改善。笔者尤其应该提到，一部分患者非常认同互助有助于家庭关系改善的说法。例如，第38例患者（男，47岁，公司职工）原来碍于一家之主的权威形象，拒绝向家人倾诉内心苦恼。在病友的劝导下，他终于打破了“男子汉有苦不能言”的传统观念，获得了妻子的支持与理解。另以第45例患者（男，31岁，大学学历，从事市场营销）为例。在填答问卷时患者的妻子在场。她介绍说，他们夫妻两人曾一起帮助过一位处于精神崩溃边缘的女孩子。

> 这个事情给了我很大触动，过去每次遇见他毫无缘由地低落，我还偶尔埋怨他过于不洒脱，小肚鸡肠，不像男人，后来通过那个女孩，我才意识到自己不仅没有帮他，还在把他往火坑里推。所以现在我改变了方式，也知道该怎么劝导他了。

本研究更为重要的意义在于揭示病友互助对建构社会支持的作用，具体包括患者间的信息交流、情感支持、社会团结。从本质上说，病友互助属于互惠行为，其基础是患病经历与疾病体验所引发的感知与共鸣。不论是从病友互助的产生、过程，还是结果中，患者均以具有高度能动性的面貌出现，他们积极、主动，挑战医学权威，并通过自组织的各种交流，不断完善身体自治与自我实现。正是通过这种活跃的互惠行为，他们的主体意识得到了觉醒。意即，他们既不再是传统医患关系中“被医治”的小白鼠，又不仅仅是“外在社会支持”的“被援助方”，而是成为积极为自己营造更好康复环境的主体。

尽管身体上仍经受病痛，但由于病友互助行为的存在，笔者所结识的抑郁症患者一旦参加了有一定质量的互助活动，他们不再是囿于一己世界封闭自我的病态个体，而是逐步走向外部世界与常态社会的主体。病友互助凸显病人的主体性，而且还原人的尊严。这一研究还提醒了我们，互惠行为的基础能够超越经济资本与社会资本的交换。在病友互助中，个体社会经济地位等各方面的差异并不重要，而最重要的是共同患病经历建构的悲悯情怀。

在笔者田野调研的2009—2010年，尚没有微信这样即时推送信息的网络平台。虚拟空间里的病友互助主要是在论坛、博客、QQ群中实现的。回首十年前的虚拟空间，即便相比起如今的微信时代那还只是互联世界的中阶形式，但抑郁症患者届时在“实与虚、线上与线下相结合、超越时空”的互助文化空间已经形成。线上的病友互助已然成为一种社会团结的新范式，使得互惠行为得以超越社会阶层、性别、年龄、地区甚至国家的边界。在微信时代，这种“互惠、互联与共享的价值模式”以及“共情与人类共同性的表达”日益深化。[①] 我们不禁要问：当下抑郁症患者互助行为又有哪些新趋势？更大范围的病友社会团结模式是否得以可能？如何设想更为完备的病友社会支持体系？这些发问亟待新的田野调查与实证研究。

① 赵旭东：《微信民族志时代即将来临——人类学家对于文化转型的觉悟》，《探索与争鸣》2017 年第 5 期。

糖尿病患者互助的类家族主义原则

王剑利*

导读：传统中国相互依赖的文化逻辑是否延续以及如何表现的问题，可以通过考察中国城市糖尿病病友群体的组织原则来寻求答案。这一特定文化情境中的病友互助，对于“慢性病自我管理”这一全球性难题也具有独特价值。在20余年患者教育的社会进程中，北京“糖友”们通过医院的“大课堂”串联成“糖友圈儿”并实现了组织扩充，呈现出类家族主义的组织原则和相互依赖的文化逻辑。同病相怜的互助情感，在文化实践中衍化为类家族情感，携带着特定的家长式和兄弟式的类家族主义特征，成为构拟病友组织的原动力。

引　言

城市的陌生人为什么会成为病友？他们为何会互助？笔者试图从对病友互助的考察出发，讨论中国人相互依赖的深层文化逻辑①是否具有延续性，在特定时空和社会情境中又以何种方式表现出来。

研究从糖尿病互助群体展开。自2013年9月至2017年5月，笔者在

---

* 王剑利，中国社会科学院世界宗教研究所博士后。

① 在认知和分析方法上，笔者将病人群体的基本单位界定为“病友”而非个体的“病人”。借鉴梁漱溟、许烺光等学者研究“人”的方法论，笔者从“关系体”和人的相互依赖属性来理解本土文化语境中的病友。个体病友亦是作为关系体和社会文化场的人而存在的。在笔者看来，病友概念本身是一种关系的表达，是一种符合中国文化理想、蕴含着合群情感、强调人们相互依赖和守望相助的关系。参见梁漱溟《中国文化要义》，上海人民出版社2011年版；许烺光：《彻底个人主义的省思》，载《许烺光著作集》9，许木柱译，南天书局2002年版；尚会龙、游国龙：《心理文化学：许烺光学说的研究与应用》，南天书局2010年版。

北京开展了2型糖尿病病友群体的田野调查，与40余位访谈对象进行深入访谈，包括6位医生、30余位糖友（糖尿病患者之间常互称“糖友”，以下也以此代称）、北京糖尿病防治协会（下文简称“北京糖协”）的两位管理者。调研期间，笔者得到北京民间糖友组织“太极健身小分队”（下文简称“小分队”）的信任，[①] 参与观察他们的日常生活，长时段随访小组的10多位糖友，获得大量第一手素材。

不同于其他常见慢性病，糖尿病防治的独特之处在于，高度依赖病人日常生活中的自我照顾和自我管理。病人的每一口食物、每天的运动、每时的情绪等都与血糖相关，这要求病人掌握一整套精确的知识和技术，为自己量身定制控糖方案并用于生活当中。然而，对中国人而言，人是依赖社会关系、社会交往而存在，尤其在家庭生活里，仅依靠病人实现自我管理实非易事。

当我们在跨文化视野中检视糖尿病的自我管理，国内外的一些研究显示出，在中国、巴西等国的亚文化群体中，集体主义、家庭主义（或家庭伦理）对个人健康管理可能产生负面效应。[②]

针对这一困境，某些研究的应对建议是倡导“自我责任”的健康策略，发展个体主义的自我。但笔者的田野调查发现，北京糖友的互助实践已经展示了另一个路径：糖尿病病人将个人乃至家庭链接到病友群体和病友关系中，他们实现的不仅仅是更好的慢性病管理。一方面，病人携带家人和亲朋参与糖友交往与互助，更易于在家庭生活和社会交往中内化适于糖尿病管理的认知和生活方式；另一方面，糖友群体在持续互动中发展出“拟亲属”（fictive kinship，或称“拟制亲缘”）的关系和情感，以应对糖尿病对人生进程和生活世界的侵袭。通过糖友互助，糖友们不仅分享疾病体验、情感和知识，促进糖尿病的日常管理，还进一步弥补了因病产生的

---

① 在长时段的田野调查中，小分队的主要成员成为笔者的关键报道人，文中提及姓名的糖友，大多是糖尿病教育媒体多次报道的“抗糖明星”，他们愿意以真名出现在此文中。非常感谢他们的信任。

② Chun K. M., Chesla C. A., “Cultural Issues in Disease Management for Chinese Americans with Type 2 Diabetes”, *Psychol Health*, Vol. 19, 2004, pp. 767 – 785; Seligman R., Mendenhall E., Valdovinos M. D., et al., “Self – care and Subjectivity Among Mexican Diabetes Patients in the United States”, *Medical Anthropology Quarterly*, Vol. 29, No. 1, 2015, pp. 61 – 79; 余成普、姚麟：《糖尿病人的临床境遇、家庭伦理与依从性问题》，《广西民族大学学报》（哲学社会科学版）2016年第5期。

社会关系、情感、意义感的断裂、疏离与缺失。糖友组织中的拟亲属情感，还可能反馈到糖友家庭中，增加家庭成员之间的亲密感。

在笔者看来，糖友们基于病友关系和病友互助而实现的“自我照顾”“自我管理”，既不完全出于新公共卫生话语宣示的自我责任，不能归结为生物权力话语所批判的个人家庭生活中的自我保健医学化或自我监控带来的身体规训，是病友们通过相互依赖，通过情感分享、文化伦常的群体性分享、知识分享，生成新的社会组织，生成新的知识和意义，重建了因患病而崩塌的生活世界。在群体互动中，糖友们构建了一个社会性、集体性和类家族主义的自我。这种相互依赖的文化逻辑和互助实践，已经实现了对慢性病防治的国际流行话语——自我管理的本土改造，并深刻影响了医疗社会进程。

得益于糖友互助实践引发的思考，笔者展开了组织人类学、知识社会学、健康人类学、医学史等领域的跨界研究。其中，如何在社会文化语境和微观实践中，进一步辨析糖友互助的力量之源、探究糖友联合与组织的文化逻辑，是本文讨论的重点。

糖友群体的形成、扩张与组织拟态

在北京和其他一些城市，糖尿病患者的自我管理已从基于个体行为的管理升华到病友群体和医疗体系的交流与合作。那么谁在组织他们？或者说，他们如何组织自己，做出自己的选择？

（一）大课堂塑造“糖友圈儿”

可以说，北京的糖友群体是在20余年的糖尿病教育过程中形成的。20世纪90年代中期，糖尿病教育成为国际糖尿病防治的重点，在“自我管理”医学话语的影响下，中国医学界开始倡导糖尿病患者的自我健康管理教育。1995年前后，由北京协和医院开头，几家大型的三甲医院开始举办持续性、开放性的糖尿病患者教育大课堂（下文简称“大课堂”）。卫生行政力量的介入，进一步推动了医院实施糖尿病教育的常规化、制度化。大课堂由三甲医院向基层医院辐射，逐渐形成网络。20余年的糖尿病教育过程中，北京的糖尿病病人辗转在医院的大课堂之间，串联成各种

“糖友圈儿”和民间糖友群体，为糖友互助提供了组织基础，同时，这也将糖友塑造成“知识型糖人”。

在这期间，北京的糖尿病教育系统也产生了一个流行话语——“五架马车”，即教育心理、饮食治疗、运动治疗、药物治疗和病情监测，[①] 指糖尿病自我管理的五个方面。自我管理的“五架马车”打通了糖友生活和医疗的界限，也带来了大课堂的变迁。“五架马车”得以从最初的一种专家观点转化成为患者教育的实践纲领，大课堂和病友互动发挥了重要的构建作用。

“五架马车”作为一种话语，调节着糖友们的认知和身体体验，而他们的实践经验又进一步成为知识的创造性来源。糖友们热衷于分享，有专长的糖友领袖成为“糖友老师”，甚至和医生分工合作，在医院的大课堂同台授课。大课堂内外的知识分享是糖友互动和关系构建的重要机制，同时也将医疗和更广泛的社会领域、社会互动联结起来。因此，不同于常见的网络病友互助社区或者民间自发病友团体，对北京的糖友群体而言，与医疗系统的互动关系，成为其得以形成的一个重要结构性因素，也是我们理解糖友组织和互助关系的重要背景。同样的，要考察糖友群体的社会文化特征，也必然在医疗社会进程解析和文化解释相交织的视野中展开。

（二）医疗体系和病友群体之整合

医疗系统的专业力量是北京糖友互助的重要推力之一，病友的经验交流成为患者教育大课堂的重要内容。这一基本背景，很大程度上决定了专业人员和病友群体关系的大致走向：医生与病人、专业人员与病友群体逐渐确认协作关系。医疗系统透过糖友领袖与病人群体进行互动，而糖友领袖领导越来越大的病友群体，其实也是一个“作为文化的组织”，[②] 其中显

---

① 向红丁：《糖尿病三五防糖法》，金盾出版社 2012 年版，第 60—63 页。向红丁教授也是北京糖尿病防治协会和北京糖尿病患者教育的开创者之一。

② 围绕“作为文化的组织”及其在医疗社会领域的应用研究，学者已进行了相关讨论，参见庄孔韶、李飞《人类学对现代组织及其文化的研究》，《民族研究》2008 年第 3 期；李飞、庄孔韶《“作为文化的组织”的人类学研究实践中国三个地区女性性服务者群体特征之比较及艾滋病/性病预防干预建议》，《广西民族大学学报》（哲学社会科学版）2010 年第 2 期；庄孔韶、方静文《从组织文化到作为文化的组织——一支人类学研究团队的学理线索》，《浙江大学学报》（人文社会科学版）2012 年第 5 期。

示的一些本土文化属性，也使糖友群体与医疗系统的互动关系呈现出一些新特性。

大课堂开拓了糖友老师和医生同台授课的方式，移动医疗与社交手段促成了糖尿病教育和知识分享深嵌到病友的日常生活当中。在医院之外，糖友老师、医生也开始邀请对方到糖友微信群和一些移动健康平台里开办“线上大课堂”。糖友领袖深度参与到医生的科研团队中，有位糖友领袖甚至向几位医生“承包”了组织病友参加患者教育和临床科研的“活儿”，她将常联络的糖友称为“我的病人”，她也被医生称为“我的助手”。

糖友老师还成为专业协会与糖友民间组织结合的基础。北京糖友群体的主要活动领域，围绕着北京糖协和各个医院的大课堂展开。北京糖协成立于 1996 年，是一个专门从事糖尿病防治的社会团体，其本身就是北京最大的糖友组织，成为链接医院、医学专家、糖友、商业公司以及糖尿病专业杂志等社会网络的重要中介，尤其是链接了各级医院的大课堂和糖友网络。现今糖友群体的成员，大多都是通过参加大课堂成为北京糖协的会员，从而进入糖友网络。北京糖协组织的活动，大多依靠糖友志愿者。多年来，很多志愿者成了抗糖明星，进而成为糖友群体的领袖。从组织类型上看，目前已经出现了专业人员作为领袖的组织、糖友自发形成的组织、由医院牵头的糖友组织、作为糖协非正式下属团体的糖友自组织等。

（三）“类家族”糖友组织——太极健身小分队的组织过程

太极健身小分队是在这样的过程中串联起来的。

领袖“大家长”的出现。李金锁是太极健身小分队的“大家长”和灵魂人物。他原本是一位沉默寡言、矜持内敛的书店职员。2009 年，他 52 岁时被确诊为 2 型糖尿病，他受到很大打击，自此辗转于多家医院的大课堂，生活的重心也开始放到应对糖尿病上来。他开始自学八段锦，还带着大课堂的糖友一起练习。渐渐地，他被糖友们称为“李老师”，被糖尿病教育媒体评为“糖友运动明星”，也成为北京糖协的志愿者领袖。借助北京糖协的项目支持，练习八段锦的队伍逐渐固定下来，形成了一个糖友小群体，他也从糖友老师转变成为小群体的“大家长”。

从大课堂向家属、亲友、邻里串联。小分队的固定成员大约有 20 人，最初聚在一起的 7 名糖友是小分队的第一梯队，成为最核心的成员，包括

“大家长”李金锁、“老前辈”王文英、“什么活动都办得下来的”王宝敏、“能人”王雅琴等人；第二梯队由大课堂糖友及其亲友邻里圈儿组成，例如王盛恩、王淑兰等。起初，李金锁和王文英、王宝敏在大课堂上相识，他们借着组织一次糖友表演活动，依靠志愿者名单联络糖友，扩展了最初的自发糖友团体。

长此以往，大家彼此说得来，亦坚持多年共同运动抗糖，同时为糖友服务。在这个过程中，李金锁逐渐向糖友领袖的方向发展。这期间，坚持听了十几年大课堂的王姓“兄弟姐妹”，逐渐成为糖友群体的核心圈成员。他们率先动员更多的亲友、同事、邻里，扩展糖友组织。

王雅琴：

> 最早我们四个在一起，也是大课堂认识的，一起上大课堂，干什么都在一起，从没有分开过。大家伙说，瞅着你们都姓王，这么着吧，你们家王文英是大姐，王盛恩是二哥，王淑兰是三姐，王雅琴是小妹。就是一家子，到现在十几年的联系了。

2013 年，北京糖协发起了 8760h 项目，糖友们被前所未有地组织起来。大课堂的糖友们成立同伴互助小组，1 个医院的糖友组成 1 个同伴大组，设 1 名大组长，大组中分设小组，10 人为 1 个小组，并选出 1 个小组长。李金锁成为协和医院大课堂的大组长，管理 10 个小组；王雅琴是首钢医院大课堂的大组长，管理 4 个小组。大小组长多数是活跃在大课堂中热心公益的糖友，一部分糖友领袖、抗糖明星被协会指定担任大组长。

一批新晋的小组长凝聚起了自己的糖友圈儿，成了真正的糖友领袖。社区或者各级医院的大课堂，也成为他们的“山头”。他们通过大课堂或社区的糖友延伸出社交网络，组织患者参与群体活动，同时也成为协会和医院/社区合作的实际联络人。小组长之间也建立更密切的关系。由此，项目培养了大量的患者领袖，成为北京糖协的骨干力量，极大地拓展了糖友网络。

糖友们逐渐开启了从被动由医院组织上课，转变到发挥主体性、自发组织的新局面。自组织的“大家长”角色形成及其“家族”纵横构拟的过程，实际上包含了明显的文化传递意义。

糖友组织的形成总是基于恰当的时机。小分队的成立就是适逢一位有公益心的“大人物”/“大家长”出现。糖友领袖善于从家属亲友、邻里、同事串联入手，容易获得更多最基础的，也是文化上最熟悉的社会联系与支持，他们善于把握与各层网络关键人物之间的协作，并形成紧密互动的核心圈层，实现不同梯级组织的纵向依从、诸种糖友圈之间横向联动的合作态势。

（四）层级领袖、“房派”和扩大的“类家族”形态

近年来，医疗和社会力量共同推动糖尿病患者教育不断深化，糖友组织网络也呈现多点状与层级派生，大量有经验的糖友老师跃升为新的领袖人物。那么，原先的糖友组织——“类家族”组织形态如何扩展呢？

新领袖、“房派”的生成。通过 8760h 项目，小分队里的王素琴脱颖而出。笔者 2013 年最初接触小分队时，她和笔者都算是“新人”，到 2016 年，她也被小分队和糖友们称为“老师”了。她最初由朋友介绍进入太极小分队。8760h 项目期间，她担任了首钢医院的一个小组长，几年间，王素琴不断学习新的太极养生技艺，在小分队参与的各个微信群中极为活跃，每日更新晨间感悟，组织和报道集体活动。她还参与了大量志愿者公益活动，获得北京糖协、糖友媒体和糖友们的诸多赞誉。现在她已经由新人转变为糖友领袖，成了一位“类房长”的角色。

“夫妻档”角色出现。起初李金锁在单位、医院大课堂带领糖友做八段锦，逐渐形成小圈子，他的妻子刘婧也跟随加入，他们成了糖协的明星“夫妻档”志愿者。初时刘婧更多是陪伴着李金锁，协助他维系小分队。几年之后，刘婧也开始独自组织一些糖友活动和公益活动。

从糖友家庭小圈子扩张为纵横交错的大圈子。由于 8760h 项目的广泛影响，协和大课堂糖友大组长的身份，让李金锁的社会活动越来越广泛，他链接起来的各类糖友组织板块众多，小分队多数成员都逐渐脱离了普通糖友的身份，从各自不同的专长和兴趣中，发展出多个新的小群体。其活动领域各有侧重，却并非各自为政，成员结构紧密交织在小分队核心网络之中。后起的领袖，并非各立山头，而是各在“大家长”的统领下成为关键节点。小分队就像伸出触角一般，从多位小领袖的社会关系向外延伸成网，又彼此交织在一起。这就如同模拟出了宗族以下的“房派”构架节

点。这个过程中，他们没有上下（纵向）和彼此（横向）疏离，而是关系更为紧密。同时，糖友整体组织的结构，趋于形成以大领袖/“宗族长”或“大家长”为中心的宗谱“房派”结合阵势。渐渐地，李金锁这位令人心悦诚服的领袖/“大家长”成为组织凝聚的核心，小分队里类似王姓兄弟姐妹的志同道合者，更像是“大家长”统领下的核心成员或“房派”之长。

“大家长”跃升“宗族长”。几年间内，这十几位糖友紧密跟随李金锁卷入各种各样的活动洪流中——几乎是井喷式的社会联系，让李金锁由家长快速升为“宗族长”。他的独特个性、领袖能力和太极健身小分队的集体气质，吸引了大量的社会关注。太极小分队成了北京糖友圈儿里最耀眼的明星团体，李金锁的身份逐渐超越了他最初赢得的个体标签。伴随着如家庭一般的亲密情感和信任关系，小群体内部逐渐生成了独特的集体知识，形成一种鲜明的宗族或大家族的风格和气质，而这种集体认同也维系了他们纵横稳定和不断扩张的边界。

糖友“宗族”纵横扩张的新“孝悌”关系实践。2013—2014 年，笔者和李金锁老师多有电话长聊，总是听到他诉说“大家长”的苦闷。大家族大小圈子和不同类型板块需上下贯通顺畅。最让他辛苦的是，他要以内向、敏感、质朴而又极富责任感的个性来协调医院大课堂、8760h 小组、健身小分队、糖友志愿者之间充满张力的关系。笔者曾一度担忧小分队会难以维系或者分裂为小团体。但三四年过去了，这个近 20 人的小分队日趋稳定，相处起来更为亲密。在小分队微信群里，成员之间已不需要李老师刻意去协调关系或联络彼此的情感。他们已经很习惯地以小分队的集体身份对外表达，对外协商关系，同时成功地向外扩张了糖友组织的领地。围绕着李金锁，小分队表现出来的纵横联络与调度能力，好似一个新型的“孝悌”纵横实践。

2016 年下半年，李金锁继续受糖协委托，组织一个大型公益活动，培训糖友志愿者进入社区和医院免费检测糖化血红蛋白。[①] 糖友们被赋予更高的自主性。2013—2014 年开展的 8760h 项目还主要依靠医院和糖协的协

① 糖化血红蛋白（HbA1c），反映采血前 2—3 个月的平均血糖水平（北京糖尿病防治协会，2015）。

作结构，以大课堂为基础拓展糖友网络；而 2016 年开展的“测糖化”[①] 项目，更倾向于由志愿者依靠自身的网络进入医院和社区。这是一个重大转变。项目委托李金锁招募 60 多位志愿者，最终参与实施项目的有 30 余位糖友。这些糖友绝大多数在进入项目前跟他非常熟悉，其中，18 人曾是 8760h 项目的小组长；10 人经常帮助糖协联络活动；16 人是他熟悉的普通糖友；健身小分队常年有 20 人，其中 17 人进入该项目，承担最主要的工作。这一人员关系结构再次证明，从小分队大力扩张后的糖友组织网络，仍然以李金锁这位领袖“大家长”为中心，新的领袖们不断涌现，引导着众多“房派”逐层顺畅连接。此时这位“宗族长”已经不用像原先的家长角色那样事事亲为，而是可以把活计放心地布置出去了。这让人看到了他的核心小分队和整个“宗族”，作为自组织强大的纵横构架和集体行动能力。

（五）糖友组织纵横繁衍与社会扩张

糖友骨干夫妻成为和睦“宗族/大家族”的模范“房派”角色。糖化检测工作主要是由李金锁和他妻子刘婧负责推动和实施。刘婧也逐渐成了组长，被大家称呼为“刘婧老师”。

糖友“大家长”推动活动网络向医院和社区扩张。李金锁在微信群里发动大家联系社区，有时还自己跟进与社区洽谈，也帮助协会和医院之间牵线搭桥。糖友们通过熟人网络联系社区、医院和公司，大大扩张了糖友原始“家族”群体的领地。

医院里的“房派和家族山头”。北京糖协开展测糖化项目，选择的大多是 8760h 项目时成为实践基地的医院。但笔者发现，最后成功举办测糖化活动的几家医院，几乎全都是已经由糖友领袖们成功占据的“房派和家族山头”，他们在那里不但建立了和医务人员的良好关系，也拥有了自己的糖友圈儿。无疑，协会具有自上而下的影响力，但糖友领袖们居中牵线搭桥亦发挥了关键作用。他们会帮助协会找到大课堂里那位更有操作权的执行人，会提前打听大课堂的课表和医院活动，从而见缝插针，会居中协调落实具体事务，寻找灵活变通的方式。例如，在联系一家二甲医院时，

---

① 糖友老师们的日常语言中，称检测糖化血红蛋白项目为“测糖化”，称自己是“糖化志愿者”。

协会负责人找到了科室主任，但糖友志愿者去找了常年打交道的、负责打理大课堂的护士长，最后护士长敲定了关键环节。一旦活动商议确定，就完全依靠糖友们来做事情了。

类家族主义的糖友组织实践

随着糖友组织参与更多元的社会实践，他们发展出新的“房派”或“家族”小群体，大大扩张了糖友原始“家族”的“领地”。同时，如同家庭成员一般的亲密情感和以各级领袖牵引的“大家族”集体信任与认同，也维系了整个糖友组织的“孝悌”认同和相对稳定的边界。

“大家族”和不同层级“房派”成员之间形成称呼伦理。在微信群里，糖友们把小分队当作自己的“大家族”，李金锁被尊为“大家长”，糖友们彼此多以兄弟姐妹相称。有一次李金锁介绍新糖友进群，糖友们纷纷热情招呼，“咱们不客气，怎么亲就怎么叫”，“真是好感动，谢谢各位姐姐啦”。几位年长的糖友被尊称为大姐、大哥。“大家长”李金锁称呼糖友们为姐姐、妹妹、大哥、大姐。年长于他的糖友亲切地称呼他“金锁”，晚来的糖友大多尊称他为“老师”。

微信群里还有两位深受糖友爱戴尊敬的老领袖——王文英和韩桂山。王文英总是快乐豁达又优雅，笔者采访过的糖友领袖、抗糖明星，几乎每人都提起：“王老师是我们的领路人。”几位年轻糖友（多是一型糖友）谈起她，亲热地称呼她为“王奶奶”。韩桂山被糖友们敬称为韩老。新一代的糖友领袖王素琴说：“韩老，您就像父亲一样，关怀着每一位儿女的冷暖。”

在这一糖友组织中，类家族主义的亲属称谓十分明显，这不仅是一个“类宗族长/大家长”治下的代际联合组织，而且是带有亲族主义意义的模拟宗族和大家庭，参与其间的成员模拟履行各小家庭角色与“孝悌”责任与义务。随着糖友公益实践的扩张，小分队中呈现出层级性的组织结构——纵向“宗族”/“家族”和横向“房派”布局。小分队核心组织延伸到各个医院的糖友圈儿、居民社区糖友圈儿以及熟人亲朋当中，共同形成了远比早期大家庭式的糖友组织更大的作为文化组织的类宗族构架。大小糖友圈儿亦呈现更大范围的能动性与自组织性。

自组织的糖友“宗族”系统内部，并无硬性的隶属关系，新领袖的出现和组织扩张，也并未削弱“大家长”的威望和领袖地位。当他们持续卷入糖友媒体和健康公益领域之后，领袖和“大家长”凭借其美德与公益精神，以及不断提升的技艺与知识，将其明星效应提升至糖友群的中心地位（甚至影响到外省），并促进形成了拟亲属的类宗族构架。

糖友领袖的实践，已经显现出糖友组织构架的拟亲属和类家族主义文化特征，而民族志的进一步观察，更确认了家族与宗族的社会性与文化性模拟的传统稳定性。新的糖友领袖（或者说新的“房派、房长”）已经能够与“大家长”默契配合，协调各层级的工作，并化解横向糖友圈儿或兄弟姐妹糖友们的矛盾与不和，好似中国传统家族儒家“孝悌”伦理的新时代转换。

在此，并不否认政治和社会文化变迁产生的巨大影响，但区域性家族主义理念的稳定性是值得关注的。在中国各地的汉人社会里，经常呈现出拟亲属和底蕴清晰的类家族主义文化，尽管有时已经远离了传统家族主义的实况，却展现了当今儒家传人思想传承的实践意义，以及在传统文化的沿袭与更新中生成的组织文化意涵。

糖友组织的文化意涵分析

糖友组织串联过程的特点，可以对接到人类学关注的家庭与亲属制度原理问题。如果以中国汉人社会亲属谱系的范畴而言，它“既表明了其人伦亲属网络的生物性血缘选择基础，又体现了人类后天区域性亲属制度文化之复杂规定性”。[①] 比较明显的例子是，中国家族与亲属制度谱系中，除了包含真实的生物性亲缘关系，也包含诸如因收养引起的扩大继嗣与亲属关系谱系构拟。这已经属于拟亲属的早期文化发明。拟亲属的发明还见于“认干爹”习俗，以及捻军起义中的“拜把兄弟”等。前者“认干爹”和收养，往往具有父系家长制度的纵向传承意义；而“拜把兄弟”则是中国古典孝（纵）悌（横）之兄弟横向建立社会关系的拟亲属表现。而本论文所言糖尿病病友组织中的模拟“大家长”“宗族长”“房派”和日常称谓

① 庄孔韶：《早期儒学过程检视——古今跨学科诸问题之人类学学探讨》，载庄孔韶《人类学研究》第1卷，知识产权出版社2012年版，第41页。

中常用的“大家长”“奶奶”“姐姐”“妹妹”“大哥”等也属于拟亲属的运用。上述糖友中的王姓兄弟姐妹，实际也是极为扩大的“五百年前是一家”式的拟制联宗。

另一层次的问题在于，如果我们称呼直系血缘的父与子为爸爸和儿子，那是代表了血缘纽带和文化意义的重合；而如果晚辈糖友称呼大课堂中非血缘长辈糖友为“老父亲”和“奶奶”，此处的特定尊称应该只是文化意义上的。这在古典与现代人类学有不尽相同的见解，但都同意前者存在着亲属称谓使用中的真实亲缘追溯（称谓制度中的“实际制度”），而对拟亲属的“父亲”“奶奶”称谓之类，被认为是由相对于“称谓制度”的“态度制度”决定的。[①] 这种非血缘群体中的态度称谓一旦形成习惯性体系，就可以看成是他们获得了顺应文化惯性和重拟传统家族主义组合理念的、古今关联的组织文化实践。

东亚农业社会与城市变迁中一直流行拟亲属的社会文化性组织实践，在儒家文化长久影响的汉人社会地区，应该说拟亲属的社会文化表现主要是类家族主义，这一行动实践背后的文化逻辑具有相对稳定的源头。在传统汉人社会，家族主义是基层社会组织存在的基本原理，其最终可以归结到“孝悌”这一基本观念。其中，在家庭范围内，纵向的关系为父子关系，横向的关系为兄弟关系。在父子和兄弟关系中，由于父子是传统社会家庭关系的“主轴”，因此既有的研究较多地关注了纵向的父子联系，孝的研究就是紧紧联系着家庭代际关系，以及扩大了的社会性“忠”的研究等。其实，兄弟关系也是家庭关系之重要一维。依照儒家的理念，“男子先生为兄，后生为弟”。兄弟本义指同父的哥哥和弟弟，但在社会生活中，兄弟成为一个不断延展的概念，包括从堂兄弟到族兄弟；乃至因联姻而扩展到联兄弟（连襟），姑表、姨表、舅表兄弟，其本身也是巩固大家族人际关系的重要原理。所以儒家推崇君子修身、立德和忠诚，相信可以和很多志同道合的人结为类似“情同父子”和“兄弟之情”的关系。“从‘孝’和‘悌’关系来看，‘孝’在儒家的思想体系中是包括‘悌’在内的其他一切伦理观念的根本。”在传统的汉人家庭，儒家传统的家礼伦常，总是体现于尊长睦族、敬老爱幼、父子同心、兄友弟恭、夫妇和顺、均等

---

① 黄淑娉、龚佩华：《文化人类学理论方法研究》，广东高等教育出版社 1996 年版，第 262—265 页。

温厚，以及家内忍而无间言等美德。[①] 这是汉人社会家族主义推崇的主要关系内容。

历史而今，汉人社会的家族关系原理不仅在日常生活中加以贯彻，而且扩大至家族宗族以外更广泛的领域，成为组织社会生活的基本伦理依据。[②] 这种将汉人社会家族理念及其制度延伸至家族以外的组织（包括不存在血缘关系之团体），将家族结构和运作特征泛化到家族以外的组织，将家族角色、态度、关系、行为和礼俗模拟转换到家族以外的组织，杨国枢称之为“泛家族主义”。[③] 从 2000 年前后开始的公共卫生—健康人类学研究，以及对农民工组织和企业开展的一些研究，不仅能确认这种家族主义泛化本身，还进一步发现了多类别多场景的家族主义模拟变体。因此，一些研究者更倾向于使用类家族主义而不是泛家族主义的术语，特别注重发掘在企业公司、农民工专业组织、红灯区等组织呈现的多类别特征。[④] 无论城乡，汉人社会类家族主义模式也处在更大的社会网络之中。实行拟亲属化的民间组织，其成员关系不仅包含称谓上的，也见于成员关系上的类家族关系角色互动。他们构建了自身的网络中心位置，显然方便实现和外在社会网络的联系。

糖友之间容易生成一种“难兄难弟”相互扶持的兄弟情谊。但笔者认为，病友之间最基本的同情共感，不能直接视为兄弟情谊的稀释或者拟制，而首先应该是一种休戚相关的互助情感。[⑤] 因疾病而生的身心体验和生命抗争，使病友之间有了情感互通和意义共享的基础。

不曾亲密交往，甚至素不相识的陌生人之间互称病友，他们常常一相遇就能迅速达成休戚相关的体认，进而产生守望相助、相扶相携的冲动和行为。这是一种出于人的社会本能，又被中国文化伦理持续构建和强化的

---

① 庄孔韶：《银翅：中国的地方社会与文化变迁》，生活·读书·新知三联书店 2016 年版，第 373 页。

② 庄孔韶：《早期儒学过程检视——古今跨学科诸问题之人类学探讨》，载庄孔韶《人类学研究》第 1 卷，知识产权出版社 2012 年版。

③ 杨国枢、文崇一：《社会及行为科学研究的中国化》，“中央研究院”民族学研究所，1982 年。

④ 庄孔韶：《中国性病艾滋病防治新态势和人类学理论原则之运用》，《广西民族大学学报》（哲学社会科学版）2007 年第 1 期。

⑤ 互助情感的讨论，参见［俄］克鲁泡特金《互助论》，李平沤译，商务印书馆 1963 年版；［俄］克鲁泡特金《伦理学的起源与发展》，载《巴金译文全集》第 10 卷，人民文学出版社 1997 年版。

基本情感和关系，深刻地表达出人们超越血缘之外的相互依赖和相互扶持。而人们在持续的交往互动中，会按照最为熟悉的文化逻辑来投注和表达情感，由于糖友互动深嵌到日常生活中，糖友们又都带着从家庭生活中培养出来的情感进入群体当中，因此，群体中情感的性质本来就带着家庭亲属情感的印记。另一方面，糖友家庭的日常私密生活在公共空间中获得了合理性和展演，并得到了情感和意义的再构建，群体性情感亦影响到家庭亲密关系的表达。多年的互动和共同行动，糖友小分队围绕着糖尿病疾病管理形成集体性知识，其中还蕴含着某种共享的身心体认和情感认同。对他们来说，类家族的情感和关系、共享的知识和意义，都成为组织维系的黏合剂。

国际话语中应对慢性病的自我管理概念，源自“个人对自己健康负责”[①] 的逻辑。但在本土语境中，人们应对疾病并不完全出于个人责任和个人努力，而是在各种相互依赖关系中加以实现。这种依赖关系，突出地体现在中国文化的医疗传统中，即人们基本以家庭、家族为单位进行医疗活动。[②] 在病友互动的过程中，家族主义的文化逻辑和依赖关系拓展到病友群体中，生成了一种类家族主义的互助关系。病友们以此来分享知识、管理疾病，展示出家长式关系和兄弟式关系两个维度。

家长式关系：典型地体现在糖友领袖利用自身的知识专长来确立权威和声望，拓展和维系病友组织，在组织对内的互动中承担家长式责任，在组织对外的社会交往中发挥代理人角色。家长式的纵向互动，表现为小组成员对于家长能力和德行的信服，对共同行动的服从，以及家长对小组成员的关怀和照顾、情感支持以及人情报答。这样的家长式领袖通常表现出类似特质，小组成员也总是显出对家长角色的期待：有强烈的责任心和奉献精神，能够公平处事、维系群体的亲密氛围，具有较强的社会交往能力，为小组争取更多的社会承认和荣誉。这里，大家关注的重点并不是家长权力，而是小组成员关系的协调，这深深打着传统家族主义的烙印。

---

① ［法］德吕勒：《健康与社会：健康问题的社会塑造》，王鲲译，译林出版社 2009 年版，第 75—76 页。

② 参见潘大为《“二十四孝”中的病人、家庭与医生——一个患病相关行为的医学社会学考察》，《开放时代》2015 年第 1 期；于赓哲《汉宋之间医患关系衍论——兼论罗伊·波特等人的医患关系价值观》，《清华大学学报》（哲学社会科学版）2014 年第 1 期；景军、袁兆宇《在医院去世与在家中去世——有关中国公民死亡地点的社会学辨析》，《思想战线》2016 年第 2 期。

兄弟式关系：即使是陌生糖友之间，也常常以兄弟情谊表达自然而发的同情共感，“我们糖人就是亲亲的兄弟姐妹”。在糖友组织中，糖友们彼此投射了更多的情感和依赖，同病相怜的病友情感逐渐升华为一种拟血亲家庭的兄弟情感。成员之间常以兄弟姐妹相称，但同时，“老大”“大哥”“姐”的称谓中，可能又指代着家长式关系以及糖友兄弟姐妹之间的横向手足之情。

病友之间的知识分享，更多地源于情感表达的动机，以感情和信任为基础。相对于工具性动机，表达性动机在人们交流中，更易于促生强烈的知识共享倾向和内化倾向。[①] 很多老病友都说起，他们有强烈的心理冲动和道德义务感，将自己从曲折中摸索的经验、从交流中获得的知识分享给新病友。在某种意义上，病友之间的同情共感与相互依赖、守望相助的文化逻辑相结合，似乎产生一种超乎传统血缘、族缘、地缘情感的互动关系，达到一种混合性的提升。病友通过幽默和旷达表达彼此的同情，对疾病严重性和日常生活处境的担忧并非被刻意忽略，而是转移到以类亲属情感为特征的另一个维度：疾病的苦痛（共苦）被病友们用拟家庭生活的甜蜜（同甘）隐喻表达出来。这也是为了让患病的日子好过些。正是这种体验、表达和共享情感的特殊方式，有助于维持病友关系以及病友互助组织。

病友间的拟亲属情感，成为病友分享知识和经验的原动力，同时它提供了一种精神支持和激励。奉献知识和经验的糖友发挥着榜样的作用，让其他糖友对知识“有感觉”“有体验”，在互动中形成对知识的体认，更易于转向实践。正如家庭关系所具有的亲属忠诚，拟家庭属性也让病友之间实现依赖和信任，从而在知识分享中“知无不言、言无不尽”。由此，病友互动的情感实践、社会实践和知识实践，才能深深地渗透到病友的日常生活中。同时，病友互动既能延伸到病友的家庭亲友网络，又能使病友群体作为一个类家庭，向外链接更广阔的社会关系。

北京糖友类家族主义组织模拟，更为突出其互助情感主义以及分享对于构拟病友组织的必要性。一方面，病友群体的情感主义实践，很大程度上是重新构拟和实行家族主义的原生模板：人伦情感主义，以及晚近的公

① 高祥宇、卫民堂、李伟：《信任促进两人层次知识转移的机制的研究》，《科学学研究》2005 年第 3 期。

益互助精神。北京糖友组织的构架中横向“房派”之间“兄友弟恭”“同气连枝”的手足之情，尤其令人动容；另一方面，病友群体中并不存在显著的利益博弈和利益冲突，也并非基于你来我往的互惠原则而交往互动，他们凝聚和维系组织的机制在于分享，[①] 无论是对伦理原则的群体性分享，还是情感分享、知识分享，这一分享机制亦影响到病友群体的组织模拟形态。

随着糖友组织从参与糖尿病教育转向日趋兴旺的公益领域，原有的类家族组织发展出多个新的“房派”小群体，其活动领域各有侧重但成员结构又紧密交织在原有组织中。他们积极营建关系网络，大大扩张了原始“家族”的“领地”，使之具有了新的“类宗族”特点，又延续了类家族的情感、信任和互助关系，在小群体内部也生成独特的集体知识、鲜明的家庭风格和气质。这其中蕴含着组织何以可能的秘密，以及人们如何在本土情境的相互依赖中应对慢性病侵袭的智慧。

① 对于“社会何以可能”这一社会理论的根本性问题，人类学的经典路径是以互惠来解答。中国的社会学、人类学对于关系、人情、乡土社会、民间互助、社会组织等议题的研究，极大地拓展了“互惠生成社会组织”的理论路径。早期的互惠研究往往认为，人们进行互惠性交换（包括各种互助行为）是因为人们需要社会关系。但在汉人社会这样强调关系的社会中，互助更是一种基本的需求，要依托特定的关系结构才能实现，人们会主动营造某种特定的关系来实现互助。大量学者探讨宗族势力在中国的复兴，将农人寻求交往和互助作为宗族文化重建的重要原因之一。婚姻是实现这种互助关系最好的一种文化选择与策略（参见杜靖《九族与乡土：一个汉人世界里的喷泉社会》，知识产权出版社 2012 年版）。笔者基于病友群体的研究展开另一角度的思考：分享不同于互惠。病友群体的实践揭示了分享（情感分享、文化伦常的群体性分享、医疗知识和疾病体验的分享），生成社会组织的必要和可能——事实上反映了人们基于传统家庭、亲友等依赖关系进行互助的不足。本文更想要展现的是，这种基于生命抗争的病友群体如何采取一种拟亲属、类家族/类宗族的组织形式运行，由此增进我们对于社会组织原理、传统与变迁、中西文化互动的复杂性的认识。

重病之际的人生反观

涂 炯[*] 程 瑜[**]

导读：癌症对患者是一个巨大的冲击性事件。在获知癌症的诊断后，患者往往会经历一个震惊的过程，震惊之余，每个人都会不断追问“为什么？”“为什么是我？”“为什么我会得癌症？”本文以食管癌患者为例，关注患者对自己患癌的解释，看他们如何理解发生在自己身上的灾难性疾病。本文发现患者常有自己对疾病的解释，这种解释既有自己对患病原因的认识，也包括如何应对疾病带来的影响，这种解释具有多重意义。首先，解释是患者理解自我和意义追寻的过程；其次，解释也是患者应对被疾病中断的生命历程的方式；复次，患者的疾病解释对健康促进和危险因素的干预也具有启发作用，可以使医疗及公卫专家更好地认识到，疾病的致因不仅是个人行为，也包含家庭、地域和社会因素；最后，患者的疾病解释，对医疗服务的提供具有启示意义。患者解释疾病的外行知识，是个人体验的表达，如何有效地运用并将其纳入医疗体系中，进而更好地提供服务，是中国医疗体系需要探索的问题。

研究背景

癌症被比喻为“黑色杀手”，食管癌更经常与死亡等同。食管癌是世界上第八大癌症，第六大致死的癌症，术后患者的存活率很低，死亡率占总发病人口的88%，尤以东亚地区男性食管癌病人的死亡率为甚。我国食管癌的发病人数占全球每年新发食管癌的50%，死亡人数占全球食管癌死

* 涂炯，中山大学社会学与人类学学院副教授。

** 程瑜，中山大学社会学与人类学学院教授。

亡人数的49%。[①] 虽然癌症患者近年来逐渐成为研究者关注的群体（尤其是乳腺癌患者），[②] 食管癌却很少为公众所了解。食管癌对探究灾难性疾病带给患者的苦痛具有典型性。食管癌患者术前除进食哽噎外无异于常人，从表面看来，短期内他们非常健康。然而从得知癌症开始，他们就面临不确定的生活和未来。癌症常常被认为是打乱个人生活和生命历程的事件，给患者带来“生命历程的中断”。[③]

如食管癌一样的疾病，让患者的生活在很长一段时间，甚至终身受其影响。针对食管癌的治疗，包括手术、放疗、化疗等方式，但手术仍为主要的治疗方案。手术后，患者身体发生明显变化，全身插满管子，满身疼痛躺在床上不能自由活动。术后患者也可能遇到吻合口瘘、肺部感染、伤口愈合差等问题。出院后，患者更面临饮食起居、食管狭窄、癌症转移等问题。患者从发现癌症到治疗，不断经历身体上、心理上和社会关系上的巨大变化。

本文以食管癌患者为例，关注癌症患者如何理解发生在自己身上的这种灾难性疾病，如何接受和应对疾病带来的痛苦和混乱。从发现癌症开始，患者往往会不停地追问“为什么是我”和“为什么会得这个病”的问题。随着治疗推进，患者不断了解疾病信息并解释病情发展，理解疾病带来的变化。因此，本文从患者对自己疾病的归因与解释着手，分析食管癌患者的心路历程，探讨患者给他们自身经历赋予的意义，从中探究他们如何应对食管癌及其治疗带来的影响。从2014年11月到2015年8月，笔者的研究团队在G市Z医院住院部食管癌病区进行田野调查。Z医院是一家专门治疗肿瘤的三甲医院，吸引了来自全国各地的病人。笔者追踪了24位食管癌患者，沿着疾病的治疗路径，尽可能在患者入院后，术前、术后、出院前分别与患者进行访谈或交谈，以了解患者每一阶段对自己疾病的理解变化。

访谈中所有患者都被问到或不断自问一个问题：“为什么会得食管

---

① Li Jing, "China the Hardest Hit by Global Surge in Cancer, Says WHO Report", *South China Morning Post*, Feb. 7, 2014.

② 黄盈盈、鲍雨：《经历乳腺癌：从“疾病”到“残缺”的女性身体》，《社会》2013年第2期。

③ Michael Bury, "Chronic Illness as Biographical Disruption", *Sociology of Health and Illness*, Vol. 4, No. 2, 1982, pp. 167－182.

癌?”从这个问题出发，他们不断反思自己的生活习惯、人生经历，并把它们与自己当前的疾病状态联系起来。本文对调查地点和人名都做了匿名化处理以保护患者隐私。访谈的食管癌患者根据接触时间的先后顺序编号，患者的年龄从41岁到70岁，大多为男性（19位），这也反映了食管癌在男性中更高的发病率。[①]

疾病的解释模式

每个社会中的患者生病后都会产生一系列的疑问：为什么是我？是什么导致了疾病？为什么疾病发生在这个特定时候？疾病的结果是什么？针对疾病应该做些什么？对这些问题的回答，则是疾病的外行理论或患者的解释模式（Explanatory Models）。[②] 美国健康人类学家凯博文（Arthur Kleinman）曾指出，不同的个人和群体可能有非常不同的关于健康和疾病的信念。医生的解释模式可以使得研究者了解，医生如何理解并治疗疾病。而患者及其家人的解释模式可以告诉研究者，患者和家人如何理解特定的病情。患者或家人的疾病解释来源于以下三方面：（1）患者自己的观察和体验；（2）社会中流行的疾病认知和信念；（3）生物医学解释模式。[③] 显然，患者或家人对疾病的解释模式包括外行和内行两种知识内涵。

尽管内行的解释模式影响外行的解释模式，但外行的解释仍旧与专家的解释有所不同。影响患者解释模式的因素众多，包括大众媒体、家庭医疗书籍、小说、报纸和杂志的医疗栏目、健康教育材料、个人对症状和体质变化的体验、同其他有类似症状患者的讨论，以及患者与医生的接触。因此，患者的解释模式往往是各种成分的综合，包括生物医学、外行民间解释，以及患者自身对身体症状的主观体验。[④] 有学者借用人类学的“地

---

① 食管癌世界男女比例平均是2.4∶1；我国食管癌发病和死亡男性高于女性约2倍。

② David Armstrong, *An Outline of Sociology as Applied to Medicine*, London: John Wright, 1989, p. 11.

③ Arthur Kleinman, *Patients and Healers in the Context of Culture: An Exploration of the Border Land between Anthropology, Medicine and Psychiatry*, Berkeley: University of California Press, 1980, pp. 105–106.

④ Cecil Helman, "Disease and Pseudo-Disease: A Case History of Pseudo-Angina", in Robert A. Hahn and Atwood D. Gaines (eds.), *Physicians of Western Medicine: Anthropological Approaches to Theory and Practice*, Dordrecht: D. Reidel Publishing Company, 1985, pp. 293–331.

方性知识”一词，认为人们常用地方性知识来解释、应对疾病，包括个人历程与经验、家庭习得与亲属权威知识、群体共识与社区文化、族群文化与社会价值。[①] 而 Davison 等人则使用“外行流行病学”（lay epidemiology）一词描述外行疾病解释模式的特征。[②] Herzlich 指出，外行观念包含健康和疾病与社会之间关系的广泛论述。[③] Good 也指出，外行的解释不是与现代科学知识对立的解释，而是由复杂的知识构成，被置于特定的场景中，包含人们关于文化和社会的理解。[④]

疾病解释对患者而言意义重大。如果疾病找不到直接诱因，个人痛苦的合法性就会受到质疑。患者痛苦的减轻，需要找到疾病的解释和意义，让痛苦的来源变得清楚，需要身体、自我和身份的完整性得到一定程度的恢复。人们对因果的叙述，不是简单的关于病因的观念，而是通过一种想象的努力，在他们的生活中给疾病找到一个有意义的位置。在解释现在的生病状态时，患者常常指出他们认为过去非常重要的事情。[⑤] 通过这种“求索叙事”，被疾病打乱生活的患者努力去找寻新的阐释，并协商身份，通过解释和追问，重新与病前的自我联系起来，发现个人新的方面。[⑥] 患者的叙述，是用他们的方式给自己的经历赋予意义，理解自我并且建构新的被修改的身份和被疾病破坏后的新生活场景。[⑦]

疾病解释对患者的治疗选择也有很大影响。患者的解释模式是解释疾病的一个片段，是解释病因，而这个解释也影响患者对特定治疗策略或方案的选择，让患者思考生病原因，并考虑以后需要改进的方式。患者的外

---

① 孙薇薇、董凯悦：《疾病的解释与应对：基于地方性知识视角的解读》，《思想战线》2018 年第 6 期。

② Charlie Davison, George Davey Smith, and Stephen Frankel, “Lay Epidemiology and the Prevention Paradox”, *Sociology of Health and Illness*, Vol. 13, No. 1, 1991, pp. 1 – 19.

③ Claudine Herzlich, *Health and Illness: A Socio-Psychological Approach*, London: Academic Press, 1973.

④ Byron Good, *Medicine, Rationality and Experience*, Cambridge: Cambridge University Press, 1994.

⑤ Gareth Williams, “The Genesis of Chronic Illness: Narrative Reconstruction”, *Sociology of Health and Illness*, Vol. 6, No. 2, 1984, p. 197.

⑥ Arthur Frank, *The Wounded Storyteller: Body, Illness and Ethics*, Chicago: University of Chicago Press, 1995.

⑦ Deborah Lupton, *Medicine as Culture: Illness, Disease and the Body in Western Societies*, London: Sage Publications, 2003, p. 95.

行疾病解释模式，有可能导致个人接受或拒绝对特定健康问题的医学定义和解释，并进而接受或拒绝相应的治疗方案。[1] 此外，患者的解释常常千差万别，即使是同一患者，对自己疾病的解释，也会根据时间、病情和知识的变化而发生变化。但这些解释仍然很重要，因为它们让患者理解生病和治疗，给生病的经历赋予个人和社会的意义，并进而影响健康行为、治疗选择，以及患者与医生的互动。

食管癌患者的疾病解释和意义追寻

食管癌的发病因素很多，对食管造成损伤的各类慢性刺激（长期食用过热、过硬、辛辣食物、超量饮酒、吸烟等）及环境因素，是中国食管癌发病的主要原因。科学的解释也把遗传和基因等因素纳入考虑。笔者访谈的食管癌病区的医护人员表示，长期饮烈性酒、嗜好吸烟、食物过硬过热、进食过快、吃腌制食品等引起的慢性刺激、炎症、创伤或口腔不洁、龋齿等，均可能与食管癌的发生有关。尽管医务人员在食管癌的解释中也试图纳入多种因素，但总的来说，在生物医学的解释中，出故障的身体常常被认为与明确的原因、诊断和治疗相关。但是食管癌患者个人具体的致病因素常常模糊不清，医生常常也不能给个体的患者一个明确的解释，即使给出解释，抽象的医学话语也不足以让患者和家属理解，为什么食管癌会发生在自己或亲人身上。中国医生在忙碌的工作环境中，常常没有足够时间与患者交流、不能给予详细解释，[2] 因此更需要患者自己去找寻合理的解释。此外，随着癌症和治疗的推进，当疾病对患者生命历程造成阻挠或中断时，生物医学却不是一个足够的给予患者意义的解释框架。由于其高发率以及出现时间较长，公众和患者民间对食管癌有诸多解释。这些解释包括个人行为的、心理的到社会文化的和宿命论的。患者的解释是各种因素的综合，这样的解释区别于医护人员的生物医学解释。笔者将在下文对此进行分类说明。

---

① Edward A. Suchman, "Social Patterns of Illness and Medical Care", *Journal of Health and Human Behavior*, Vol. 6, No. 1, 1965, pp. 2 – 16.

② 涂炯、亢歌：《医患沟通中的话语反差：基于某医院医患互动的门诊观察》，《思想战线》2018 年第 3 期。

（一）个人的行为？

食管是食物进出的地方，在解释疾病时，几乎所有的患者都把食管癌与自己过去的饮食习惯相联系：喜欢吃辣的、喜欢吃腌制食品、酷爱烟酒、爱喝工夫茶、吃剩菜剩饭等。食管癌因为与饮食关系密切，在患者的解释中，常常会出现一种因果论：因为过去不好的饮食习惯或过度饮食导致了这种病，让他们现在“吞咽不下”食物。食管癌和其他一些疾病比起来（如艾滋、性病、肥胖），给患者带来的污名要少得多。但是因为食管同患者的饮食行为相联系，患者常常被认为应该为自己得病负责。尤其在医学语境中，人们的饮食习惯已经被道德化，在完美的身体与肥胖（不健康）的身体之间的选择，因而成为一个好与坏的选择。①

疾病越来越被认为与个人的行动和生活方式紧密相关。把疾病归责于患者自己的危险行为，意味着患者必须去解释或抗议，以证明他们已经做了力所能及的一切来预防疾病的发生，或做出未来将有所改进的打算。例如，患者 ZY 阿姨描述自己之前太注意养生，入院后反思可能注意过度了，“就是因为太养生了，把病养出来了”，决定以后什么都吃。住院期间得知腌制的咸菜可能是致癌因素，她表示自己在家就很喜欢用萝卜腌制菜脯，决定回家后不吃咸菜了，并要把家里现有的咸菜扔掉。其他访谈的患者也纷纷反思自己的饮食习惯，并提到出院后要做出改进的地方。访谈中，几位患者在被问到“为什么会得这个病”时，先以“不知道啊”回应，直到被旁边的家人指出其不良的饮食和生活习惯：抽烟、喝酒、长期喝烫茶等，患者才“被迫”在研究者面前反思个人的饮食行为。患者用“不知道”作答，是内心深处对于将生病原因归为个人责任的抗拒，用模糊的“不知道”来表示自己不想也不愿深究。

这些简单的看似个人的饮食习惯，却常常是地方性的。Z 医院的食管癌患者，多来自潮汕地区。潮汕地区是中国食管癌六大高发区之一，也是这些高发地中唯一地处中国南部和沿海的地区。此外，20 世纪 80 年代后期以来，食管癌死亡率在其他高发区逐年下降，但在该地区仍未有下降趋势。现有研究表明，潮汕地区食用的鱼露和酸菜，有显著的食

① Rosalind Coward, *The Whole Truth: the Myth of Alternative Health*, London: Faber and Faber, 1989, p. 147.

管癌致病危险。[①] 腌制食品含有较多的致癌物质，如亚硝酸胺，而“潮汕三宝”——咸菜、菜脯、鱼露，其实都是腌制食品，是潮州人的“当家菜”，当地居民有长时期食用的传统。此外，当地居民酷爱喝“烫嘴”的工夫茶和热粥热汤，长期饮用过烫的工夫茶和吃滚烫的热粥，也会对食管造成慢性伤害。[②] 这些外在因素，加上最近研究发现的潮汕人带有两个食管癌易感基因，[③] 使潮汕地区食管癌尤其高发。

饮食习惯是地方居民在生活环境中长期形成的，难以通过个人行为短时期改变。在潮汕地区，过去食用咸菜等腌制食品，是由于当地缺少新鲜蔬菜水果的环境下求生存所必须。然而，近些年在生活改善之后，咸菜并没有淡出人们的日常生活，当地人反而将咸菜摆上大宴席，成为地方的特色菜肴。对于饮用烫嘴的工夫茶，许多患者和家属都认为患者的食管癌是喝烫茶烫出来的，他们解释，当地人觉得刚倒上热水的茶水最新鲜，热茶一口饮下最舒服。然而喝鲜茶水是当地的传统，祖祖辈辈延续下来的风俗，也是当地很多居民实践了几十年的习惯，更融入当地社会的日常交往中，平时待客，第一件事便是泡茶，因此个人一下难以改变。

那些容易导致食管癌的地域饮食习惯，在农村和低收入的家庭中最难改变。在Z医院，医护人员把食管癌称为“穷人的病”。食管癌患者大多来自农村，经济条件相对较差。医务人员的解释是，经济条件相对比较贫困的家庭，往往在食物方面有较多不利因素：吃腌制的食品、少新鲜蔬菜水果、没有时间精心准备食物、吃硬食、快速进食等，这些都是食管癌的慢性致因。现有研究也指出，中国食管癌的发生与营养缺乏、饮食腌制蔬菜、亚硝胺丰富或霉菌毒素污染的食物、少新鲜蔬菜水果，以及低社会经济地位相关。[④] 流行病学研究也显示，对于食管鳞癌（食管癌中的一大

---

① 李克、于萍等：《广东汕头地区食管癌高发区食物中危险因素的研究》，《癌症》2001年第2期。

② 饮工夫茶习惯与潮汕地区食管癌高发的关系尚不清楚，茶虽然有抗癌作用，但是长期饮用过烫的工夫茶的习俗也对食管有慢性伤害。

③ Wang Li-Dong, et al., “Genome-wide Association Study of Esophageal Squamous Cell Carcinoma in Chinese Subjects Identifies Susceptibility Loci at PLCE1 and C20 or F54”, *Nature Genetics*, Vol. 42, No. 9, 2010, pp. 759 – 763.

④ Wang Li-Dong, et al., “Genome-wide Association Study of Esophageal Squamous Cell Carcinoma in Chinese Subjects Identifies Susceptibility Loci at PLCE1 and C20 or F54”, *Nature Genetics*, Vol. 42, No. 9, 2010, p. 759.

类），贫穷、低收入及过热食物的摄入，都是其危险致因。[1] 因为改善饮食的条件有限，地域的饮食习惯在农村和低收入家庭中被更多地延续下来。疾病的发生与患者生活条件低下的致病因素有关，因此不能完全归于个人的行为和责任。

（二）社会角色的要求

疾病常被赋予道德意义。严重的疾病可能让个人质疑其与他们的道德价值，或与他们过去的生活是否有所关联，进而让他们从道德方面去评价他们的生活。[2] 对于那些与进食关系紧密的疾病，自我放纵和缺乏自制力常常被认为是人们生病的原因。然而在患者的表述中，虽然他们把过度饮食和疾病联系起来，用因果报应的话语来解释疾病，却也强调过度饮食背后的无奈。访谈的患者中，四位在机关事业单位工作或担任干部职务的患者均表示，自己以前工作中吃喝应酬太多，因为过去“吃多了”或者“吃得不健康”，所以现在得了这个病。其中一名患者更认为：“机关请客太多，这边吃那边请，宴席太频繁，豪吃豪饮，吃了太多的大鱼大肉，卤鹅卤味，才闹到今天的局面。”此外，应酬中常常涉及的喝酒、抽烟等行为，都是致癌因素。如果一个行动被认为是社会越轨的，比如此处饮食与腐败奢华之风有联系，患者会被认为是疾病的导致者。患者言谈中也有对机关应酬风气的批判。回想起过去吃了很多好吃的，生病后什么也不能吃的状态，患者更加伤心，对过去既是后悔又是怀念。

患者的讲述里也透出一股无奈：处于机关工作中，这些应酬活动是必须要参与的，个人无法改变，也就无法掌控自己关于健康的行为——抽烟、饮酒、暴饮暴食。一位患者在事业单位给领导开了近30年车，常常陪领导出席各种应酬活动，抽烟喝酒是应酬场合必须进行的，作为下属和专职司机，他没办法对这些活动说不。另一位患者，从军队退伍后回老家成了一名村干部，一做就是20年，领导下乡检查他必须参加应酬，抽烟喝酒是常态。作为机关或基层官场的男性，对他们在社交场合的基本礼仪

---

① 赵平、陈万青等：《中国癌症发病与死亡2003—2007》，军事医学科学出版社2012年版，第110页。

② DeborahLupton, *Medicine as Culture: Illness, Disease and the Body in Western Societies*, London: Sage Publications Ltd., 2003, p. 98.

和角色期待，常常包括应酬、饮食、抽烟喝酒。“烟搭桥，酒走路”，烟酒成了社交场合必不可少的辅助工具，协助大小事务的顺利进行。患者把自己放在一个特定的社会位置，社会角色对他们的要求让他们不得不从事危险行为。患者的解释表明，虽然他们需要为自己吃喝导致的疾病承担一定责任，但不完全是自己的责任。

从更广的人群看，政府官员和商人的应酬活动常常涉及吸烟、饮酒、饮食。作为社会润滑剂的烟酒和饮食，在帮助官员和商人维系社会或业务关系的同时，也构成几乎无法超越的健康障碍。[①] 笔者调查的几位机关工作的食管癌患者承认，在职期间没法改变不健康行为，但疾病的发生却提供了从社会角色中解放出来的理由。一位在机关当司机的患者，从查出疾病的那个月开始就不再喝酒，抽烟的频率也从过去 1 天两包，到现在 1 天几根。两位退休的患者虽然在离开机关后饮食习惯大为改善，但长期的不健康行为，最终还是导致疾病的发生。这几位患者都表达出对“过去的我”的极度无奈和对“现在的我”的积极改变。在今昔对比中，身份、职务和责任铺垫着过去的不健康行为的底色，而如今的患者角色，则以健康行为作为起点勾画出“现在的我”与“过去的我”之间的界限。

（三）生命历程

患者对疾病的外行观点是传记式的，常常与个人的生活史联系起来，镶嵌在地方的道义世界中。[②] 人们用外行知识，在他们生命历程中找出关联和规律来解释疾病的发生。[③] 食管癌一般发生在中老年阶段，患者年龄较大，更易将疾病同过去饮食中的某件事情相联系。例如，一位 50 多岁的患者把自己现在的食管癌和 20 多岁做工时喝了一碗特别烫的汤联系起来：

---

① Elanah Uretsky, “The Risk of Success: Cultural Determinants of Chronic Disease and Sexually Transmitted Infections among Urban Chinese Men”, *Health Promotion International*, Vol. 26, No. 2, 2011, pp. 212 – 219.

② Gareth Williams and Jennie Popay, “Lay Knowledge and the Privilege of Experience”, in Jonathan Gabe, David Kelleher, and Gareth Williams (eds.), *Challenging Medicine*, London: Routledge, 1994, p. 122.

③ Jenny Donovan, “Patient Education and the Consultation: The Importance of Lay Beliefs”, *Annals of the Rheumatic Diseases*, Vol. 50, Suppl. 3, 1991, pp. 418 – 421.

> 20多岁的时候，一群人做工，厨房煮猪肉汤，厨师放多了油，厚厚一层油浮在汤面上，其实，当时那碗汤温度极高，表面看去却无烟气，我一大口喝下去，当即把整个胃管都给烫疼了。同行的另一个工弟，也是烫伤，立刻说不出话，被送去医院诊治。我忍了一下，第二天醒来无事，最后也没有去看医生。那一次烫伤，把病都给积压着，直到今天爆发。①

患者对病因的追溯，就是对个人生命史的回顾，将现在的疾病同过去苦难的生活经历联系起来。另一位大伯在解释自己患病时提到："十几年前的时候得过一次十二指肠溃疡，那时候在樟木头，做铁路局的工，做过五年，现在想起来那次得病可能是因为做工的时候饿了肚子。"做工辛苦、没有饭吃、溃疡以及爱喝工夫茶的习惯，被他总结为是自己患病的可能因素。还有一位患者在谈到自己食管癌的原因时说，他们那一代，小时候吃了太多苦，1958年大饥荒的时候，"烂红薯、烂叶子、米糠、什么都吃"，患者感慨一辈子受的苦太多，说不清究竟是什么导致的癌症。吃腌制霉烂食物，常常与中老年一代的困难生活经历相关。过去的饥饿经历，让他们现在也不舍得浪费食物，常吃剩菜剩饭。

上面几位患者对过去进食事件的回顾，广泛地联系着其辛苦的一生。通过对个人生活经历的回顾，患者将自己过去的苦难生活和现在生病的状态连接起来，以应对疾病造成的生活中断。在这些患者看来，个人的行为虽然很重要，但病根是在特定的历史时期形成的。在必须以吃苦的方式才得以生存的时代，能够吃饱饭就已经是人们感到满足的生活境遇，至于饮食中是否含有致癌物的问题，则根本不可能作为一个优先考虑的问题被提出。在回顾生命历程之际，他们将疾病发生的社会根源还原到"吃苦太多"的年代。在那个年代，由于食品的匮乏，霉变的食物也不能浪费，而这些食物中含有的黄曲霉素，可引起食管癌和胃癌等多种癌症。②

（四）疾病的道义世界：家庭责任与义务

当代，在西方，一种常见的社会观点，是把癌症归因于个体的内在压

① 内容来自调查材料。

② 张昌钦：《胃癌·食管癌》，江苏科学技术出版社2011年版，第38页。

力和愤怒，将责难置于患者自身，患者被告知的癌症属于“活该”有的疾病。[①] 在中国患者的叙述中，癌症与压力和愤怒虽有联系，但更多地与家庭和人际关系相连。患者在家庭中心情不好、压抑、为家庭付出而吃得不好等，都成为他们解释疾病的原因。64 岁的 ZC 伯就把食管癌同自己与家人的关系联系起来。阿伯说自己生病可能是因为总爱发脾气，而且自己抽烟四五十年了。阿伯家里有两个女儿、一个儿子，他说自己年龄渐大，作为一个老人，脾气也慢慢变差，与家人的矛盾愈来愈多，自我感觉是为儿女好，但儿女和自己的意见又不一样，所以自己更生气。但是幸好儿女也比较孝顺，没有太大冲突。虽然跟儿女没有太大冲突，但因为家庭事务而导致的“生气”“发脾气”，还是成为他解释疾病时首先想到的因素。

患者讲述的导致疾病的经历，常常进一步联系着他们对家庭的责任和奉献。比如，患者解释，熬夜等不良生活习惯对身体的伤害是患病的缘由之一，然而这种解释背后却隐含着患者对家庭责任的承担。一位患者说：

> 我在水电站工作了 35 年，有 35 年的工龄，这家水电站在县里，是合资的，85% 中华电力股份，另外 15% 卖给了资本家。我一个月的工资大约只有 2300 元，不过是一个发电工……我又没多少出路，不得不做。50 多岁那几年，我为了赚多点钱给家里用，每天水电站 5 点下班，我就骑摩托车，晚上去别人那里安装空调，兼职打零工。水电站在 40 千米外，赶回来经常是深夜一两点。熬了两三年实在受不了，做不下去，唉！就是那段日子给熬坏了。

这位讲述者强调自己作为男性担负着养家糊口的重任，因此晚上经常熬夜工作；为了家人而被迫不健康地生活，导致了现在的疾病。在疾病的归因中，患者把自己置于一个道德的位置上，疾病是因为过去为家庭的付出，因此现在也是需要家人为自己付出的时候了。

患者的身份、声望、道德立场，都以他们能否为自己的疾病做出辩护、能否建构一个让人信服满意的故事为前提。在追寻病因过程中，一位患者从自己一生讲起：

---

① Deborah Lupton, *Medicine as Culture: Illness, Disease and the Body in Western Societies*, London: Sage Publications Ltd., 2003, p. 100.

> 我兄弟8人，我跟我爸一起做水产，13岁就出来了。我不会嫌脏，我一世人，从我会赚钱，我从不为我自己。我做事是有原则的，我这个大哥是名副其实的，我所有的一切，赚的钱，都是为了我的家庭，替我父母维持我的大家族，让一个个的弟妹都成人、成家。分家后，也从不为自己，我有5个弟妹，两个姐。我两个姐很尊重我，她们看得到我为这个家的付出，一路看我熬过来，我扛得起我爸的家庭，担得了我家吃苦耐劳的传统。我问心无愧。

在解释疾病中，这位患者回顾了自己辛苦奉献的一生，患病后的生活是不断地评估和再评估自我人生，包括身体上的评估和情感上的自我评估。[①] 这一叙述表明，疾病让患者感觉自我价值的丢失，只有在回顾人生经历中，患者才感觉自我价值的重新回归。而找寻疾病解释的过程，就是患者重新评价自己人生，并找寻人生意义的过程。

（五）从私人疾病上升到公共议题：社会与环境的致因

疾病的发生不仅仅关系着个人的行为，更与广大的社会环境状况相关。在病因的追寻中，多名患者联系到当下的环境污染、水质差、农产品中大量使用农药等，这些外界因素都是个人无法控制的。一位患者表示：

> 自从田地承包给了外面的造纸厂之后，村里那条溪的水质就污染了，长了一片的水浮莲，还臭，跟粪坑一样，水质太差了，污染也大，我们长期喝这样的水，身体哪里健康得了。喝井水也好不到哪里去，也没多干净。在我们村，肝病的、糖尿病的人越来越多，癌症的也经常听说，环境太差。

患者的解释里夹杂了对造纸厂的抱怨，对环境污染的不满，和作为普通村民无法改变现状的无奈。在患者的叙述中，个人的食管癌开始推演到村庄集体的健康受到威胁，村民各种疾病的增多。在此过程中，个人的困境上升为村庄的公共议题，食管癌的归因也从个人的饮食习惯上升为一个社会问题。

---

① GarethWilliams, " Knowledgeable Narratives ", *Anthropology and Medicine*, Vol. 7, No. 1, 2000, pp. 57 – 58.

有研究者确实指出，我国食管癌的发生与农肥引起的水污染之间有密切关系。[①] 环境污染、水质问题等，也正是当前社会普遍关注和焦虑的公共问题。在食管癌及其他癌症均高发的潮汕地区，近二十年正饱受污染之痛。该地区改革开放后迅速发展起来的纺织业、电镀业、电子拆解行业等让地下水及河水受到严重污染。在Z医院超过一半患者来自潮汕地区，这些患者及家属在归因中时常提及当地的环境：

> ××河现在虽然治理了，但也只是表面看起来可以。以前河水就连洗手都不敢，洗完手手都是臭的。（污染让我们）三代人受影响，我母亲（食管癌患者）那一代，我这一代，以及现在十几岁的孩子这一代。

食管癌患者在叙述病因的过程中，让疾病的致因从私人的领域进入一个包罗万象的政治和社会领域，个体的疾病经验变成了一个公众集体的共同经验和问题。Phil Brown 研究美国流行的疾病解释如何影响社区居民关注当地的公共卫生问题：社区患白血病和癌症的儿童数量增加、哮喘病的高患病率、交通事故的增加等。在解释这些现象的过程中，居民开始把观察到的健康问题与社会或环境危害相联系：有毒废物、工厂排放物、道路安全等。而一旦这些联系建立起来，社区就会采取一些行动来解决这些问题。[②] 在中国，患者把公共问题融入个人疾病的解释中，却没法解决这些威胁健康和身体的公共问题。患者和他们的亲属只能把疾病与环境相联系，怀疑二者之间的关系，却很少能够采取集体行动来解决这些问题。个人虽然能控制自己的行为，却无法改变大的生存环境，而现行体制下也无法采取措施推动地方政府的改变，于是他们的行动只停留在对研究者表达他们的怀疑与抱怨的程度。

（六）宿命论的回归——从无法解释到顺其自然

对食管癌的解释，可以帮助患者合法化他们生病的体验。前面有患者

---

① 徐致祥：《农肥、污水与食管癌》，科学出版社2003年版。

② Phil Brown, "Popular Epidemiology, Toxic Waste, and Social Movements", in Jonathan Gabe (ed.), *Medicine, Risk and Health*, Oxford: Blackwell, 1995.

将日常饮食及生活方式与食管癌联系起来，认为是不健康的饮食习惯和生活方式导致了疾病。然而这个解释并不能说服所有患者，因为大多有同样饮食习惯和生活方式的人却没有得食管癌。患者也分析多重影响因素，言辞中不断表现出迷茫和困惑。例如，一位患者说道：

> 资料里写的生活方式、饮食习惯等问题都是大道理，如果每件事都注意，不见得你就不会患癌。我是吸烟的，但村里有人什么不良习惯都没有，不吸烟不喝酒，不也最后患癌了。有人早睡早起，每天去田园散步，不也罹癌。他们说心态乐观就不会有这个病，你去看看化疗的人，都很开朗，很会谈笑，但是大家也都病了。①

笔者访谈的其他一些患者也质疑，自己不抽烟不喝酒，为什么会得癌症。此外，流行的因果报应论在疾病的解释中对一些患者也不起作用。不少患者提到自己一辈子没做坏事，还经常助人（比如主持修建村里的祠堂、慈善捐款、协调纠纷等），为什么这样的低概率灾难还是会发生在自己身上。患者的表述将他们自己呈现为命运不公平的受害者，是无辜的不幸的值得同情的人。

无法把责任归于更大的家庭和社会因素，或上升为公共问题以获得解决，也无法说服自己为疾病的发生发展负全责，患者于是把疾病的发生归为“命”，用虚无缥缈的“命”来解释发生在自己身上的遭遇。一位患者的父亲20世纪80年代因为食管癌去世，30年后自己也被诊断为食管癌，解释病因时他说：

> 有些人觉得食道癌可能是遗传的，但我觉得不是。我觉得是我从小吃的腌制品太多，我爸是军人，从小我和我爸在部队长大……军队里能有什么吃的啊，早餐都是豆腐乳、咸菜呀什么的。就这么一直到了二十几岁……唉，我属牛，所以一辈子像牛一样操劳、拖累，辛苦了还没有多少积蓄，（病是）命里带的，生下来就是这样。

① 内容来自调查材料。

虽然食管癌有遗传易感因素，但这位患者不满足于这种解释，又纳入了饮食的原因。即便这样，他最后还是无奈地将疾病归于命。找不到让他满意的“科学”解释，他只好用“命里带的”来总结自己生病的原因。科学知识盛行的当下，一些患者依然无法获得满意的解释，于是只好把疾病归于上天的惩罚、上天的安排，或自己命运不好。

随着治疗的推进和各种并发症的出现，患者会出现新的疑问。我国食管癌的病死率很高，食管癌早期无症状或者症状轻微，因此大多患者一发现就是中晚期，恢复的可能性小。可以手术病人的 5 年生存率是 30% 左右，不能手术的中、晚期患者，单纯放疗生存率是 8%—10%。[①] 面对食管癌这样恢复可能性很小的疾病，患者如何找到合适的让自己信服的解释，就变得更加困难。科学的医学话语，常常无法解释疾病给患者体验带来的切实影响。手术后，并不是每个患者都会出现并发症，所以出现并发症的患者不明白为什么自己倒霉了。

医学解释中简单的线性因果模式，如手术缝合技术、个体血运、营养、身体状况与并发症的关系，并不能让身受病痛折磨的患者信服。医护人员也将患者的恢复情况同他们个人的性格及情绪的乐观悲观相联系，然而患者常常并不认同个人化的归因。病中患者不断总结反思治疗的发展和并发症的原因。做过手术的一位患者，在分析自己胃瘘和胸瘘原因时，觉得是自己好多次放化疗之后，身体器官较其他没放化疗的病人更加脆弱，因此术后恢复困难，后来自己吞钡检查[②]又做了两次，加上手术后吃的东西可能有点多，胃受不了，结果就瘘了。

在反思一路走来的治疗过程中，这位患者表达了对医生的埋怨。他说是医生建议他多吃，但没给他说清楚究竟吃多少，也没考虑他具体的身体情况，而这导致他花了比一般术后出院病人多好几倍的医药费。患者寻找解释的过程，其实是反思在医院的体验，评价医患间的责任和义务的过程。除了各种联系生活实际的解释，这位患者还加入一些“吉利”的考虑来解释自己经历的磨难。在医院住了几个月后，他第二次出现吻合口瘘，这次他要求护士给他换病床，因为他觉得之前住的 13 号病床不吉利，才

① 张昌钦：《胃癌 · 食管癌》，江苏科学技术出版社 2011 年版，第 145 页。

② 又称 X 线食管钡餐造影检查，食管癌患者通过饮用钡剂辅助 X 线造影，来检查癌症的情况及术后的恢复情况。

导致了他的状况。病痛中的患者需要给自己的经历和身体情况找寻各种原因，无论科学的还是非科学的，解释和理解是患者接受自己处境的前提。

患者即使住院期间对自己的疾病有明确的解释，出院后可能会重新陷入无法解释的困惑中。食管癌康复复杂、并发症多、持续医疗时间长，患者术后面临癌症复发以及高死亡率的威胁。手术出院时患者以为是重生，回家后却发现更多挑战，一旦康复不顺利，他们会陷入新的疑惑中。患者来复查时，科学器械的检查可能在患者体征上看不出任何问题，然后患者回家后确实感觉各种不适，包括常见的体重下降和消瘦。笔者团队回访的几位患者均表示，回家后还是想不通为什么自己会得癌症，一生做好事，不知道为什么现在会让自己生这样的病。患者想不明白也无法接受自己身体和心灵所面临的困境，挣扎良久，最后只好用“听天由命”这样的话语来表述自己的心情。

一位患者说道：“现在都觉得一切都顺其自然了，改变就改变了，不去想了，想了也多余。”这位患者表达出“听天由命”的态度，虽然看起来如同对疾病投降，但正如一位学者所指出的那样，对疾病的投降并非自我的放弃，而是一种顺应疾病、接受疾病有可能带来的一切的态度和立场。①

讨论：疾病解释的合法化与意义

本文不是探讨食管癌究竟是如何引发的，而是看患者如何认定和形塑自己的疾病解释，以及这些解释又在他们生病过程中起了什么作用。在医学话语中，饮食、物理刺激、基因遗传、不可测的个人体质等因素，被考虑为癌症的致因。尽管医务人员在食管癌的解释中也试图纳入多种因素，但总体来说，在生物医学的解释中，出故障的身体常常被认为与明确的原因、诊断和治疗相关。然而，食管癌患者个人具体的致病因素，常常模糊不清，医生也不能给个体患者一个明确的答案。即使给出解释，抽象的医学话语也不足以让患者和家属理解，为什么食管癌会发生在自己或亲人身上。

---

① Kathy Charmaz, “The Body, Identity, and Self”, *The Sociological Quarterly*, Vol. 36, No. 4, 1995, p. 673.

生物医学的抽象解释和医务人员的个人化归因，无法给患者提供一个满意的有意义的答案。因此，患者需要自己去追寻疾病的解释和意义。

患者的解释模式常常超越生物医学对疾病的狭隘理解，比如，患者的解释会把与食管癌密切相关的饮食行为放入更大的家庭、历史和社会场域中，把私人的饮食事件公共化。不健康饮食被归因于过去生活的苦难、家庭经济条件差、现在的环境污染等。饮食行为与更大的社会经济不平等和社会问题相联系，而不完全是个人的责任。对于食管癌的外行解释，也常常与患者个人的生活史联系起来，镶嵌在地方的道义世界中。患者过去辛苦工作的经历、不好的生活习惯、苦难的经历，可能导致了现在的疾病，而这背后是患者对家庭的责任和付出。患者强调过去为家庭的付出，也让他们更有理由要求家庭现在对自己的尊重和支持。这些看似简单的疾病和食物以及生活经历的连接，其实是一个由各种情感和道义组成的关系网络。所有这些解释都夹杂着道德、责任和义务的评价。

患者的疾病解释具有多重意义。这些解释把疾病从个人的责任扩大到一个广阔的社会生活中，从而合法化患者的疾病状态，让他们处于一个道义的位置，更好地争取病后的权益。解释也是患者应对疾病的一种方式。如食管癌一样的重大疾病，是对个人生命历程的破坏，它打断了个人与之前生活事件的联系，威胁着个人身份和生活的连续性，而找寻解释和意义则可以弥合断裂的生活、自我、身份以及社会关系。患者把饮食以及其他致病的事件，与更广阔的社会道德经历相联系，把疾病置于个人的人生历程和生命场景中，这种联系让被癌症破坏的生活序列和断裂的时间重新得到弥合。在找寻原因的过程中，患者通过建构一个新的包含疾病事件和周围的生活事件的场景和情节，让他们弄明白疾病同他们过去、现在和未来的关系，在此过程中，患者把自己的过去、现在以及未来重新连接起来，从而更好地应对疾病带来的冲击。

对疾病的解释，也是患者理解疾病和追寻意义的过程。给病因赋予意义是缓解疾病带来的痛苦的方式，当患病的原因可以被置于一系列完整的意义中，患者的痛苦常常会减少。[①] 传统的因果报应观念就是这样一种带着意义的解释方式。而给予解释和意义的过程，也恰恰是个人理解和接受

① Eric Cassell, "The Nature of Suffering and the Goals of Medicine", *Loss*, *Grief & Care*, Vol. 8, No. 1 - 2, 1998, p. 140.

疾病的过程。随着疾病的治疗和发展，患者会不断地发现疾病带给自己的影响，并探寻新的解释。在解释中，患者反思自己的人生进程，并试图做出改变。然而因为食管癌的复杂性和高死亡率，即使患者手术成功并出院，恢复也是漫漫长路，看不到希望。一些患者在找不到解释时会重归"宿命论"，开始试着接受命运的安排。本文认为患者绝望后的"顺其自然"，也是他们的应对之策。疾病让患者感觉自我价值的丢失，在找寻解释或找不到解释的过程中，患者回顾自己一生的经历，重新评估自我价值，这个过程本身也是患者找寻个人价值和应对疾病的历程。

患者的疾病解释，对健康促进和危险因素的干预具有启示意义。郇建立的研究发现，患者对癌症的解释不仅借鉴专业流行病学的研究成果，还会联系自己的人生经历，这一大众流行病学代表了一种整体论的视角，对健康教育更具现实功能。[①] 本文认为除了公众健康教育的功能，患者的疾病解释对医疗干预也有意义。在本文的研究中，患者理解的疾病，不仅仅是个人的问题，更是家庭的、地域的、社会的、公共的。医学把疾病的致因归于个人的行为，因此医学干预也是从个人角度出发的。很多健康促进和干预措施都集中于让个人对健康负责任，是对个人生活习惯或健康行为的干预，没有认识到疾病的社会、文化和政治因素。这样的干预可能效果有限。患者注意饮食，但在应酬等社交场合他们没法掌控自己的行为。被传统和社会期待要求的行为（如工作应酬中的抽烟喝酒，男性对家庭责任的承担等），是个人无法控制的。看到疾病背后深层次的社会因素，提醒我们疾病的干预也需要做进一步调整，不仅仅是对个人行为的预防和控制。健康危险因素的干预，需要采用一个社会危险模式，这个模式认为没有行为是不理性的，人们采取的行为，在特定的社会和文化场景下，对他们来说都是合理的。[②]

有些属于疾病致因的危险行为是社会的，因此，如果医疗干预仅仅针对改变个人行为，极可能收效甚微。应该认识到很多行为是特定环境下的集体行为实践，干预措施也应该调整，以适应地方文化。在社会层面上，

---

① 郇建立：《大众流行病学与乳腺癌的起源——基于于娟"癌症日记"的分析》，《思想战线》2015 年第 5 期。

② Holly Wardlow, Daniel Jordan Smith, Harriet Phinney, Shanti Parikh, and Constance A. Nathanson, *The Secret*: *Love*, *Marriage*, *and HIV*, Nashville: Vanderbilt University Press, 2009.

改变不良的饮食行为如应酬之风，改变公共场合的抽烟行为，在地方层面上，慢慢改变地方传统特有的饮食习惯，如喝很烫的工夫茶和吃咸菜。在物质条件改善的当下，如果有适应文化的政策来正确引导，这些改变是可能的。虽然不能一蹴而就，但长远看来或许可以减少特定癌症在人群中的发病率。

患者的疾病解释，对医疗服务提供也有启发。医学知识是基于疾病的相关概念，而患者的外行知识植根于病痛体验，传统的医学模式缺乏对患者体验的理解。① 患者对自己疾病的解释，可以补充医学的解释。患者的解释提供了知识，让医疗提供者和公众了解患者的体验，并理解患者的需求和忧虑，从而相应地调整医疗实践，使医疗服务更好地满足患者的需求。这些知识也提供依据，以便为癌症患者提供社会和情感支持。而当下中国的医疗体系，在支持方面做得远远不够。患者找医生不只是带着症状，同时还带着他们自己的一套完整的知识和信念体系。患者对疾病的解释，影响他们对特定治疗方案的看法、接受和选择。在临床中，理解患者的信念和解释模式，以及可能由此引发的不遵从医嘱的行为，对于改善患者接纳治疗方案的程度，或许会有所助益。

在现实的医疗实践中，患者的体验和声音常常被忽略。虽然在当下的医疗场景中纳入患者的解释模式显得太过理想化，已经过于忙碌的医生似乎也没有时间和精力来吸纳更多患者的外行解释。但不少学者都强调医生理解患者解释模式的重要性，并提出与患者协商处理的具体措施。Armstrong 指出医生应该承认，他们的诊断过程是不同的解释模式交流的过程，因此，在诊断中倾听和使用辅导技巧来引导出患者的认知，或许可以进一步帮助患者在日常生活中更好地与疾病共处。② 凯博文更是列出医生与患者解释模式协商的具体过程：从引导和发现患者的模式，医生表达自己的解释模式，到医患协商处理，医生进一步反思自己的解释模式。③

---

① Gareth Williams and Jennie Popay, "Lay Knowledge and the Privilege of Experience", in Jonathan Gabe, David Kelleher, and Gareth Williams (eds.), *Challenging Medicine*, London: Routledge, 1994, p. 120.

② David Armstrong, *An Outline of Sociology as Applied to Medicine*, London: John Wright, 1989, p. 67.

③ ［美］阿瑟·克莱曼：《疾病的故事：苦难、治愈与人的境况》，方筱丽译，上海译文出版社 2010 年版，第 288—294 页。

患者的解释关乎一些更宏大的主题，比如外行知识和专家知识间的关系。患者的外行解释并不一定不如医务人员的专业解释。对外行信念的研究显示，尽管他们可能看起来缺乏解剖学和生理学的知识，拥有强烈的情感，但外行观念也可以连贯并有逻辑；此外，医学的解释已经变得如此还原简化，以至于它排除了对个人来说重要的一切。①

患者解释疾病的外行知识，是个人体验的表达，但如何有效地运用它并将其纳入医疗体系中，以便更好地为患者提供服务，是中国医疗体系需要探索的问题。生物医学的解释模式和高科技医学技术，不能让患者明白疾病的意义，也无法帮患者找到未来的方向；患者的疾病解释，能在一定程度上帮助他们找寻自己的方向和疾病意义。当前食管癌的死亡率很高，在疾病面前，医学能做的有限。医生需要倾听，试图从患者角度来理解疾病，才能看到疾病对患者的影响。

正如凯博文所言，患者的解释模式可以让医生多问一些问题：患者如何看待自己的疾病？患者自己的看法如何能帮助医生更好地帮助患者？②言外之意，医生面前的患者，并非仅是一具疾病侵袭的躯体，而是身心同存的人，是对自身疾病有认识的人。医生对患者的了解，将有助于医生为患者提供适当的治疗。尤其当患者面临威胁生命的重疾，医生对患者的理解更为重要，因为癌症患者的认知，可以化为一种配合治疗的坚强意志和精神力量。

① Gareth Williamsand Jennie Popay, "Lay Knowledge and the Privilege of Experience", in Jonathan Gabe, David Kelleher, and Gareth Williams (eds.), *Challenging Medicine*, London: Routledge, 1994, p. 133.

② Arthur Kleinman, Leon Eisenberg, and Byron Good, "Culture, Illness and Care: Clinical Lessons from Anthropologic and Cross-cultural Research", *Annals of Internal Medicine*, Vol. 88, No2, 1978, pp. 251 – 258.

解读“癌症日记”

郇建立

导读：面对癌症的生命威胁和病因的模糊不清，许多病人都会不断追问，“为什么是我”。本文试图以于娟的“癌症日记”和遗著《此生未完成——一个母亲、妻子、女儿的生命日记》为例，考察普通人——非专业人士——如何看待乳腺癌的起源，并在此基础上讨论大众流行病学对公共健康教育的启示。于娟认为，她之所以会得乳腺癌，是其个人性格、生活方式和环境污染等多种因素长期相互作用的结果。于娟的“癌症日记”表明，普通人在解释健康风险时，不仅会借鉴专业流行病学的研究成果，还会联系自己的人生经历、生活事件和外部环境。于娟“癌症日记”的社会反响表明，与强调“科学解释”的专业流行病学相比，注重“个体经历”的大众流行病学更具有吸引力和说服力，因而更加具有健康教育的现实功能。

前奏：于娟和她的“癌症日记”

2011 年 4 月，复旦大学青年教师于娟死于乳腺癌，年仅 33 岁。在同癌症抗争的一年多中，她在新浪博客《活着就是王道》上写下了 70 余篇“癌症日记”，赢得了病人、家属和媒体的广泛关注。目前，她的博客访问量已经超过 2000 万次。在她去世一个月后，她的遗著《此生未完成——一个母亲、妻子、女儿的生命日记》出版，其主体就是“癌症日记”。

“癌症日记”中，于娟不仅详细记录了她的患病经历和治疗进程，同时还彻底反思了自己的患病原因。在生命的最后阶段，从 2011 年 2 月 1 日到 2 月 6 日，她陆续发表了 7 篇系列博文“为啥是我得癌症”，其中，前 6

篇构成了其遗著的第 13 章“‘为啥是我得癌症’的非学术报告”，最后一篇是其遗著的第 14 章“由来笑我看不穿”。于娟试图通过这些博文“客观科学”“不带任何感情色彩”地分析她的患病原因，并希望她的分析能够对周围人起到“防微杜渐”的作用。

美国文学评论家苏珊·桑塔格（Susan Sontag）指出，面对癌症的生命威胁和病因的模糊不清，患者强烈感受到了“命运的不公”，许多人都会问“为什么是我”（Why me）。[①]

在于娟看来，“无论从什么角度分析”，她都不应该患上癌症，因为她几乎不具备乳腺癌人群的任何一条特征：她没有家族史，她的身体很好，她已经生了孩子，而且她那时只有 31 岁。然而，她的确患了乳腺癌。痛定思痛之后，于娟结合自己的切身经历，从饮食习惯、睡眠习惯、突击作业、环境问题和个人性格等方面检讨和反思了她为什么会得癌症。

在于娟看来，这些文字不仅比她发表的所有学术文章更有读者，甚至比她的博士论文更有价值。正因为如此，笔者试图借助于娟在网络上发表的“癌症日记”和其遗著考察非专业人士如何理解乳腺癌的起源，并在此基础上讨论大众流行病学对公共健康教育的启示。[②]

大众流行病学：理解癌症病因的另类思路

目前，癌症已经成为中国政府必须面对的一个主要公共健康问题。2008 年公布的全国性死因调查显示，癌症是中国人的第二位死因，它造成的死亡人数已经超过中国城乡居民死亡总数的 1/5；更糟的是，在过去 30 年，癌症的死亡率呈持续增长的趋势，其中，肺癌和乳腺癌上升幅度最大，分别上升了 465% 和 96%。中国疫情监测报告表明，自 2000 年以来，中国癌症的发病率存在明显的性别差异：男性最容易得肺癌，而女性则是乳腺癌。

根据世界卫生组织国际癌症研究署的估计，中国 2008 年癌症新发病

① ［美］苏珊·桑塔格：《疾病的隐喻》，程魏译，上海译文出版社 2003 年版，第 36 页。

② 于娟：《此生未完成——一个母亲、妻子、女儿的生命日记》，湖南科学技术出版社 2011 年版。

例数约为281.72万，死亡病例数约为195.8万；预测数据表明，在今后20年中，中国癌症的发病数和死亡数呈现上升趋势，2020年将有400万人发生癌症，约300万人死于癌症；2030年将由500万人发生癌症，约350万人死于癌症。[①]

为了搞清癌症的致病因素，最近几年，流行病学家——更准确地说是“专业流行病学家”（professional epidemiologist）在全国各地，尤其是癌症高发区，做了大量的统计调查。调查结果表明，中国癌症发病率之所以会逐年升高，其主要原因在于：（1）人口增长和人口老龄化；（2）不良生活方式，如吸烟、饮酒、高盐饮食和活动不足；（3）环境污染，如空气污染和水污染；（4）疾病感染，如乙肝病毒和丙肝病毒感染。但是，由于癌症成因的复杂性，流行病学家并不清楚，在上述因素中，哪一个是最主要的原因。据估计，癌症的发生1/3与吸烟有关，1/3与营养因素有关，其余1/3则与感染、职业暴露及环境污染等有关，仅有1%—3%与遗传因素有关。[②]

无疑，专业流行病学（professional epidemiology）为我们认识癌症病因提供了一个富有启发的分析框架。然而，这种“科学主义”的病因分析也存在两点不足：首先，专业流行病学调查仅仅是“输入数据，输出结果”，未能很好解释研究发现。评论者指出，流行病学建构了一个“似乎可靠的故事”，但其精确的概念、清晰的预测，以及强有力的统计相关，无法让我们理解“黑箱”的内容；[③] 其次，专业流行病学调查没有关注病人的主观感受和生活经历，不能有效解释个体的健康风险。普通人的经历和观察表明，许多人都是在没有任何迹象的情况下突然生病或病死，而长期暴露在风险因素之中的那些人却没有生病；因为专业流行病学存在缺陷，一些人使用了宿命论的解释。[④]

当专业流行病学无法准确解释个体的患病原因时，“大众流行病学”（lay epidemiology）就会发挥作用。概括地说，大众流行病学代表了普通人

---

① 代敏、李霓、李倩：《中国肿瘤预防控制概况》，《中国肿瘤》2011年第12期。

② 参见董志伟、乔友林、李连弟《中国癌症控制策略研究报告》，《中国肿瘤》2002年第5期。

③ Gareth Williams, “The Determinants of Health: Structure, Context and Agency”, *Sociology of Health and Illness*, Vol. 25, Silver Anniversary Issue, 2003, pp. 131 - 154.

④ Michael Bury, “Health Promotion and Lay Epidemiology: A Sociological View”, *Health Care Analysis*, Vol. 2, 1994, pp. 23 - 30.

的病因观念，它是用来描述普通人如何理解和解释健康风险的一个术语。[①]现有的田野研究表明，普通人会通过观察和讨论个人网络和公共场合的患病和死亡事例来解释健康风险；同时，他们还会利用大众传媒（电视和杂志）、咨询仪式等途径获取正式的或非正式的证据。[②]总之，普通人在解释健康风险时，不仅会借鉴专业流行病学的研究成果，还会联系自己的人生经历，尤其是独特的生活事件。

随后我们就会看到，个体的患病经历及其对病因的反思是大众流行病学的基础和内核；而在专业流行病学中，个体“没有”经历，也“不会”反思，他们不过是抽象的统计数字或百分比而已！换言之，在专业流行病学中，当无数不同的个体资料汇集成一系列琐碎的统计数据时，他们就变成了“大整体”的“小部分”，并因此丧失了自己的独特性和完整性。然而，不管是专业流行病学的患病率、发病率和死亡率等冗长的统计数据，或者性别、年龄、地域等常见的统计变量，还是专业流行病家对群体患病原因的笼统分析，所有这些都难以激发出公众对自身健康的密切关注和高度重视。如果说专业流行病学试图把个人健康问题转化为群体健康问题，那么，大众流行病学则采取了相反的策略和思路：把群体的健康问题还原为“有头有尾”的个人健康问题，并在日常情境中用生动的患病经历呈现群体的疾病共性。显然，与强调“科学解释”的专业流行病学相比，注重“个体经历”的大众流行病学更具有吸引力和说服力，更因而更加具有健康教育和健康促进的现实功能。

在下文中，笔者将以于娟的“癌症日记”为例，从生活方式、环境污染和个人性格三个方面来呈现乳腺癌的大众流行学，继而总结大众流行病学与乳腺癌起源之间的逻辑关系，以及大众流行病学对公共健康教育的启发意义。

---

① P. Allmark & A. Tad, “How should Public Health Professionals Engage with Lay Epidemiology?”, *Journal of Medical Ethics*, Vol. 32, 2006, pp. 460 – 463.

② Charlie Davison, George G. Smith & Stephen Frankel, “Lay Epidemiology and the Prevention Paradox: the Implications of Coronary Candidacy for Health Education”, *Sociology of Health and Illness*, Vol. 13, No. 1, 1991, pp. 1 – 19; Stephen Frankel, Charlie Davison & George G. Smith, “Lay Epidemiology and the Rationality of Responses to Health Education”, *British Journal of General Practice*, Vol. 41, 1991, pp. 428 – 430.

生活方式：诱发癌症的内因

医学界普遍强调，癌症是一种“生活方式病”，也就是说，癌症是由个人的不良生活方式造成的。在主流媒体和健康教育专家的宣传下，公众基本上完全接受了生活方式与癌症之间的内在联系。于娟认为，她之所以会得癌症，主要是因为她不健康的“饮食习惯”“睡眠习惯”和“工作习惯”。

（一）“病从口入”

在反思自己的饮食习惯时，她主要列举了三大毛病：瞎吃、暴饮暴食和嗜荤如命。于娟说，基于许多客观原因，比如父亲是厨师，她吃过很多不该吃的东西，如孔雀、海鸥、鲸鱼、河豚、梅花鹿、羚羊、熊、五步蛇，“诸如此类，不胜枚举”。她坦白承认，这些东西都不该吃，而且也不好吃。她举例说，海鸥肉经过高压锅 4 个小时的煮炖，仍然“硬得像石头”“咬上去就像啃森林里的千年老藤”。

于娟是一个“率性随意”的人，“吃东西讲究大碗喝酒大口吃肉”。在博文里，她举了三个例子来说明她的“暴饮暴食”和“惊人食量”。最近的一个例子是，在工作之后，她忍着腰痛（其实已经是晚期骨转移）去参加学院组织的阳澄湖之旅，“一天吃掉七个螃蟹”。她总结说，“贪吃的后果总是自食其果”。

生病前，于娟嗜荤如命。“每逢吃饭，若是桌上无荤，我会兴趣索然”。她描述了她第一次去丈夫光头家时的吃相：进家门后，她首先被“满桌的海鲜”所吸引；在简单打发掉丈夫家人的问题后，她立刻投入“餐桌战斗”；瞬间，她的面前就堆起了一座“螃蟹贝壳山”。事后，她检讨了多吃海鲜为什么会生病：“我是鲁西北的土孩子，不是海边出生海里长大的弄潮儿”，因为“一方水土养一方人”，她的身体并不适合长期吃生虾生蟹。

（二）“长期熬夜等于慢性自杀”

在现代社会，许多年轻人都有熬夜的习惯。于娟认为，晚睡对年轻人而言并“不算什么大事”“也不会晚睡出癌症”，但是，“晚睡的确非常不好”。她回忆说，最近10年，自从没有了本科宿舍的熄灯管束，她12点之前基本上没有睡过，有时通宵熬夜。她在分析原因时说，学习、考证、考研是“堂而皇之”的理由；同时，聊天、BBS灌水、蹦迪、吃饭、K歌、打保龄球等活动也“填充了没有堂而皇之理由的每个夜晚”。

在查阅了相关资料后，于娟逐渐明白，“长期熬夜等于慢性自杀”，因为许多器官需要在晚上休息。她用切身经历去说明“早睡有助于健康”。在刚查出癌症时，于娟的肝功能不是很好。事实上，她基本上“失去了自理能力，喝水都只能仰着脖子要吸管，更不要说熬夜蹦迪”。此后，她安生了，每天很早睡觉、喝绿豆水、吃杂粮粥、服用天然维生素B。其结果是，她的肝病“居然养好了”，第二次化疗时肝功能完全正常。因此，她告诫人们尽量控制自己的作息时间，因为“有些事情，电影也好、BBS也好、K歌也好，想想无非感官享受，过了那一刻，都是浮云”。

（三）“积劳成疾”

于娟在反思自己的患病原因时指出，“高强度突击作业”是伤害她身体免疫功能的“首犯”。她在回顾自己的工作习惯是说，她是“顶着读书的名头，大把挥霍自己的青春与生命”。在相当长的一段时间里，她都是“不折不扣的2W女”——只有在考试前两周（2 weeks）才会认真学习的女生。她描述说，“各类大考小考，各类从业考试，各类资格考试”，除了高考、考研和出国考试，她的准备时间通常不会超过两周。每次考试前，她都会突击作业，从不考虑自己的身体和健康。

在求学路上，于娟参加过各种各样的职业考试，强记了数不清的考试用书。她举例说，“人家考个期货资格，我想考”；“人家考个CFA①，我想考”；“人家考个律考，我想考”。然而，买书报名后，她很快就忘记了最初的这些想法。等她“幡然醒悟”后，已经临近考试了。由于吝啬报名费、考试费和书本费，她只好“硬着头皮去拼命”，以至于考试后“埋头大睡两三天才能缓过力气”。她评论说，如果说本科的考试是“靠体能”，那么，后来的考试则是“拼心血”。由此可见，于娟的病是“积劳成疾”，是长期过度劳累的结果。

---

① CFA是Chartered Financial Analyst的简称，其中文名称是“特许金融分析师”。

环境污染：难以控制的癌症外因

美国环保运动先驱蕾切尔·卡森（Rachel Carson）在其经典著作《寂静的春天》中栩栩如生地描述了化学物质对人类健康的影响。她不无感慨地说，随着化学农药的普遍使用，“世界上充满了致癌因素”。[①] 最近的田野调查表明，在讨论环境与健康的关系时，普通民众都直观地感受到了癌症的环境诱因，他们会用自己的人生经历和他人的患病故事去说明污染与癌症的内在联系。[②]

公众普遍认识到，环境污染会影响个体健康。然而，其发生机制是什么呢？于娟清楚地意识到，这是一个很大的问题，大到她不知道如何去分析，哪怕具体到她自身。她进一步指出，如果她不去思考与分析这个问题，其他人恐怕更难分析，因为她硕士和博士的所学专业就是环境经济学。在分析环境污染对个人健康的影响时，于娟既注意到了中国环境的总体恶化，又联想到了她的个人经历，同时也指出了二者的相互作用。

（一）糟糕的环境

在博文中，她不仅结合自己的经历对比了中国和国外的环境差距，还用触目惊心的数据去说明环境污染和患病率之间的内在关联。2001 年，她曾在日本北海道附近待过一段时间，尽管感觉那里环境不错，但并“没有嫌弃上海多糟糕”。2004 年，当她听说一个日本人下了飞机就抱怨喉咙痛时，她对此“嗤之以鼻”，并在心里暗说，“我们这里环境那么糟糕，你还来干啥？不如折身原班回去！”她真正体会到空气污染是在 2007 年。那

---

① ［美］蕾切尔·卡森：《寂静的春天》，吕瑞兰、李长生译，上海译文出版社 2008 年版，第 237 页。

② 陈阿江、程鹏立：《“癌症—污染”的认知与风险应对——基于若干“癌症村”的经验研究》，《学海》2011 年第 3 期；Anna Lora-Wainwright：《“癌症村”的人类学研究——村民对责任归属的认识与应对策略》，载 Jenifer Holdaway、王五一、叶敬忠、张世秋主编《环境与健康：跨学科视角》，社会科学文献出版社 2010 年版；Anna Lora-Wainwright，“The Inadequate life：Rural Industrial Pollution and Lay Epidemiology in China”，*The China Quarterly*，Vol. 214，2013，pp. 302 – 320. 当然，民众关于环境与健康之关系的理解并不局限于污染与癌症的内在联系；他们也了解到，环境污染甚至会影响女性的生育行为，如流产和死胎。关于更多信息，参见景军《认知与自觉：一个西北乡村的环境抗争》，《中国农业大学学报》（社会科学版）2009 年第 4 期。

年，她从挪威回国，在北京刚下飞机就感觉"眼睛很酸，喉咙发堵"。此时，她才意识到，"日本鬼子不是故意羞辱我们日新月异的上海"。

当然，并非仅有于娟有此感受，她同期回国的若干好友都有同感；也并非仅有于娟患病，她同期回来的朋友都"无一例外地病倒"，以至于她的丈夫开玩笑说，"挪威那个地儿太干净了，像无菌实验室，一帮'小耗子'关到里面几年再放回原有环境，身体里的免疫系统和抗体都不能抵御实验室以外的病菌侵入"。她感慨地说，"这不是矫情，这是事实。这也不是牢骚，这是发自内心的感受"。

（二）惊人的数据

于娟引用"中国网"的相关信息说："上海癌症发病率1980年比1963年增加了一倍，超过北京、天津的25%，为全国城市第一位"；同时，"上海市区女性的癌症发病率比20年前上升了近一倍，每100名上海女性中就有一人是癌症患者，也远高于我国其他城市"。上述数据说出了一个基本事实：上海是中国癌症发病率最高的城市。但是，这并非最新数据。上海疾病预防与控制中心网站的一篇文章显示，每100名上海女性中就有2人患有癌症，其中，乳腺、宫颈和大肠3种癌症的发病数占到女性癌症发病总数的32%。[①]

即便于娟看到了环境污染对个人健康的致命影响，但她并没有简单地认为，是"大上海的污染"让她得了癌症。她清楚地看到了环境污染和生活方式的相互作用，所以，她才会说，"我不该毫无过渡时间地从一个无菌实验室出来，就玩命地赶论文"。换言之，她不该在免疫力全线下降的时候，没有稍加休息，就在一个"周边空气污染、水污染和食品安全危机频发的大环境里"拼命工作。[②]

（三）特殊的经历

于娟之所以会患癌症，应该说，这与她特殊的个人经历密不可分。十年前，在工作和考研期间，她曾经住在浦东亲戚家的一间新房里——房子是新装修的，家具也是新的。起初，新房有点味道，于娟颇有环保意识地

---

① 陈里予：《上海每100个女性中有2人罹患癌症》，《新闻晨报》2013年3月6日A10版。

② 于娟博文《为啥是我得癌症5》，http：//blog. sina. com. cn/s/blog_ 7180e9800100lrag. html。

回山东老家待了两个月；从山东回去后，她觉得房间没有了味道，便“心安理得住了进去”。谁料想，当2007年房子处理时，丈夫光头怜惜那些基本没有怎么用过的家具，并把它们从浦东拉到了上海交通大学闵行研发中心。2009年，“他开始研究除甲醛的纳米活性炭，有次偶尔做实验，打开了甲醛测试仪，甲醛测试仪开始变得不正常”。一般来讲，甲醛指标高于0.08就会对身体有危害，而屏幕上的指数是0.87。

半年以后，于娟查出了乳腺癌。现代医学认为，乳腺癌的发生要经过一个漫长的过程，从正常细胞演变成癌细胞，再到形成肿瘤，通常需要十几年，甚至更长的时间。当身体的免疫力全面下降时，癌细胞才会伺机发起攻击。基于此，她反思说，那批家具有可能是最初的罪魁祸首，“我的乳腺癌很有可能是当时那批家具种下的种子”。于娟的癌症对丈夫光头而言，不仅是残酷的现实，更是天大的讽刺，因为他的科研方向就是环境治理和环保材料的研发。谁会想到，“一个终年埋头在实验室发明了除甲醛新材料的人”，从来没有意识到，“自己的爱人却经年累月浸泡在甲醛超标的环境里，最终得了绝症!”

性格与疾病：乳腺癌不是抑郁的结果

在攻读硕士和博士期间，于娟多次选修社会统计和社会调查之类的课程，所以住院期间，她会像调查员一样，自觉不自觉地询问病友一些问题。事实上，她一直想弄清楚，究竟是什么性格的人会得乳腺癌。

（一）基本发现：乳腺癌不是抑郁的结果

在医学上，许多学者都十分关注抑郁和癌症之间的相互关系。可以理解，诸如抑郁这样的不良情绪会影响女性的内分泌系统，降低她们的免疫能力和抵抗能力，从而增加她们患乳腺癌的概率。另一方面，乳腺癌病人会因为化疗和手术而丧失一些女性特征（如脱发、失去乳房），她们很容易因此而郁闷。世界卫生组织的调查数据显示，20%—45%的癌症病人会发生抑郁，而乳腺癌病人的抑郁倾向尤为明显。① 上海市疾病预防与控制

① 参见翁淑贤《八成乳腺癌患者有抑郁症》，《广州日报》2009年2月13日B10版。

中心肿瘤防治科的抽样调查表明，上海市乳腺癌病人抑郁发生的比例为22.9%。[①]

尽管不少医生和学者认为，女性的长期抑郁会增加乳腺癌的发生概率，但于娟关于50多个病友的随机调查表明，乳腺癌并不是抑郁的结果。因为在乳腺癌病人中，“性格内向阴郁的太少太少”；相反，“太多的人都有重控制、重权欲、争强好胜、急躁、外向的性格倾向”。她还发现，她的样本病人的家庭背景非常相似，许多人都有家庭企业，喜欢当家作主。不难看出，尽管于娟反对“长期抑郁会导致乳腺癌”，但她并不否认癌症患者的性格缺陷。在她看来，乳腺癌病人都有十分相似的性格特征，即一些西方学者所说的“癌症性格”（cancer-prone personality）。[②] 在注意到了病友的性格特征之后，她开始反思自己的性格，以回答她为什么会患癌症。

（二）“看不穿”：于娟的性格特征

于娟用“看不穿”来概括她的性格。因为“不甘心碌碌无为”，所以，她过于喜欢“操心”“争强好胜”“凡事做到最好”“统领大局”。

在求学过程中，她试图用三年半的时间同时“搞定”奥斯陆大学的硕士学位和复旦大学的博士学位。然而，如她所言，“博士始终并不是硕士”，她“拼命日夜兼程，最终没有完成给自己设定的目标”“自己恼怒得要死”。生病后她才明白，“就是拼命拼得累死，到头来赶来赶去也只是早一年毕业”。可是，谁又会在乎她“早一年还是晚一年博士毕业呢?”在参加工作后，她试图做个“优秀的学者”，用两三年的时间评上副教授，虽然她认为自己并不“擅长科研”。于是，她开始玩命地想“发文章”“搞课题”，尽管她“非常迷茫”做了副教授后又该做什么。生病后她才知道，她不该“只是去看短暂的名利权情”，更不该拼命去追求“一个不知道是不是自己人生目标的事情”。

在家庭生活中，她虽然“没有料理家务的本事”，但“却喜欢操心张

---

① 黄哲宙、吴晓春、郑莹：《上海市社区女性乳腺癌患者抑郁和生活质量状况研究》，《中国癌症杂志》2008年第3期。

② Karen Hagen Liste, “Breast Cancer, Personality and the Feminine Role”, *Patient Education and Counseling*, Vol. 36, No. 1, 1999, pp. 33 - 45.

罗”。做了母亲之后，她成了家里的 CPU（中央处理器），“什么东西放在什么地方，什么时间应该做什么事情，应该找什么人去安排什么事情”，统统由她“处理决断”，以至于她病前一个月搬家后，她的丈夫像“梦游一样一无所知，感慨怎么前一夜和后一夜会睡在不同的地方”。

生病前，于娟她很喜欢自己的性格；生病后，她才意识到自己的性格缺陷。由于上述性格，再加上她是个“自控力不强的人”，她很多时候都是在各项任务的最后期限来临前拼命工作，以尽力实现很难或无法实现的目标。事实上，正是在个人性格缺陷、不良生活方式和环境污染破坏等因素的长期共同作用下，她最终患上了乳腺癌。

结论：大众流行病学与乳腺癌的起源

在健康社会学/人类学中，普通人的病因观念一直是学者十分关心的问题。早在 30 年前，英国社会学家加雷斯·威廉姆斯（Gareth Williams）细致而老练地呈现了三个关节炎病人——比尔、吉尔和贝蒂——的病因解释。[①] 比尔把病因归结为有毒的工作场所，或者说邪恶的社会力量；吉尔把病因归结为她的生活方式和女性气质；贝蒂在归因时使用了先验的宗教解释。威廉姆斯指出，在解释病因时，病人不仅关注病因学的说法，还会联想到他们的人生经历，如恶劣的工作环境、不愉快的工作经历、家庭成员的死亡、生活事件的压力、自我的压抑。[②] 犹如威廉姆斯的被访者，于娟在解释自己的癌症病因时，也注意到了环境污染、生活方式和性格因素的影响和作用。不过，她并没有使用“因果报应”这样的宗教解释。

前面的描述表明，于娟清楚地看到了乳腺癌的发生机制。尽管性格与癌症之间存在某些关联，但并不能说，像于娟那样性格的人都会得癌症。“瞎吃”“暴饮暴食”和“嗜荤如命”“长期熬夜”和“突击作业”显然属于不良生活方式，但仅有这些并不一定使她患上癌症。即便外部的环境污染很严重，如果没有住在亲戚新房子中的那段特殊个人经历，她可能也

---

① Gareth Williams, “The Genesis of Chronic Illness: Narrative Re-construction”, *Sociology of Health and Illness*, Vol. 6, No. 2, 1984, pp. 175 - 200.

② 参见郇建立《慢性病与人生进程的破坏——评迈克尔·伯里的一个核心概念》，《社会学研究》2009 年第 5 期。

不会患上癌症。于娟清楚地意识到，她之所以会得乳腺癌，是她个人性格缺陷、不良生活方式和环境污染破坏等多种因素长期相互作用的结果。

在理解病因时，于娟借鉴了专业流行病学的部分研究结果，如生活方式和环境污染对个人健康的影响；她也注意到了狭隘的生物医学解释的缺陷和不足，如前所述，尽管她几乎不具备乳腺癌病人的任何一条特征，但她还是患上了乳腺癌。此外，在分析病因时，她还增加了一个心理学的维度，即个人性格和乳腺癌的关联。由此可见，与关注遗传、体质、年龄等生物因素的医学专业人士相比，于娟的病因分析是一种整体论的观点①，它强调心理因素、行为因素和社会因素对个人健康的影响，充分体现了美国精神医学家乔治·恩格尔（George Engel）极力倡导的"生物—心理—社会模式"（bio-psycho-social medical model）。②

英国学者米尔德里德·布拉克斯特（Mildred Blaxter）在考察苏格兰工人阶级女性的病因观念时指出，她们强调过去，喜欢在生活事件和外部环境中寻找病因；她们不仅知道疾病的名称，还知道疾病的常见原因，如感染、遗传和外部环境。她评论说，她们关于病因的解释模式在细节上通常是错误的，但在原则上并非不科学。③ 笔者关于冀南村民患病经历的研究表明，犹如布拉克斯特的工人阶级女性，普通村民也清楚地看到了疾病的社会根源。④ 在他们看来，中国乡村慢性病的高发和流行与生活条件的改善、人均寿命的延长、食品安全问题的凸显、医学技术的进步等结构性因素紧密相关。

这意味着，不管是受过良好教育的知识分子，还是受教育程度不高的工人和农民，他们都喜欢在人生经历、生活事件和外部环境中寻找病因。他们不仅熟悉自己的患病经历和生活环境，还熟悉疾病的发生原因和分布状况，甚至也知道如何在日常生活中如何用药和管理病痛。⑤ 当然，如同

---

① 关于"整体论"的简要讨论，参见王筑生《社会科学与自然科学的交叉——健康人类学》，《思想战线》1996 年第 4 期。

② George Engel, "The Need for a New Medical Model: a Challenge for Biomedicine", *Science*, Vol. 196, No. 2486, 1977, pp. 129 – 136.

③ Mildred Blaxter, "The Causes of Disease: Women Talking", *Social Science and Medicine*, Vol. 17, No. 2, 1983, pp. 59 – 69.

④ 郇建立：《中国乡村慢性病的社会根源——基于冀南沙村的田野考察》，《北方民族大学学报》（哲学社会科学版）2014 年第 6 期。

⑤ 关于进一步的信息，参见郇建立《乡村慢性病人的生存策略——基于冀南沙村的田野考察》，《思想战线》2014 年第 3 期。

专业流行病学，大众流行病学也有自己的局限——普通人关于疾病的认识是有局限的，甚至是错误的。① 在“癌症日记”中，于娟详细叙述了她盲信“杨神医”、用“饥饿疗法”治疗癌症的被骗经历，这说明了她对于医学知识的无知。

大众流行病学对公共健康教育的启示

于娟的乳腺癌病因分析是大众流行病学的一个典范。她的“癌症日记”和遗著吸引了民众和媒体的广泛关注。于娟深刻地认识到，这些用生命写成的文字是一个绝好的“公共健康教育读本”，甚至比她的博士论文更有价值。笔者 2015 年 2 月再次整理“为啥是她得癌症”系列博文的评论时发现，新浪网友在阅读博文后留下了近 500 条评论。有些评论对于娟表达了祝福，但更多评论是关于癌症病因的讨论和反思。许多网友都感谢她用“生命”告诫他们要珍视健康和生命，不要瞎吃，不要熬夜，不要过度劳累，更不要“想不开”。

“关注自身健康，重新审视生命的意义。”（HAPPINESS，2013 - 1 - 4 17：46）

“虽然此刻很舍不得离开您的博文并想一口气看完后继续关注你，但此刻正好是 23 点过一点点，我想我应该用立刻睡觉来回报你这篇文章的意义！”（沙沙，2011 - 3 - 30 23：23）

“我们同龄，一直在关注你的博客，心里为你加油。这篇文章警醒了我，我也要学着‘隔岸看花，云淡风轻’。”（新浪网友，2011 - 4 - 14 16：45）

“总结得真好。一定引以为戒！谢谢你，愿你在天堂安息。”（晴天，2011 - 8 - 4 09：10）

“于娟姐，你知道吗，即使在两年以后的今天，你的事迹依然在世间流传着，他们都为你而感染……谢谢你用生命告诉我们如何正视生命。”（我的小鱼，2013 - 3 - 24 14：00）

在网友的评论中，我们看到了于娟生命日记的教育力量。当然，于娟

---

① Lindsay Prior, “Belief, Knowledge and Expertise: the Emergency of the Lay Expert in Medical Sociology”, *Sociology of Health and Illness*, Vol. 25, Silver Anniversary Issue, 2003, pp. 41 - 57.

的影响并不限于网络，其遗著是一部畅销书，入选 2012 年大众最喜爱的 50 种图书。于娟意识到，癌症日记的出版会让更多人看到她用生命写下的文字，不再像她那样任意挥霍健康和幸福。尤其不能忽视，在其去世前后，于娟的故事成了包括中央电视台、北京电视台、《东方早报》《中国青年报》等众多媒体的关注热点。总之，于娟成了“公众人物”，她的故事影响和感动了无数的病人和家庭，提醒人们不仅要树立良好的生活方式，还要保持乐观开朗的心态，更要当心周围和外部的环境污染。由此可见，于娟的博客和遗著，对于当下的健康教育和癌症预防的价值，无疑是巨大的。事实上，这也是笔者写作此文的初衷所在。

最后，笔者还想指出，在进行慢性病预防时，健康教育专家应该向公众传递更为全面的信息，不仅要强调个人改变生活方式的重要性，还要明确各级政府改善外部环境的必要性。目前，主流媒体和健康教育专家特别强调生活方式改变的重要性，好像个体一旦改变生活方式，就能完全避免健康风险。然而，这并非流行病学研究的全部发现。美国弗莱明汉心脏研究（Framingham heart study）表明，如果所有男性能在 55 岁时把胆固醇水平降低 10%，那么，只有 1/50 的人能够期望避免心脏病发作。然而，49/50 的人可能会白白地改变饮食 40 年，他们的行为改变可能会一无所获。[①]。

显然，如果过分强调改变生化方式的重要性，就会引起公众的怀疑，从而影响健康教育的宣传效果。进一步说，社会学和人类学关于大众流行病学的研究发现对中国的健康教育项目，不管是癌症预防项目，还是中风或心脏病预防项目，抑或备受瞩目的控烟项目，都具有一定的启发和借鉴意义。

---

① Geffrey Rose, “Strategy of Prevention: Lessons from Cardiovascular Disease”, *BMJ*, Vol. 282, No. 6279, 1981, pp. 1847 - 51.

第四编　医患互动

我们的医务工作者历来具有在大势面前以国家民族利益为重的精神，有在艰难落后条件下忍辱负重、勇于献身的品格，有在科学的路上坚韧顽强、兼容并蓄的优良作风，这一切构成了一个响亮的名称——中国医生！今天，我们这支具有中国特色的医疗队伍，正面临社会转型时期的严峻挑战，医患关系出现紧张趋势。造成医患关系紧张的原因很多，例如医疗资源配置不当，基层医疗力量薄弱，病人涌向大医院，使大医院医务人员超负荷工作；例如患者的期望值过高，甚或错误地把医患关系看作简单的消费提供者与消费者之间的关系；例如公共医疗保险水平跟不上医药费用的急剧升高；例如处理医疗纠纷法制与处置办法不完善，等等。但我认为还有一个非常重要的因素，那就是医学技术日新月异的发展，对医生“知识、情感、道德”合一提出了更高的要求。不能否认，医疗技术的快速发展或多或少伴随着医学终极目标的模糊。医学的目的原本是解救于疾病苦难之中的人，但是由于片面地夸大技术的作用，甚至技术至上，结果是人的存在被抽空了，病人无形中仅仅成为疾病的载体。

——韩启德：《我们的医生》序言节选

求人就医的社会文化逻辑

程　瑜　邹　翔*

导读：“关系就医”常被认为是社会的一种不良现象，但从批判健康人类学的视角看，“关系就医”的运作能够改变医生具体的诊疗实践，是患者规避医疗风险、获得医患信任的民间智慧的展现，也是患者对抗生物医学制度化带来的“冷漠惯习”的一种地方性实践。只有改变“关系就医”所面对的结构性困境，才能杜绝“关系就医”滋生的温床。

研究问题

找关系或托关系办事在中国社会由来已久。在当代中国，找关系办事通常与资源或机会的有限性发生着紧密关系，所以会引发出社会公平问题。家长找关系让孩子上重点中学、干部为升迁找关系、大学生找关系进国有企业、学者找关系发表文章等类似做法，无不提出有限资源或机会获得的公平问题。但看病找关系是否也属于一个有必要放在公平与不公平讨论之中的问题呢？是什么样的具体情况使得看病找关系也成为中国关系学中的一个重要问题呢？看病找关系体现的制度问题，以及医患关系问题有哪些呢？这些问题正是本文要处理的核心。

医学实践普遍存在于不同的社会文化情景中，但这种看似统一的医学模式，在不同的实践情境中又呈现出不同特征。医疗体系的多元性、地方性惯习和文化传统，都深刻地形塑着医学的具体诊疗实践，而“关系就医”便是在中国社会的地方性实践。为找到值得信任的医生，规避不必要

* 邹翔，中山大学社会学与人类学学院研究生。

的医疗风险，以及得到悉心的医疗救治，许多中国患者在看病时会首先考虑找“关系”，找自己熟悉的医院或医生就医，这就是本文描述的“关系就医”现象。针对这一现象，我们于2013年7月至10月在Y市R医院进行医患关系研究。

Y市位于粤西地区，外来人口较少，经济、文化和医疗水平较珠三角一带落后许多。而R医院作为Y市唯一的三甲医院，更是当地民众看病的首选。许多患者不论自身是否有严重的疾病问题，都倾向于到R医院就诊。在医生与患者的构成上，R医院不论医生还是患者，都以本地人居多。正是这种“本地人居多”的客观因素，以及“病人多、医生少”的医疗资源分配问题，使得许多患者看病时，热衷于托关系、找熟人，以接近优质医疗资源。

毫无疑问，从患者个体角度思考，关系的运作能够带来一定程度的医疗“照顾”，如方便患者的诊疗流程，节省不必要的医疗开支。但患者对于“关系”的推崇，也让我们不禁思考如下问题：为什么患者运用关系规避医疗风险？具体实践有着怎样的行动逻辑？“关系就医”现象的存在有着怎样的医疗制度环境？本文将“关系”视为患者主动规避医疗风险的实践手段，在更广阔的制度和经济领域中解释关系就医现象的合理性所在。

本文主要采用参与观察法及深入访谈法，对20位患者及其家属以及10位医务人员进行一对一访谈，其中25位访谈对象都是Y市本地人。在具体访谈中，重点访谈了患者个体运作“关系”的原因，及其关系就医的具体经历和感受。

理论框架

正所谓“伦理本位，关系本位也”，“关系”发源于儒家伦理本位精神，与民众生活息息相关，也一直备受学界关注。虽然市场经济的发展使得关系在某些社会生活领域的影响力减弱，然而“关系”又找到了其他领域新的运作土壤。[①]

既往对于“关系”的研究可归纳为两条路径：首先，许多学者认为“关系”体现了儒家“伦理本位”的要求，并用人情、面子等本土观念解

① Mayfair Mei-hui Yang, “The Resilience of *Guanxi* and Its New Deployments: A Critique of Some New *Guanxi* Scholarship”, *The China Quarterly*, No. 170, June, 2002, pp. 459 - 476.

释“关系”运作的动力机制;[①] 另外一些学者认为“关系”是一种特定个体实现利益的工具或手段，特别强调“关系”的运作能够接近或获取一定的资源。[②] 大体上，当下学界对于“关系”的分析，大多数是局限于市场经济不断繁荣、法制不断健全的社会背景。或者讨论“关系”的工具理性和文化理性的此消彼长，抑或着眼于“关系”运作与制度规范之间的伦理冲突。笔者却认为，虽然关系就医反映出患者极强的工具理性，但是“关系”的运作同样也折射出患者对于熟人亲密感的文化期待。即患者通过“关系”不仅期望能够获得医疗照顾，更期望将陌生的医生转变为可以信任的熟人，拉近医患之间的个体关系。

目前学界对于关系化诊疗实践的研究屈指可数，并也大体遵从上述的研究路径：一是从关系的工具理性角度解释其运作逻辑;[③] 二是从“关系”对于诊疗规范效力的冲击、有违公德等角度去否定关系的运作价值。[④] 这些研究多采用定量调查的研究方法，从微观角度分析医患的行动和认知错位，但未将关系就医现象推进到对宏观的医疗体系以及制度弊端的反思中。

在健康人类学的视角中，任何医疗实践和医疗观总是与特定的社会文化与地方性认知体系紧密相连，是一种社会文化建构的产物。[⑤] 虽然西医（又称生物医学、世界医学）在全球范围内推行标准化的技术干预，但其具体实践依旧经历了与地方观念、多元医疗体系相互影响、相互适应的过程。[⑥]

---

① 参见费孝通《乡土中国》，上海观察社 1948 年版；金耀基《人际关系中人情之分析》，江苏教育出版社 2006 年版；杨国枢《中国人的心理与行为：本土化研究》，中国人民大学出版社 2004 年版。

② Ezra Vogel, “From Friendship to Comradeship: The Change in Personal Relations in Communist China”, *The China Quarterly*, No. 21, 1965; Anita Chan and Jonathan Unger, “Grey and Black: The Hidden Economy of Rural China”, *Pacific Affairs*, Vol. 55, No. 3, 1982 (Fall); 刘林平《外来人群体中的关系运作——以深圳“平江村”为个案》，《中国社会科学》2001 年第 5 期。

③ 屈英和：《“关系就医”现象的调查与分析》，《医学与哲学》（人文社会医学版）2010 年第 2 期；崔香芬、姚兆余：《农民就医过程中关系资本运作研究》，《南通大学学报》（社会科学版）2009 年第 6 期。

④ 王秋芬、管燕平：《“托人看病”的医患博弈策略分析》，《医学与哲学》2012 年第 11 期。

⑤ Arthur Kleinman, *Patients and Healers in the Context of Culture: An Exploration of Borderland between Anthropology, Medicine and Psycharity*, CA: University of California Press, 2002.

⑥ Margaret Lock and Patricia Kaufert, *Pragmatic Women and Body Politics*, Cambridge: Cambridge University Press, 1998; Caroline H. Bledsoe and Monica F. Goubaud, “The Reinterpretation and Distribution of Western Pharmaceuticals: An Example from the Mende of Sierra Leone”, *Culture, Illness, and Healing*, Vol. 12, 1988, pp. 253 - 276.

学界对于西医在中国的地方性实践同样有不少著述，特别是西医实践在中国社会环境中做出的文化调试。杨念群的“地方”（place）与“空间”（space）的概念，① 也为理解西医诊疗的本土化（地方性）实践提供了良好的借鉴。着眼于西医诊疗实践的地方性，本文将“关系就医”界定为一种地方性的实践手段：面对医疗环境的不确定性和医患失信的现实，“关系”是患者运用本土化（地方性）人际交往方式规避医疗风险、重建医患信任的重要手段。

医患关系一直也是各个学科讨论的热点话题，而健康人类学对于医患关系的分析则主要有两大理论框架：

第一种是解释模式（explanatory models），重视分析患者观念中关于疾病和健康的意义，强调医患协商、相互的理解和“移情”，却忽视对医患个体背景知识、心理状态、情景差异的分析；② 此外，解释模式缺少对医患互动行为本身的考察，以及对社会和权力结构的反思，因而遭到学者批判。

第二种是批判医学人类学（critical medical anthropology）的理论框架，该视角突出政治经济力量对医患互动的形塑，关注医患之间存在的医学知识的差异和权力的不平等，并把医患关系的研究纳入对整个医学体系的反思之中。③

“关系”使得医患互动具有了新的表现形式，而基于对上述两种框架的总结，关系就医的研究应兼顾微观和宏观的双重视角：1. 从微观的解释模式出发，我们强调解释医患对于诊疗所持有的不同观念和意义。譬如在关系就医情景中，要看到医患所处的医疗和社会场域的差异，进而导致医

---

① 杨念群提出“空间”和“地方”两个概念，用以描述承载着西医体系的“空间”（西医院）与象征着地方性知识（地方感）的文化传统（中医）之间的差异和碰撞。参见杨念群《再造“病人”：中西医冲突下的空间政治（1832—1985）》第1版，中国人民大学出版社2006年版。

② Arthur Kleinman, *Patients and Healers in the Context of Culture*, Berkeley: University of California Press, 1980; Arthur Kleinman, Leon Eisenberg and Byron Good, “Culture, Illness and Care: Clinical Lessons from Anthropological and Cross-cultural Research”, *Annals of Internal Medicine*, Vol. 88, 1978, pp. 251 – 258; George Engel, “The Need for a New Medical Model: A Challenge for Biomedicine”, *Science*, Vol. 4286, No. 196, 1977, pp. 129 – 136.

③ Nancy Scheper-Hughes and Margaret Lock, “Speaking ‘Truth’ to Illness: Metaphors, Reification, and a Pedagogy for Patients”, *Medical Anthropology Quarterly*, Vol. 17, No. 5, 1986, pp. 137 – 140.

患对于关系和诊疗采取不同的话语表述和行动逻辑；2. 而立足宏观的批判视角，我们要看到医患之间基于权力和话语而产生的不平等，医学话语霸权对于医患关系的影响，以及由此产生的新的医患互动表现形式。我们把关系作为患者自发性、防御性的非正式就医措施，并特别注意“关系”对于弥补患者弱势、扭转医患信息不对称格局所起到的作用；3. 为了衔接微观的个体阐释和宏观的体制批判，同样需要加入对于医疗制度的中观分析，进一步解释医疗制度弊端和职业伦理缺陷促使医患重新互动的表现。具体而言，不均衡医疗资源分配，整体性的医患失信现状，医生的医学人文精神的缺失是如何形塑医患互动，又如何促使患者寻求关系途径。

关系取向下的诊疗实践

理解关系就医首先需要理解到医患个体对于关系诊疗所持有的意义，但单纯从工具理性角度理解关系运作并不足以解释关系就医存在的普遍性。我们看到关系就医表现出了患者对传统人情氛围的肯定，但作为非正式手段，“关系”需要应对的却是刚性的医疗制度弊端，普遍的医患失信，以及整体医学体系的话语霸权。所以为获得对于关系就医的全观性理解，更需要将关系就医推进更广阔的制度情境，以及在医学体系的反思中加以考量。

随着医改制度的推进，国家减少了医疗财政投入，推行医疗服务市场化。健康产业的商业化在促进医疗服务商品化的同时，也使得医生在诊疗过程中的盈利动机加强，“大处方”“大检查”现象也如雨后春笋般出现。而不健全的医保制度又使得患者不得不负担昂贵医疗费用，由此也深化了患者就医过程中担心被“宰”、受骗的意识。

面对名目繁多、价格昂贵的诊疗项目，虽然许多患者表现得极不情愿。但患者的医学知识是极为有限的，即便向医生表示“不想做检查、不想吃药”，医生却总能够凭借自己的医学专长向患者解释各种拒绝医疗救治的后果。而至于患者是否真正需要昂贵的医疗服务，却成为谁都说不清楚的问题。

而在患者看来，“关系”就提供了一种特殊途径，能够使得医生兼顾“人情”的同时改变自己过度医疗的倾向。具体而言，“关系”能够把为医院盈利的医生转变成为“自己人”，进而避免不必要的医疗开支、不被医生欺骗。接下来，笔者将以通过关系规避医疗检查的案例进行阐释说明：

> 其实我不是很想给我父亲打点滴的，以前在农村我们都是煲中药多一些，但医生还是要我父亲住院。我本来也不想找关系，我有一个多年不联系的同学就在这个医院，但是刚过来没找。结果住院第二天我一看账单，一天1900多元，光检查费就有1200多元！他们都还没提前告诉我！我那天很生气，你检查也不通知我，而且结果到现在都没出来，所以我就打电话给我同学啦，那个同学说主任是我们同学，他这几天没上班，我也不想打扰人家。昨天下午时候，护士拿给我检查单子，说是医生开出来的，必须要做CT检查，我就瞪了一下那护士，后来她就改口了。我打电话给我同学，同学给电话过来说CT可以取消。（2013年10月7日对一位肺气肿患者家属的访谈）

在这位家属看来，“农村一般煲中药的多”，多元的医疗体系使得该家属并没有对西医诊疗表示完全认同。前期的治疗和检查让患者负担很大一笔费用，而在检查结果的漫长等待中，患者的不满情绪也逐渐升温：不信任、猜疑，并感觉自己“被骗”了。而当患者对于大检查表示抵触，特别是后续因为找了“关系”，CT检查被及时免掉了。毫无疑问，“关系”在改变医疗决策中起到最直接的作用。但这样一来，患者家属也更认为自己的父亲并不需要检查，并且也加深了自己前期的“受害者”意识。

“关系”让这位患者家属免掉了一场看似不必要的医疗检查，同样也引发了更广阔的反思：CT检查本应是一种服务于医学救治的技术手段，但是“关系”的介入却使得貌似面目森严的医学检查变得充满“灵活性”。尽管患者能够意识到CT检查是一种医学化的手段，但运作“关系”的潜在逻辑，同样是患者相信诊疗决定同样体现了医生的主观意愿。

值得说明的是，处于弱势地位的患者并没有选择在制度安排的暴力中完全沉默。即便个体的力量无法撼动冷漠的医疗体系，但患者却选择了更切合自身生活经验的“关系”途径：试图通过非正式的“关系”，将被医疗体系所“绑架”的医生拉回到熟人场域，进而将制度体系约束中的医患关系转变为更亲密的熟人关系。而当医患互动回归到关系化的社会场域时，制度化的医患关系就具有了熟人关系的色彩。介于对人情的考量和受到医患身后共同关系网络的约束，医生诊疗决定的经济动机似乎也得到极大规范。

仅从社会经济标准上看，“关系”的运作似乎表现出极大的工具理性，为患者节省了不必要的经济开支，所以我们不可否认，检查一定程度体现了医院的经济利益。但作为一种医疗技术手段，检查的随意减免，也同样极易造成误诊、漏诊，危及生命。这使得许多从医学规定角度出发的医生，对患者的关系感很难为情，但在患者看来，潜在的医疗风险却在节省开支的语境中消失了。

其实，不论是“关系”还是“检查”，都是医患在诊疗互动中所持有的手段，并都反映着医患各自的实际利益需求。所不同的是，“检查”作为一种技术手段，所倚傍的是整个强大的制度规范体系。而“关系”作为一种非正式的社会交往规范，乃源于几千年形成的传统惯习，并成为患者规避医疗风险、获得安全保障的民间智慧。

除了希望避免不必要的医疗开支，“关系”同样成为许多患者接近“医学权威”的重要途径。调查中发现，患者对于医学权威表现出极度的信任，不论在哪一科室，主任之类的医学权威，永远都是最受关系患者欢迎的。以下是本次调查中对一位关系就医患者的访谈记录：

> 关键是你不找人不知道谁的技术好，我们看病也都是希望找名医，找熟人熟悉医院情况……熟人肯定能找好医生啦，像是主任之类的。再有就是看病方便，也比较好说话，好沟通；安排床位也会方便一下的，看病容易很多。……总之就两点，一是熟人不会坑你，再就是找到名医，可以快点治好病。不熟悉他是看不出病来的。因为有的医生怕病人担心，所以不说实话。……也有医生技术不够，所以看不出来什么问题，但是现在医生都是靠本事吃饭的，自己技术过关才可以。（2013 年 10 月 14 日对一位 55 岁的中风患者访谈）

像这位关系患者所言，没有内行人的指导，患者自己很难知晓到底哪位医生技术更精湛、哪位医生更值得信赖。这也直接导致了许多患者病急乱投医，或者多方求医却未果。而凭借“关系”，患者能够方便地找到对症的医学权威，了解到更客观的业内信息。如此一来，患者便直接与某位医学专家联系起来，而人情关系的建立，使得医生在诊疗中更信任患者，更为开诚布公。

调查中就经常看到，每当主任出门诊时，候诊室的患者就会爆满，而轮到年轻主治坐诊，求医看病的患者却寥寥无几。无疑，所有患者都是希望找到更有经验、医术更精湛的医师。虽然西医的诊疗更多是遵从标准化的实践，但在许多患者看来，看病是性命攸关的大事，而专家技术会更高明，也就更放心。由此一来，为了接近主任，“关系”就成为接近优质医疗资源、优先获得救治的重要保障了。

其实自古以来患者们就对“专家”特殊的信任和青睐，并倾向于将高年资医师与医术高明画上等号。[①] 且现代医院的科层化设置和晋升体系，同样深化患者根据“职称”择医的倾向。在患者看来，面对从主任医师到住院医师的排序，“主任”这一职称便成了更有资历、医术高明的代名词，并在患者脑海中与“非主任”医师形成了直接对比。

任何一个医生的精力和时间都是有限的，面对数量庞大的就诊患者，医生甚至比患者更加焦躁不耐烦。“能按时看完病人就不错了”，如此一来，想要求每位医生就诊时时刻面带微笑也极其困难。面对医患沟通冷淡的现状，调查却发现，关系的介入的确很大程度改变了以往冷冰冰的医患互动，特别表现在医生“态度好、有笑容了”“好沟通了”。以下是笔者对于某位关系就医患者家属的访谈记录：

> 我是冲着教授才去广州的，但是很多东西都是让实习生去做。你想让他对病人态度好点。但是他很烦躁的，我们也不敢问。……现在对那个医院已经失去信心了。来这边是自己熟的医生，我们特意找人才能安排C主任手术，不然其他医生我们也不放心的。他态度就明显好很多，也好说话，感觉有点关怀，有亲切感啊。这个病人觉得很舒

① 传统中医诊疗对于医生的医术有着重要的要求，这也一直以来使患者认为，医生的主观经验远比所谓的医学诊断标准重要得多。而患者找关系过程中所表现出的，对于医生个人主观经验判断的青睐，与我们对传统中医诊疗模式的认知存在极大关系。具体可参见雷祥麟《负责任的医生与有信仰的病人：中西医论争与医病关系在民国时期的转变》，《新史学》2003 年第 1 期。

> 服，感觉没有病了一样，用笑容对待你，你都会安慰些，哪个病人头晕怎么样，一个笑容就感化了。（2013 年 8 月 17 日对一位儿科患者家属的访谈）

像众多寻觅名医的患者一样，这位妈妈“冲着教授才去的广州”，但是孩子的治疗效果并不理想。由于对“那个医院已经失去信心了”，所以回到了家乡 R 医院寻求二次手术。

访谈中这位母亲一直在抱怨“教授态度不好”，但当通过“关系”找到了 C 主任，她最直观的感受就是“态度明显好得多”。在这位母亲看来，相比在广州人生地不熟，家乡的熟人医生有着特殊的亲切感，甚至一个笑容就能够“感化”患者的不良情绪。

可见良好的态度有助于营造医患之间良性的互动环境，而“关系”的介入更能让陌生的临床医师变成了与患者有关联的熟人，更反映出了患者对于亲密感的文化期待：基于某种共同的社会网络基础，关系更能够将陌生的医生角色转变为患者的熟人角色，进而拉近患者跟医生之间的文化距离。陌生的医生角色不再遥远，随之患者也会采用更加熟悉的方式与医生互动，积极配合医生的治疗。

而面对关系患者，许多医生也表示自己会在诊疗态度上更加热情耐心。但不同于患者观念中认为好的态度意义重大，许多医生反倒觉得，态度好更多是一种基于人情考量的“面子工程”：

> 我们还是会做些面子工程的，态度好一些，称呼上像某某阿伯啊，不能砸了招牌。（对肾内科主治 T 医生访谈）

作为社会人，医生个体也必然需要谙熟人情世故，所以对待关系患者也会在态度上给予应有的照顾。但刻板的医学教育体系和临床工作训练却把医生变成了“医学体系的人”，使得医生更多着眼于临床语境，更多从患者的生理疾病角度看问题，却很难体会到患者背后对于亲密感的文化期待。

同时，医院的企业运营制度也迫使医生无暇“态度好”：作为企业的员工，创收成了衡量“好医生”的主要标准。这使得医生必须缩短与每位患者面对面的接触时间，力图在既定时间内看更多的病人，创造更高的经济效益。如此强大的绩效压力，让医生面对患者再也“笑不出”了。

而除了对良好就诊态度的期待，“熟人好说话，有什么不懂的我们也敢问”，也是许多患者找关系的重要原因。由于医患双方社会背景和医疗知识的不平等，相对而言，医方在医患互动过程中会更处于主导地位，患方不得不更多依赖甚至服从医生的专业判断。[①] 如此一来，患者个人意愿的表达便会在医学权威和科学性的面前大打折扣。

但有“关系”就不同了，由于熟人“好说话”，“关系”的运作使得患者更能够感受参与诊疗过程的主体性，感到更受尊重：“关系”使得患者能够真正为自己的病痛“负责”，让自己的主体意愿参与到诊疗过程当中，而不仅仅是在医生的主导下将自己作为被治疗的客观对象。

以往就有学者对关系与制度之间的冲突做过相关研究，认为“关系”的存在会使得制度规则大打折扣，并造成一定的冲突和张力。[②] 而我们的调查发现，“关系”的存在，不仅打破了制度化的诊疗空间和规范，更使得有“关系”的患者会优先得到救治。

从形态上看，现代医院是一个充满不同专业分工的制度空间。随着医疗行业分工的专门化以及科室职责的明细化，从挂号处到门诊，再到化验、检查科，再经过缴费和拿药，或者最后住院治疗，患者可能需要花费数天的时间。明细的分工，使得各个科室能够在既定诊疗领域内发挥自己的专长，但是繁杂的科室设置、就诊流程以及漫长的等待，却给患者就诊带来诸多不便，对此患者们更是抱怨不迭。

然而，为了方便、简化复杂的就诊流程，许多患者会选择通过“关系”。我们在调查中发现，许多患者不通过门诊挂号、排队，而是径直到住院部门诊办公室找熟人医生就诊。此外，熟人关系的介入也使许多患者在接受检查时候免去漫长的等待，在较短时间内拿到检查结果。而在床位紧张的情况下，关系患者相比普通患者更能够优先得到床位安排。如此一来，“关系”不仅仅节约了患者诊疗的时间成本，方便患者诊疗，更能保

---

① Anthony Giddens, *Central Problems in Social Theory*, Berkeley: University of California Press, 1979; Michael Taussing, “Reification and the Consciousness of the Patient”, *Social Science and Medicine*, Vol. 14B, 1980, pp. 3 – 13.

② 杨国枢:《中国人的心理与行为：本土化研究》，中国人民大学出版社 2004 年版，第 102 页。

证患者得到优先救治。

尽管“关系”给患者个体带来许多便利，但以往对“关系”研究的观点中不乏认为，“关系”的存在造成了患者之间的不公平，因而是有悖伦理公正的。但是我们对“关系”的理解不能仅简单地将其放在制度规范的对立面，更不能简单地批评或者赞成关系就医的实践。我们更应该看到，同制度途径类似的关系途径是如何通过其工具理性的运作，帮助个体患者获得更安全的医疗救治服务。倘使存在完善的医疗制度规范，医生职业伦理道德能够为患者提供健康、诚信的诊疗服务，那么患者通过关系就医来规避诊疗风险的愿望只怕也不会如此强烈。

笔者观点

凯博文（Arthur Kleinman）在《道德的重量：在无常和危机前》一书中提出地方性压力，包括政治、经济，以及道德现实对于形塑微观个体的具体实践的作用，即便个体实践在普遍意义上是不道德的。同样，我们将关系就医定义为“地方性”的实践，不仅仅是因为“关系”途径发源传统，相比正式的制度规范具有一定的“地方性”，更是因为对“关系”实践的理解，应放在对地方性压力的考虑之中。

从宏观角度看，在市场价值不断输入的今天，医疗的商业化色彩日益浓厚，看病则变成了权衡医患利益冲突的复杂过程，而提倡加强医生职业伦理教育和道德说教，恐怕都已是缓不济急。对医方诊疗动机的揣测，普遍的医患失信现状都加深了患者担心受欺骗的意识。但医疗制度的弊端对患者就医的影响，并不是单向的，因而患者会动用“关系”手段应对制度的弊端。虽然医生受到医学教育体系和医疗制度的形塑，但他们同样也是特定社会文化熏陶的结果，由此关系就有了运作的社会文化基础。而关系的实际运作的确方便了患者的就医流程、增进医患沟通、节省经济开销，帮助患者找到更加信任的医师，促成医患双方的相互满意。

面对整体性的医患失信和科层化的医疗制度，患者个体的力量是薄弱的。但患者依旧通过关系与具体医生进行博弈，通过将医生角色更多转变为熟人角色，将医生从冷漠的医疗场域拉回关系场域，进而建立起关系信任。另外，我们将“关系就医”理解为一种民众智慧，不仅仅是因为实际的工具理性运作，更在于“关系就医”折射着传统的医理和文化根源，关系所包含的亲密性更加符合患者的文化期待和熟人场域的行动逻辑。自古以来，中国式的诊疗就具有开放性、流动性、医患协商以及共同参与的特点，而病人与医生的关系基本是遵循一种熟人的社会规则。[①] 虽然患者已经习惯将自己委托给封闭的医院进行治疗，但医患之间的信息隔阂，对医院不公开的猜忌却依旧延续至今。

由此笔者提出两点反思：

其一，作为一种文化策略的“关系就医”。综上所述，“关系就医”所折射出的熟人医患的亲密感，是与传统诊疗模式熟人化的特点相呼应，更是与数千年来社会交往的熟人法则和对陌生人的不信任紧紧结合在一起。“找关系”更像是患者运用地方性知识规避风险的实践，而其所需要应对的不仅是医生个体的“冷漠惯习”，而是刚性的制度暴力和冷冰冰的医学霸权。面对中国医疗体制科层化分割的弊端，医生职业伦理精神淡漠，以及整体性的医患失信，患者不得不通过地方性的关系路径规避风险，重建医患关系中所需要的信任。从这个角度，对关系就医的认识无关伦理价值评判，而更应该将其视为一种维护自我健康的策略，放在具体的制度和文化情境中加以理解。

其二，“关系就医”是病人为了应对目前中国社会医患互信高度缺失的一个“地方性”措施。从这个意义上讲是无涉于价值判断的，也不需要为之辩护。我们反思的恰恰是作为“被应对”的一方，作为造成中国医患关系恶化现状的一些结构性因素，如西方医学固有的科层化诊疗模式、以药养医的医疗体系、医学教育中人文精神的缺失等。只有改变了“关系就医”所面对的这些结构性困境，才能杜绝“关系就医”滋生的温床。其他任何片面地反对“关系就医”的刚性措施，必然是舍本逐末，最后流于形式。

---

① 医生可以坐堂也可以登门看病，家庭、邻里、社区都可以成为病人治疗、护理的场所。此外，治疗是一个病人、家属及其医生一同工作参与的开放过程，整个治疗过程始终都是环绕着亲情；医患之间是双向选择，患者择医求治，而医生也会择病而医。而在具体的诊疗实践中，病人可以与医生协商讨论，参与诊疗过程，甚至有时能够改变药方的名称与数量。参见雷祥林《负责任的医生与有信仰的病人：中西医论争与医病关系在民国时期的转变》，《新史学》2003 年第 1 期。

话语反差作用的医患关系

涂炯 亢歌

导读：我国的医患沟通与纠纷问题突出。本文试图从医患沟通中话语使用的角度来探讨医患沟通不畅的问题。本文发现，医患互动中的话语使用会影响医患间的沟通。医患之间结构化的会话模式、话语体系的差异、表达方式的不匹配等，造成了双方沟通的障碍。医患间话语冲突的背后，是医患权力的不对等，以及由这种权力关系所决定的两种对话模式和对话逻辑：在支配性对话模式和平等性对话模式张力中，支配性对话模式占据主导地位；在效率性对话逻辑与理解沟通性对话逻辑张力中，效率性对话逻辑占据支配地位。中国医生侧重支配性对话模式和效率性对话逻辑，与他们的角色压力具有内在关联，这种压力来源于医疗场域的制度安排。

背景

近些年来，医患纠纷日益增多且难以得到解决，成为一个不容忽视的社会问题，由此形成的话题也成为媒体和公众广泛关注的热点。医患纠纷是如何发生的？在当今社会背景下如何有效治理？这些问题已成为医学界、社会学界等多个领域探讨的学术热点。

国内外各种调查研究显示，医患纠纷与沟通不畅息息相关。学者通过对上海、山东、浙江、新疆4地共788名民众进行调查发现，民众在就医过程中遇到的首要问题是“医生看病不仔细、就医时间短”；[①] 冯玉波通过对一所医院的医务人员和患者及家属的调查发现，国内医患矛盾的产生，

① 戴元光、韩瑞霞：《我国当前医患关系的现状、问题及原因》，《新闻记者》2014年第4期。

通常不是医疗技术造成的纠纷，而更多是由于解释沟通不到位产生的误解；[①] 中山大学公共卫生学院的一项调查也显示，在关于促进医患关系良好发展的措施中，35.7%的人选择了“提供更多的医患双方沟通渠道”；[②] 另一项对公立三甲综合医院医务人员的调查发现，79.2%的人认为，当前医患关系紧张的原因是“医患沟通不到位”。[③]

国外的各种研究也显示，医患纠纷与双方沟通不畅有着密切的关系。莱文森等人分析了医生和患者的对话录音发现，未发生过纠纷的医生通常使用指导性语言，而不是命令的口气与患者沟通，而且比较幽默，愿意听患者说话，交流的时间比发生过纠纷的医生平均多3分钟；[④] 安贝蒂进一步研究发现，医生说话的语气（tone of voice）与他们是否“被告”也息息相关，语气较多支配、较少关怀的医生更有可能出现在被告组；[⑤] 希克森等人在妇科的研究也有类似发现，那些有纠纷的医生在互动中，往往让病人感觉被匆匆应付、被忽视、解释不充分、在病人身上花的时间少；[⑥] 此外，交流中那些非语言的成分（如目光的注视和亲近程度），也密切影响着患者的满意度；[⑦] 甚至有律师指出，美国超过80%的医疗诉讼都是由于沟通问题引起的。[⑧]

众多研究均显示出医患纠纷和医患沟通间的关系，因此研究医患沟通对于医患纠纷的探究具有重大意义。然而，当代中国社会医患沟通何以不畅？纠纷与沟通不畅为何呈现出如此的关系？其背后反映了怎样的社会机

---

① 冯玉波：《基于符号互动论视角的医患关系研究——以南京某医院调查为例》，硕士学位论文，南京医科大学，2014年。

② 黄春锋、黄奕祥、胡正路：《医患信任调查及其影响因素浅析》，《医学与哲学》（人文社会医学版）2011年第4期。

③ 王丽、袁钟等：《我国医患关系紧张的诱因与对策》，《现代医院管理》2014年第4期。

④ Wendy Levinson, Debra L. Roter, John P. Mullooly, Richard M. Frankel, “Physician-Patient Communication: The Relationship with Malpractice Claims among Primary Care Physicians and Surgeons”, *Journal of the American Medical Association*, Vol. 277, No. 7, 1977, pp. 553 – 559.

⑤ Nalini Ambady et al., “Surgeons' Tone of Voice: A Clue to Malpractice History”, *Surgery*, Vol. 132, No. 1, 2002, pp. 5 – 9.

⑥ Hickson G. B., Clayton E. W., Entman S. S. et al., “Obstetricians' Prior Malpractice Experience and Patients' Satisfaction with Care”, *JAMA*, Vol. 272, No. 20, 1994, pp. 1583 – 1587.

⑦ Marianne Schmid Mast, “On the Importance of Nonverbal Communication in the Physician-patient Interaction”, *Patient Education and Counseling*, Vol. 67, No. 3, 2007, pp. 315 – 318.

⑧ Avery J. K., “Lawyers Tell What Turns Some Patients Litigious”, *Med Malpractice Rev*, No. 2, 1985, pp. 35 – 37.

制？诸多学者从语言学的角度详细地分析了国内医患沟通的语言使用和其他具体细节（如非语言行为）。这些研究显示，当下，国内医生和患者在话语内容、形式上存在许多不平衡和不对等的现象，[①] 医生可以通过控制话语的内容、进度、方式，并通过转换话题以及不断提问等来实施并加强权势，[②] 这种言语行为抑制了患者的话语权，呈现出以医生为中心，患者被动的特征，医患双方明显没有达成平等的对话与协商。[③] 比如，通过对门诊中医患对话的录音进行分析，张海燕研究发现，医患语言交流时间太短，普通门诊中平均为3.03分钟和专科门诊中为4.58分钟；医患对话中语言形式的不对称性，患者多选用礼貌和委婉的语言形式，医生多选用直接和命令的语言形式；医学术语的使用阻碍了医患的有效沟通。这种言语行为极容易埋下医患纠纷的隐患。[④] 然而，以上这些研究关注于微观的医患语言沟通，很少将微观语言与语言发生的具体场域和情景进行连接，并进一步与宏观的社会结构进行连接。

在医患纠纷引起广泛关注的社会背景下，本文在前人研究的基础上，对当下医患互动中的话语进行分析，并结合医患沟通发生的具体场景，探讨话语冲突背后所反映的中国医患间权力关系以及引起沟通问题的宏观制度，从而为建立和谐的医患关系探寻出路。

方　法

为探究医患沟通中存在的问题，并探寻更好的沟通模式，研究者与G市Z医院合作开展“医患关系治理下的医患沟通研究”，并获许进入该医院进行资料收集。

Z医院是国内最大的肿瘤专科医院之一。由于肿瘤诊断、治疗的复杂性和专业性，在医患互动中更能典型地彰显医患间的专业区隔。研究者采用了非参与观察和访谈的方法，于2015年10月至2016年2月在该医院胸外科门诊对三位不同级别的（老中青）医生前后进行了13次门诊观察。

① 武宜金：《门诊医患会话打断的语用功能研究》，《湖南工业大学学报》（社会科学版）2013年第6期。

② 高文艳：《医患会话中权势关系之话语分析》，《南昌教育学院学报》2012年第7期。

③ 牛利：《医患门诊会话结构研究》，博士学位论文，华中师范大学，2014年。

④ 张海燕：《医患关系的社会语言学研究》，硕士学位论文，武汉理工大学，2003年。

研究聚焦于门诊中的医患互动过程，研究者在医院和门诊医生的许可下，坐在诊室一角，一次观察整个诊室一上午的活动，并及时记录下医患的对话、语气、表情和动作。考虑沟通内容的隐私性和敏感性，观察过程中并未使用录音设备，而是靠现场笔录和事后及时补充来完成资料的收集。这些资料包括医患间的会话内容与过程、医患互动的观察记录，以及对医患双方的补充访谈。在资料收集的过程中，研究者遵循开放性原则和理论饱和性原则，当收集的资料不能为本研究提供新的信息时，结束资料的收集工作。

本文将话语分析与医患互动场景相结合，把话语置于具体的医患互动场景和医疗场域中，并将其嵌入于医疗体系和社会结构，来探讨话语冲突背后所反映的中国医患间权力关系以及引起沟通问题的宏观制度因素。需要指出，面对威胁生命的疾病，癌症病人对医疗体系的“冷漠”可能有着更大的容忍度。因此，本研究在肿瘤专科医院的情况更具典型性，在其他综合性医院和基层医疗机构会有所差异。

医疗情境中医患话语的反差

（一）效率性逻辑下结构化的门诊会话模式

门诊会话是医患会话中颇具代表性的一种会话形式，医生时间的有限性和患者病症的不确定性，塑造了门诊会话的特点。虽然不同性格、年龄与级别的医生问诊时间有所差异，[①] 但我们观察的三位医生的门诊均以简短居多。除了偶尔需要对患者进行身体检查或面对病情复杂的初诊病例，医生大多数问诊都在五分钟内结束。在门诊中，医生需要用最短的时间接诊最多的患者，并解决尽可能多的问题，因此门诊会话中医生话语以简短、概括性强为主要特点，并且遵循着结构化的固定模式。

门诊会话遵从着医生确认身份（问好）、查看检查报告、询问病情、询问病史、给出治疗方案、（有时候）患者质疑、医生维护权威、患者接受治疗方式的基本模式。门诊的作用主要在于，对初次就诊的患者进行确诊，以及对已经接受过治疗的患者进行复查，因此门诊互动的每一个步骤

① 张海燕：《医患关系的社会语言学研究》，硕士学位论文，武汉理工大学，2003 年。

都显出极强的目的性。医生一般控制着整个会话的节奏和主动权，以确定患者或家属的身份为开始，继而迅速进入看诊过程。看诊中，医生以患者的病历和检查片子、结果报告这些“硬”性证据作为判断病情的客观依据。话语则被认为是“软”性的、主观的，常常被放在次要的位置。在问诊的过程中，医生的每一次提问都带有明确的目的，相应地，对患者个人化的问诊和关怀，由于时间限制无法达成。一般，读完检查报告并结束问诊后，医生会做出一个判断，给出治疗方案并进行相应的解说，对复诊的患者，医生熟悉患者的情况会更快地做出判断，解说更简单，甚至不解释。大多数患者和家属对医生的解释都似懂非懂地点点头，“不敢”随意追问，更遑论质疑医生的专业判断了。偶有患者或家属进一步提出问题或质疑，掌握交流主动权的医生会决定是否做出回应以及如何回应。患者和家属的质疑常常被医生一两句带着专业词汇的解释迅速驳回，或直接被忽视（比如，让患者去做检查的地方，由那里的工作人员来解释），从而进一步确认自己的权威，让患者和家属接受治疗方案。

在门诊会话中，患者及其家属的话语也显示出独有的特点。对于患者及其家人来说，在诊室短短的几分钟谈话，将影响医生对病情的诊断，他们希望能够在最短的时间为医生提供尽可能翔实的信息，因此门诊会话中的患方话语，常体现出对医生来说“多余、不必要”的特点。对于初次就诊的患者及其家人来说，他们对病情知之甚少，有很多疑虑，他们希望能够在与医生的对话中获得信息，解除疑惑，因此门诊会话中的患方常不断追问，显示出他们对病情信息的渴求。另外，患者由于受到身体和精神的双重压力，急于摆脱不健康的状态，因此在门诊会话中会显示出焦急和迫切的特点。此外，患者和家人共同参与门诊，让门诊中常出现“七嘴八舌”的情况，导致医生不得不做出阻拦行动。患者及其家人的过多话语，似乎对医生“科学”的判断没有用处，成为医生需要努力去排除和避免的。调查中，常常有患者及其家属被医生要求“闭嘴”的经历。在看片子或检查报告时，医生更常常挥手示意患者不要出声。但患者及其家人的“杂音”，有时候也会提醒忙碌的医生注意一些可能忽略的地方，比如笔者下面的一段记录所显示的：

（患者及儿子推门进来）

医生：么事？

儿子：（递片子讲病情）……

医生：（看着片子）嗯，我知。

儿子：（继续讲病情）……

医生：我知（音量提高，示意家属停止）。

……

儿子：在老家的医院还做过超声检查。

医生：哦，拿来看一下。

上述对话中，医生盯着片子说“我知”，并重复强调了好几次，意在阻拦患者家属诉说“多余”的信息。医生对患者家属主动提供的信息不太愿意听，因为诊断时他需要对着电脑和这些检查结果集中分析患者的情况。但（患者）儿子还是在旁边时不时地补充一两句，其中一句倒也提醒了医生看他们之前的超声检查报告。可以看到，在门诊中，一方面，医生掌握着医患交流的过程、内容、节奏和时间，控制着谈话的结构，控制着患者及其家人的表达，患方被置于一个被动的位置；另一方面，对医疗检查的依赖和诊疗的电子化发展，使医生的关注点进一步从患者身上转移到对数据结果的分析上，而导致对患方疾病叙述的忽视。医疗时间的紧迫带给医生的压力，导致医生忽略与患方的交流互动，整个门诊会话模式遵循的效率性逻辑，取代了日常会话的理解沟通性逻辑。

（二）话语体系的差异：医学专用术语与日常生活话语

医学是一门非常专业的学科，西医更是将这种专业知识和专业精神发挥到极致，这在医生使用的话语上尤其明显。在医疗话语中，医生追求的是具有科学性、精确性和标准性的专业术语。比如，对于体内的异物，有“病灶”“肿瘤”“囊肿”“息肉”等不同的专业名词，对于检查方式，也有“胸腔镜”“超声检查”“核磁共振”等多种专业术语。在医学用语中，还经常出现英文字母的缩写来表示某一种疾病或检查方式。在与患者的交谈中，医生运用的也是简洁的具有专业性的医学术语，比如“诱发因素”“痛感”“疼痛程度”等。这些医学术语所表达意义的准确性，充分彰显医学的专业性。对于疾病，医生遵从的是“确诊——对症下药”的逻辑，关注的是生物体本身，将患者从社会和家庭环境中抽离出来，使患者成为一个代称、一串数字和症状的身体，医生将其视为一个需要治疗的客观对象来分析病灶和组织结构，并提出治疗方案。因此，我们看到医生如下一些“专业”而“简洁”的表达：“病灶很少，胸膜播散，做个胸腔镜探查”；“做原发灶穿刺，尽快拿到癌组织，切张染色片和20张白片”。

患者却并不会因为身处医疗情境而使用医学术语。对于患者来说，疾病是自身生命的真实体验，是关乎生命历程的重大事件。疾病对患者的影响不仅是生理的痛苦，更是心理的折磨；疾病影响的不仅是患者个体，还影响到患者的家人、朋友乃至工作关系，波及生活的方方面面。面对疾病，患者持有的是“我之前有哪些不当的行为——我现在有着怎样的疼痛体验——疾病对生活带来的诸多不便——要花多少钱和多少时间才可以恢复健康”的思维模式。[①] 患者对疾病常常做出超出生物医学的叙述。面对医生“专业”而“简洁”的提议，患者常常追问：“要住院吗？一下子能搞定吗？”患者最先忧虑的是疾病对自己生活和工作的影响，而不是治疗方案的正确性。

米什勒（Mishler）把医患间这种话语冲突表达为“生活世界的声音”（the voice of the life world）与“医学的声音”（the voice of medicine）之间的争斗。[②] 前者反映病人个体基于生活环境的经验，后者表达一个生物医学的技术框架。而在现实的医疗实践中，医学的声音往往占主导。在Z医院的门诊中，医生运用大量去个人化的专业术语，如“诱发”“痛感”“病灶”等，而患者使用的是与标准术语反差极大的日常生活话语。医生提问想要的是，精确的关于患者身体情况的数字化信息或事实性称述；而患者的回答是主观感受性的，更关注疾病对身体、心理和生活的影响。比如，患者在描述自己的疼痛时不会精确简要地表示疼痛的等级，而是像讲述故事一样表述自己的感受：“这里痛，一咳就痛，七月份开始痛的，八月份不痛了”；当医生问及疾病所带来的生理变化时，患者会联系起疾病给生活带来的影响，回答道：“吃东西吃少了，没有吃很好的，然后瘦了十多斤，还是在种田。”患者常对医生使用的医疗话语表现出难以理解；

---

① Eric J. Cassell, *The Nature of Clinical Medicine*, Oxford: Oxford University Press, 2015.

② Elliot G. Mishler, *The Discourse of Medicine: Dialectics of Medical Interviews*, Norwood: Alex Publishing Corporation, 1984.

而对于医生来说，患者日常用语则显得过于主观和“外行”。

在后文的分析中我们还会看到，如医生一样具有专业知识的人，通过医学专业术语的频繁使用，一方面在“听不懂”的病人面前建立了权威，另一方面也控制了对话节奏。医生用科学的和客观的话语，制造了对话的机会，但又制造了隔膜来支配对话。

（三）不匹配的表述：支配性对话与平等性对话

在医疗情境中，医生除了使用专业术语，还会通过对语言和语气强弱的控制来掌握与患者互动的主动权，有效控制着医患会话的形式和内容。笔者根据对门诊中医患会话原始记录的分析，将医生所运用的支配性话语分类为模糊性和反问性话语、建议性和否定性话语、命令性和打断性话语。

1. 模糊性和反问性话语

为了规避责任并加强对诊疗的控制，医生常使用模糊性和反问性话语。患者在就诊过程中，希望得到医生对于自己病情的确定性描述，但在实际过程中，医生往往避免用肯定、绝对的话语，而是以“概率、可能性、一般情况下”等模糊性的表达方式来解释病情。比如，当被问到病情的严重程度时，医生这样答道：“中晚期，有30%、40%的可能完全切除啊”或者“一般呐，良性的不会变大”。模糊性话语使得医生所描述的病情包含多种可能性，而引用的概率数字又显得具有科学性，从而避免日后可能的纠纷。对于这种模糊性，医生认为是合适的表达，因为疾病的发展本身具有不确定性。但这样的答复对患者来说没有太大意义，因为一旦某一种可能性发生，就意味着百分之百，不能仅根据概率来判断严重性。而患者又不得不接受这种模糊性的话语。医患会话中的模糊性话语，实质上体现了医生避免对个案医疗结果的成败负责，模糊性话语本身所包含的一切可能性，就是医生对治疗结果的掌控。

反问性话语主要是由医生的语气体现出来，存在于医患会话的各个阶段中。比如当一个患者询问医生所患的肿瘤是良性的还是恶性的时候，医生的回答是：“这个你还不知道吗？还要我告诉你吗？”这样的反问并不能给患者提供想要的信息，但以更强烈的语气表现出医生在会话过程中不愿意直接回答的意愿。而医生的反问会给患者造成一种压力，让其对自己的

“无知”感到羞愧自责。患者或家属向医生咨询未来的治疗方案时，医生也常反问“你怎么想?”通过反问的语气，医生让患者及其家属提出自己的看法，或者自己去寻找信息来自决，从而解除医生为治疗决策负责。但在专业知识不足的情况下，患者对病情和治疗方案往往不清楚，也不知道如何自决，只能认同医生的提议。如果医生给患者建议某个治疗方案，患者或家属提出质疑或表现出不认同的态度时，医生也常反问“那你想怎样?”这一反问让家属和患者更加无助，不敢随意挑战医生。在门诊会话中，医生对反问性话语的运用也体现出医生的权力处于患者之上，可以以问责的语气来跟患者对话，在解除自己责任的同时，让患者根据医生的预定方案行事。

2. 建议性和否定性话语

医患对话中，医生对患者的支配地位突出地表现在建议性和否定性话语中。建议性话语在医患会话过程中经常出现在给出治疗方案环节中。医生通过对“你可以……”“建议你……”这类话语的使用，来对患者的治疗行为进行支配。这类话语是由医生的职责所决定的，因为作为医生本身，就是要为患者的治疗行为提出建议并进行指导。运用建议性的话语，实质上也体现出医生在医患会话中对患者后续治疗行为的支配权，但是由于语气较为和缓，患者所感受到的压迫感并不明显。医生利用建议，显得更加客观和中立，从而掩饰了自己的支配。

否定性话语在语言使用的过程表现出更加强烈的语气，不仅能表现出说话者自身的情绪，而且也能够对对方起到制止作用。患者在治疗过程中，常会提出自己对治疗方式的看法。但由于患者对病情的掌握常常不全面，且没有系统的病理知识，因此可能会做出错误的判断，此时医生会用“你千万不要这样做”“你绝对不能……”等来对病人的错误判断进行反对和制止。医生在纠正患者的一些“危险行为”时，也会对患者使用这类话语，如诊疗结束时嘱咐肺癌患者“千万千万不能继续抽烟了”。否定性话语的实施，是为了更好地让治疗按照医生的预期进行。受到强烈语气的影响，患者在这一场景中感受到医生要求的严肃性，会更好地遵从医嘱，这也充分体现了医生的主导地位和患者的从属地位。

3. 命令性和打断性话语

理想的医患对话形式，是医患双方无约束的自由平等交流，而命令性和打断性话语正是对这种理想对话形式的破坏。命令性话语是在医患会话中，医生运用比建议性更强的语气来对患者的就诊行为做出下一步指示。比如在诊断结束时，医生会用“那你赶紧去做穿刺吧”“那你现在就去照胸片”之类的带有命令性口气的话语来指示患者的就诊行为，并暗示就诊结束。这一方面显示出医生通过话语对患者行为的支配，另一方面通过更坚定的语气阻止了患者犹豫不决的行为，实现对问诊时间和节奏的掌控。

打断性话语也起类似的作用。医患会话中，打断性话语一般由医生来实施。根据对医患对话原始资料的分析并参考现有研究，[①] 本文将医生对会话的打断分为三种常见形式：饱和型打断、转移型打断和忽视型打断。饱和型打断是当医生认为患者已经提供了足够的信息、避免信息缀余时所使用的打断性话语。这种行为发生时，患者往往还没有结束一句话，而医生会提出“好了”“不要说了”“好，我知道了”，甚至用“闭嘴”来制止，使得患者话说到一半而被打断。转移型打断是指，当患者在述说某一主题并且期待医生就这一主题发表看法时，医生放弃原有主题而开始新的主题，通过打断性话语完成话题的转移，这种情况是医生为了提高效率，而对更有“价值”的话题进行选择的行为。如门诊中患者递上其他医院做的检查结果，表示：“我在别的医院看过的，想让专家再看一下……”患者准备讲述自己的就医经历并期待医生对其递上的片子做出评论，此刻，医生却说：“平时东西吃什么？”从而引导患者转移到“有用”的信息上来。忽视型打断是指，医生忽视患者提出的问题或者忽视患者期望得到回应，而打破原有话语结构的行为，其反映了医生对患者提供信息的不重视或觉得没必要，通过忽视加速诊疗进程。如门诊中，患者正讲述自己的疾痛体验或已接受的治疗，期待医生评论，医生却埋头开检查单，并直接告诉患者：“胸片和抽血今天就可以做”，然后很快结束了问诊。

在医疗情境中，医生对模糊性和反问性话语、建议性和否定性话语、命令性和打断性话语的使用体现了医患会话中医生对整个诊疗过程（谈话内容、过程、时间和节奏）的掌控。医生的声音主导了整个门诊过

---

① 武宜金：《门诊医患会话打断的语用功能研究》，《湖南工业大学学报》（社会科学版）2013 年第 6 期。

程。面对医生对会话的绝对控制，患者及其家人也并非完全被动。患者（尤其是来复诊的对自己病情比较熟悉的患者），作为诊疗过程中另一个主体，对于自身的疾病有特定的感受、体验与诉求，有与医护人员平等沟通、寻求对疾病进一步理解的意愿。医患之间是不断地协商谈判的关系，这表现在医患会话中，则是患者如何在有限的空间下回应医生并提出一定的质疑。

患者的回应归纳起来主要有两种模式：一是接受，二是质疑。

在医患会话中，患者对医生的接受分为两种。一种是对医生的提问给予答复，认可并接受医生的诊断和治疗方案。这是一种理想的医患会话模式：医生会通过患者提供的信息做出诊断，患者则对医生的“专业知识”表示信任；医生依据病情提出治疗方案，然后患者接受此方案。另一种是对医生的诊断和治疗方案存在不认同，但无奈地接受医生建议，并服从安排。在这种接受的过程中，医生往往利用其专业身份并运用专业词汇来“解释”（驳回）患者的不认同，从而确认自己的权威，避免与病人及其家属的进一步沟通，使患者在不认可的情况下也无奈地接受。

在医疗情境中，患者对医生的公开质疑也经常出现。患者在就诊过程中常常不会一味地听从医生的安排，会根据自己的体验和对病情的理解，提出对特定治疗的看法，当患者的判断与医生发生冲突时，就会本能地对医生的治疗方式质疑。例如如下一段对话：

医生：通过这个片现在就可以确定啦。你这主要是靠鼻咽科治疗的，我们科是做手术的，你这个不用做手术，就是靠化疗。

患者：现在怎么办？

医生：去看鼻咽科。

患者：现在不是鼻咽，是肺有问题啊！

医生：我知道。你听我说（声音提高），你这个是由鼻咽癌引发的，还是要在那边治，不用再来胸外科了。

患者：那就是以前诊断错了，他（之前的医生）说让来胸外科。

医生：不是啊，诊断建议你看专家，那我现在不就告诉你了嘛。

患者：那现在怎么办？

医生：去挂鼻咽科。
患者：用不用去看肺啊？
医生：不用啦。

患者将自己的疾病界定为“肺”的问题，与医生诊断的“鼻咽癌”相矛盾，于是提出了质疑。患者对医生的质疑，源于两个不同科室医生给出的信息不一致，而患者多次检查和出入医院，已经开始对自己的疾病有一定理解，于是开始跟医生讨论，并且提出自己的猜测（如“那就是以前诊断错了”）。当下，很多患者和家人有强烈的求知欲望，并运用各种现代媒介工具寻求疾病的信息，这让他们可以反思和质疑医生的意见并提出自己的看法。但医生在对患者质疑持反对态度时，认为没有必要向患者做出详细的解释，并常常通过提高声音强调“你听我说”，还以“专家”的身份来反驳患者的质疑，让患者根据指示来做。

综上所述，医疗情境中医生和患者两个主体运用了不同的表达方式，前者通过不同程度的支配性话语，实现了在诊疗过程中对患者的主导，而后者也通过接受、不认同、质疑等方式，表现出想要平等对话、发声的诉求。然而，在医生支配性对话模式和患者平等性对话诉求的张力中，支配性对话模式往往占据主导地位。患者即使努力发声并提出质疑，也难以挑战医生的支配地位。

医疗体系下的话语反差

从前面的分析可以看到，在中国，医患沟通中双方的话语有巨大反差，从话语结构、话语体系到表达方式都有所不同。话语差异的背后，体现的是医疗场域中医患间不平等的权力关系：医生通过对话语结构、疾病议程、专业词汇运用和表达方式的控制来掌控整个诊疗过程，从而实现对病人的掌控。而这种权力关系，也决定了医患沟通中两种对话模式和对话逻辑的张力：在支配性对话模式和平等性对话模式的张力中，支配性对话模式占据主导地位；在效率性对话逻辑与理解沟通性对话逻辑的张力中，效率性对话逻辑占据支配地位。

然而我国的医患沟通并不总是如此。中医望闻问切的传统，包含了重视医生与患者交流的内容。国内学者雷祥麟、祝平一、马金生、龙伟等对中国传统的医患沟通进行研究发现，虽然过去医生也会隐藏信息或说模糊的话，但大多数时候，中医需要积极主动地去跟病人解释。[①] 明清时候的传统中医，甚至需要去“讨好”患者，[②] 或者尽量“说服”患者。[③] 当下，中国的医生比传统中国社会的医生更侧重支配性对话模式和效率性对话逻辑，这与他们的角色压力有内在关联。这种角色压力来源于宏观医疗制度的安排。

从20世纪80年代医疗行业市场化走向以来，我国医疗机构在很大程度上自负盈亏，开始转向以经济效益和效率为导向的服务提供。为了增加收入，医疗机构大力扩展并广泛吸收病人，大型公立医院更是人满为患。此外，与患者对优质医疗资源的需求相比，医疗资源和人力的不足和集中（于大城市高等级医院），更加剧了公立医院医生的压力。医生作为医疗机构中的一员，被要求在工作中加强效率。在门诊中，医生需要在极短的时间内处理数量庞大的病人，并且在短时间内同时完成诊断、确诊、确定治疗方案、协调床位等复杂的技术和日常工作。这迫使医生形成了以效率、客观、专业性为核心的话语体系，并在与患者互动中，通过压倒的权力关系这套话语体系来控制疾病议程，从而达到医疗机构对效率的要求。而病人，作为疾病的亲历者，形成的是以“身体感受”为核心的话语体系，他们有平等交流和理解沟通的诉求，并总是以各种方式尽量地把自己对疾病的感受和理解传递给医生。此外医疗行业的市场化，也让患者常常用“消费者”的心态来争取医患互动中的公平对待。但在现实的疾病确诊和治疗过程中，存在着大量患者不理解的信息和无法参与的过程。

总之，医疗体系对效率的要求，导致医生在工作中对效率的强调以及门诊中效率性话语的频繁使用。而医患间不平等的权力关系，以及医生长

---

① 参见雷祥麟《负责任的医生与有信仰的病人》，《新史学》2003年第1期；祝平一《药医不死病，佛度有缘人：明、清的医疗市场，医学知识与医病关系》，《“中央研究院”近代史研究所集刊》2010年第68期；马金生《明清时期的医病纠纷探略》，《史林》2002年第1期；龙伟《民国医事纠纷研究：1927—1949》，人民出版社2011年版。

② 祝平一：《药医不死病，佛度有缘人：明、清的医疗市场，医学知识与医病关系》，《“中央研究院”近代史研究所集刊》2010年第68期。

③ 马金生：《明清时期的医病纠纷探略》，《史林》2002年第1期。

期以来频繁使用的支配性话语（表现在专业客观话语的使用以及支配性表达方式），更是让这种效率性得以达成。效率性和支配性相加，把患者置于一个更“弱势”的地位，在诊疗过程中，患者无法充分表达自己的诉求并达成满意的沟通，从而为医疗场域中的冲突和矛盾埋下伏笔（如图4－1）。

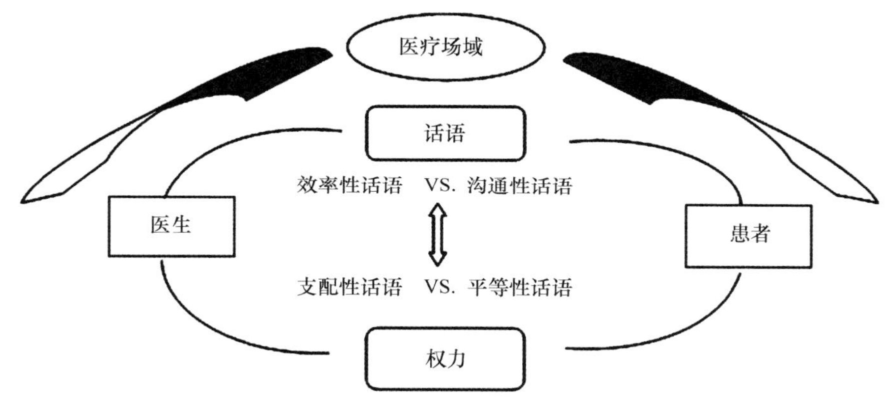

图4－1　医患沟通中的话语反差

从对立到沟通协商的话语

本文详细分析医患互动中话语的使用，以期对改善医患沟通不畅做出一些新的解读。医患沟通中的话语反差，从某种程度上讲，也是医疗制度改革所带来医生角色压力的结果。因此要改变医患沟通，需要同时从微观和宏观两方面着手。在微观层面，对医患双方进行教育和沟通培训。改善当下中国社会的医患沟通不畅，需要更多的公众健康教育来缩短医患间的知识和理解鸿沟，让医病共同建构一致的沟通话语。与此同时，医生和患者在医疗情境中运用着不同的话语，患者试图把回答扩大到医生所需要的范围之外，说明患者的求医诉求大于狭窄的医学议程范围。这要求医生在诊疗中纳入更多患者的视角。随着消费者意识和病人权力意识的觉醒，医患的互动也需要改变过去家长式的不平等关系，向平等互动过渡。

也只有如此，才可以改变支配性对话模式和平等性对话模式的张力。医生需要共情地理解病人的体验、文化，关注患者关切的内容。有研究指出，医生要达到与病人的有效沟通并且建立起良好的医患互动关系，需要做到如下一些要求，如让病人知道更多他想知道的信息、放慢语速、尽量通俗易懂地解释病情、密切关注病人的脸部表情和肢体语言。[①] 这需要培训或鼓励医务人员倾听和批判性地思考。医生要理解，患者找医生不是只带着症状，而且还带着他们自己一套完整的知识和信念体系，这与医生生物医学的科学体系可能不一致，但患者的讲述是对他们有意义的对疾病问题的理解方式，而患者的叙述也可以作为医学的补充。[②] 患者的疾病叙述是医生获得病人更详细临床信息的一种重要方法，病人及家属的视角可以补充医务人员专业技术和知识中忽略的东西。医疗执业者了解和熟悉病人的叙述，不仅仅是为了做出正确的诊断，也是为了提出让病人愿意接受的治疗方案。[③]

在宏观制度层面，需要改进医疗制度，减轻医生的角色压力，避免医生一味追求效率。医护人员在多年的专业学习和医学实践中，并不是不懂得医患沟通的重要性，在对医务人员的访谈中，很多人都强调沟通的重要性，但因为时间、工作压力、机构要求等现实的约束，他们常常不得不忽略与患者沟通。当下新自由主义的盛行和医疗的商业化，给医疗实践带来很多压力，在效率至上、经济至上的原则下，医疗机构带给医生的繁重工作和紧迫时间以及对医疗技术的依重，导致更少有让病人发声的机会。医疗机构的评价指标，不应过度讲求效率和经济，还应看到质量。医疗机构和体系的设置中需要纳入患者的声音，创造更多医患可以沟通的时间和空间，比如规定门诊看诊时间不少于 15 分钟、推行预约制度保证每个患者的看诊质量。用其他渠道来分担医生的交流压力并满足患者需要，比如诊前让护士和其他辅助人员帮忙问诊、诊后提供更多沟通和解释，并借用新

---

① John M. Travaline, Robert Ruchinskas, Gilbert E. D. Alonzo, "Patient-Physician Communication: Why and How", *The Journal of the American Osteopathic Association*, Vol. 105, 2005, pp. 13 – 18.

② 涂炯、程瑜：《食管癌患者的疾病解释：理解、合法化与意义追寻》，《思想战线》2016 年第 3 期。

③ Arthur Kleinman, *The Illness Narratives: Suffering, Healing, and the Human Condition*, New York: Basic Books, 1988. Lars-Christer Hydén, "Illness and Narrative", *Sociology of Health and Illness*, Vol. 19, No. 1, 1997, pp. 48 – 69.

技术平台如互联网加强交流和沟通。

总之，医患之间所运用话语体系的差异、结构化的会话模式、不匹配的表达方式等，造成了双方沟通的障碍，也为医患纠纷和冲突埋下了隐患，而建立一项制度化的、平等的、理解沟通的医患对话机制，或许能为缓解当下突出的医患矛盾做出一些贡献。

在云南乡村审视抗生素滥用的历史进程

余晓燕[*]

导读：抗生素治疗的滥用是当前乡村社会中的普遍事实，流行的解释将其归因为医学权力的市场化运作，却忽视了治疗技术复杂的实践内涵。本文以来自云南省城子镇的个案为例，指出抗生素治疗的广泛流行乃至滥用是中国乡村社会经历的一段独特的“医学化”历程，其间重塑了乡村社会的村医职业、病人的体验与身体、医患关系等重要的日常医学事实。“医学化”的技术轨迹不仅揭示了抽象的医学权力与市场制度如何实现具体的结合，也呈现了治疗技术对于实践情境的社会文化适应。

重返“医学化”命题

抗生素滥用是当前中国农村医疗领域中的普遍事实，当前流行的解释将其归因为专业权力的市场化运作。[①] 具体而言，治疗活动中的医患双方处于不平等的权力关系格局之中，信息不对称的结果是医生几乎完全主导着医患交往的过程；而在市场条件下，处于主导地位的医生受功利动机诱导，从而导致了抗生素类药物的临床滥用。这套解释无疑切中了抗生素滥用中的权力和市场逻辑，但却无力回应下列显而易见的质疑。诸如，为什么是抗生素而非其他的技术手段在日常治疗中被普遍乃至过度使用？为什

---

* 余晓燕，华中农业大学社会学系讲师。

① Ruifang Zhang，Antibiotic Resistance as a Global Threat：Evidence from China，Kuwait and the United States，*Globalization and Health* 2，Article Number 6，2006.（http：//www. globalizationand-health. com/content/2/1/6）.《2007 年世界卫生报告》，第 23—25 页。2011 年 10 月 19 日的《光明日报》（第 006 版）也刊文指出，中国已经成为全球抗生素滥用最严重的国家，每年人均“挂 8 瓶水”，而其中 80% 的病人不需要使用抗生素治疗。

么抗生素治疗的滥用呈现明显的区域差异，尤其是城乡差异？而在微观的层次上，具体治疗活动中的病患究竟是医学权力拨弄下的无奈棋子，抑或治疗过程的积极参与者？

显然，抗生素治疗的滥用不能被还原为纯粹的权力和市场运作，在医学的领域中，必须首先承认专业性作为医学权力市场化运作之根基这一事实。更具体地说，医学技术——作为专业性的具体表现，规范着特定社会在医学化进程中的具体轨迹与内涵。这正是本文要探究的基本问题：从技术的角度看，抗生素治疗蕴含着或者说塑造了怎样的专业权力，而这一专业权力又是如何嵌入在具体的社会情境中，演绎出特定社会“医学化”（medicalization）的技术轨迹。

2006年10月至2009年1月之间，笔者曾三次造访云南省城子镇，累计进行约6个月的蹲点调查，了解当地的医疗卫生状况。城子镇是中缅边境线上的一个普通乡镇，过去曾为县府驻地，因此镇、村两级医疗机构比较齐备，而笔者在对这两级医疗机构的日常业务活动中都发现了抗生素治疗的普遍滥用，尤其是在村一级的卫生室中。笔者通过蹲点调查细致了解了村医的日常治疗工作，本文援引的经验材料均来自这些调查收获。

医学化是医学社会学的核心概念之一。大约在20世纪70年代，围绕医学化概念的探讨在医学社会学领域呈现兴盛之势。在最经典的意义上，医学化被界定为现代社会中医学体制的深化与扩张过程。1970年，弗莱德森（Eliot Freidson）发表了他关于医学职业（profession of medicine）的系统阐述。他认为，建立在专业性、科学性基础之上的医学知识是现代医学权力的合法性来源，然而只有将抽象的医学知识纳入正式的体制化进程，医学职业的合法性、权威性才能在公众面前得以普遍确立。而这一现代医学的体制化进程或者说医学权威的确立过程就是现代社会的医学化过程。①

医学化并不总是意味着救死扶伤的正面效益，其对现代社会中个体生活和生命质量的危害也不容忽视。就在弗莱德森为医学化进程积极正名之时，其消极后果也开始受到关注和批判。诚如伊里奇（Ivan Illich）所言，在现代社会中，由于职业垄断、决策集中、技术泛滥等诸多原因，医学化的进展恰似流行病的蔓延，难以阻挡且灾难深重，给个体带来的往往是沉

① Eliot Freidson, *Profession of Medicine: a Study of the Sociology of Applied Knowledge*, Dodd, Mead, New York, 1970.

重的经济负担、身体自愈能力的丧失、感受生活及把握生命的经验和力量的衰减。[①] 尽管伊里奇的分析将我们的关注引向现代医学的消极作用，并警醒我们维持现代医学体制良性运转之艰难与必要，但他还没有走到对现代医学体制的本质性批判这一步。

这方面最早的工作应该是由左拉（Irving Zola）做出。1972 年，左拉在他那篇堪称经典的文章中揭露了现代医学体制的权力本质。他指出，现代医学实践早已越出了治疗身心疾病的常规边界，而是在专业和客观的名义下，日益取代法律、宗教等规范体系，成为现代国家控制日常生活中道德和规范行为的一种更为普遍的权力工具和控制手段。[②] 左拉的这种观点后来被普遍应用于针对越轨行为的矫治研究。如康拉德（Peter Conrad）以同性恋、酗酒、儿童偏差行为等为例，揭示了医学化就是将传统社会中道德定义下的“坏”（badness）转变为现代社会中由医学定义的“病”（sickness）的社会控制过程，即将非医学的问题转化为医学问题并予以相应处置。[③] 国内学者韩俊红也以青少年网络成瘾为例，讲述了一则中国社会的过度医学化案例。[④] 简单地说，现代医学俨然成为现代社会中广义的控制手段，它以国家权力为后盾，轻易溢出了救死扶伤的领域，侵入更广阔的道德和规范领域。

左拉在知识与权力之间建立勾连的尝试，不仅揭去了现代医学的理性面纱，更是以悲观论调宣告了无从跳脱的现代性命运。对于现代知识与理性的批判，以及对于现代性的悲观瞻望，后现代思想家福柯在其知识考古学研究中给出了更为完整的论述。在其临床医学的谱系学研究中，福柯指出现代社会中的医学知识与国家权力相互结合，塑造出了一种全新的、现

---

① Ivan Illich, The Medicalization of Life, *Journal of Medical Ethics* 1 (2): 73 – 77. Illich, Ivan, *Medical Nemesis: the Expropriation of Health*, London: Calder & Boyars, 1976.

② Irving Zola, Medicine as an Institution of Social Control, *Sociological Review*, Vol. 20, 1972, pp. 487 – 504.

③ Peter Conrad and Joseph Schneider, *Deviance and Medicalization: From Badness to Sickness* (Expanded Edition), Philadelphia: Temple University Press, 1992. Peter Conrad, *The Medicalization of Society: On the Transformations of Human Conditions into Treatable Disorders*, Baltimore: Johns Hopkins University Press, 2007.

④ 韩俊红：《网络成瘾何以医学化——基于家长作用的视角》，《社会科学》2012 年第 1 期；韩俊红：《从轨行为到医学问题：多动症问题与医学化研究》，《广西民族大学学报》（哲学社会科学版）2012 年第 2 期。

代的权力形态——生命权力（bio-power）或者说生命政治（bio-politics），生命权力以日常身体为运作对象，通过重新的定义和精巧的规训实现了对于日常身体的严密控制。[①] 可以这样说，福柯眼中的生物医学体制本质上就是现代国家控制民众身体，乃至于主体本身的系统手段。遵照这个思路，我们对于现代社会中医学与国家权力之间的紧密关系再也无须惊异，国家权力理当是推进社会医学化的强大制度力量。换句话说，现代社会一往无前的医学化进程与其说是医学体制自我扩张的惯性所致，不如说是为了满足国家权力的社会控制需求。

市场制度是现代社会医学化的另一重动力机制。虽与国家权力涉入医学领域的动机不同，影响却同样深入。以美国为例，19 世纪中叶以来，优越的职业收入与职业地位吸引了大批医学从业者，这直接刺激了美国医疗体制的扩张。然而到了 1970 年代之后，市场制度对美国社会医学化的具体影响发生了一些变化，表现为随着政府政策的改革和财政支持的退出，大型医药公司逐渐成为左右医疗市场的主要力量。[②] 中国社会很大程度上压缩了美国式的医学化步骤。1949 年之后，在行政手段的强力干预下，中国社会速成了一支庞大的医学职业队伍。从 1980 年代初开始，中国社会全面进入市场化阶段，政府几乎完全退出医药领域。在市场制度的主导下，各类医药主体快速成长，尤其是医药公司逐渐从上游主宰了各类医疗机构的日常医疗实践。快速的医疗市场化给中国社会带来了诸多不良后果，诸如医药资源配置不公、普通民众疾病负担过重、医患矛盾激化等等。21 世纪初期以来，中国政府以积极姿态重返医药领域，试图控制市场化的消极影响，而既成问题短期内仍积重难返。

医疗市场化所以造成当前中国社会如此的医改困境，根源在于它与社会结构之间的互生关系。维兹金（HowardWaitzkin）早已指出，市场作为一种意识形态为医患互动的展开提供了社会文本的背景，医生的诊断与治疗是现有生产与分配秩序的折射，整个医疗体制实际上是在医疗领域中再现和强化着不平等的市场秩序。[③] 准确来说，中国社会在过去三十年的医

---

① ［法］米歇尔·福柯：《临床医学的诞生》，刘北成译，译林出版社 2001 年版。

② Paul Starr, *The Social Transformation of American Medicine*, New York : Basic Books, 1982.

③ Howard Waitzkin, "A Critical Theory of Medical Discourse: Ideology, Social Control, and the Processing of Social Context in Medical Encounter", In *Readings in Medical Sociology*, W. Cockerham, M. Glasser and L. Heuser Eds, New Jersey: Prentice Hall, 1998.

疗市场化进程中，一方面在医学领域中再生产了其他社会领域中的结构性不平等，另一方面新生的医疗不平等快速回馈给整个社会领域，加剧了全社会的结构性不平等。因此，当前新医改遭遇的困境源于整个社会的结构性窒碍，并非仅仅局限于医疗领域。

在某种程度上，市场似乎也带给我们民主的幻象。通过对患者的赋权，市场有望改善医患之间失衡的权力关系。因为在买卖式的医患关系中，病人因交易费用而增强了博弈的动机与资本，从而更倾向根据自身的利益和判断参与到互动进程中，以影响医生的诊断和治疗。[①] 这派观点的天真在于，它高估了微观的医患互动对宏观的社会结构、市场制度以及医学体制的影响力，更重要的，也忽视了那些在医疗交易中被赋权的病患往往正好是占据社会优势地位的群体。本质上，市场的赋权或者夺权是既定社会秩序主导医疗资源的结果，无关乎医患之间的权力关系。

回顾1970年代以来的“医学化”探讨，不难发现早期的论述强调医学化的合法性是建立在专业性的基础之上，然而在追逐医学化之抽象本质的过程中，对于职业活动专业性的关注被迅速抛弃。我们可以合理推测这种转变与后现代思潮的兴起息息相关，回应了现代性的两大基本特征——科层与市场及其内在局限。遗憾的是，专业主义（professionlism）并不能为科层或市场制度所替代。正如弗莱德森早已指出的，专业主义是区别于科层和市场的支配现代社会的第三套逻辑。[②]

尽管如此，既往研究还是为我们提供了探讨“医学化”命题的基本框架。首先，作为社会历史范畴，“医学化”的具体过程和内容具有社会文化的差异性和相对性。换句话说，对中国社会医学化的具体过程与内容的把握必须基于中国社会的社会文化情境与历史脉络。第二，“医学化”同时也是现代社会的普遍趋势。相比于科层与市场，专业主义代表了现代社会的另一套主导逻辑，且三套逻辑之间相互缠绕，难以割离。这样一来，揭示专业、权力和市场之间的紧密关系便成为“医学化”研究的题内之义。接下来，我们将以当前云南乡村的抗生素滥用现象为例，回应上述“医学化”命题研究。

---

① Michael Bury, *Health and Illness in a Changing Society*, London; New York: Routledge, 1997.

② Eliot Freidson, *Professionalism: the Third Logic*, Cambridge: Polity Press, 2001.

抗生素进入云南

相比于沿海和内陆地区的主要通商口岸，现代医学进入云南要晚上许多。中法战争（1883—1885 年）之后，越南沦为法国的殖民地。此后法国以越南为基地，加紧了在云南地区的渗透扩张，现代医学也随之进入。1901 年法国人在昆明建立大法施医院，1903 年又在蒙自建立法国医院，这是云南地区最早诞生的西医医院。此后，西医沿着铁路、公路、商道等在云南境内逐渐扩散。① 中日战争全面爆发后，云南的战略地位空前提升，本地军政民生各项事业一度飞速发展，国际学术前沿的抗生素知识就是在这样的背景下率先进入了云南。

1928 年，英国细菌学家亚历山大·弗莱明（Alexander Fleming）偶然发现了青霉素即盘尼西林，青霉素是人类最早发现的抗生素。11 年后，英国病理学家弗洛里（Howard Flore）和化学家钱恩（Ernest Chain）在弗莱明工作的基础上，提取出青霉素粗品并进行了 10 例临床试验，相关研究成果发表于 1940 年、1941 年的《柳叶刀》杂志上。也就是在 1941 年，钱恩等人的研究成果在国民政府中央防疫处的一次文献报告会上受到高度关注，这是抗生素最早进入国人视野。中央防疫处成立于 1919 年，最初设在北平天坛内，1939 年因抗日战争辗转迁移至昆明，直至抗战胜利才迁回北平旧址。作为中国第一个由中央政府设立的国家卫生防疫和血清疫苗研制的专门机构，也是当时全国主要甚至唯一的传染病研究和生物制品生产机构，中央防疫处对抗生素知识的高度重视直接刺激了我国抗生素自主研制工作的开启。

1940 年代的昆明尤其是中央防疫处汇聚了当时中国最优秀的一批细菌学家、微生物学家，汤飞凡、樊庆笙等人就是其中的杰出代表。被誉为“中国疫苗之父”的汤飞凡时任中央防疫处处长，他敏锐地捕捉到了青霉素研究的医学价值和政治价值。从 1941 年冬到 1944 年春，汤飞凡和他的同事们经过上百次的实验，最终成功分离出了能产生抗生素的霉菌 10 余株。1944 年春，汤飞凡、黄有为又利用应邀到印度调查公共卫生及生物制

① 车辚：《教会、铁路、公路与近代云南西医的发展》，《曲靖师范学院学报》2013 年第 1 期。袁竞：《西医的传播发展与云南卫生事业的近代化》，《学术探索》2019 年第 10 期。

品情况的机会，带回谋自英美的青霉菌 9 种。同年，旅美归国的樊庆笙也带着 3 株青霉菌种和一些实验必需器材回到昆明。① 1944 年 9 月 5 日，汤飞凡、樊庆笙等人通过密切合作，在现有菌种的基础上终于成功制备出了我国第一批青霉素，共计 5 瓶，每瓶 5000 单位。②

抗日战争胜利后，中央防疫处北迁原址。此时，从美国霍普金斯大学获得公共卫生学博士学位的童村先生也取道欧洲返回北平，加入了中央防疫处。在汤飞凡的主持下，中央防疫处积极利用美国医药助华会捐赠的一条小型生产线开展青霉素的批量生产，并取得了一定成就。1948 年，童村转到上海进行青霉素研制。1949 年后，童村受命担任华东人民制药公司青霉素实验所所长。经过童村、张为申等业界同人的 10 多年努力，我国终于攻克了青霉素的发酵、分离、提纯、结晶等技术难题，并于 1951 年 3 月 13 日成功试制出青霉素钾盐结晶。1953 年 5 月 1 日，由我国自行设计、建设的第一座抗生素工厂——上海第三制药厂——投入生产，童村任副厂长兼总工程师。③ 自此，中国的抗生素产业正式踏上工业化轨道。到 1960 年代，国内的抗生素生产已能基本满足本土需求，并逐步构建起完备的产品体系。1990 年代末期，中国打破美、日、欧在世界抗生素市场上的主导地位，成为抗生素的生产和出口大国。④

从历史角度看，云南与中国抗生素产业之间显然有着很深的历史渊源。抗日战争期间，云南凭借战略优势，率先获悉抗生素的存在与价值，进而成为国产抗生素研制的发端之地。昆明西山下高峣村里诞生的第一批自主研制的青霉素，奠定了中国抗生素工业日后腾飞的坚实基础。新中国成立之后，抗生素工业在其他相对发达的省份和地区蓬勃发展，再以化学药品制剂的形式经由医疗临床和畜禽养殖途径反哺云南城乡。需要指出的是，1980 年代医疗市场化改革启动之后，抗生素的临床应用在云南乡村地区明显加快了步伐。

---

① 青宁生：《我国农业微生物学之主要奠基人——樊庆笙》，《微生物学报》2011 年第 4 期。

② 牛亚华：《20 世纪 40 年代我国的青霉素研制工作》，《中华医史杂志》2001 年第 3 期。

③ 青宁生：《我国抗生素事业的先驱——童村》，《微生物学报》2008 年第 10 期。青宁生：《国产青霉素的功臣——张为申》，《微生物学包》2015 年第 6 期。

④ 郑志敏：《抗生素产业东方崛起》，《中国处方药》2008 年第 6 期。

抗生素治疗与村医职业的崛起

和全国其他乡村地区一样，1980 年代初期，随着集体时代的终结与合作医疗的解体，城子镇的乡村医疗卫生事业全面萧索。复苏时机一直到 1990 年代后期才悄悄来临，突出的表现是乡村医生队伍的迅速扩张，而带来这种改变的关键就是抗生素治疗技术的引进。

在市场条件下，新技术对村医职业崛起的决定性支撑体现在两个方面。首先，抗生素治疗塑造了城子镇村医门诊盈利的全新主导模式。市场条件下，功利动机与村医职业发展状况之间的密切关联是无须也无法否认的。1982 年，集体经济与合作医疗正式解体，小镇村医失去了制度化的收入来源，直接导致了村医队伍的萎缩。相比于内陆发达区域，小镇医疗市场的春天姗姗来迟。一直到 1990 年代中期，小镇的集市中心开始零星出现输液治疗即抗生素治疗。技术一旦诞生，其传播速度是惊人的，因为在应付农村地区的常见病方面，抗生素治疗以见效短、平、快著称，迅速受到病人追捧。而对于医生来说，作为基础医疗服务中前所未有的技术实践，抗生素治疗意味着巨大的盈利空间。因为施展这项技术，医生们既可以从药品差价与服务收费中获得双重收入，也能赢得可观的病人市场。

事实上，2008 年城子镇的在岗村医中共有 7 人入职于 1982 年至 2002 年之间，其中有 5 人是在 1998 年之后进入的。这些村医多是当时的卫校毕业生，他们在学校中习得了最新的常见病治疗技术，随即敏锐捕捉到了这套新技术蕴含的商机。于是，冷遇多年的村医岗位再度受到青睐，重新成为乡村社会中令人艳羡的谋生手段。

抗生素治疗技术对于小镇村医职业的第二重支撑体现为它重塑了当地村医对于疾病、病人与治疗之间关系的认知。作为小镇村医手中最高端且核心的治疗技术，抗生素治疗界定了村卫生室门诊服务的业务边界，而这种界定是通过对疾病和病人的具体分类来实现的。大体上，村医将出现在卫生室中的疾病分为两种类型——可接诊与不可接诊。抗生素治疗的效力可及，便为可接诊治疗的疾病类型；否则，村医理应将病人转诊至上级或合适的医疗机构。这种简便易行的转诊规则通行于小镇的村医群体，也是小镇村医与上级医疗机构之间不成文的业务划分和衔接规范。

相比于疾病分类，病人类型与治疗技术之间的联系更为复杂。在村医同行的交谈之中，笔者经常能听到某某村医“每天有几个‘病人’”“每天最好是几个‘病人’”云云，但他们所说的数量与笔者的实际观察通常相去甚远。时长日久后笔者终于明白，村医们口中的“病人”是指在村卫生室中接受抗生素治疗的病人。毫无疑问，这样的“病人”既是生理意义上的，也是经济意义上的。有意思的是，并非所有生理意义上的病患都能最终成为村卫生室的“病人”，为村医带来实际的经济收益。这是因为除了疾病类型，病患的经济能力与诚信品质也是村医实施抗生素治疗时需要考虑的重要因素。

初访城子镇村医时，笔者就听闻了当地村卫生室中盛行的看病赊账之风。究其根源，一来救死扶伤是村医职业的朴素责任，在熟人社会的情境中，这种职业责任还糅合了人情的压力；二来集体经济时代的合作医疗制度留下了看病不花钱的传统认知和习惯，持续影响着医患之间的治疗交往。然而，医药市场化之后，村卫生室自负盈亏，抗生素治疗的高收益是建立在高投入的基础之上。病人赊欠无疑会推高村卫生室的运转成本，严重时甚至直接令村卫生室关门大吉。在这种情况下，没有支付能力或者素有拖欠恶习的病患是村医们避之唯恐不及的对象。这也并不是说抗生素治疗技术进入后，村卫生室中的看病赊欠状况便彻底终结。恰恰相反，城子镇村医们几乎人手一个账本，详细记录着多年来本村病人的赊欠明细，也揭示了普遍的市场理性与地方的职业伦理之间的持久较量。

城子镇的情况告诉我们，1990年代后期以来，医疗技术在村医的职业化进程中发挥了前所未有的重要作用。抗生素治疗不仅在功利意义上成就了小镇村医的门诊盈利模式，同时也在本地的社会文化情境中赋予村医职业丰富的意涵，塑造了村医个人的日常工作乃至生存样态。若简单地将抗生素滥用归因为村医受功利动机驱使的行为后果，显然是错失了村医在治疗实践中普遍经历的道德与情感挣扎，或者说医疗技术对职业实践中功利、道德与情感内涵的全面塑造。更重要的是，这种粗陋的功利分析还遗漏了技术作用的另一主体——病人，这正是本文接下来考察的内容。

技术、治疗与身体

在抗生素治疗与病人的关系中，身体无疑是关键的环节。克里斯·希林（Chris Shilling）曾在他的“肉身实在论”中指出，“身体”是具有生成能力的社会实在，它一方面构成了个体与社会的定位场所与互动中介，另一方面又在经济、技术、文化等结构性因素的作用下生成个体与社会本身。① 诚如希林所言，以身体为中介，抗生素治疗技术至少是塑造了病人特定的治疗体验与社会交往。

病人最直观的治疗体验是抗生素治疗的具体形式。在城子镇，抗生素治疗总是以静脉输液的形式出现。病痛的村民来找村医，强烈要求“给打针”（静脉输液）时，多数并不明确“打针”用的药水是什么。唯一明确的是伴随治疗始终的强烈的身体存在感：皮肉被穿透的痛感、药水蔓延的温度与速度感、漫漫等待中的无聊与厌烦，甚至恶心、眩晕、心跳加速的过敏体验。这一技术身体化的仪式过程拓展了病人对身体、疾病和治疗的感知边界，不仅让病人将疾病概念化、客体化，也让他们确信治疗正在或已经被实施，从而增强了病人对身体的控制感。② 换言之，治疗的形式/仪式本身就具有独立的疗效功能。

相比于直观的输液形式，治疗效果无疑在治疗体验中居于更核心的地位，它决定了病人对于治疗乃至医生的基本态度。如前所述，1990 年代后期，小镇居民很快意识到抗生素治疗具有短、平、快的疗效特征，能在短时间内祛除身体的苦痛与羸弱，恢复农业劳动的体力基础。基于此种疗效认知，抗生素治疗在本地医疗市场中快速甚至是过度流行。到村卫生室求医的病人中，常常有人直接要求村医“给打针”，并拒绝其他任何治疗方案，甚至于有不少病人主动请求医生加大药量或者指定高效药品，追逐短疗程、低成本、高疗效的目标。

正因如此，村医们往往认为本地抗生素治疗的滥用，很大程度上应归咎于病人对治疗效果的盲目追逐。事实上，对于病人热切追逐疗效的求医行为，小镇村医的态度是极暧昧的。这是因为随着门诊治疗模式的趋同化，抗生素治疗技术成为村医的生计之本，而其疗效则成为病人择医的重

---

① ［英］克里斯·希林：《身体与社会理论》（第二版），李康译，北京大学出版社 2010 年版；［英］克里斯·希林：《文化、技术与社会中的身体》，李康译，北京大学出版社 2011 年版。

② Susan Reynolds Whyte and Sjaak Van der Geest, “Injections: Issues and Methods for Anthropological Research”, In *Medicines: Meanings and Contexts*, edited by N. L. Etkin and M. L. Tan. Quezon City, Philippines: Health Action Information Network, 1994. Kodjo Amedjorteh Senah, *Money Be Man: The Popularity of Medicines in a Rural Ghanaian Community*, Amesterdam: Het Spinhuis, 1997.

要标准。当小镇居民穿梭于乡村医生、私人医生、医院医生之间时，抗生素治疗是他们能获得的最主要的医学处置，那么各家医生的收费和服务，尤其是疗效，便成为病人们评价治疗乃至医生的主要依据了。可见，在市场条件下，村医具有追逐疗效、迎合病人的内在动力。

然而时长日久，医患双方对抗生素治疗及其疗效的共同追逐已经造成了无可逆转的身体后果——耐药性。小镇村医普遍感知到，抗生素治疗的效力已不复当初，面对同样的疾病，常用药物或剂量“不得了”，更可怕的是，疗效的损失俨然不是独独针对某（几）位体弱多病之人，而是表现为本地人口的一般倾向，是集体的身体反应。这便是抗生素治疗在城子镇流行多年的累积效应，且此效应仍在加强。

2007 年深冬，我在姐乌村雷医生的卫生室蹲点。某夜，凌晨 2 点多，有病人敲响了卫生室的大门，直呼“难在”（“身体不适”的意思），要医生“给打一针”。雷医生起身应诊，给病人挂上吊瓶。清晨时分笔者钻进输液室，病人正在跟雷医生交谈治疗感受，觉得身体这会儿“好在了”，吃药是“真真不得”。其实，这位病人是白天来过的，当时雷医生只开了些口服药，劝他先回家吃吃看，没有好转就明天再来打针。病人依言离去后，到底挨不过病痛，深夜重返。病人离去，雷医生详细介绍了他的情况。原来这位病人的肠胃一直不好，体质也弱，前些日子在县医院接受住院治疗，回家后病情时有反复，每次总是要挂针才行，扛是扛不过去的。雷医生又说，自己是非常不愿夜间应诊，因为夜里来的都是急诊，急诊就要打针，吊上水就会折腾整夜，白天可还要“守铺子的”，但这位病人是白天来过的，就不好拒绝了。

雷医生纠结的态度揭示出，乡土人情环境中的村卫生室，其运转节奏受制于病人对病痛的感知和承受能力。而在上述例子中，病人对于病痛的感知和承受能力正是治疗技术作用于身体的具体后果，它已然表现为身体的耐药性事实。具体而言，身体的耐药性后果一方面使得主体在对抗疾病侵扰时更加敏感、脆弱，毕竟在短、平、快的疗效面前，承受和忍耐显得如此多余；另一方面又降低了抗生素治疗的效力，从而迫使病人对抗生素治疗的依赖日益深重，直至陷入愈病痛愈“打针”、愈“打针”愈病痛的恶性循环。抗生素治疗证实了伊里奇所言，现代医学的进展正在损害病人/身体的自愈能力。必须强调的是，这种损害达至身心两个层面，即对抗生素治疗的身心双重依赖。其中生理的依赖是根本性的和不可逆的，它无疑已促使技术实践走入自我强化的回路。

让我们再回到克里斯·希林的“肉身实在论”。根据他的说法，身体是具备生成能力的社会实在，作为纯粹的中介环节，在结构性要素的作用下生成了个体与社会本身。然而，当主体置身于现代医学的领域，身体的生成能力不仅体现为它是联结技术与主体的中介环节，其本身亦是技术塑造的对象和结果。正是基于这一身体后果，特定的治疗体验和医患交往（作为个体与社会层面的事实）得以生成。更确切地说，生成性的身体后果制约着医患之间的社会交往，当技术对身体的塑造到达极限，其生成的社会关系的张力也随之到达极限。

谁来承受滥用之痛？

2008 年的秋天，街道卫生室的杨医生遭遇了职业生涯中前所未有的挫折。一位病人在他的卫生室里挂完针水，回家后突然仰翻在地、昏迷不醒。家属将病人送到乡镇卫生院后随即找到杨医生，询问之前用药。杨医生提供了一张处方，卫生院据此实施了解过敏治疗，病人持续昏迷。卫生院判断杨医生撒谎，并未提供真实处方。在病人家属和卫生院的双重逼迫下，杨医生不得不拿出第二张处方，并协助家属和卫生院将病人迅速送到县医院。县医院依据第二张处方，将病人救了过来。在这场事故里，杨医生承担了病人在卫生院和县医院的相关抢救费用。小镇上甚至有传言说，为了化解冲突，杨医生向病人及其家属支付了可观的经济赔偿，他本人对此说法则讳莫如深。尽管如此，“街道杨医生把病人打反了”的消息仍然在小镇不胫而走，他的卫生室也一度因此门可罗雀。

杨医生的事故犹如一场飓风，刮进了小镇村医的心里。大家议论纷纷，试图厘清事故的责任归属，尤其关心的是杨医生的处境和出路。在同行业中，杨医生一直是全镇村医门诊量的领跑者，也素以“钱心太重”著称。这意思是说，为了争取病人，杨医生向来用药重、下手狠。所以事故发生后，不少村医背后议论着杨医生用药的大胆，认为“迟早是要出事的”。姐乌村雷医生对事故的内情知道一些，她私下里告诉笔者，出事的那张处方，病人家属是拿给她看过的，当时直接问她到底用药有没有问题，她只回答说，有一种药和自己的用法是不一样的，自己是不会这样用的。雷医生此番说辞模糊暧昧，看似替杨医生周全，实则暗示了用药失当的可能性。聪明的家属自然也领会到了，没有在雷医生面前直接指责杨医生的用药，只反复强调说，出事后真不是要找杨医生的麻烦，要处方纯粹是为救命，但杨医生的欺瞒着实让人恼火和心寒。

小镇步入抗生素治疗时代后，杨医生的遭遇代表了村卫生室中医疗事故的典型样态，治疗技术成就了医患交往，同时也内生出撕裂此交往的风险。一旦风险坐实，医患双方都将付出高昂的代价，一方是健康乃至生命，另一方则是金钱、声誉和尊严，更有一份代价由双方共同承担，那就是熟人社会中医患之间长期交往建立起的信任和情感。那么，在今天的城子镇，被技术裹挟的医患双方又是如何感知并应对此宿命般的技术风险的呢?

面对技术风险，村医们的忐忑、惶恐已在杨医生事件中展露无遗。即便到2008年年底的时候，杨医生的门诊量恢复如常，各种议论和传闻也悉数散去，村医们的内心仍未能平静。好几个村医就是在那时向笔者吐露心声，表示早已萌生去意，“干这行是越干越怕，时间长了，总是会出事的”。的确，自1990年代后期以来，抗生素治疗技术在支撑起村医生计的同时，也将现代医学的不确定性（medical uncertainty）[①] 引入后者的职业生涯。就村医个人而言，他们并不十分确信每次技术作用于身体的医学后果，因此医疗事故就像悬在头上的一把刀，随时可能掉下来。

频频经历抗生素治疗的病人群体自然也是天真、无知的扮演者。遑论杨医生事件中病人及其家属展现出的应对智慧，即便是在身体中藏匿深远的耐药性后果，也早已招致病人的关注。鉴于杨医生门诊的吸引力和用药习惯，笔者曾就耐药性话题试探过他的病人。在被问及的女性病患中，绝大多数确实懵懂不知所谓，但不少男性病患（尤其是步入中年且有多年病史的）却知悉耐药性的严峻现实，他们通常一边挂着水，一边开玩笑似地说，要死也是等以后了，眼前的痛楚“不打针不得呀”。这个时候，一直听着我们交谈的杨医生会再自然不过地加入病人自我调侃的笑声中。显然，外来者的刺激不过是彰显了医患双方早已心照不宣的风险认知和态

① Renee C. Fox, *The Sociology of Medicine: A Participant Observer's View*, New Jersey: Prentice-Hall, Inc, 1989, pp. 83 - 85.

度，这态度中的无奈则折射出了治疗技术的强势。

医学化的宿命困境当然也引起了乡村社会的创造性应对。围绕着抗生素治疗技术，乡村社会中逐渐形成了高度对象化的治疗实践与医患交往。如前所述，基于抗生素治疗的切身体验是病人在乡村医疗市场中最重要的择医标准，病人据此穿梭于不同的医生以及医疗机构之间。然而随着疗效体验的累积，也受限于乡村医疗市场的规模，病人的游移会迅速终止，倾向于与固定的医生、医疗机构结成持久的联系，病人对医生的信任和依赖也随着交往的固化而深入。医患交往的固化对村医尤为重要，因为他们可以据此描绘出本地疾病和病人的信息图谱，将抽象的医学知识和治疗技术应用于具体的疾病和身体，以实现疗效并规避风险。姐乌村雷医生曾一语道出她对信息图谱的依赖，她说自己“最怕给小孩子打针，因为他们不会说”，显然，孩子们“不会说”的是身体的痛楚和治疗的反应。当新鲜的生命来到村医面前，后者的施治是如何胆怯而惶恐，由此可见一斑。

持久且对象化的医患交往为抽象的治疗技术注入了本土的实践理性，有效平衡了疗效与风险之间的转化，这一点已确定无疑。同时我们还要注意到，熟人社会的乡情伦理也为此类医患交往蒙上了道德和温情的面纱。面对着既是病人又是乡亲的求治对象，出于朴素的责任感和同情心，村医理当压抑自身过度的功利追求，不可“钱心太重”。至于病人，他们对村医的信赖和尊重也并非基于纯粹的专业考量，熟人关系激发了病人对村医更为宽泛的信赖。尤其是在遭遇医疗事故之时，社会交往中的道德和情感成分也能有效缓解冲突的强度，正如杨医生事件中病人家属的挣扎与无奈。可以说，循着抗生素治疗的技术轨迹，现代医学快速穿透了中国的乡村社会，同时也难逃后者的约束与浸染。

医学化的技术轨迹

20 世纪 90 年代后期以来，在医疗服务市场化的制度背景下，抗生素治疗技术在中国西南边陲的城子镇掀起了一轮医学化的高潮，甚至造成了治疗技术滥用的恶果。流行观点认为，抗生素治疗的滥用应归咎于医学权力的市场化运作，然而本文认为，抽象地解析医学权力的市场化运作并不能说明何以是抗生素而非其他技术被过度使用，因此必须回归技术本身，揭示抗生素治疗在具体的社会文化情境中的实践内涵。

从医学化的视角来看，抗生素治疗技术对本文所调查之乡村社会的建构体现在三个方面。首先，它赋予20世纪90年代后期以来的小镇村医职业以全新内涵，直接刺激了当地村医职业的全面复兴。在市场条件下，抗生素治疗技术不仅成就了村卫生室的门诊盈利模式，支撑起村医的个人生计，同时也塑造了村医关于本地疾病和病人的全新分类和认知，而此分类认知正是村医职业将抽象的医疗技术转化为具体的治疗实践的操作指南。其次，于病人而言，抗生素治疗带来了特定的治疗体验与身体后果。经由市场制度，现代医学的新鲜技术首次在最大范围的人口中铺展开来，成为普通人可以自由追逐的治疗选择。技术的身体化拓展了主体对于身体的感知，同时也丰富了主体对于身体的处置手段，尽管常常是以自愈能力的损伤为代价。更令人担忧的是技术实践的身体后果，无论是影响长远的耐药性，还是即时发作的药物副作用，抗生素治疗的滥用已经给人们的身体造成了实质性伤害。

最后，抗生素治疗技术还为乡村社会带来了一种全新的、内含张力的医患关系。具体而言，随着抗生素治疗成为小镇村医门诊盈利的主导模式，此项技术一方面成就了医患之间的具体交往，另一方面又内生出撕裂此交往的实践风险，即医疗事故。同样表现为技术实践，治疗与事故之间的微妙界线让乡村医患关系步入了前所未有的紧张状态。为了规避风险，小镇医患之间创造性地结成了高度对象化的交往关系，抗生素治疗被限制在相互熟悉和信赖的医患之间，并基于既往的治疗经历而展开。这样的治疗活动和医患关系必然为熟人社会的人情伦理所侵染，蒙上本土的道德与温情面纱，后者能在一定程度上减轻医疗事故所引发的社会冲突的烈度与伤害。

总的来说，本文并不否认市场在诱导抗生素治疗滥用中的基础性地位，但更重要的是要弄清市场是如何发挥其基础性地位作用的，即揭示抗生素治疗技术在具体的社会文化情境中的实践内涵。从城子镇的状况来看，正是基于对村医职业、病人的体验和身体、医患关系等日常医学事实的重新塑造，抗生素治疗实现了专业权力和市场制度之间的具体结合，以及自身对于乡土情境的社会文化适应，从而引发了过去三十年里中国乡村社会的这场新鲜而独特的“医学化”遭遇。

网络成瘾的医学化

韩俊红*

导读：工业化社会一向被认为是医学化的沃土。美国多动症的医学化扩展过程是西方工业化国家越轨行为医学化的典型案例，而青少年网络成瘾的医学化则是发生在中国的典型案例。基于上述两个典型案例的比较研究，不难看出医学化作为一种社会进程拥有着跨文化的渗透能力。两个典型个案的社会文化背景迥异并且存在着医学化程度上的显著差别，但二者医学化的社会发生学背后有着共同的社会病理学基础，即复杂社会问题的个体化归因。

引　言

回首20世纪越轨行为社会控制的社会历史进程，一个方兴未艾的社会过程一再重演，这就是所谓的越轨行为医学化进程。所谓越轨行为医学化（medicalization of deviance）指的是不合乎规范或是道德上评价欠佳的某些表现（肥胖、注意力不集中、侏儒症）、观念（精神障碍、种族主义）以及行为（喝酒、赌博、吸毒）成为医学加以仲裁的对象。[①] 越轨行为医学化的潜在意涵是——有关越轨行为的社会干预由此成为医学界的专属权，医学的社会控制潜能得以激发。通过越轨行为医学化的社会进程，原本属于宗教系统或司法系统仲裁范围内的越轨行为问题，在各种社会力量的推动下逐渐被转换成为临床医学问题，相应的治疗实践蓬勃开展，越

---

* 韩俊红，中央民族大学讲师。

① McGann F. & Peter Conrad, "Medicalization of Deviance" in George Ritzer (eds.), *The Blackwell Encyclopedia of Sociology*, Malden, MA: Blackwell Pub, 2007, pp. 1110 - 1114.

轨行为者最终成为医学意义上的患者。医学化这个概念具有强烈的批判性色彩，它指出了现代医学势力范围的不断扩张在某些情况下并非是医疗技术发展的必然产物，一些新兴的“疾病”范畴本质上更可以视为社会建构的结晶。①

就其具体类别而言，越轨行为医学化的案例可谓层出不穷。以美国社会为例，诸如多动症、② 吸毒、③ 同性恋、④ 虐童、⑤ 精神障碍、⑥ 社交恐惧、⑦ 虐待妇女、⑧ 整容手术、⑨ 怀孕、⑩ 闭经、⑪ 经前综合征（Premenstrual Syndrome，PMS）、⑫ 肥胖症、⑬ 老龄化与残疾、⑭ 注射死刑、⑮ 购物狂、⑯

---

① 韩俊红：《无“疾”生“病”：网络成瘾医学化的建构与实践》，华中科技大学出版社2017年版。

② Peter Conrad, *Identifying Hyperactive Children: the Medicalization of Deviant Behavior*, Burlington, VT: Ashgate, 2006.

③ Peter Conrad & Joseph W. Schneider, *Deviance and Medicalization: From Badness to Sickness*, Expanded Edition, Philadelphia: Temple University Press, 1992, pp. 110 – 144.

④ Peter Conrad & Joseph W. Schneider, *Deviance and Medicalization: From Badness to Sickness, Expanded Edition*, Philadelphia: Temple University Press, 1992, pp. 172 – 213.

⑤ Pfohl S., "The 'Discovery' of Child Abuse", *Social Problems*, Vol. 24, 1977, pp. 310 – 323.

⑥ Thomas Szasz, *The Myth of Mental Illness*, NY: Harper & Row, Pub. 1974.

⑦ Scott, S., "The Medicalisation of Shyness: from Social Misfits to Social Fitness", *Sociology of Health & Illness*, Vol. 28, 2006, pp. 133 – 153.

⑧ Kurz, D., "Emergency Department Responses to Battered Women: Resistance to Medicalization", *Social Problems*, Vol. 34, 1987, pp. 69 – 81.

⑨ Kaw, E., "Medicalization of Racial Features: Asian American Women and Cosmetic Surgery", *Medical Anthropology Quarterly*, New Series, Vol. 7, 1993, pp. 74 – 89.

⑩ Barker, K., "A Ship upon a Stormy Sea: The Medicalization of Pregnancy", *Social Science and Medicine*, Vol. 47, 1998, pp. 1067 – 1076.

⑪ Banks, E., "From Dogs' Testicles to Mares' Urine: The Origins and Contemporary Use of Hormonal Therapy for the Menopause", *Feminist Review*, Vol. 72, 2002, pp. 2 – 25.

⑫ Zita, J., "The Premenstrual Syndrome: 'Diseasing' the Female Cycle", *Hypatia*, Vol. 3, 1988, pp. 77 – 99.

⑬ Hill, J. & Peters, J., "Environmental Contributions to the Obesity Epidemic", *Science*, Vol. 280, 1998, pp. 1371 – 1374.

⑭ Irving K. Zola, "The Medicalization of Aging and Disability", In *Advances in Medical Sociology*, Greenwich, Conn: JAI, 1991, pp. 299 – 315.

⑮ Haines, H., "'Primum Non Nocere': Chemical Execution and the Limits of Medical Social Control", *Social Problems*, Vol. 36, 1989, pp. 442 – 454. Groner, J., "Lethal Injection and the Medicalization of Capital Punishment in the United States", *Health and Human Rights*, Vol. 6, 2002, pp. 64 – 79.

⑯ Lee, S. & Mysyk, A., "The Medicalization of Compulsive Buying", *Social Science & Medicine*, Vol. 58, 2004, pp. 1709 – 1718.

色情成瘾①以及男女两性性高潮障碍②等诸多原本并非医学问题的生活问题或生理现象均被建构成为一种医学问题，从而纳入医学化的势力范围。医学社会学家的研究表明，美国社会中的某些越轨行为在特定社会机制的作用下被逐渐转换为临床医学问题，即越轨行为医学化的社会进程，是一场历时两个世纪有余的渐进式社会转型③。越轨行为医学化过程作为一种全社会集体性的政治成就，一种显而易见的直接后果就是不断扩展精神障碍既有的诊断范畴。因此，越轨行为医学化实质上已经成为越轨行为精神病学化的代名词。

具备哪些社会条件，特定社会土壤才会变成医学化的温床？美国医学社会学家康拉德（Peter Conrad）曾在自己的博士论文《发现儿童多动症：越轨行为的医学化》（*Identifying Hyperactive Children*：*The Medicalization of Deviant Behavior*）中率先提出了越轨行为医学化的条件理论，从而迈出了越轨行为医学化理论系统化发展的第一步。具体而言，越轨行为医学化的条件理论适用于具备以下两种一般社会条件的现代西方工业社会：科学世界观（而非道德世界观或神学世界观）占据主导地位；医学职业享有较高声望且成为这种世界观的技术工具。④ 康拉德这一理论模型旨在揭示西方发达国家越轨行为医学化的生成条件，在该模型的演绎下，越轨行为医学化的条件包括五个前提条件和两个附带条件。五个前提条件是：（1）某种行为必须首先被定义成为越轨行为并且需要社会中的某些部门/单元针对这一问题采取措施。（2）原有的或传统的社会控制手段失灵或者遭到弃用。（3）可资运用的医学社会控制手段出现。（4）提出某些模糊的有机体证据作为越轨行为问题的病源学基础。（5）医学界愿意将越轨行为问题纳入自己的业务范围。两个附带条件是：（1）各种现有社会设置（estab-

---

① Voros, F.,"The Invention of Addiction to Pornography", *Sexologies*, Vol. 18, 2009, pp. 243–246.

② Hartley, H., & Tiefer, L.,"Taking a Biological Turn: The Push for a 'Female Viagra' and the Medicalization of Women's Sexual Problems", *Women's Studies Quarterly*, Vol. 31, 2003, pp. 42–54. Tiefer, L.,"The Medicalization of Impotence: Normalizing Phallocentrism", *Gender and Society*, Vol. 8, 1994, pp. 363–377.

③ Peter Conrad & Joseph W. Schneider, *Deviance and Medicalization*: *From Badness to Sickness*, Expanded Edition, Philadelphia: Temple University Press, 1992, Preface, p. xi.

④ Peter Conrad, *Identifying Hyperactive Children*: *the Medicalization of Deviant Behavior*, Burlington, VT: Ashgate, 2006, p. 93.

lished institutions）的获益程度越高，医学化的可能性越大。（2）有关越轨行为的科学解释社会接受程度越高，医学化的可能性越大。[①]

在越轨行为医学化条件理论的基础之上，康拉德和施耐德在二人合作的重量级专著《越轨与医学化》一书中进一步提出了越轨行为医学化的顺序模型理论和扎根概化（grounded generalizatons）解释，这是目前为止越轨行为医学化的最新理论成果。顺序模型理论是用于描述越轨行为医学化实现过程的五阶段分析模型，扎根概化则是对于越轨行为医学化的社会学解释模型。所谓顺序模型的五个阶段分别是：行为的越轨定义；越轨行为医学命名的探索性研究；医学界和非医学界利益相关群体对越轨行为医学命名的推广；国家对于新兴越轨行为医学范畴的认可（合法化阶段）；越轨行为医学命名的制度化（新兴疾病命名纳入医典以及配套科层化组织的设立）。扎根概化理论由以下五点理论陈述组成：越轨行为的医学化与去医学化是周期性的循环现象；越轨行为的医学化是对越轨行为犯罪化的超越；医学界中只有少部分人介入了越轨行为的医学化；越轨行为的医学命名通常是以"冲动控制障碍"（compulsivity）的名义出现的；医学化和去医学化本质上是政治上的成功而非科学意义上的成就。[②]

尽管国外学者的相关研究可以从理论和经验层面较好地解释西方社会医学化进程的条件、过程、对象、机制等问题，但现有的理论和经验研究却难以直接用来回答以下问题：以中国为例的非西方社会中医学化现象是如何发生的？非西方国家医学化的发展程度如何？非西方社会医学化现象背后有着怎样的社会机制？考虑到越轨行为医学化作为一种跨文化存在这一社会事实，我们有必要开展跨文化比较个案研究。本文分别选取中国青少年网络成瘾医学化个案和美国多动症医学化个案作为中美两国的医学化典型个案，在明确医学化范畴早已渗入非西方工业化社会这一基本事实之余，进而阐明两个典型个案在医学化程度上存在的差别。

---

① Peter Conrad, *Identifying Hyperactive Children: the Medicalization of Deviant Behavior*, Burlington, VT: Ashgate, 2006, p. 94.

② Peter Conrad & Joseph W. Schneider, *Deviance and Medicalization: From Badness to Sickness*, Expanded Edition, Philadelphia: Temple University Press, 1992, pp. 266 – 273.

网络成瘾与多动症：两个典型个案

（一）网络成瘾的前世今生

网络成瘾这一术语滥觞于美国，并且先后在医学界和心理学界粉墨登场。国际上提出网络成瘾障碍（Internet Addiction Disorder，IAD）概念的先驱是原哥伦比亚大学医学院精神科的伊万·戈登伯格（Ivan Goldberg）教授。1994 年，戈登伯格借用《精神障碍诊断和统计手册》第 4 版（DSM－Ⅳ）中关于药物依赖的判断标准，指出网瘾是一种应对机制的成瘾行为。其症状为：过度使用网络，造成学业、工作、社会、家庭等身心功能的减弱。需要特别指出的是，当初戈登伯格其实是戏谑式地提出网瘾概念的，他本人根本不相信网瘾的存在。[①] 但伴随着全社会对于医学需求的成瘾，网瘾概念的建构最终成真。1996 年，美国心理学家金伯利·杨（Kimberly Young）在第 104 届美国心理学年会（Annual Convention of the American Psychological Association）上提交了《网络成瘾：一种新型的临床疾病》（*Internet Addiction：The Emergence of a New Clinical Disorder*）一文，[②] 她将网瘾定义为一种没有涉及中毒（intoxication）的冲动控制障碍（impulse control disorder），也就是病理性网络使用（Pathological Internet Use，PIU）。

受到国外学者的启发，中国医学界也开始有人介入网瘾问题的界定与治疗。国内在推动网瘾临床干预和诊断标准研究方面最为积极的是北京军区总医院的陶然和他领导的科研团队。陶然等人最早曾于 2005 年提出，网络成瘾（Internet Addiction，IA）是指由于反复使用网络不断刺激中枢神经系统，引起神经系统内分泌紊乱，以精神症状、躯体症状、心理障碍为主要临床表现，从而导致社会功能活动受损的一组症候群，并产生耐受性和戒断反应。[③] 从学术渊源上来看，该定义借鉴了 DSM－Ⅳ 关于成瘾性的定义，突出了耐受性（tolerance）和戒断反应（withdrawl）

---

① Suler J.，"Internet Addiction Support Group"，1998，http：//www.rider.edu/suler/psycyber/supportgp.html.

② 这篇会议论文的正式发表则是在 1998 年。Kimbley S. Young，"Internet Addiction：The Emergence of a New Clinical Disorder"，*CyberPsychology & Behavior*，Vol. 1，1998，pp. 237－244.

③ 陶然等：《网络成瘾探析与干预》，上海人民出版社 2007 年版，第 9 页。

这两个成瘾要素；对于网络成瘾者社会功能受损的强调则非常接近于精神障碍的诊断模式；所谓的内分泌紊乱假说，似乎并未得到进一步的研究支持，否则陶然不会在三年以后推出网络成瘾临床诊断标准时彻底放弃这一假说。2008 年 9 月，陶然等进一步提出，网络成瘾是指个体反复过度使用网络导致的一种精神行为障碍，表现为对网络的再度使用产生强烈的欲望，停止或减少网络使用时出现戒断反应，同时可伴有精神及躯体症状。[①]

2008 年 11 月 8 日，北京军区总医院牵头制订的我国首个《网络成瘾临床诊断标准》在北京通过部分军队和地方专家论证并经由媒体向社会颁布。这是我国网络成瘾问题正式迈向医学化进程的一个里程碑。从第二天开始，国内舆论界围绕此事掀起过一场轩然大波，各界对此褒贬不一。笔者比对后发现，通过媒体向社会公布的这份网络成瘾诊断标准中的核心内容，正是出自陶然等人在 2008 年《武警医学》上所刊发的文章。国内精神医学界有人旗帜鲜明地反对网瘾医学化，比如天津市安定医院有医生认为将网络成瘾归为精神疾病的科学依据不足，容易引起误解和误导，因此“网络成瘾目前不适宜普通精神科医生处理”。[②]

时至今日，《网络成瘾临床诊断标准》仍未得到卫计委的官方认可或驳回；在医学分类典籍中，与网络成瘾障碍相类似的诊断名目也没有取得任何实质性的突破。尽管网络成瘾作为一个医学问题的医学专业合法性远未达成共识，但就社会层面而言，由于《网络成瘾临床诊断标准》的高调问世，网络成瘾医学化已经成为涂尔干意义上的一种社会事实，它已经成为外在于个体和社会并反过来作用于个体和社会的一种社会建构产物。作为全球第一个开展网络成瘾医学化干预的国度，中国在网瘾医学化干预的规模和力度方面至今仍然雄踞“天下第一”的宝座。

（二）多动症在美国的诊断与扩展

我们今日所耳熟能详的多动症，曾经历过一场“命名的革命”。从最早的称谓“轻微脑功能失调”（Minimal Brain Dysfunction，MBD）到“注

① 陶然等：《网络成瘾的命名、定义及临床诊断标准》，《武警医学》2008 年第 9 期。

② 寻知元、杨桂伏：《由网络成瘾列为精神疾病反思医学化倾向》，《医学与哲学》（人文社会医学版）2009 年第 9 期。

意力缺陷障碍”（Attention Deficit Disorder，ADD），最终又定名为“注意力缺陷与多动障碍”（Attention Deficit Hyperactivity Disorder，ADHD）。与之相匹配的是，美国与多动症相关的临床诊断所经历的三个阶段发展历程。美国食品药品监督管理局正式批准对所谓的儿童“轻微脑功能失调”进行药物干预始于1961年；随着时间的推移，“轻微脑功能失调”这一特定儿童临床诊断标签被儿童“注意力缺陷障碍”所取代；“注意力缺陷障碍”随后又演化成“注意力缺陷与多动障碍”。1994年，注意力缺陷与多动障碍这一诊断名目不再仅适用于儿童，存在行为多动或注意力不集中的成年人口也同样可能成为诊断对象。多动症作为一种新兴的诊断类别，仅仅用了30年的时间就跨越了年龄结构边界，实现了对美国人口的“全覆盖”。这无疑是一场医学化节节胜利的宣言。

有医学界人士指出，在现有儿童多动症或注意力缺陷障碍（ADD）方面的文献之中，神经生物学影响因素被过高估计，有关研究却忽视了影响这种现象的社会文化环境因素。因此作者认为ADD及药物治疗的过度普及是一种“现代性的流行病”。[①] 在康拉德看来，多动症的广为流行恰恰是美国社会全面医学化的典型案例，在综合分析多动症以及其他案例的基础之上，康拉德曾以“医学化”为关键词来概括当代美国健康与社会之间关系的总体性特征，进而提出从“社会的医学化”视角来理解21世纪美国社会转型。[②]

还应该强调一点，中国越轨行为医学化的典型案例是网络成瘾，不代表美国不存在网络成瘾医学化问题，正如中国同样存在多动症医学化一样。2013年9月，美国宾夕法尼亚州出现了基于自愿参与的网瘾临床治疗，疗程为期10天，费用高达1.4万美元。[③] 中国多动症患者数量也有数百万之多，美国制药巨头强生公司和礼来公司旗下的多动症药物早已登陆中国市场，2005年中国ADHD市场份额就已经达到3亿元的规模。[④]

---

① Ruff, M.,“Attention Deficit Disorder and Stimulant Use: An Epidemic of Modernity”, *Clinical Pediatrics*, Vol. 44, 2005, pp. 557－563.

② Peter Conrad, *The Medicalization of Society: On the Transformations of Human Conditions into Treatable Disorders*, Baltimore: Johns Hopkins University Press, 2007.

③ http://abcnews.go.com/Health/hospital-opens-internet-addiction-treatment-program/story? id = 20146923，2014年11月14日检索。

④ 张旭：《ADHD药物市场潜力巨大》，《中国医药报》2005年4月7日。

不同典型案例医学化程度之比较研究

根据不同医学化案例之间医学化程度的深度差别，我们可以将医学化分为初始医学化、中度医学化、重度医学化三种类型。当代各国社会中重度医学化的典型越轨行为是重性精神病（如精神分裂症），被医学化的其他越轨行为在程度上一般都达不到重性精神病的深度；其余所有已经纳入权威医学分类典籍的医学化越轨行为，由于其已经获得医学专业领域内的合法性地位，在程度上应属于中度医学化范畴；对于那些医学干预已经初步介入但未被纳入权威医学分类典籍或有待官方机构最终认定的医学化现象，则属于初始医学化。

衡量不同案例的医学化程度，有一个重要的参考标准，即该案例是否收录于权威医学分类典籍（尤其是精神医学界通用的典籍）之中。举例而言，由美国精神病协会修订且被誉为“精神医学界圣经”（psychiatry's bible）的《精神障碍诊断和统计手册》第5版（*Diagnostic and Statistical Manual of Mental Disorders*，DSM - V），[①] 中国的《中国精神障碍分类与诊断标准》第3版（CCMD - 3）以及由世界卫生组织颁行的《疾病和有关健康问题的国际统计分类》第11版（*International Statistical Classification of Diseases and Related Health Problems*，ICD - 11）等医学分类典籍，在越轨行为医学化过程中扮演着“仲裁者”的角色。在医学典籍的诊断目录之中能够正式占有一席之地，也就宣告了该医学化个案具有了医学专业意义上的合法性。

就本文选取的典型案例而言，网络成瘾问题和多动症问题在医学化的程度方面存在着鲜明反差：多动症问题属于中度医学化问题，而网络成瘾问题仍处于初始医学化阶段。初始医学化在外界因素的干预下（如遭到行政主管部门明令禁止或大规模抗争性社会运动的抵制）有可能会最终退出医学化的行列，但也同样存在着迈向中度医学化甚至重度医学化的可能性。

从疾病的社会建构角度出发，可以认为网络成瘾是对一种社会越轨行

---

① American Psychiatric Association, *Diagnostic and Statistical Manual of Mental Disorders*, 5th Edition, Arlington: American Psychiatric Publishing, 2013.

为的医学界定与命名表达，网络成瘾者首先违反了一种社会公认的行动常模并因此被一般公众界定为越轨者，随之而来的是这种越轨行为的医学命名（即网络成瘾障碍）的兴起。网络成瘾初始医学化背后隐含着施加在网络成瘾者身上的双重社会控制。网络成瘾的非正式医学化标签最初由青少年网民的家长们加以认定，当家庭层面的种种社会控制努力悉数宣告失败之后，家长们为了遏制孩子的上网行为开始寻求另一种权威系统即医学力量的帮助。随着医学力量的正式介入，网络成瘾的社会干预迈向了初始医学化进程。[①]

在网络成瘾医学化干预的实践层面，陶然负责的北京军区总医院成瘾医学科和杨永信负责的山东临沂第四人民医院网络成瘾戒治中心在2006年前后先后开始网络成瘾临床治疗实践，后者所使用的电击疗法因为引起广泛的社会争议已于2009年7月初被卫生部叫停，[②] 此后杨永信改用低频脉冲治疗。根据互联网上可以公开查到的相关资料，上述两家机构对外宣称的治疗人数均超过5000人。由此不难看出，网络成瘾问题的临床干预在中国已经得以大规模地开展，网络成瘾医学化在实践层面已经是一种不容置疑的社会事实。

与此同时，我们也应该看到，中国网络成瘾临床治疗深谙“先斩后奏”之精髓。以主权国家为单位，中国网络成瘾医学化方面的实践力度和规模在当今世界处于“一骑绝尘”的地位。放眼国内外医学界，网络成瘾临床诊断与治疗的科学性问题在医学界远未达成共识。在这样的背景下，网络成瘾医学化很难达成医学专业角度的合法性共识。因此，中国网络成瘾医学化的现实图景是一方面大胆推进临床干预，另一方面却深陷于临床干预专业合法性的危机之中。正因如此，我们才得以见证这样一个初始医学化典型案例。

与网络成瘾尚未通过医学界合法性认定不同，多动症早已被纳入权威医学分类典籍，由于其程度没有重性精神病那么严重，所以处于中度医学化阶段。MBD早在1968年就已收入《精神障碍诊断和统计手册》第2版。

---

① 韩俊红：《网络成瘾何以医学化——基于家长作用的视角》，《社会科学》2012年第2期。

② 《新京报》，2009年7月4日，《卫生部叫停临床电击治疗网瘾技术》，参见 http://news.sina.com.cn/h/2009-07-14/015018213662.shtml。另外值得注意的是，杨永信电击治疗事件曾经引起美国《科学》杂志关注，详见该杂志2009年6月26日总第324期，第1631页。

1980 年，ADD 收入《精神障碍诊断和统计手册》第 3 版。1987 年，ADHD 作为 ADD 的替代诊断名目就已经出现在《精神障碍诊断和统计手册》第 3 版修订版（DSM－ⅢR）之中。

康拉德对于美国多动症问题的实地研究始于 1970 年代中期，在完成自己的博士论文后，康拉德仍在追踪美国多动症医学化的进展。21 世纪初的现实与 30 年前相比，虽然有所变化，但是疾病的概念化过程和使用药物进行治疗的社会理念依然如故。有关诊断仍然多见于学龄阶段儿童，中枢神经兴奋剂仍然是现有的主要治疗选择，父母、老师和医生仍然是发现和确认这一疾病的中坚力量。尽管新的医学理论开始探讨多动症的脑科学和基因学基础，但是多动症作为一种医学疾病的生理学基础仍然没有得到科学证实，该领域的病原学研究目前依旧充满争议。[①] 尽管如此，多动症的中度医学化地位仍然非常稳固。

最后需要强调的是，医学化的程度与医学化的科学性之间并不存在因果关系。医学化并非是一个单向度的社会进程，医学化与去医学化（demedicalization）之间存在着可逆性。一个初始医学化终遭弃用的例子是所谓的“漂泊狂”（drapetomania），该诊断曾流行于从奴隶主家逃跑的家奴。[②] 同性恋作为曾经被美国精神病协会确定的一个疾病病种，于 1994 年在《精神障碍诊断和统计手册》第 3 版（DSM－Ⅳ）中被正式废止，同性恋问题也由此从一个医学问题转变成为一种生活方式问题。另外一个去医学化的案例是神经衰弱，作为神经症中的典型病种，神经衰弱于 1980 年出版的《精神障碍诊断和统计手册》（DSM－Ⅲ）中被删除。后两个去医学化的案例告诉我们，即使是发展到中度医学化程度的诊断名目，仍有可能落得被医学典籍“扫地出门”的下场。因此，没有任何证据表明，医学化的范畴具有不容置疑的科学性，中度医学化的个案也不过是医学界和社会达成的一种动态平衡，暂时赋予医学界干预越轨行为问题以专业合法性。

---

① Peter Conrad, *Identifying Hyperactive Children: the Medicalization of Deviant Behavior*, Burlington, VT: Ashgate, 2006, p. xi.

② Chorover, L., "Big Brother and Psychotechnology", *Psychology Today*, October, 1973, pp. 43－54.

医学化的社会功能及其社会后果

客观而言，医学化的社会功能具有两面性特征。医学化的正功能可以从以下三方面来加以理解：一是针对某些越轨行为提供了基于医学话语的全新社会定义，使得越轨者可以免于社会道义指责。二是为越轨行为当事人开启了“社会免责”机制，患者得益于自己的疾病标签可以暂时/长期免于承担健康状态下所要承担的某些社会功能。三是为越轨行为者提供治疗，即使不能治愈，至少维持了一种特定的社会信念，即越轨行为必须得到特定社会机制的控制。医学作为一种社会控制机制维系了越轨行为社会控制链条的可持续性。

与医学化的正功能相比，康拉德认为，医学化的负功能更具有复杂性。第一，当下的医学化发展路径明显倾向于将任何个体差异都赋予某种病理学解释，这种泛医学化趋势直接威胁到了对于人类个体生活多样性的接纳与欣赏。第二，社会规范日益受制于医学规范，医学对于“正常”和“不正常”的界定主导了相关社会规范的生产和再生产。第三个负功能孕育着更强烈的社会学意涵，即由医学化所导致的复杂社会问题个体化归因的社会倾向。医学化带来的个体化归因可能会模糊公众的视线，使公众忽视对个体福祉产生影响的复杂而又多元化的社会因素。这种医学化的简化论掩饰了社会本身的结构性问题以及社会革新的必要性，从而将公众连续不断地引入公共问题个体化归因的陷阱。如果说米尔斯主张的“社会学的想象力”意图将个体困扰转换成为公共议题，那么医学化的实践逻辑则反其道而行之地将公共问题予以个体化的病理学归因，以便针对个体展开医学干预。第四，医学化对消费者和市场产生了广泛影响。医学化进程与新兴医疗市场不断扩张之间有着密不可分的关系，医学服务与治疗日益商品化，从而出现了医学化与医学服务商业化的融合。①

中国在网络成瘾问题研究的起跑线上虽然相对滞后于国外同行，但在临床干预的力度、治疗模式探索以及现有治疗规模方面，则比国外同行走得更远。面对处于失范状态下的网络成瘾干预行业格局，原卫生部在2009

---

① Peter Conrad, *The Medicalization of Society: On The Transformations of Human Conditions into Treatable Disorders*, Baltimore: Johns Hopkins University Press, 2007, pp. 148 – 157.

年就曾经着手研究网络成瘾临床应对规范问题。根据媒体报道，卫生部已经委托北京大学第六医院精神卫生研究所和湖南中南大学湘雅医学院进行网络成瘾试点治疗并总结经验，并将尽快出台网络成瘾的诊断标准和治疗规范①。然而时至今日，卫健委仍未给出有关网络成瘾问题“盖棺定论”式的结论。考虑到网络成瘾医学化既没有得到官方机构的最终确认，也没有在收入医学典籍方面取得任何实质性进展②，因此网络成瘾问题仍徘徊于初始医学化阶段。

北京军区总医院成瘾医学科和山东临沂第四人民医院网络成瘾戒治中心作为业内知名度最高的两家医学机构，其治疗对象均为青少年网瘾患者，背后的医学化运营模式均以“强制治疗”为主要特征，实难逃脱医学伦理层面的质疑。尽管不同成瘾行为（如毒瘾、赌瘾和性瘾）的成瘾机理不尽相同，但国内外相关经验一致表明，成瘾行为干预的实际效果普遍维持在低水平。外界对网瘾治疗的疗效和复发率、被动医学化所衍生的社会后果等问题仍然所知甚少。就网络成瘾医学化问题而言，我们面临的仍旧是处于非均衡发展态势下的越轨行为医学化个案，医学话语过于强势，其他社会主体的声音均被边缘化。

药物治疗是多动症临床干预的不二之选，但有关治疗的疗效及其副作用问题同样应该引起足够的关注，因为仅就美国而言，服药人群就多达数百万。长期服药的多动症少年儿童，轻者面临睡眠障碍、食欲下降、生长抑制等副作用影响，③ 甚至有人会遭遇心肌梗死、中风、猝死等严重的健康风险。④ 事实上，药物治疗无法根治多动症，只能起到缓解或控制有关症状的作用，这意味着患者需要终身用药。对于国际制药巨头而言，这是一场饕餮盛宴，而药物治疗的社会风险，却悉数转嫁到患者身上。这正是多动症医学化背后隐藏的严峻现实。

美国社会学家阿兰·霍维茨（Allan Horwitz）认为，都市文化的膨胀

① 《网瘾标准年内出台 一周上网超 40 小时即认为成瘾》，参见 http：//www. szhe. com/zonghe/toutiao/200920573. html。

② 韩俊红：《专业合法性与社会合法性之间：网络成瘾医学化的实践悖论》，《浙江学刊》2018 年第 5 期。

③ 钟新：《过半的注意力缺陷与多动障碍患儿使用药物治疗》，《中国医药报》2005 年 9 月 15 日。

④ 佚名：《美国发布通告——利他林可能致人猝死》，《大众卫生报》2007 年 4 月 3 日。

和扩张、社会分化以及精神病学对于20世纪话语结构的影响共同导致了在全社会层面上更多更广范围的精神病标签的出现。[①] 越轨行为的社会控制一旦形成医学化的路径依赖，其本质就是将越轨行为精神病化。从20世纪下半叶开始的医学化进程似乎在宣判现代文明背景下，人类境遇日趋精神病学化。尽管每一个医学化个案背后的社会博弈过程不尽相同，但网络成瘾和多动症在不同社会文化背景下殊途同归地走上医学化道路，至少表明医学化进程拥有跨文化建构能力。随着时间的推移，医学化视角的适用性已经超越工业化国家的边界，同样适用于理解和分析出现在非工业化国家的社会事实。

无国界医学化是医学意识形态的全面告捷，面对医学化领地的肆意扩张，我们在批判医学化进程之余更要从理论上强调并重视越轨行为非医学化社会干预的可能性。[②] 我国一位资深医学哲学家认为，“现代社会是一个资讯社会，人们生活在疾病恐惧中，疲于求医，一种‘疾病恐惧症’笼罩在人们的心中，生命和生活都被医学化”。[③] 在“医学脱嵌于社会”[④] 的时代浪潮中，通过怎样的社会行动才能重新理顺医学与社会之间的关系，进而实现医学复嵌于社会，正是人类社会在未来必须直面的议题。

---

① Allan Horwitz, *The Social Control of Mental Illness*, New York: Academic Press, 1982, p. 82.

② 韩俊红：《被动医学化及其超越：青少年网瘾医学化问题再研究》，《社会科学》2014年第12期。

③ 杜治政：《困惑与忧思：医学的边界在何处》，《医学与哲学》2014年第8期。

④ 韩俊红：《医学脱嵌于社会——当代西方社会医学化研究述评（1970—2010年）》，《社会学研究》2020年第2期。

第五编　老龄社会

21 世纪是人口老龄化的时代。目前，世界上所有发达国家都已经进入老龄社会，许多发展中国家正在或即将进入老龄社会。1999 年，中国也进入了老龄社会，是较早进入老龄社会的发展中国家之一，中国是世界上老年人口最多的国家，占全球老年人口总量的五分之一，中国的人口老龄化不仅是中国自身的问题，而且关系到全球人口老龄化的进程，备受世界关注。

——《中国发展报告 2020》:《中国人口老龄化的发展趋势和政策》节选

失能老人何处栖身?

任杰慧[*]

导读：2016 年 12 月，我在福建做农村老人会的有关调研，发现当地几乎所有的村级养老院都只接收自理老人。所以，当在一家村级养老院看到一位半失能老人艰难地行走时，我记得问的第一个问题是，谁来照顾她？回答是“和她同屋居住的老人”，但家人每月需给照顾她的老人一些补助。因为这家村级养老院并不具备照顾失能半失能老人的人力和物力，半失能老人只能简单地被另一位老人照顾着。这位老人的生存现状也引发我作进一步思考：怎样才能让这类老人过得好一点？这也是本文最初的“问题意识”。

中国老年护理专业化现状

2018 年，我了解到北京有一家专门收治失能半失能老人的养老机构，口碑很好，就迫不及待地联系调研。因为截至 2015 年，我国的失能半失能老人已达 4000 多万，对他们的专业照护更是老人们的“现实需求”。而在失能半失能老人中，失智老人占了近 1200 万。他们是其中较为特殊，且社会关注度较高的一类人。他们或进入中外影视剧，如美国电影《恋恋笔记本》（*The Notebook*），中国电视剧《都很好》等；或成为书中叙事的对象，如 2008 年《健康人类学季刊》（*Medical Anthropology Quarterly*）刊发的健康人类学家哈内尔·泰勒（Janelle S. Taylor）的《论识别、照料与失智症》（*On Recognition*，*Caring*，*and Dementia*），作者以人类学者和女儿

* 任杰慧，河北大学社会学系副教授。

的双重身份，叙述自己照料患有失智症母亲的过程。健康人类学界的代表人物凯博文（Arthur Kleinman），在《照顾的灵魂》（*The Soul of Care*）中讲述了自己照顾患有失智症妻子十年的所思所得。同样，对失智老人的照护也是本文关注的重点部分。

回顾到目前的中国，老年护理人员短缺，对老人关注最多和较易得到满足的是生活照顾。这对老人们来说，显然是不够和“残缺”的。因此，本文提出“从残缺到系统”的概念，即老年护理需要对护理人员进行专业化“系统”培训，以达到“系统”护理的目的。本文的田野点C养老机构利用岗前培训、常规培训、出外学习、专家讲座等多种手段“系统”培训护理人员的方法有可取之处；通过生活护理、医疗护理、康复娱乐、心理慰藉等来满足老人们的生理、安全、归属和爱、自尊和自我实现需要的“系统”护理值得借鉴。因此，作为交叉研究，本文希望能为失能失智老人的福祉做些贡献。

随着中国进入老龄化社会，“养老”成了各方关注的话题。然而有一类老人的需求却往往被忽视，那就是失能半失能老人（包括失智老人）[①]的养老问题。据2015年第四次中国城乡老年人生活状况抽样调查发现，全国失能半失能老年人数高达4063万人，占老年人口的18.3%。[②]这其中有将近1200万的失智老人。[③] 2016年的《中国老年人走失状况调查报告》指出，全国一年走失老人约50万人，其中失智老人为12万多人，约占四分之一。且死亡发生率高达21%。[④]寻找走失失智老人的报道屡见不鲜，常诉诸网络媒体。怎样照护这类老人考验着政府社会和家庭的责任能力和爱心，更是老年护理专业关注的范畴。

老年护理是指对老年人疾病的治疗和护理，某些内科慢性疾病或一些外科病患的医学和心理学康复护理，对生活半自理或完全不能自理的老年

① 目前在中国，老年痴呆症、阿尔茨海默症、失智症、认知症、认知障碍症等是对老年“痴呆”的不同叫法。为了避免混乱，本文统一称为失智症。

② 王亦君：《我国失能半失能老年人占老年人口近两成》，《中国青年报》2016年10月10日第004版。

③ 北京老年痴呆防治协会等编著：《失智老人照护师》，北京出版社2017年版，第2页。

④ 熊贵彬：《中国走失老人总量测算与区域分布特征分析——基于全国救助站随机抽样调查》，《人口与发展》2017年第6期。

人的生活护理，以及对病危老年人的心理护理及临终关怀等。[①] 由此可见，老年护理包括对老人的生活照顾、医疗护理、康复娱乐、心理精神慰藉等多层次需求。这是社会发展的结果和人性化社会服务的表现。苏群等人的研究表明，我国90%以上的失能老人主要依靠家庭照料，社会化照料形式较少。[②] 然而事实是，无论是子女还是雇用的保姆，由于时间精力和能力的原因，大多只维持在基本的生活照料，不能保证失能半失能老人的多层次护理需求。毫无疑问，从“残缺”的生活照顾到“系统”的多层次护理，需要受过专业训练的护理人员和护理机构的出现。然而，就目前而言，国内老年护理的专业化发展却相对滞后。从世界范围看，老年护理作为一门学科最早出现于美国。20 世纪 60 年代，美国已经形成了较为成熟的老年护理专业，并于 1970 年首次正式公布老年护理的职业标准。目前已形成学士、硕士、博士等多层次老年护理人才梯队。而我国老年护理起步较晚。1998 年以后，老年护理学课程才在高等护理学院开设，老年护理专业主要以大专为主。专业护理人才及多层次护理人才都需进一步扩展和加强。

那么，什么是专业化呢？学者们给出了不同的定义。李峰通过对不同定义的分析认为，专业化既包括个体专业知识、技能和态度等素质的专业化，又包括职业整体专业化的建设和发展过程。[③] 由此可见，老年护理专业化发展包括两部分，一是老年护理人员个体的专业素养的提高，二是整个护理队伍的专业建设和发展。本文主要探讨第一个问题，即如何进行老年护理人员专业化培训和护理，以满足老人的多层次“系统需求”。

目前在中国，养老护理员岗位鲜有青年人问津，整个队伍年龄偏大、文化层次不高。护理人员主体除了医院护士，主要来自下岗职工和外来务工人员，普遍缺乏医疗护理专业知识。张敏娜对西安市 10 个老年公寓的 227 名老年护理人员的调查表明，将近 70% 的人年龄在 40 岁以上，60% 多是初中以下学历，41.67% 的护理人员未系统进行过养老护理方面的培

① 苏建华、王金萍：《从老年人的保姆式照料走向专业化护理》，《工企医刊》2006 年第 4 期。

② 苏群、彭斌霞、陈杰：《我国失能老人长期照料现状及影响因素——基于城乡差异的视角》，《人口与经济》2015 年第 4 期。

③ 李峰：《社会工作者专业化素质开发研究——以上海市为例》，硕士学位论文，华东师范大学，2012 年。

训或进修，基本的医学及护理知识欠缺；① 陈群等人对山东部分老年护理机构171名护理人员的调查表明，40岁以上者占71.9%，近一半是中专/高中以下学历，63.2%的人从事老年护理前无相关工作经验；② 然而发现问题简单，解决问题却并不容易，来自实践的切实可行的老年护理培训和护理方法却还需进一步发掘和分析。

考虑到上述缺憾，笔者于2018年7月进入北京市C养老机构进行了长达一个多月的田野调查与参与观察，并对养老院创始人、部分管理人员、护理人员、入住老人及家属等进行了深入访谈。在访谈和参与观察中，笔者注意到C养老院在老年护理专业化发展方面从“残缺”到“系统”的有益尝试，而马斯洛（Abraham H. Maslow）的“需要层次理论”则是其实践的理论依据。“需要层次论”（又称动机理论）认为，人的需要包括生理、安全、归属和爱、自尊及自我实现五个等级。人是一种不断需求的动物，一个欲望满足后另一个迅速出现并取代它的位置。人总是在希望着什么，这是贯穿他整个一生的特点。③

C养老院老年护理专业化“系统”培训

（一）C养老院的创建及概况

C养老机构成立于2011年，到2018年访谈时在北京已拥有6家分院，总计近500张床位，最大特色是只接收失能半失能及高龄老人。我的田野点以其中一家为主（由于养老院人员是互调的，访谈中也涉及其他养老院人员）。这是一座市区中的4层大楼，共有50位老人和35位护理管理人员。入住的老人以知识分子为主，如高校教师、律师、记者等。

养老院的创建和创始人自身的经历有关。创始人王总介绍说，2009年其父患了“失智症”，由于其母已经去世，照顾父亲的重任就落到了他们兄弟姐妹三人身上。但是大家工作都很忙，没办法全职在家照顾父亲。他跑遍了北京城，却找不到一家自己满意又愿意接收失智老人的护理机构。

① 张敏娜：《老年公寓护理人员护理水平的研究》，《中国卫生产业》2017年第9期。

② 陈群、邱大石、张琼：《从养老护理人员现状探析老年护理专业教育需求》，《社会福利》2015年第11期。

③ ［美］亚伯拉罕·马斯洛（Abraham H. Maslow）：《动机与人格》（第三版），许金声等译，中国人民大学出版社2018年版。

医院认为失智症不可逆，既然治不好也就失去了治疗价值，因此不接收。“所以我就找养老院，找了很多家都不收。某某公立福利院排了很多人，说要等百年以后，那哪等得了——这只是中国养老现状的一个缩影。”不得已找了保姆，但问题依然存在。保姆不能保证老人护理的专业化。“因为没有人教她们怎么做，而且人员流动性很大。”失智老人具有各种认知障碍，与保姆间的矛盾在所难免。比如怀疑保姆偷了他的钱或其他东西。此外，由于保姆精力和专业化的不足，也会造成老人的风险。王总举了他邻居老太的例子。有天中午他碰到老太太穿着内衣短裤独自跑出来，虽然知道她有老年痴呆，但还是很惊讶。“后来把她送回家，发现保姆在家睡着了。”失智老人需要精心的照顾，甚至是 24 小时的服务，但保姆却需要休息。此外，饮食上保姆也做不到完全以老人的口味和需求为主。医疗护理上，老人服药的时间、剂量等，保姆拿错或者忘记拿的情况时常发生。其他的康复训练和心理精神慰藉等就更无可能。“相对于健康老人，失能半失能老人更需要专业护理人员和护理机构，这么大的需求，我为什么不自己开一个养老院？”这个想法促使王总最终开始了 C 养老院的创建之路。

（二）C 养老院老年护理专业化“系统”培训

美国老年护理职业标准规定：执行者必须具有学士以上学历，且有老年护理及老年长期照料或急救护理机构的工作经验。[①] 我国 2002 年正式颁布了第一部《养老护理员国家职业标准》，对文化程度的基本要求只有初中毕业，培训不少于 180 标准学时就可达到国家初级老年护理员标准。[②] 后经多次修改，变化不大。所以美国的标准在我国目前还无法达到，可行的方法是利用现有资源尽可能向标准化、专业化发展。以 C 养老机构为例，目前共有 57 位一线护理人员，初中以下学历者 33 人，占比 57.9%。其中小学 2 人，初中 26 人，未知 5 人（小学未毕业或文盲），年龄全在 40 岁以上；本科、大专、中专学历者共 24 人，占 42.1%，基本都是 25 岁以下的年轻人。怎样在现有人员基础上培训专业技能，C 养老院采取了多种

---

① 邸淑珍主编：《老年护理》，中国中医药出版社 2016 年版，第 152 页。

② 中华人民共和国人力资源和社会保障部：《养老护理员国家职业标准》［s］（2002－04－01），http：//jnjd.mca.gov.cn/article/zyjd/ylhly/201003/20100300063434.shtml。阅读时间：2018－09－13。

方法。

1. 首先是岗前培训。入岗前要进行企业文化、规范制度和护理基本知识的培训。通过师带徒的形式，教授老年护理的具体实际操作。比如如何把老人从床上转移到轮椅上，如何帮卧床老人翻身叩背等。其他还包括应急处理、医疗保健、康复训练等。时间是三个月，考核合格后才可以独立顶岗。

值得一提的是失智老人的培训。我国是失智高发区，位居世界首位。[①] C养老院的失智老人也占了近一半。失智老人是个特殊群体，认知障碍多种多样，严重者还会大小便失禁。“失智严重的老人，有时会出现进食困难。有些是吞咽功能退化，有些则是主观上不吃。比如把饭拨到围裙里藏起来，别人喂饭会假装睡觉闭紧嘴巴。”护理人员就要寻找老人拒绝进食的真正原因。比如可能是老人怀疑饭里有毒，护理人员就可以自己先吃一口，再让老人吃；或者用好话哄着老人，把打碎后的饭菜设法让老人吃几勺。此外，还会出现许多常人难以理解的想法和行为。如怀疑别人偷东西，无理由地打人骂人等。“有时候自己把东西藏起来，说护理员把东西偷走了，就坐在地上闹。”还有些合住的失智老人，不允许另一个老人进卫生间洗澡。护理人员不能像对待常人一样解释原因，只能设法劝说。比如说另一位老人家的卫生间不能用了，暂时借用等。还有些失智老人总说自己饿，没吃饱。护理员就事先让厨房留点食物备用。总之，对失智老人的护理需要专业化的服务。这也是一般家庭雇用的保姆与老人产生矛盾的原因之一。而经过专业化培训的护理人员，会了解到老人的行为是一种病态，能更好地理解其言行，做好沟通和护理工作。

2. 其次是常规培训。常规培训是无限期的，在每周固定的时间进行。由于护理人员的流动性强、专业知识匮乏，强化学习显得非常重要。培训内容以护理技巧、医疗保健为主。大家交流老人一周以来的情况，服务中需要注意和改进的地方。如果护理员发现某个老人情绪不好，大家就设法寻找原因。这样会及时发现问题，对症下药。因为有时老人的一个小动作或不良情绪，都可能是疾病先兆。为了能规避老人的疾病风险，每个护理员都要熟悉老人的紧急风险。比如有一位奶奶，哮喘发作快且易引起窒

① 北京老年痴呆防治协会等编著：《失智老人照护师》，北京出版社2017年版，第2页。

息。培训时就会让所有的护理员都了解这位奶奶急救药的位置，以备不时之需。培训形式活泼易接受，类似演小品，注重实战。

3. 复次是外出学习。这是继续学习和借鉴学习的主要方法。C养老机构除了参加民政部每年举行的护理培训或派护理人员到专门的护理培训机构学习外，为了扩大眼界，每年还会从各个分院挑选出一些优秀的护理骨干，到日本等老年护理较为先进的养老机构参观学习，时间是一个星期。从2011年成立到访谈时2018年7年间，共派出70人左右。各人关注和学习的点都不同。比如基层护理人员会进行护理知识的集中培训；管理层主要学习养老机构的运营、成本的管控等；工程部则关注建筑设计，设施配备，寻求新颖、环保、性价比高的材质等。现为总经理助理的常总说，通过参观，的确学习到一些实用性较强的护理方法。比如卫生间的设施（智能便池只能解决一部分问题），以前一些自理能力差的老人如厕后需要两个护理人员来清理，一个人扶着老人，另外一个人去清理。日本则在卫生间设计了一个有高度的横杆，老人可以趴在上面，一个员工就能清理了。

4. 最后是专家讲座。这是专业培训和更新知识的主要方法。养老院每年都会聘请专家到院里做集中培训。2018年聘请的是一位来自日本的老年护理专家，培训内容包括礼仪、康复、护理、医疗等各个方面，持续一个月。由于邀请专家的成本较高，培训有时会集中在一个分院进行，录下视频，再拿到其他分院分享。养老院还充分利用北京的人才资源，邀请老年护理方面的专家来院讲座。C养老院的良好声誉吸引了许多专家志愿而

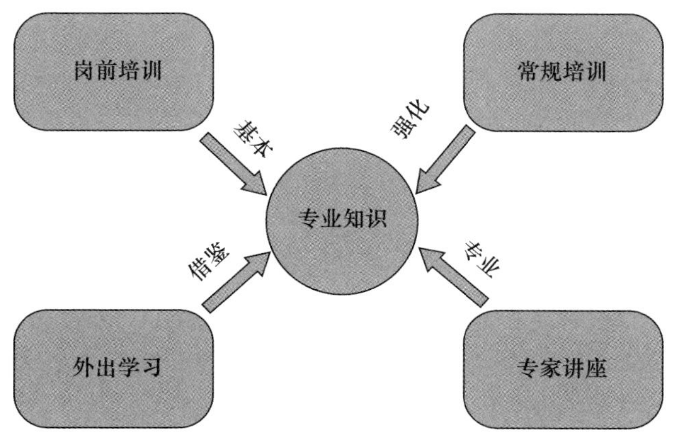

图5-1　C养老院的“系统”老年护理培训

来。培训中学习到的新知识，比如新兴的音乐治疗，[①] 艺术治疗，[②] C 养老院正在日常活动中努力学习和实践。笔者田野点的分院，一楼的老人活动室有一架钢琴，也有许多手工、绘画的工具。

我们可以用图 5－1 来总结以上四种培训。

C 养老院老年护理专业化“系统”护理

（一）C 养老院“系统”老年护理

对于老年群体，五个层次的需要依然存在。C 养老院入住的老人大多属于高知阶层，退休前都拥有一定的社会地位，对较高层次的精神和心理需求表现得比一般老人更强烈。当然，毕竟随着年岁的增长和衰老的来临，生理的需要、安全的需要、归属的需要是老年生活需求的主流。

1. 首先是生活护理。照顾好老人的衣食住行是护理人员每日的基本工作。每个刚入住的老人都会受到全体工作人员特别是护理员的关注。一周后的周例会，大家交流对老人生活习惯，兴趣爱好，脾气秉性的看法。医生则讲解分析老人的病情及吃药注意事项。这样一个个性化的护理计划就制定出来了。

日常生活护理需要爱心、耐心和细心。比如护理员每天带老人出来，都会在老人需要坐的地方感受下温度，有无风口直吹，避免老人受凉。“拉窗帘”的故事就充分证明了这一点。养老院一对 90 多岁的夫妻，同居一室。奶奶每天起得较早，怕影响爷爷睡觉就在不开灯的情况下去拉窗帘，结果有一次差点摔倒。护理员知道后就共同想办法解决，通过观察估算出奶奶起床时间，每天提前进去悄悄把窗帘拉开。

对失智老人的照顾最能考验护理人员的耐心和专业性。一位失智老人，行为有些怪癖，每天都要求护理员进她房间摆放她的三双鞋子。三双鞋要摆成三种不同的样式，每天都要重新摆放。她还让护理员把她房间的一袋白糖倒来倒去，有时一天要倒许多次。这种无来由的要求和“折磨”与常人不同，考验的是护理人员的专业精神和爱心、耐心、细心。但护理

---

① Bruscia, Kenneth E., *Defining Music Therapy*, Montgomery: Spring House Books, 1998.

② Bree Chancellor, Angel Duncan and Anjan Chatterjee, "Art therapy for Alzheimer's Disease and Other Dementias", *Journal of Alzheimer's Disease*, No. 39, 2014, pp. 1－11.

人员却说：“其实有时觉得这些老人有病挺可怜的，所以我们都尽量满足她。”

养老院曾有一位失智老人，盛夏天气穿了三件上衣。为避免老人中暑，就要设法让他脱下来。经过沟通，了解到这几件衣服都是老人老伴带来的新衣服，他要穿在身上炫耀一下。于是护理员把三件衣服从外到内一件件夸赞，并说最里面那件最漂亮，应该露在外面。一番商量后，老人果然把外面的衣服脱掉了。可以想象，如果用强制的方法让老人脱衣服，他可能会反抗，或会引发冲突。“智脱三层衣服”的故事充分说明了方法的重要性，也说明了培训和专业发展的必要性。

老人的餐饮与健康息息相关，否则会出现营养不良及潜在风险。其他养老院出现过这种现象。[①] C 养老院每个分院都备有自己的厨房和厨师。餐饮是三餐两点，即早中晚三餐和上下午两次点心加餐。每天的餐食种类不少于 15 种，点心如冰糖雪梨、银耳羹等，会根据季节变化做调整。王大厨说，饭菜首先要讲究花色。老人们的味蕾退化，漂亮的造型会带来愉悦的观感，引起食欲。此外，味道要清淡，口感要软、烂、糯，还要注意细节。例如给老人熬红枣汤，先要把枣核剔掉，把枣剪成小块后再煮熬。炖后还要把枣皮去掉。这样做的目的是防止老人噎食。针对每个老人的特殊情况，做餐时还要有一些个性化改变，比如针对患有糖尿病、高血压的老人，或对某样食物过敏的老人。王大厨有个记事本，记录着养老院每个老人的饮食喜好和禁忌。如肖奶奶忌辛辣，靳奶奶忌牛奶，朱奶奶贫血、营养不良等。为了营养均衡，对有食物禁忌的老人，养老院会想办法调整。比如靳奶奶不喝牛奶，养老院就用豆浆来替代。笔者在养老院有幸品尝过几次餐饭，造型精致，口味清淡，荤素搭配得非常好。

2. 其次是医疗护理。养老院的医疗保障分三个阶梯：医务室—社区医疗服务站—医院。养老院内设医务室，配备有专职的医生和护士。日常是院内的医生护士进行专业的医疗护理和生命体征的监测。比如每日的量血压，测血糖，体温监护；给老人分药，给糖尿病老人打胰岛素，给术后插管的老人清洁等。一般小病，院内医生就可诊断；不能在院内处理的疾病，会联系社区卫生服务中心的医生；急症或有生命危险的疾病则联系

① 张丁、胡新志、马莉、诸群英、王屹、袁纯兰：《上海市属养老机构内老年人老年综合征现状及干预的研究》，《中国民康医学》2018 年第 14 期。

120 紧急送往医院。此外，养老院与周边多家三甲医院建立专向合作，帮助老人进行康复训练；与协和医院的老年病科建立远程医疗服务。老人可在养老院医生的陪伴下进行在线远程咨询，整个过程方便快捷。

专业护理尤其需要注意细节。有些老人吞咽有困难，吃药要磨成粉末。但并不是所有的药物都可磨成粉末。比如阿司匹林肠溶片，一定要在肠子里分散才会有药效。如果磨成粉末，结构和作用都会被破坏；还比如降血压的硝苯地平缓释片，药的外面包了一层膜。这层膜结构特殊，一天 24 小时会一点点往外渗药，药效慢慢释放。如果磨成粉末，结构被破坏，老人吃下去血压会一下子降下来，几个小时后就没有药效了。这对老人来说有很大风险。

还有些老人的牙齿松弛了，看起来是小问题，但其实也暗含着风险。由于其他地方发生过松弛的牙齿脱落引起睡梦中老人窒息死亡的案例，所以 C 养老院要求入住老人进院前牙齿要作评定，松弛的牙齿希望老人拔掉。没有拔掉而养老院又认为有风险的，就和医务室的医生共同想办法预防。

3. 复次是日常的康复娱乐。世界卫生组织（WHO）认为“康复”包括康复与适应性训练（rehabilitation and habilitation），它是指通过综合地、协调地应用各种措施，帮助功能障碍者回归家庭和社会。其重点着眼于减轻病损的不良后果，改善健康状况，提高生活质量。[①] 日常康复是一项持之以恒的工作，除了耐心、细心，更需要专业化的护理。比如养老院日常保健的泡脚。并不是所有老人都可以泡，例如患深静脉血栓的老人，由于泡脚时血管扩张，血栓会有掉下来的危险。而如果血栓掉下来，就会随着血液游走，容易发生栓塞，非常危险。

为了锻炼老人的大脑、手脚及口齿，愉悦身心，每天上下午固定时间，护理人员或社工带领老人们做操、玩游戏、唱歌、看电影等。健身操的种类多样，比如手指操、口腔操、眼保健操等。玩游戏如击鼓传球、打保龄球、套圈圈、猜谜语、绕口令等。当然，这个保龄球与我们平常玩的不一样。老人们围坐一圈，往中间扔球，打倒球就得分。电影看的都是一些老电影，以便唤起老人们的回忆。笔者访谈时刚刚放过黄梅戏版的《牛

① 励建安、江钟立：《康复医学》，科学出版社 2016 年版，第 1—3 页。

郎织女》。

对于失智老人，每周还有两次认知唤醒活动。从视觉、听觉、嗅觉、触觉和味觉五个方面给予正面刺激。目前医学上对失智老人的治疗没有有效的办法，大多认为是不可逆的。但经过适当的训练，可以延缓失智病程发展，唤醒他们的部分记忆。一些失智的老人，每天到时间点就主动要求到一楼活动区做操。"我觉得集体活动的参与特别有利于老人认知的唤醒，自己也感觉特别有成就感。"社工小王说。

4. 最后是心理精神慰藉。依据心理学活动理论，经常保持活动是老人增强满足、自尊和健康的关键和基础。[①] C 养老院首先是让老人参与社会互动。如定期带老人到社区公园游玩散心，和志愿者频繁互动，鼓励家属多来探望等。这些互动网络可以满足老人们的情感需求；其次是怀旧和生命回顾。在现在的生活环节中嵌入老人们生命历程中曾经经历过的事情，会激发老人的回忆，并从回顾中重新体验快乐和人生的意义。这代老人小时候多在农村生活过。养老院就给每个老人分配一块地，与护理员共同浇水、择菜等。

廉院长介绍说，刚入住的老人都会有一定的焦虑，因此心理疏通很重要。一位八十多岁患帕金森的爷爷，只能靠坐轮椅行动。在家坐轮椅时会紧握车闸不松开。"他害怕死，特别怕。"刚来养老院时，无事也常按呼叫器。老人的焦虑是缺乏安全感的一种表现。为了缓解他的焦虑，养老院要求护理员在老人按呼叫器时一定过去。老人还特别喜欢穿白大褂的人，养老院就让医务人员尽量多陪他聊天。

养老院也像一个小社会。一些退休前颇有成就的老人，继续追求着成就感和存在感。养老院准备给每位老人制作一本"生命画册"，内容包括老人的兴趣爱好，习惯禁忌、个人成就等。有些老人认为只有自己才配得上做这样的画册。为了让这些老人开心，养老院就告诉他们只为他一人制作。符号互动理论（Symbolic Interactionism Theory）认为，人们是在他们的社会环境中、在与他人的交往中获得自我概念的。转言之，人们是根据他人对自己的评判、态度来思考自身的。[②] 护理人员巧妙运用了这种互动，让老人们从中获得心理上的满足。

---

① 齐伟钧主编：《海外老年教育》，同济大学出版社 2014 年版，第 11—12 页。

② 王思斌：《社会工作概论》，高等教育出版社 2015 年版，第 210 页。

总之，整个养老院形成了一种尊重老人、接受老人、理解老人的氛围。如图5－2。

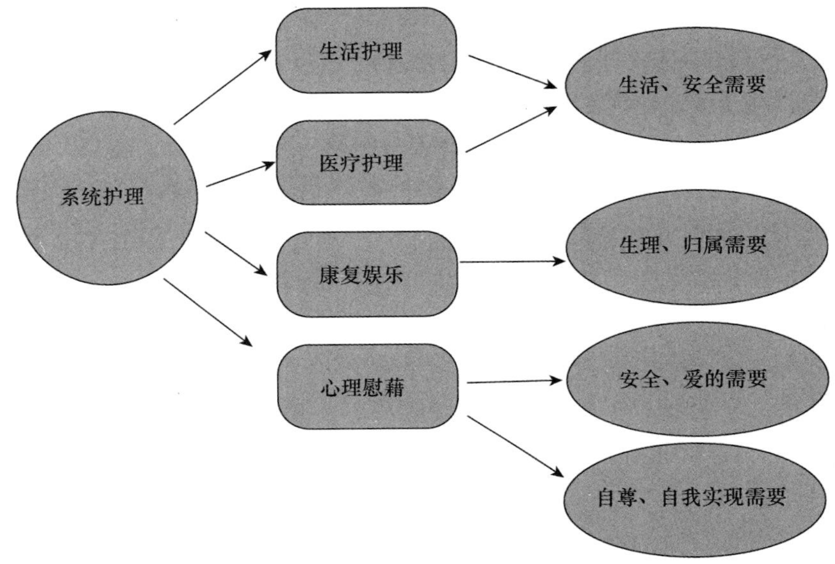

图5－2 C养老院的“系统”老年护理

（二）有效沟通，创建老年护理社会认同大环境

景军等人认为，信任危机是机构养老制度当下运营和未来发展的巨大障碍。[①] 养老院的发展离不开家属的支持和口碑。这是专业化护理服务和社会认同的一部分。除了尽心尽责的服务，沟通也非常重要。C养老院有位99岁的奶奶，儿孙满堂，30多位后辈众口难调。一个孙女告诫养老院不要让奶奶多活动，因为奶奶躺着就活到99岁了。虽然养老院不完全赞同这种说法，但又要尊重家属意见。所以就积极与其他家属沟通，希望统一意见。后来她的第一监护人来到养老院沟通，达成的共识是在保障健康的情况下，尊重老奶奶的选择。

养老院的良好口碑吸引了很多慕名而来的志愿者。每周都会有志愿团

① 景军、吴涛、方静文：《福利多元主义的困境：中国养老机构面临的信任危机》，《人口与发展》2017年第5期。

体和个人来养老院探视老人，进行一些娱乐表演，如跳舞、弹古筝等。这也给老人们的生活增加了色彩，进一步增强了大家对养老院和老年护理的认可和理解。

（三）智慧科技管理，未来发展方向

智慧化科技化管理是老年护理专业化管理的表现，也是人性化发展和社会发展的表现。研究证明，环境的设计对老人的生活品质、情绪认知、疾病损伤甚至对于死亡都有着直接或间接的影响。在 C 养老院，虽然各个分院环境稍有不同，但无论是装修还是硬件设备，都经过专业人士的评估和设计。老年人由于身体机能的变化，行动力、感知力、气血体力等会逐渐衰退。像老年通用环境设计这样较为先进的建筑设计理念可以通过提供适当形态的物理支持和行动指示，增强方向感，提高心理素质。[①] 有些失智老人对颜色没有感知。面对白墙感知不到墙的存在，但如果把墙刷上颜色或用有色物品挡住，老人就可感知。针对这种情况，养老院新进的马桶圈就选择绿色的，这样可以让老人感知到马桶的存在，不至于坐空。

科技管理既能节省护理的人力成本，又能保障老人的安全，一举两得。比如院内统一使用的电子床垫。床垫与每层的护理站联网，在护理站“生命体征监护管理系统”的电子大屏幕上，记录着各个房间老人晚上睡眠时的心率、呼吸状态等。护理员定时巡查，时时监护老人是否上床，是否入睡，以及入睡时的心率和呼吸。如果出现心跳暂停或老人离床超过 20 分钟等异常情况，系统会自动报警。这样可以防止老人出现摔倒等紧急风险，有利于护理人员及时发现和处理问题。总之，科学的管理和科技的运用是未来老年护理发展的趋势。

结　语

回顾护理的历史，最初的护理观念并不是一个正式的职业，也不被认为拥有自己的知识体系和专业化训练程序。护理人员的地位低下，公众没有给予护理工作很高的尊重。其专业性一直受到质疑。从世界范围看，老

---

① 郑华：《老年教育空间设计指南——基于“成功老龄化理论”》，上海人民出版社 2017 年版，第 29 页。

年护理的专业化发展尤其是一个社会难题。即使在像加拿大这样的发达国家，老年护理教育尚处于起步阶段。日本作为亚洲养老服务业的标杆，全职介护职工（老年护理）的离职率依然高达20.2%，整个介护劳动市场具有高离职率和低在职率的特征。[①] 究其原因，除工作性质，收入待遇、发展空间和社会声望是制约其发展的短板。韦伯认为，社会经济地位包含三个变量：收入、职业声望和教育水平，而社会经济地位决定一个人的社会等级。由此可见，留住老年护理人员并促进其尽快专业化成长，是各国都要关注的问题。中国的国情与美国及其他国家相差较大，需要在结合国际经验的同时根据自身情况进行老年护理专业化发展的建设。这也是本研究探讨的主要内容。

国际上通常把老年护理分为家庭护理、社区护理和养老机构护理。三种护理相互支撑。虽然失能半失能老人的护理更需要专业技能和专业养老机构的服务，但从中国目前的人口状况和发展状况看，这又是不可能完成的。因此，一方面要进行养老制度改革，实行“长期照顾保险”，让更多刚需老人住得起。另一方面，把专业性引入家庭护理和社区护理，实现护理的多样性。“长期照护保险”目前在中国已具备推展的基本条件。[②] 日本在2000年开始实施护理保险制度的革新，并已取得令人瞩目的成绩。然而，即使在美国接受机构护理的老人家庭一般也都较富裕。美国虽然社会福利比较发达，但由于失智人群的上升和国家社会保障费用支出的增加，也大力倡导和鼓励居家护理，接受居家护理的老年失智人群高达70%，并形成了以居家为主，结合社区、社会设施的护理模式。[③] 调研中发现，C养老机构正以自身机构为基点，进行社区老年护理和日托、送餐、助医、助洁、心理慰藉等多种形式的服务。把机构护理与家庭护理、社区护理有机结合在一起，整合社会资源，把福利向整个社区辐射。

理性选择理论（Rational Choice Theory）认为，由于边际效用的递减，老人们在满足了基本的生理需求后，不会追求更高的物质消费，但却对精神满足的追求增加。特别是随着社会的发展和失能半失能老人群体的扩

① ［日］田中滋、栃本一三郎：《介所的创新——日本介护服务业的形成、整合与发展》，张清华译，中国劳动社会保障出版社2017年版，第154页。

② 裴晓梅：《长期照护社会保险的世界趋势与中国推展》，《上海城市管理》2010年第1期。

③ 宋珮珮：《美国老年痴呆症患者的护理模式》，《医学与社会》2001年第2期。

大，对老人多层次“系统”护理成为更加人性化的选择。

衰老是大多数人生命历程中不可逾越的一个过程。怎样让这个过程自然来临，舒适度过，是老年护理的范畴。“因为残缺所以渴望系统”，老年护理专业化发展是一个从“残缺”走向“系统”的过程。从基本的生活照料，到必不可少的医疗保健需求，再到更高需求的心理、精神满足，这是一个幸福晚年需要具备的。我们相信，随着人口老龄化社会的到来，养老这个“朝阳行业”也必将迎来自己真正的朝阳。

老年歧视的视觉化

李敏敏*

导读：公益海报常被用于社会动员，海报中的视觉呈现是一种社会印象的集中体现。四川美术学院曾举办过三次以关爱老年人为主题的高校学生公益海报设计创意大赛，以600多幅获奖和提名获奖作品为素材，可以集中讨论老年人形象的视觉化呈现。经定量和定性分析发现，以负面消极的老年人形象和悲惨生活境遇作为艺术表现方式的海报占这些作品的大多数，而以正面积极和健康阳光的老年人形象作为创意手段的作品十分缺乏。这一发现说明，刻板印象极大地影响着海报设计者对老年人和老龄化过程的理解，同时也说明即便以悲悯情怀为依托的老年人形象塑造，也会受制于认知的片面性，从而有可能为偏见的蔓延和歧视的滋生提供条件。由此引发出一个深刻并具有广泛意义的警示，即是关爱老年人的社会行动，虽然需要深切地关注老年人的生活困境和身心健康问题，但不能以放弃积极老龄化的必要性作为代价。

问题的提出

当今之世，社会歧视，触目皆是，老年歧视，概莫能外。[①] 在日常生活中，有关老年人的刻板印象蔓延到家庭、社区、职场、学校、医疗机构；在杂志、广告、电视节目、少儿读物中，带有不同歧视程度的老年人

---

* 李敏敏，四川美术学院教授。

① Palmore Erdman B.，"Ageism in Canada and the United States"，*Journal of Cross-Cultural Gerontology*，Vol. 19，2004，pp. 41 - 46；Nelson Todd，"Ageism：Prejudice against Our Feared Future Self"，*Journal of Social Issues*，Vol. 61，No. 2，2005，pp. 207 - 221.

形象塑造，可谓数不胜数。[①] 在已经步入老龄社会的中国大陆，悲伤、无奈、消极、被动的老年形象凭借全球最大的中文网络平台渗透到全国各个阶层。[②] 负面消极的老人形象，甚至入侵到专门以老年人为读者群体的报刊和门户网站。

日常生活中的老年刻板负面形象五花八门，对老年歧视的发生起到关键作用。例如，某一笑话、某一动作、某一漫画，或某一舞台角色的打扮，都有可能导致公众对老年人的刻板负面印象，甚至形成对老年人形象的丑化。[③]

就其词源而论，刻板印象原指可以将图像不断复制的木质或金属“印刷底板”。[④] 被借用到社会分析之后，刻板印象则是指人们以年龄、性别、种族、国籍、肤色、职业或宗教信仰等分类方法，对其他社会群体形成的固定僵化，甚至带有偏见的看法。在这层意义上，涉及老年人的刻板印象也就是指，人们对老年群体的某些特征所形成的、固化的观念或想象。在刻板印象的影响下，老年人群极易受到社会歧视的威胁。例如，老年刻板印象将年龄的增高与工作能力的下降视为因果关系，所以最常见的制度化老年歧视就是对退休年龄的规定。尽管刻板印象作为老年歧视的文化基础而存在，但老年刻板印象并不等同于老年歧视。前者是对老年人带有成见或片面性的认知或想象，后者是以不平等态度对待老年人的行为或言论。

本文讨论的核心问题并非泛泛而言的老年歧视，而是刻板化老年印象在视觉传达设计中的呈现，以及视觉艺术与老年歧视的关联。视觉传达设计指，通过可视化设计手段，将信息或理念传达给受众。绘画、插画、造型艺术、标识、影像、动漫等美术创作手段，均在视觉传达设计范畴。讨论视觉化老年人形象的独特意义在于解释老龄化如何表现在艺术创意之中。尤其考虑到本文分析的素材取自国内青年学生参与的三次关爱老年人

---

① Milner Colin, Kay Van Norman & Jenifer Milner, “The Media's Portrayal of Ageing”, in John Beard, Simon Biggs, David E. Bloom ed., *Global Population Ageing: Peril or Promise*? Geneva: World Economic Forum, 2011, pp. 25 – 28.

② 陈勃:《人口老龄化背景下大众传媒对老年形象的呈现》,《甘肃社会科学》2006 年第 6 期；王平:《电视广告中老年人形象的运用与重塑初探》，硕士学位论文，南京师范大学，2013 年。

③ 郭子辉、金梦玉:《中国大陆媒体老人形象窘境及其影响》,《新闻传播》2014 年第 11 期；张立伟:《积极老龄化的传媒博弈》,《新闻记者》2013 年第 2 期。

④ 《现代汉语词典》第 6 版，商务印书馆 2012 年版，第 736 页。

公益海报设计创意大赛，对视觉化的老年人形象展开分析和讨论更有着一层特殊意义，而且有别于既往相关研究。

近年来，一部分中国学者关注了国内高校学生有关老年人的看法和态度。例如，林巧明、石向实完成的问卷调查显示，高校学生对老年人的刻板印象非常明显，其中部分刻板印象带有明显歧视老年人的倾向。[①] 吴帆以情感疏离和行为排斥作为考量维度，分析了一部分国内大学生对老年人的看法，得出的结论是，大学生一方面认为老年人常常被社会冷淡，但另一方面并不希望自己同老年人保持经常性的亲密关系。[②] 桂瑶瑶在一所高校的学生问卷调查中发现，研究对象认为，老年人是社会负担的比例很低，虽然对老年人属于弱势群体的认同相当普遍。[③] 栾文敬、温馨针对800多名高校学生的问卷研究结果显示，在老年人是否值得尊敬、是否有价值、是否值得信任等问题上，大学生的态度以积极肯定为主。[④] 这些研究的发现存有相当大的差异，但都是以测量态度为主的问卷填答材料作为分析依据。笔者在本文中，则将高校学生的美术作品作为分析依据，从视觉艺术角度讨论高校学生有关老年人的看法和态度。

关爱老年人公益海报设计创意大赛

带有浓厚美术创意风格的海报起源于19世纪中叶的西欧和中欧，用途常见于产品或商业服务的推销，也有社会和政治动员的功能。[⑤] 在西风东渐的20世纪初，艺术海报传入中国，和平时期服务于商界，战时用于鼓舞士气。[⑥] 中华人民共和国成立后，脱胎于艺术海报的公共健康宣传画

---

① 林巧明、石向实：《当代大学生对老年人刻板印象的调查》，《东南大学学报》（哲学社会科学版）2010年第S2期。

② 吴帆：《青年人眼中的老年人》，《青年研究》2008年第7期。

③ 桂瑶瑶：《当代大学生对老年人态度与行为的现状分析及其培育研究》，硕士学位论文，南昌大学，2009年。

④ 栾文敬、温馨：《老龄化背景下青年大学生老年歧视的实证研究》，《工作与管理》2016年第5期。

⑤ Barnicoat John, *A Concise History of Posters*, London: Thames and Hudson, 1972; Mace Rodney, *British Trade Union Posters*, London: Sutton, 1999.

⑥ 周娴：《中国电影海报一百年》，博士学位论文，中国美术学院，2008年；吴继金：《抗战时期的海报》，《文史天地》2015年第9期。

变为爱国卫生运动必不可少的组成部分。在抗美援朝、大跃进及“文化大革命”期间，此类宣传画贯穿于国家防治重大传染病的努力之中。2003年，非典暴发，中国为重灾区，计划经济时代的公共健康宣传画传统由此重焕活力。[①] 时至如今，大量公益宣传广告出现在各种公共场所，用于改变不良生活方式、预防疾病、推动计划免疫或禁烟等方面的健康信息传播。

鉴于公共健康宣传画在中国的广泛使用，同时考虑到中国老年人面临的精神健康问题，清华大学公共健康研究中心与四川美术学院，在2011年秋到2013年年底先后举办三届高校学生关爱老年人公益海报设计创意大赛。第1届大赛围绕预防老年人心理危机的主题，共收到来自14个大学和学院的638位学生的海报设计。第2届大赛针对关注老年人记忆的主题，共收到来自19个大学和学院的2006件作品。第3届大赛以老年人抑郁症预防为主题，共收到来自43个大学和学院的1906张海报。将预防心理危机作为大赛主题的原因是，老年人属于中国自杀率最高的年龄组人群，以至于2012年中国70岁以上老年人的自杀率在全球排第3位。[②] 将关注老年人记忆作为大赛主题的原因是，阿尔茨海默症（俗称“老年痴呆症”）近年来在中国的患者数量增长速度为全球第一，患病率在80岁以上老年人中占10%。[③] 将老年人抑郁症预防作为大赛主题的原因是，抑郁症患者在60岁以上中国老年人中约占40%，病因与老年人经历的负面生活事件，如空巢、丧偶、独居或家庭矛盾，有着相关性明显的关系。

上述3次海报创意大赛有76所高校的学生参加，一共征集到4550件作品，参赛者大多是设计学和美术院系的学生，大赛委员会由11所高校15名教师组成。第1届大赛设立了一等奖名额1个、二等奖名额3个、三等奖名额10个。第2届和第3届大赛增设了20个优秀奖。被纳入本研究

① Bu Liping, Elizabeth Fee, “Communicating with Pictures: The Vision of Chinese Anti-Malaria Posters”, *American Journal of Public Health*, Vol. 100, No. 3, 2010, pp. 424 – 425; Hanson Martha, “Maoist Public-Health Campaigns, Chinese Medicine, and SARS”, *Lancet*, Vol. 372, iss. 9648, 2008, pp. 1457 – 1458.

② World Health Organization, *Preventing Suicide: A Global Imperative*, Geneva, Switzerland: WHO Press, 2014, pp. 80 – 87.

③ 雷婷、马亚娜等：《中国现阶段老年期痴呆患病率的Meta分析》，《现代预防医学》2012年第8期。

分析的609幅海报均为获得了一等奖、二等奖、三等奖、优秀奖的参赛作品以及被15名评委提名获奖的作品，在以下文字中一律简称为奖项入围作品（见表5-1）。

表5-1 海报设计创意大赛活动的组织及其参赛作品获奖概况

大赛时间	2011.10—2012.3	2012.9—2012.12	2013.9—2014.1
大赛主题	预防老年人心理危机	关注老年人失忆症	预防老年人抑郁症
资助单位	李家杰珍惜生命基金	中国人口福利基金会	中国人口福利基金会
一等奖	1	1	1
二等奖	3	3	3
三等奖	10	10	10
优秀奖	—	20	20
提名获奖作品	149	209	169
全部参赛作品	638	2006	1906

如果需要首先做出一个概括性的总结，在609幅奖项入围作品中，只有少数展示老年人积极主动的生活姿态，其他作品充斥着颜色压抑、身影孤独、面孔哭丧、步履蹒跚、手掌粗糙，或以轮椅、药瓶、输液管为伴的老年人形象。从整体视觉效果看，压倒性的创意思路是，老年人的孤独、无助、消极、病态以及令人感叹的生活困境。对于如此之多的悲观视觉形象，本文两位笔者因作为大赛的发起方和组织方负责人而深感自责，因为我们低估了青年人设计关爱老年人公益海报时有可能遇到的挑战和复杂问题。比如，第1届海报大赛之前，我们没有预料到很多参赛者竟以可能诱发自杀的悲惨生活场景，描述老年人自杀预防的必要性，而未用画笔说明积极老龄化和通达乐观的精神状态，才是避免老年人自杀的最可靠途径。

第1届海报大赛的结果给我们上了深刻一课。在筹备第2届海报大赛时，针对老年失忆症和阿尔兹海默症，我们委托一位美术教授设计了一幅作品征集海报。这张海报用那位教授的父亲的一幅照片呈现大赛关注老人记忆的主题。照片中的老人，衣着整齐、面部光洁、微带笑容，和蔼可亲。这样一种形象创意所传递的信号是，老人尽管有可能精力不济或认知能力发生一些问题，但依旧渴望积极健康的生活。另外，我们用通俗易懂的失忆症代指阿尔兹海默症，同时决定不使用老年痴呆症的说法，因为阿尔兹海默症在中国仍是比较新的医学词汇，而老年痴呆症一词又带有贬义的愚钝之意。针对第3届海报大赛预防抑郁症的主题，我们在征集作品启事中强调，老年抑郁症的预防，有赖于老人自身行动和社会支持的结合。若换一种说法表述，预防和应对老年人心理、认知以及情绪障碍的最佳途径是，老年人自身积极老龄化的努力与社会支持关爱的良好整合，两者缺一不可。上述补救措施有一定效果，但对老年人无助孤独或可怜生活状态的海报设计依旧占据了参赛作品的主流，对社会支持关爱的偏重与对老年人自身积极老龄化重要性的忽视，形成一个较大的反差。

老年人形象分析

虽然我们事先没有计划将关爱老年人海报大赛活动纳入学术研究之中，而仅仅是从艺术行动需要服务公益事业的考虑出发展开了合作。但事后发现，学生们的作品还有较高的社会科学研究价值。于是，我们在清华大学公共健康研究中心几位青年学人的帮助下，系统地探究了609幅奖项入围作品。我们首先讨论了视觉表达分类方法。通过讨论，我们意识到，这些作品可以用躯体形象、借物喻人、艺术文字三种艺术表达方式加以分类。

按照以上思路开展的分析显示，采用躯体形象表达方式的海报共341幅，占奖项入围作品55.54%，采用借物喻人表达方式的海报共195幅，占奖项入围作品31.76%，采用艺术文字表达方式的海报共有78幅，占奖项入围作品12.7%。

而后，我们用6个有关身心健康和社会参与的指标分析了大赛奖项入围作品。使用这些指标的关键在于，区分老年人形象是精神奕奕还是萎靡不振，是思路清晰还是糊涂茫然，是有社会联系还是离群索居，是独立自主还是依赖他人，是施助于他人还是受助于他人。

经分析发现，在大多数作品中，对他者的依赖和令人担忧的身心健康塑造着老年人的集体形象。若换一种方式表述，只有4幅海报展示了老年人施助他人的场景，26幅海报反映了老年人的身体为健康状态，33幅海报表现了老年人的认知为正常，43幅海报表述了老年人的精神健康为良好，48 幅海报呈现了老年生活的独立自主性。刻画老年人与他人的关系和参与公共生活的作品一共有 113 幅，虽然相对多一些，但在 600 多幅海报中仍为少数。

有鉴于社会偏见可能会影响视觉传达的核心要素，我们将场景寓意、物件寓意、色彩寓意以及空间寓意也作为考量指标纳入分析。场景和物件的寓意是象征着主动、自立和健康，还是象征着无助、毫无希望或病态？颜色和空间的寓意是意味着欢快、自由和独立，还是意味着悲伤、局限或被动？针对此类问题的分析显示，大部分奖项入围作品呈现的场景、色彩、空间、物件都呈现出负面性符号象征。我们继而追问一个问题，带有负面消极、正面积极以及中性的象征符号作品比例各为多少？分析结果显示，在 609 幅奖项入围作品中，65% 属于负面消极象征符号作品，25% 为正面积极象征符号作品，11% 为中性象征符号作品（见表 5－2）。

表 5－2　**老年人形象分析（609 幅获奖和奖项入围作品）**

形象分类	负面消极形象	（%）	正面积极形象	（%）
精神面貌	萎靡不正、神思恍惚	20.36	幸福、满足安宁、神采奕奕	7.00
身体状况	衰弱、有病、残疾	36.64	健康、长寿、体育锻炼	4.23
认知特征	糊涂、茫然、记性差	14.50	头脑清楚、记性好	5.37
社会联系	公共参与、社会交往	18.40	孤单、孤苦、隔离	43.81
施助行为	帮助他人、互帮互助	0.65	需要帮助、被帮助中	76.71
场景寓意	独自在家、在医院	49.84	在娱乐、锻炼、工作	16.45
物件寓意	无助、被动、多病	63.68	主动、独立、健康	16.61
色彩寓意	压抑、沉闷、暗淡、悲伤	51.63	阳光、乐观、热情	29.97

以上发现让我们悲喜交加。所悲者在于，大多数奖项入围作品展示着老年人负面消极形象；所喜者在于，尽管大赛以自杀、失忆、抑郁为主题，仍有四分之一的参赛者努力表达了积极老龄化的必要性。至少这部分参赛者能够洞察到，积极阳光的生活态度可以变为减少自杀意念的要素，受身心健康问题困扰的老年人仍然可以保持自我尊严，个体努力、社会参与、体育锻炼、广场舞或老年互助也能够改善老年人心理健康状况。

针对老年人自杀预防问题，刘睿同学创作的《爷爷的世界很精彩》让人备受鼓舞。在这张海报中，8 组老年人在散步、慢跑、钓鱼、下象棋、跳绳、跳扇子舞、打太极拳。作者为何将如此欢快喜庆的老人形象元素融进同一场景之中呢？刘睿在参赛报名表上写道："年轻人赚钱养家，没有时间陪伴老人。老年人一定要老有所乐。而老年人社交圈子提供了一个很好的机会，大家可以一块从事阅读、舞蹈、下棋等活动。毕竟，生命的圆满应该与孤独再见。"在将预防自杀和告别孤独联系到一起时，刘睿的海报和文字表白不禁让人联想到齐白石大师朴素浪漫的绘画风格，即在人生历程最简单微小的细节之中，也可以捕捉到生命的无穷趣味。

与刘睿的作品相比，蔡凌同学以"珍惜生命、关爱老人"作为主题，创作了一幅令人倍感悲愤的海报：图中一柄象征着体弱老人的拐杖下端被一根自杀上吊绳取代。蔡凌在提交参赛报名表中写道："拐杖伴随老人一生，意味着灵魂的孤寂。拐杖渐渐变成上吊的绳索，意味着缺少亲人的陪伴，老人越发孤寂，最终走上惨烈的死亡之路。这柄吊绳拐杖撕下了当代社会的冷漠与无情。"蔡凌的美术创意和文字简述让人想到是，鲁迅先生为鼓励青年艺术家将人类苦痛化入版刻艺术而做出的不懈努力。值得注意的是，相似的悲情作品在奖项入围作品中占主流。

在以关爱老年人为主题的艺术行动中，老年人的生活困境和需要的社会支持应当如何表现？身陷逆境的老年人尊严又应当如何表现？在老年人需要的社会关爱和独立人格之间，是否能够找到一种合理的平衡？对此类问题的思考和回答，当然取决于人们对老龄化的理解，也取决于人们不同的关注点。但我们至少不能将悲悯情怀变为刻板印象，也不能将老年人视为没有自我的他者，更不能将老年人需要关爱的现实当作老年人对社会不可避免的依附。

正如以上分析显示，600 多幅海报以负面消极的象征符号为主。也正如蔡凌同学所说，此类悲情作品揭示着当代社会对老年人的冷漠无情。然而，一个严重问题是，这样的作品将积极老龄化的可能性排斥在外。被纳入创意的暗淡、消极、孤单的老年人形象，意味着不可逾越的无助和无奈。因此，社会流行的老龄依附理念，通过画笔变为一幅依附型的老年集体形象。让我们借用江玲和程春晓同学设计的海报，针对老龄依附理念的艺术表现做出进一步的讨论。

江玲同学设计的海报突显了“依靠”两个大字。海报标题是“老有所依、老有所养”；标题字体虽小，但意味深长，因为这八个字可以说是儒家哲学孝道教义的根本。例如，孔子认为自己生活的年代之所以混乱，原因在于礼崩乐坏，需要回归到先王德政教化下的黄金时代，方可“老有所终，壮有所用，幼有所长，鳏寡孤独废疾者，皆有所养”。为表现有所依和有所养的理念，在江玲的海报上一条青春时尚的男士围巾从“依”字上端垂下，另一条同样体现青春活力的鲜红色女士围巾萦绕在“靠”字中间。这两条围巾的象征符号不难解读，那便是年轻人对老年人的爱心之暖。此时同时，老年人对青年人的依附性也昭然若揭。

在程春晓同学创作的海报中，我们同样能发现，有关老年人需要依赖下一代人的观念在起作用。在“共同跨过精神红灯”的标题下，程春晓的画笔呈现出一对年轻男女正在快步奔向一位在十字路口红灯之下踌躇不决的老年人。在这幅图中，“爱”字写入绿灯，“护”字写入黄灯，红灯下的那位拄着拐杖的老人当然是需要爱护的对象。这张海报表达出年轻人的助老责任，同时也含蓄地表现出对城市交通安全的质疑。毕竟，在过去的15—20年，中国城市道路持续拓宽，方便了数量不断膨胀的私家车，代价是老年人出行风险的急剧增多。

如果说江玲在讲述着儒家孝道思想强调的代际责任，程春晓则走得更远，揭示了市政规划的盲点对老年人的威胁。如果说江玲的作品表现着老年人对年轻人的依靠，程春晓则巧妙地将老年人对年轻人的依靠扩展到老年人对政府的依靠和期待。让老年人恐惧的出行安全问题之解决毕竟属于政府职责。笔者在此并不是说如此的依靠和期待有失真之嫌，也不是说孝道文化在中国早已时过境迁，更不是说政府与适老社会的建设无关。我们需要警惕的是，老龄依赖理念的陷阱。老年人，尤其身患疾病的老年人，对下一代人的依靠完全可以理解，对适老社会和相关政策的制定更有期待权。然而，老年人对年轻人的依靠和对政府的依赖，不是一个可以将其他可能或选择全部排斥的铁律。在年轻人之外，毕竟还有老年人之间的互助。在政府之外，毕竟还有一定数量的民间组织提供着适老服务。在当今中国社会，大批的老年人协会、中老年人抗癌组织、佛寺道观或基督教教堂开设的安养院以及助老时间银行，无不凭借互助精神在努力运作，既展示出老年人互惠共济的意识，也表现出民间组织的活力。[①]

老龄依赖理念的陷阱在于概念的简单化，仿佛老年人一定受制于某种必然依靠他人或政府的无奈生活境地。这种集体意识的成因很多，包括在中国学界相当流行的人口红利说和人口负债说。人口红利说基于一个有问题的理论预设：即经济发展取决于劳动力人群的年龄结构，经济的增长依赖于更多的年轻劳动者，因而日益增长的老年人口将无益于中国的 GDP 增长，还会影响中国整体的技术创新能力，最终会削弱中国在全球经济体系中的竞争力。[②] 这一理论预设的弊端是，将老年人视为经济增长的严重阻碍，好似一个老龄化社会必定要丧失科技创新力和经济竞争力。人口负债说也基于一个有问题的理论预设：即在职年轻人的减少和退休老人的增加，一定会拉低人口抚养比，年轻一代的养老负担也就一定成为不可承受之重，因而老年人们注定要为医疗保险、社会福利、护理服务或公共住宅等各种形式的社会福利资源与下一代人展开激烈竞争。[③] 这一理论预设的弊端是，将老年人视为可怕的社会福利负担，好似一个国家的公共福利资源之缺乏或减少必须要问罪于老年人。

有鉴于人口红利说和人口负债说深深扎根于中国学界，老年歧视成为社会高度容忍的歧视形式之一也就不足为奇，以至于许多人甚至都不能意识到这是一个非常值得认真对待的问题。在此情景中，有关老年人的刻板印象必然出现在教育体制之中。若以我们组织的 3 次高校学生关爱老年人公益海报创意大赛而论，每 1 名参赛学生都有 1 位老师指导艺术创意，所有奖项入围作品都经过了评审委员会的筛选。尽管如此，关爱老年人的艺术行动需要关注积极健康老龄化的必要性，却在大多数作品中没有得到体现。虽然四分之一的奖项入围作品将阳光乐观的老年人形象纳入设计构思，但以老年人依附状作为艺术表现手段的作品为大多数。

---

① 马贵侠：《论时间银行模式在居家养老中的应用》，《南京理工大学学报》（社会科学版）2010 年第 6 期；侯莹：《情性互惠和群体互惠研究》，硕士学位论文，清华大学，2014 年；甘满堂、娄晓晓、刘早秀：《互助养老理念的实践模式与推进机制》，《重庆工商大学学报》（社会科学版）2014 年第 8 期；杨丽云：《农村天主教徒互惠行为研究》，《广西民族学院学报》（哲学社会科学版）2004 年第 6 期。

② 莫龙：《中国的人口老龄化经济压力及其调控》，《人口研究》2011 年第 6 期；齐明珠：《人口变化与经济增长：中国与印度的比较研究》，《人口研究》2013 年第 3 期。

③ 党俊武：《关于我国应对人口老龄化理论基础的探讨》，《人口研究》2012 年第 3 期；吴帆：《基于人口视角对欧债危机的社会观察》，《人口研究》2013 年第 3 期。

结 论

作为本文的核心问题，视觉化的老年负面形象在以上段落中得到了相对深入的讨论。其特殊意义在于，揭示视觉艺术与老年刻板印象的紧密关联。无论在中国或是世界其他国家，老年歧视均来自一种不加反思的集体意识，反映着人们对老年人的社会价值、经济地位、健康状态以及精神面貌带有的刻板印象，结果之一，就是质疑积极老龄化的可能性和重要性。

从刻板印象演变而成的偏见，最终有可能导致制度化老年歧视的升级，从而伤害老年人在居所、医疗照顾和社会参与等问题上的基本权利。老年歧视的制度化，在中国集中表现于对退休年龄的规定。① 这一限定目前在诸多学者和官员中得以反思，但反思的主要动力并不是对老年歧视的深切担忧，而是对养老金出现巨大缺口的恐惧。② 显而易见，抵制制度化的老年歧视之努力仍需继续并强化。但镶嵌在大众文化之中的老年刻板印象也许更需要及时抵制，这是因为，刻板印象乃为严重的老龄偏见和赤裸裸的老年歧视的文化土壤。

对可视化的老年刻板印象，带有善意的偏见和带有歧视成分的哀怜被作为讨论本文核心问题的基础。之所以说善意或哀怜，是因为参加海报大赛的学生共达 4550 人，但没有任何一幅作品带有讥讽或丑化老年人的明显痕迹。反之，海报设计者们的创意起点是仁爱之心和悲悯之情。但应该注意到，在我们分析过的 600 多幅奖项入围作品中，无助无奈的老年人形象，被作为召唤社会善待年长之人的艺术呐喊，他者对老年人关爱的艺术呈现，被化为社会需要同情老年群体的疾呼。尽管出于善意，但有偏见之嫌，虽然基于哀怜，却仍带有歧视的色彩，其主要原因是，大多数奖项入围作品的设计者将老年生活的悲惨境遇、对他者的依附、对社会支持的期待、病态的肢体、拄着拐杖的身躯、暗淡的色彩、失望的眼神等艺术表现手段，作为了构建老年群体形象的刻板化象征符号，与此同时，又十分明显地忽视了对老龄依附理念的警惕。最终结果是，悲伤无奈的老年人形象

① 陈卫民、李莹：《退休年龄对我国城镇职工养老金性别差异的影分析》，《妇女研究论丛》2004 年第 1 期。

② 韩克庆：《延迟退休年龄之争》，《社会学研究》2014 年第 5 期。

占据了600多幅奖项入围作品的主体。

就本文的社会意义而言，国家老龄委与广电总局在2014年7月8日联合发布的公告中指出，中国整个社会对人口老龄化尚未做好精神准备。为了弥补这一缺憾，公告针对媒体传播积极健康老龄化的作用提出了7条指导方针，要求媒体注意传播有利于积极老龄化的信息，以便发挥老年人的余热并推动社会和谐进步。[①] 虽然公告对大众媒体传播积极健康老龄化信息的责任有所要求，但没有指出电视、报纸、门户网站至今普遍存在视觉化老年歧视问题。万幸的是，公告申明了改善老龄社会宏观支持环境的紧迫性。既然如此，视觉化的老年刻板印象，以及随之可能导致的老年歧视问题，也在需要改善的宏观环境范畴之内。

---

① 全国老龄工作委员会：《关于培育和践行社会主义核心价值观加强老龄宣传教育工作的通知》，全国老龄工作委员会办公室中国老龄门户网，www. cncaprc. gov. cn/contents/3/4111. html，2014年7月8日。

太监庙与姑婆屋的启示

方静文*

导读：老年人的身心健康取决于养老条件，家庭养老至今乃为中国最主要的养老方式。然而随着人口老龄化、家庭小型化、城市化进程的推进，"空巢家庭"的数量日益增多，老年人生活危机凸显，以家庭为主的养老方式在中国越来越难以为继。为此，我们需要思考中国人的养老是否有超越家庭的可能。鉴于历史上并非所有中国人都有赖以养老的子嗣和家庭，太监和自梳女互助养老的晚年生活经历，可以为我们提供超越家庭养老可能性的借鉴。

引 言

作为中国社会最重要的组织方式，家一直是中国人养老的依托。中国式的家庭养老，曾被费孝通先生比喻为"反馈模式"，亲代有抚育子代的责任，子代有赡养亲代的义务，正所谓"养儿防老，积谷防饥"。相比"反馈模式"，费孝通认为，西方养老方式属于"接力模式"，每一代都有抚育下一代的责任，却没有赡养上一代的义务，子女成年后像燕子一样"离巢"，核心家庭由此变成"空巢"家庭。① 这种一度被中国人视为晚景凄凉的生活状况，却在如今的中国成了现实。目前，中国城镇的空巢家庭已过五成，农村留守老人已近四成。②

---

* 方静文，中国社会科学院民族学与人类学研究所助理研究员。

① 费孝通：《家庭结构变动中的老年赡养问题》，《北京大学学报》（哲学社会科学版）1983年第3期。

② 石永红、卫敏丽：《李立国：落实优惠政策、推动社会力量参与养老服务》，新华网，2010年11月7日，http：//news. xinhuanet. com/society/2010-11/07/c_ 13595132. htm。

若对照家庭养老的三大基本内容，即经济赡养、生活照料和精神安慰，[①] 对于空巢老人而言，因为子代不在身边，至少生活照料首先会变得困难，天伦之乐作为精神慰藉的一个重要方面也会难以实现。换言之，家庭养老似乎显得独木难支，老年人如何安享晚年已经成为一个亟待解决的问题。面对此种现实，我们需要思考：养老是否有超越家庭的可能？

当下，中国学界关于超越家庭养老可能性的讨论，通常放在社区养老和机构养老的话语之中展开。前者指老年人居住地的基层组织，或有过工作关系的单位为老年人提供的辅助性养老服务，后者则指为不能自理的老年人提供长期护理服务的养老院制度。但笔者提出的养老超越家庭的可能性则是指，来自老年群体自身并发生在老年人之间的互助养老方式。探讨互助养老的可行性，将丰富学界对养老途径多元化的理解，且可以将老年人的主体性和能动性纳入我们对养老问题的反思之中。笔者对互助养老的研究从中国历史文献开始，而后集中分析中国历史上的宦官和自梳女互助养老的经历和意义，最终转向当代中外互助养老实践。

所谓“互助，即互相帮助，指相互之间替对方或协助对方解决困难或问题的行为”[②]，作为“以互惠互利为基本原则，以人情和关系为文化基础的社会交换活动，既是一种利益交换的工具，又是一种表达感情和道德义务的方式”[③]。

互助作为一种邻里共济的伦理思想，在中国历史悠久。儒家鼓励“人不独亲其亲，不独子其子，使老有所终，壮有所用，幼有所长，鳏寡孤独废疾者皆有所养”；墨子也有“兼相爱交相利”之伦理主张。这种互助共济在中国既有思想伦理基础，也不乏实践，且内容广泛，形式多样，几乎遍及人们生产生活的各个领域，作为生命历程的最后一个阶段，养老亦在其列，干咏昕对先秦以来不同历史时期民间互助养老的考察发现，从先秦时期开始，中国就形成了“尊老尚齿”的文化，且世代传递和延续。国家、宗族、社会均参与了通过互助形式提供养老福利和保障的过程，并形

① 张敏杰：《论“家庭养老”模式》，《浙江学刊》1987 年第 3 期。

② 蒋英菊：《苏村的互助——乡村互惠交换体系的人类学分析》（上），《广西右江民族师专学报》2004 年第 2 期。

③ 蒋英菊：《苏村的互助——乡村互惠交换体系的人类学分析》（下），《广西右江民族师专学报》2004 年第 2 期。

成了一些与互助养老相关的组织。[①] 秦汉时期的地缘性互助组织“单”、南北朝时期的“女人社”、宋代的“义庄”等都包含了在养生送死方面相互扶持的内容。[②] 以“义庄”为例，义庄以官员、富商、族人、绅士等所捐“义田”为经济基础，承担为宗族活动提供经费、助学、赡族等功能，其中，家族养老的功能主要涵括在赡族功能中。义庄赡族养老的方式主要有两种，一种是普惠的家族福利制，即针对所有族人的福利；另一种是特殊救济制，“即对族中鳏、寡、孤独、贫、老等符合特定条件的对象进行救济，年老者即成为其主要的救助对象之一”，而且除了族人，义庄的养老功能有时还能超出家族之范围而兼及邻里，[③] 从而形成一种家族邻里互助养老模式。因此，有的学者认为，互助养老与家庭养老、集体养老以及政府养老等都是中国传统社会的主要养老方式，共同构成了社会保障体系。[④]

作为中国历史上两个无家者群体，太监和自梳女的经历能够更清晰地呈现互助养老如何实现以及超越家庭养老的意义。

太监的互助养老方式

太监，根据其生理特征、工作环境、工作性质等又有“阉人”“内臣”“宦官”等诸多称谓。太监在中国历史上长期存在，自秦代开始，直至辛亥革命之后，伴随帝制的覆灭才最终消失。[⑤] 同所有人一样，太监有一个生养之家，但是他们一般幼年就离开这个家进宫服役，一生的大部分时光都在皇宫中度过，直到年老体弱、无法继续服役的时候，才出宫养老。

除去少数进宫前已经结婚生子和极少数有权有势的太监在出宫后娶妻并通过收养、过继的方式建立家庭之外，多数普通太监无法建立起自己的小家庭，子代反哺式的家庭养老也因而难以实现。同时，因为离家太久，加上净了身，没有子嗣，有违“身体发肤，受之父母，不敢毁伤，孝之始

---

① 干咏昕：《中国民间互助养老的福利传统回溯及其现代意义》，《现代中国论坛》2013 年第 7 期。

② 景军、赵芮：《互助养老：来自“爱心时间银行”的启示》，《思想战线》2015 年第 4 期。

③ 袁同成：《“义庄”：创建现代农村家族邻里互助养老模式的重要参鉴——基于社会资本的视角》，《理论导刊》2009 年第 4 期。

④ 沈关宝：《从民间互助到社会保障的制度改革与观念转变》，《探索与争鸣》1993 年第 3 期。

⑤ 参见李新伟等《宦官的历史》，中国文史出版社 2006 年版。

也”和“不孝有三，无后为大”等祖训，太监被视为不孝且有违伦常，所以死后也往往不被其一生中唯一的家——生养之家所接受，无法葬入祖坟，有家难回。

一位太监回顾自己当年对年迈光景的忧虑：

> 当太监的都是贫寒人出身，你在宫里待上几十年，你的家也许早就没处找了，而且有的太监从小就被人拐出来，连自己也不知道家乡住处在哪儿，到老了往哪儿找避风的地方呢。而且我们从小伤了身子，在宫里什么手艺也学不到，真是手无缚鸡之力，肚子里没有半点才学，吃惯了靠人养活的饭，就是没有老残，也无术谋生啊。[①]

没有自己的家和子嗣，唯一的生养之家又回不去，太监的晚年生活于是成了一个问题：谁来为他们养老送终？作为皇家的奴仆，朝廷承担了一部分为太监养生送死的责任，专门设置了一些官方机构，如安乐堂、净乐堂和恩济庄。根据刘若愚《酌中志》的描述，明代设有安乐堂和净乐堂，安乐堂类似疗养院，是安置身染疾病的宦官的地方，他们在这里接受治疗，若痊愈，则“销假供职”，继续回宫当差；若不幸病故，又无亲属，便由专门负责送终的太监送往净乐堂焚化。[②] 到了清代，还有御赐的太监坟地——恩济庄。[③]

朝廷设立的这些养老埋葬之所，救助的对象多是贫穷、疾病和无亲朋好友可以依靠的太监，且救助力度与国力强弱相关。所以，太监并不一味依赖朝廷，而是积极自助。他们未雨绸缪，在尚在宫中服役的时候就开始积蓄资财，为日后的养老做准备，寻觅晚年的栖身之所，这其中最常见的莫过于寺庙。正如太监张修德等人所说，太监们自幼进宫，原来的家或者已经不复存在，或者有家难回，又缺乏谋生之术，“只有把所谓尘世之外的寺庙，当做苟延残年的所在了”。[④]

---

① 张修德等：《清宫太监回忆录》，载信修明等《太监谈往录》，紫禁城出版社 2010 年版，第 242 页。

② 刘若愚：《酌中志》卷 16《内府衙门职掌》，北京古籍出版社 1994 年版，第 124 页。

③ 鲁琪、刘精义：《清代太监恩济庄茔地》，《故宫博物院院刊》1979 年第 3 期。

④ 张修德等：《清宫太监回忆录》，载信修明等《太监谈往录》，紫禁城出版社 2010 年版，第 242 页。

根据不同朝代信奉的宗教不同，太监养老的寺庙性质也有所区别。如明代崇佛之风兴盛，内廷太监多信佛，在北京西山营建了一个大规模的佛寺群体，明人王廷相的《西山行》云："西山三百七十寺，正德年中内臣作。"[①] 到了清代，尤其是晚清，太监多皈依道教，所以道观也成了太监养老之所。据统计，至清末民国，北京周边的"太监庙"达33座之多。[②] 著名的"太监庙"有北长街万寿兴隆寺、西山黑山护国寺、北海东夹道素云观、地安门娘娘庙胡同鸿恩观、蓝靛厂立马关帝庙、巴沟村裕华庵、青龙桥金山宝藏寺等。[③]

据清末时期曾任黑山护国寺主持的大太监信修明记叙：

> 清代太监养老组织有二：一是当和尚或当老道；一是加入养老义会。太监之有信念者，差不多皆在寺观中挂一和尚、道士名，积蓄资财，作老来归宿之准备。有志者联合同类多人，创建自主之庙观，开山传派，延长本门之香烟，结宗传代，故旧都寺庙，多与太监有关系。其纯粹养老者，庙亦有二：一在北平市北长街万寿兴隆寺；一在平西黑山护国寺。[④]

可见，有的太监原本信奉佛教或道教，年轻时便积攒钱财，晚年便到寺庙道观养老；另外有一些人选择不出家，结成"太监养老义会"。这种纯粹在寺院养老的举动既可能是个体行为，也可能是集体行为。养老义会是孤苦无依的太监结成的互帮互助的组织，年老时相互照顾和扶持。正如信修明所说："凡为太监者，无贵贱皆苦人，所以有养老义会之设。"[⑤]

历史文献显示，养老义会多依托寺庙，如万寿兴隆寺太监养老义会依托京城万寿兴隆寺而设。据乾隆二十六年（1761 年）所立"万寿兴隆寺养老义会碑记"云：

---

① 转引自程恭让《明代太监与佛教关系考述（下）》，《首都师范大学学报》（社会科学版）2002 年第 4 期。

② 张雪松：《清代以来的太监庙探析》，《清史研究》2009 年第 4 期。

③ ［日］寺尾善雄：《宦官史话》，王仲涛译，商务印书馆 2011 年版；赵立贤：《我所接触过的太监们》，《纵横》1994 年第 6 期。

④ 信修明：《老太监的回忆》，北京燕山出版社 1992 年版，第 139—140 页。

⑤ 信修明：《老太监的回忆》，北京燕山出版社 1992 年版，第 139 页。

> 因行僧宽素与内监官宦接交，每见老景衰病之秋，其困苦颠连而无所告。今有同志乐善者，愿与行僧结一善缘，就依本寺，建立养老义会，每人各出三十金，交纳常住，以作功德事，用其养老送死之规，自有条约，然入此会需要僧俗一体，彼此相谅，后来者继续乐善不患无人，而此举者自不朽矣。①

除了京城，作为曾经的都城，南京也发现此类养老义会组织，如2001年雨花台曾出土明代“南京司礼监等衙门太监等官义会碑”。② 可见，太监养老义会是比较流行的养老组织。养老义会的常见组织形式是所谓的“兄弟庙”，③ 即入会者需交纳一定的会费，方可在年老后入寺养老，上述万寿兴隆寺和黑山护国寺皆是如此：

> 此二寺之庙规相同，住持皆由公推，凡入会者，须有人介绍。若入庙，尚须品行端正，纳入会费银二十两。三年后，准进庙食宿。死亡有棺，为作佛事，葬于公地，春秋祭扫。后死者送先死者，较亲族有过焉。④

太监到寺庙养老还有一种形式，称为“子孙缘”。⑤ 所谓“子孙缘”，即无须缴纳任何费用，年轻者照顾年老者，后死者为先死者送终，形成接力式的互助。这类寺庙往往依靠有权势太监的捐赠或者发起的募捐，以刘承印为例：刘承印原名刘多生，曾任宫内的太监二总管，他拜了白云观方丈张宗璿为师，不仅做了白云观的方丈，还由龙门派创立了分支霍山派。许多太监追随他入了道教，除了他在宫内的地位和影响之外，还与他采用“子孙缘”的组织形式分不开。刘承印曾经募捐白银2.1万余两，用于建庙、购置庙产和庙内的日常支出。⑥ 所以，太监们非但入道不用交钱，而

---

① 转引自张雪松《清代以来的太监庙探析》，《清史研究》2009年第4期。

② 龚巨平：《〈南京司礼监等衙门太监等官义会碑〉考释》，《郑和研究》2013年第4期。

③ 贾英华：《末代太监孙耀庭传》，人民文学出版社2004年版，第210页。

④ 信修明：《老太监的回忆》，北京燕山出版社1992年版，第140页。

⑤ 贾英华：《末代太监孙耀庭传》，人民文学出版社2004年版，第225页。

⑥ 李新伟等：《宦官的历史》，中国文史出版社2006年版；李光：《清季的太监》，载中国人民政治协商会议全国委员会文史资料委员会编《晚清宫廷生活见闻》，中国文史出版社2000年版。

且年老出宫之后，若无处安身，生活无着，还可在寺庙中养老。[①]

太监选择寺庙，除了生前的栖身和照料，还与死后的归宿和祭拜有关。中国历史上自南北朝开始就出现了“功德寺”，亦称坟寺，是佛教和道教与儒家孝道相结合的产物。[②] 在坟的附近建寺，由寺中僧人代替子孙守坟祭祖，所谓“以田养寺、以寺安僧、以僧祭祖”。明代以后，庶人建祠堂开始合法，祭祖多从功德寺移至祠堂，但坟墓和寺院相依的形式在太监这里得到保留。[③] 在崇佛的明代，“京师附近的寺院往往成为宦官安度晚年与托付寿藏的重要场所。可以说，不论是生前还是死后，宦官都无法摆脱对佛教与佛寺的依赖”。[④]

到了清代，龚景瀚在《游大慧寺记》也有这样的记载：“余客居京师无事，间与友人薄游京城之外，而环城之四野，往往有佛寺，宏阔壮丽，奇伟不可胜计。询之，皆阉人之葬地也。阉人既卜葬于此，乃更创立大寺于其旁，使浮屠者居之，以为其守冢之人。”[⑤] 清末，恩济庄等处16个寺庙共有3000多座宦官坟墓。[⑥]

许多太监出宫后将寺庙作为养老之所，或出家成为信徒，或加入以寺庙为依托的养老互助组织——养老义会，食宿均在寺庙，死后则埋葬在寺庙附近的坟地中，并由同伴好友或寺中僧人负责春秋祭扫。究其原因，刘若愚认为：“中官最信因果，好佛者众，其坟必僧寺也。”[⑦] 笔者认为，太监此举虽与信仰有关，但也颇有些无奈的意味。坟与寺的相依，能够同时解决生前归宿和身后祭拜的问题，乃是太监们选择寺庙结成养老义会的重要原因。换言之，太监与寺院之间的联系除了信仰原因之外，还有养老和死后依托的现实需求。

---

① 贾英华：《末代太监孙耀庭传》，人民文学出版社2004年版。

② 汪圣铎：《宋代的功德寺浅论》，《许昌师专学报》1992年第3期。

③ 张小军：《“文治复兴”与礼制变革——祠堂之制和祖先之礼的个案研究》，《清华大学学报》（哲学社会科学版）2012年第2期；张雪松：《清代以来的太监庙探析》，《清史研究》2009年第4期。

④ 李军：《养老与寿藏：明代宦官崇奉佛教的一个侧面》，《福建论坛》（人文社会科学版）2014年第1期。

⑤ 周家楣：《光绪顺天府志》之《京师志十七·寺观二》，转引自龚景翰《游大慧寺记》，北京古籍出版社1987年版，第548页。

⑥ ［日］寺尾善雄：《宦官史话》，王仲涛译，商务印书馆2011年版，第124页。

⑦ 刘若愚：《酌中志》卷22《见闻琐事杂记》，北京古籍出版社1994年版，第200页。

自梳女的互助养老方式

自梳女，是矢志终身不嫁、独身终老的女性，她们通过“自梳”，即由“发辫”改梳为“发髻”的仪式向世人宣告这一决定，因而得名。

“自梳”风俗，确切起源于何时已经难以考证，但自19世纪初至20世纪初近一个世纪中，曾在珠江三角洲尤其是广东顺德、番禺、中山、南海一带盛行，有的村子甚至出现数年无一人出嫁的局面。①

梳起后，自梳女的居住及其与生养之家的关系存在地区差异，有的自梳女被允许继续在生养之家居住，用劳作为生养之家的经济做贡献；但在有的地方，即便是这种经济上的贡献也不足以保证自梳女在生养之家居住的权利，倘若不被家人如兄弟之妻所接受，自梳女就不能留在生养之家；而在那些自梳女被作为出嫁女儿对待的地方，自梳女平时可以住在生养之家，但逢年过节必须离开。②

那些不被允许住在生养之家的自梳女，当然也包括为了更大的自由而自愿离开生养之家的自梳女，她们通常的去处是“姑婆屋”。同广东地区广泛分布的为年轻女性社交而设的“妹仔屋”不同，“姑婆屋”不能建在家族土地上，甚至不能建在村里；而且，进入“姑婆屋”需要缴纳一定的费用，或兴建时出资或在已经建成的姑婆屋“投银”“买位”。③

上述在生养之家居住的限制，在自梳女生前存在程度上的和地区性的差异，但对其终老和死后的限制却是普遍的，即自梳女在年老、临终时必须离开生养之家，另寻住处，死后，其神主牌也不能摆在生养之家。因为“无主”的自梳女的灵魂被认为有潜在的危险，可能给生养之

---

① Marjorie Topley, “Marriage Resistance in Rural Kwangtung”, in M. Wolf and R. Witke eds., *Women in Chinese Society*, Stanford: Stanford University Press, 1975；陈遹曾等：《自梳女与不落家》，载中国人民政治协商会议广东省委员会文史资料研究委员会编《广东风情录》，广东人民出版社1987年版。

② Janice E. Stockard, *Daughters of the Canton Delta: Marriage Patterns and Economic Strategies in South China, 1860–1930*, Hong Kong: Hong Kong University Press, 1992.

③ Janice E. Stockard, *Daughters of the Canton Delta: Marriage Patterns and Economic Strategies in South China, 1860–1930*, Hong Kong: Hong Kong University Press, 1992, pp. 86–87；徐靖捷：《走进西樵自梳女》，广西师范大学出版社2012年版，第35页。

家带来厄运。[①] 这种风俗实有渊源，在父系继嗣的社会中，女性依附男性而存在，所谓“在家从父，出嫁从夫，夫死从子”，但就死后的归宿而言，除了招赘婚即招婿上门，女人不能在父亲的家里即生养之家过世和被祭祀，而只能经由婚姻成为夫家的成员并在那里接受子孙的祭拜。[②]

易辫而髻象征着一个女人少女时代的结束，为人妇的开始，也意味着她从此在娘家之外有了另一个家，即夫家；而自梳女通过自行梳起，虽然象征性地完成了“婚嫁”，却是“嫁”给自己，所以没有夫家。不能在生养之家终老，又没有“夫家”，自梳女晚年和死后灵魂以及神主牌的安置便成了问题，解决的办法有着时空差异，但“金兰之家”——“姑婆屋”是自梳女普遍倾向的选择。[③] 除了自年轻时就一直在“姑婆屋”居住生活的自梳女，许多年轻时住在生养之家帮补家庭的自梳女，也会预先在“姑婆屋”“投银”“买位”，等到年老体弱时入住。对此，《顺德妇女生活》一文有如下描述：

> 间或有仍在家里吃和住的，但因世俗有一种习惯，女子嫁了是绝对不能在家里终世的，自梳也和嫁了一般，所以她们组合多人，科银置一间屋，预备着终世时的退步的地方。这些屋叫作“姑婆屋”，也是女子同性恋爱的结合场和辞世的归属地。[④]

关于自梳女在姑婆屋的晚年生活，一位黎姓自梳女回忆：

> 以前自梳女不准在家里死的，去斋堂梳起就是为了在那里买一个位，死的时候就去斋堂。年轻的时候能走能跑，就不去，到了不能走不能跑的时候，就去那里，那里也有人做饭，关系好的自梳女也互相帮忙，有钱就请人照顾，没钱就自己照顾自己。[⑤]

---

① Janice E. Stockard, *Daughters of the Canton Delta: Marriage Patterns and Economic Strategies in South China, 1860 - 1930*, Hong Kong: Hong Kong University Press, 1992, p. 82.

② Arthur P. Wolf:《神·鬼·祖先》，张珣译，《思与言》1997 年第 3 期。

③ Janice E. Stockard, *Daughters of the Canton Delta: Marriage Patterns and Economic Strategies in South China, 1860 - 1930*, Hong Kong: Hong Kong University Press, 1992, p. 85.

④ 转引自李宁利《自梳女的“婚嫁”象征》，《民族研究》2004 年第 5 期。

⑤ 徐靖捷：《走进西樵自梳女》，广西师范大学出版社 2012 年版，第 127 页。

这种姐妹间的互助也表现在死后的供奉上：

> 凡此等人之死，不得居于祖屋，以为不祥，且死后，虽有兄弟，亦不往有承继之习，至升天时，奉诸祠中（顺德各乡皆有姑婆祠，专安置此等人之神主），每逢春秋二祭，联群结队往祠祭祀，生有所居，死有所祭。[①]

除了依靠金兰姐妹，也有的自梳女会选择收继“子嗣”或“徒弟”。具体而言，又有三种常见的方式，一是收养与自己没有血缘关系的孩子；二是过继亲属（一般是自己兄弟）的孩子；第三种方式被称为“择继”，指的是一位自梳女选择比自己年轻的自梳女作为自己的“女儿”或称“徒弟”，后者要担负起为前者养生送死的责任。[②]

> 当自梳女“徒弟”的人，事师必须唯孝唯敬；师傅有疾病，必须躬侍汤药；师傅去世后，必须上孝着服，承担殓葬、立（神）主供奉、春秋祭扫等义务。而师傅遗下的金钱、衣物、房屋等一切资财，亦统由“徒弟”继承。自梳女之“收徒”，纯为解决晚年生活的依靠与身后的祭祀而设，不一定有若何特殊的技艺可传，故没有一定财产的自梳女，便没有“收徒”的资格。[③]

在“姑婆屋”之外，“嫁神主牌”也是应对死后归宿问题的一种办法。所谓“嫁神主牌”，指的是自梳女找死去的男人出嫁，以冥婚的方式成为死者妻子，以便将来可以老死夫家。支撑此等做法的主要原因大致有两个：一是有的自梳女没有在“姑婆屋”“买位”的经济能力，或者当地根本没有“姑婆屋”，也就无从“买位”。二是自梳女的父母认为即便是形式上的“夫家”，也比将亡灵留在“姑婆屋”内祭拜更好。[④] 到近代，长

---

① 转引自李宁利《自梳女的“婚嫁”象征》，《民族研究》2004 年第 5 期。

② 何燕珊：《自梳女的三个家》，北京师范大学，未刊稿。

③ 陈遹曾等：《自梳女与不落家》，载中国人民政治协商会议广东省委员会文史资料研究委员会《广东风情录》，广东人民出版社 1987 年版，第 35 页。

④ Janice E. Stockard, *Daughters of the Canton Delta: Marriage Patterns and Economic Strategies in South China, 1860 – 1930*, Hong Kong: Hong Kong University Press, 1992, pp. 92 – 94.

居娘家不祥和不能在娘家过世的风俗已不复存，回到生养之家安享晚年成为最后一代自梳女的选择。如 20 世纪 50 年代建成的顺德“冰玉堂”，原本是在新加坡的自梳女为了回乡养老而集资兴建的安养院，但建成后并没有几个自梳女住在其中，多数反而与子侄同住。①

结 论

太监与自梳女，性别不同，职业各异，但存在共同点，都有一个生养之家。这个生养之家是太监和自梳女一生中唯一真正意义上的家，因为在随后的日子里，他们并未走上“男大当婚，女大当嫁”之路，而是没有婚姻，没有子嗣，未能在生养之家之外建立自己的家庭，所以子代反哺亲代的传统家庭养老对于他们而言不能实现。同时，因为种种现实原因和文化习俗的要求，在年老之后，他们也往往无法回到生养之家终老。没有自己的家，又不能回生养之家，这就使得他们在晚年成了无家者，他们的养老送终也成了一个问题。

为此，太监和自梳女，积极寻找终老之所。太监以寺庙为依托，成立太监养老义会；而自梳女以“姑婆屋”为依托，结成金兰会，借助于地缘、业缘等既有的熟人关系，结成了师徒和金兰姐妹等拟亲属关系。一旦寺庙或“姑婆屋”变成“兄弟之家”或“姐妹之家”，参与者可以相互扶持，由年轻者照顾年老者，由后死者送先死者并负责春秋祭扫。这种做法将家庭关系加以延伸，将家庭或家族生活中发展出来的人际关系模式推广到更为广阔的社会关系中，可被视为类家族主义的典型表现。② 从拟亲属关系到类家族，“家”之形式所以重要，是因为中国人对于无家的恐惧不仅源于生前的无人照料，更在于对死后无人祭拜的担忧。逝去的人也有日常生活的需要，也需要有人“照料”，即供奉，否则会成为孤魂野鬼。③ 没有子嗣的太监和自梳女何尝不想获得相应的祭祀，从而摆脱孤魂野鬼的命运。

---

① 叶汉明：《地方文化的性别视角：华南宗族社会与自梳风俗》，载《主体的追寻——中国妇女史研究析论》，香港教育图书公司 1999 年版。

② 庄孔韶、方静文：《从组织文化到作为文化的组织——一支人类学研究团队的学理线索》，《浙江大学学报》（人文社会科学版）2012 年第 5 期。

③ ［美］许烺光：《中国人与美国人》，徐隆德译，南天书局 2007 年版。

太监和自梳女的经历表明，养老的概念包括生前的照料，也包括身后的供奉，生有所养，死有所祭，才算是圆满，正如《孝经》要求："孝子之事亲也，居则致其敬，养则致其乐，病则致其忧，丧则致其哀，祭则致其严，五者备矣，然后能事亲。"① 不过，这些构拟的"终老之家"虽有"家"的形式，但其实质却是群体的自助和群体内部的互助。

回到本文开头提出的问题，如果对照家庭养老的三大基本内容，即经济支持、生活照料和精神慰藉，抛开经济支持不说，单就生活照料和精神慰藉而言，可以在以寺庙为依托的"兄弟之家"和以"姑婆屋"为依托的"姐妹之家"中通过互助的方式实现。对太监和自梳女等无家者而言，互助养老包括同代人之间的互助，如"师兄弟"和"金兰姐妹"关系所体现的；也包括接力式的互助，如师徒关系所表现出的。

---

① 孔丘：《孝经》纪孝行章第10，中国纺织出版社2007年版，第108页。

膳与善：寺院养老中的饮食与安养文化

陈　昭*

导读：笔者于2017年7月经苏州灵岩山寺佛教安养院领导批准在院内进行田野调研，通过与寺院和安养院内人员的访谈和相关文献资料的查阅，了解安养院管理运作和入住者的生活规律。本文将素食斋饭视为佛教安养文化的根隐喻，以素食从安身、养心、安魂三个层面对佛教安养文化进行界定和阐释。文中首先以安身概念分析安养院的管理模式，而后结合养心概念分析吃素习惯形成的身份认同，继而通过安魂概念分析食素与养老伦理、佛教生死观的联系。在此意义上，老人们在佛教安养院安享晚年，也意味着对于素食的完全接纳，遵照佛门戒律安养以求往生安魂的生活。

引言：作为文化隐喻的饮食观念和行为

人类生活方式的相关研究是人类学的重要研究领域，人类学对于不同群体食用食物及进食方式的研究由来已久。西方饮食人类学研究的两大理论流派中：以马文·哈里斯（Marvin Harris）为代表的唯物论学派，在影响不同群体对食物的选择与偏好的诸多因素中，强调饮食的自然环境基础、实用功能。哈里斯引证生理学、营养学、生物学、遗传学等多学科文献资料，针对诸多饮食人类学个案研究，解释饮食的文化差异。①

杰克·古迪（Jack Goody）在非洲与欧亚社会的大背景下对比分析西

---

* 陈昭，中国医学科学院北京协和医学院生命伦学研究中心博士后。

① Marvin Harris, *Good to Eat: Riddles of Food and Culture*, New York: Simon and Schuster, 1985.

非菜肴的生产、制作和消费的整体过程，揭示不同社会结构的差异以及改变或保留差异之策略。[①] 西敏司（Sidney Wilfred Mintz）将加勒比地区的蔗糖生产、英国大规模的蔗糖消费、糖的全球性传播，以及糖从奢侈品转变为工业化商品的过程置于广阔的政治、经济、文化背景之下，呈现糖在不同阶级与历史时段的意义变迁。[②] 如果说哈里斯、古迪及西敏司的饮食文化研究高度奉行了唯物主义观和社会分层论，那么以列维－斯特劳斯（Claude Levi-Strauss）和玛丽·道格拉斯（Mary Douglas）为代表的唯心派则强调饮食行为方式的思维和心理基础。列维－斯特劳斯在《神话学：生食与熟食》中，以结构主义分析神话中支配心智运作的深层规律。“生与熟”概念远不止于对食物的处理方式和食物营养学意义，更区分了自然与文化的范畴。一系列以“生与熟”对照组为代表的对立概念建立了一套严谨的认知逻辑。[③]

玛丽·道格拉斯将包括饮食禁忌在内的禁忌视为一种自发编码实践，以食物解读身体概念和象征意义，由饮食禁忌切入日常生活的象征含义探讨。她在《洁净与危险》一书中，提到食物与族群、宗教的关系，从涂尔干的分类理论角度分析“洁净与污秽”“神圣与亵渎”的对立及寓于其中的社会秩序和道德情感。[④]

受到以上两派学者观点的影响，本文以食物的隐喻功能为题，整合食物的自然属性、实用功能，以及进食行为的心理因素和对于食物认知的思维方式。在分析中，将隐喻视为人们认知、理解世界的一种方式，既描述食物本身的物质属性，即构成隐喻的基础，又着重阐释隐喻之运用所依赖的群体认知思维和日常行为习惯。

目前国内的饮食人类学研究，从整体论观点出发的文章不在少数。总结饮食人类学相关文献，对本文的启示可归纳为以下三点：饮食作为象征

---

① Jack Goody, *Cooking*, *Cuisine*, *and Class*: *a Study in Comparative Sociology*, Cambridge Shire and New York: Cambridge University Press, 1982.

② Sidney Wilfred Mintz, *Sweetness and Power*: *the Place of Sugar in Modern History*, New York: Viking, 1985.

③ ［法］克洛德·列维－斯特劳斯：《神话学：生食和熟食》，周昌忠译，中国人民大学出版社 2007 年版，第 193、219、351、440 页。

④ Mary Douglas, *Purity and Danger*: *An Analysis of Concepts of Pollution and Taboo*, London and New York: Routledge, 1966, pp. 3 – 5.

物、作为群体区分标识的意义，以及现代性对饮食的影响。首先，一些学者在叙述历史发展脉络下的环境概况基础上，从文化视角探讨群体的食物偏好和饮食行为。国内文献有很多剖析少数民族食物或饮食习俗承载的象征意义以及借此理解当地社会文化的研究。例如，清真拉面、闽南牡蛎食俗、侗族嗜酸、彝人宴客的烧烤与诓鬼的烧肉等食物和相关习俗所依附的历史和文化意义，都已经进入人类学民族学研究视野之内。[①] 此类研究显示，饮食习惯亦具有当地人身份认同、文化认同的社会功能。所以，巴胜超将彝族撒尼人“民族菜”视为族群身份对饮食的文化分类。

谭少薇从身份认同角度分析，认为港式饮茶是在全球化环境中香港社会关系得以强化和建构身份认同的文化载体。[②] 另外，现代性对食品的影响成为很多中国学者关注的研究内容。以社会变迁为主题的饮食研究通常涉及历史考证和较为全面的田野观察。庄孔韶以魏公村的新疆街街区餐饮历史的考证和观察研究揭示了社会经济发展、逐步商业化环境下的社会文化变迁。[③]

有鉴于“物的生命史”研究要求对研究对象进行更为宏观的田野调研和全面分析。孙晓舒为此追踪了东北山参的生产、流通、消费阶段，阐释现代山参之“野”的建构过程及其背后的文化动力和商业逻辑。[④] 中国人类学饮食文化研究还将全球消费格局纳入其中，强调饮食文化的本土性、多元化与全球化的互动。这在阎云翔对北京麦当劳的观察和分析中可见一斑。[⑤] 在《喂养中国小皇帝：食品、儿童和社会变迁》一书中，景军等人分析了科学话语、宗教信仰、电视广告在儿童食品消费领域的博弈中呈现

---

① 李伯彬：《略谈清真拉面在饮食文化中的象征含义》，《回族研究》2014 年第 4 期；吴英杰：《闽南牡蛎食俗的饮食人类学研究》，《文化遗产》2015 年第 3 期；徐杰舜、张泽忠：《“侗不离酸”与侗家的民族认同》，《南宁职业技术学院学报》2011 年第 2 期；巫达：《从诓鬼的烧肉到宴客的烧烤——彝族饮食文化的同质化和异质化过程的人类学阐释》，《西北民族研究》2017 年第 1 期。

② 谭少薇：《港式饮茶与香港人的身份认同》，《广西民族学院学报》（哲学社会科学版）2001 年第 4 期。

③ 庄孔韶：《北京“新疆街”食品文化的时空过程》，《社会学研究》2000 年第 6 期。

④ 孙晓舒：《山参之“野”——关于意义与价格之生成的人类学研究》，载庄孔韶主编《人类学研究（第二卷）》，浙江大学出版社 2012 年版，第 140 页。

⑤ 阎云翔：《汉堡包和社会空间：北京的麦当劳消费》，载［英］戴慧思主编《中国城市的消费革命》，黄菡等译，社会科学文献出版社 2006 年版，第 225—253 页。

的三代人代际关系问题。① 总之，当饮食在传统意义之上注入了诸多新元素，人类学者需要从传统的民族饮食志转向关注本土性、多元化、全球化之间的文化互动。

本文对于素食斋饭之于安养文化的分析，借鉴了以上的分析研究。素食斋饭既是身份象征，同时也成为群体的划分标准。本文将素食斋饭作为安养文化的根隐喻，将其作为文化符号阐释安养文化的多重意义。人类学在讨论文化的象征性时常常使用来自语言学的隐喻概念，而根隐喻是最能够凝聚象征意义的直觉主义之表达或表现。镶嵌在宇宙墙壁的阴阳太极图，一下子就能说明该庙宇归为道教；阿弥陀佛一句话即可表达无量之佛的神力和保佑。人们用根隐喻认识新事物、理解变化、讲述差异。在安养文化中，老年人的素食斋饭作为根隐喻而存在，素食既是信佛的最基本标志，也是老年人思考和言说佛门生活意义的媒介。

安身之喻：由素食看安养院管理

用灵岩山寺佛教安养院老人们自己的话说，日常生活就是“吃斋念佛”，可见斋饭与安养文化的天然联系。佛教在中国本土化后主张茹素。“吃斋”是指到斋堂用餐，食物为素食饭菜，不沾荤腥。但吃斋的意义远不止于果腹，在作为佛教徒日常生活的代表物的同时，还被佛教安养文化赋予了更多意义。首先，吃斋标志着不杀生，而不杀生标志着佛教的慈悲延伸到万物，也包括动物。不杀生还意味着洁净，表现为洁净的饮食，象征着洁净的心灵和生活方式。另外，由不杀生演化出来的吃斋饭还是皈依佛门的象征性举措。皈依佛门的意思是“内道”和“外道”都要皈依佛门。内道指心灵，外道指身体，彻底皈依三宝也就是要成为佛教思想启迪的醒悟者、佛法的遵从者以及走向僧尼生活道路的出家人。入住到佛教安养院的老年人虽然不是出家人，但属于供奉佛祖和尊重佛法的居士，基本上每个人都有婚姻经历。有些老年人在安养院住一段时候之后会回家居住，继而再回到安养院生活。一旦生活在安养院，日常生活规律如同僧尼一般，院内对吃素的要求，自然需要遵守。所以，吃斋不仅是佛门之外的

① 景军主编：《喂养中国小皇帝：食品、儿童和社会变迁》，钱霖亮译，华东师范大学出版社 2016 年版。

人们对佛教生活饮食习俗的基本认知，更是得到寺院安养院群体内部共识的身份象征。素食斋饭因而成了安养院老人得以在此养老的“安身之喻”。

灵岩山寺佛教安养院素食来源为院内自种蔬菜和外界供奉。安养院自2012年建成以来，一直设有绿色蔬菜基地。院内菜地有附近学校的园艺专业的大专生小田在此实习，负责蔬菜种植。平时垦荒和种菜，除了小田，还有义工和院内老人们参与帮忙、共同劳作。安养院种植的蔬菜不仅能做到自足，还有剩余通过沿山铁轨运到山上寺院。院内日常食用蔬菜除大部分自产外，有时也需要在附近集市购买少量蔬菜，米面基本上依赖灵岩山寺的供奉。目前，安养院种有地瓜、芋头、玉米、茭白、萝卜、生菜、大白菜、胡萝卜等多种时令蔬菜。菜地位于安养院进门处的两侧空地，进入院内便可感到田园生活的清新之气与正对正门端庄古朴的念佛堂诵经之声融为一体。

安养院膳食的制作和组织管理较为简单。食堂事务由在此养老的居士负责，服务人员主要有厨师和义工。三位厨师轮流负责一日三餐，在食堂长期服务的几位义工负责每天择菜、洗菜、洗碗、饭前摆放碗筷、分发饭食、收拾打扫后厨。周末和节假日，很多临时义工也会来斋堂帮忙。很多与膳食有关的组织管理工作由安养院服务部安排，服务部主要由义工组成，主要负责诸如打扫卫生、蔬菜种植、物品采购、斋堂服务等事务。临时来院服务的义工也主要在菜地和斋堂、后厨帮忙，以及为不能自理的老人送饭、喂食等。安养院的财务记录并没有细致的经济账目，只有简单记录的收支情况，而最多的花销就是用于菜地播种的菜种，以及在超市采购的老人每餐食用的豆制品、小菜等。安养院斋堂安排的早餐一般为豆浆和白粥，有一些前一天剩下的配菜。上午十点左右开始准备午餐，考虑到很多老人过午不食，午餐会多备一些食物，一般有青菜、米饭、馒头、地瓜等。下午三点左右，后厨开始择菜，准备第二天的午餐。晚餐较为随意，一般吃中午剩下的饭菜，如果不够就新添一些青菜。老人们都对每日的简单饭菜表示比较满意。相比名义上的部门设置，安养院管理上安排最细致的是后厨的人员分工，账目上记录最清晰的是菜地的投入和产出。

安养院建院初衷实为行善而非盈利，管理架构不在乎分工与效率，而在于共同劳作以保障生活所需，所以入院条件的简单、缴费的自愿也就不难理解。“治大国如烹小鲜”，作为非营利性质的养老之所，施行的是以

“善”治院的管理模式。《辞海》中，“善”有善良、善行、妥善、和睦等义。安养院以“善”为初衷及管理理念，在饮食层面便可见一斑。入院的首要条件之一是吃斋，自愿缴纳生活费需以供斋供品等名目。管理虽然松散，但涉及具体的饮食安排却不马虎。对老人生活的照料尤其体现在膳食方面，后厨管理是院内最为细致的分工安排，义工的工作中占比最大的是和斋堂、菜地相关的工作。

自古僧人多被要求居于寺庙之中，即使外出讲经求法也需居于当地寺院，与世俗甚少往来，所以僧人的安养归于寺院也成为传统。寺院多有专门的设施为年老、病患僧人提供生活保障。寺院内部的安养院就是为年长僧人建立的。《净土思想论集》中记载，“无量寿佛的极乐世界在西元二八六年译出的《正法华经》作无量寿佛和安养国，而四□六年译的《妙法莲华经》作阿弥陀佛和安乐世界”①。“安养”二字取自西方极乐的别名“安养国”，寓意对极乐世界的向往。《辞海》中，“安”有安定、安置、安全、平静等义；“养”，有供养维持、修养之意。由古至今，“安养”的首要之义都是“安身”。与僧人类似，老人来到安养院，与外界的联系就微乎其微了，安养院成了他们的安身之所。“安身”之后，方可再谈“养心”“安魂”。

养心之喻：围绕吃素的身份认同

素食斋饭以米饭或馒头、花卷为主食，素菜多为绿叶青菜。斋饭除了能满足人的最基本需要，也成为日常持修的一项内容。正如安养院斋堂内所写的大字，“内修外弘，共沐佛恩”。吃斋饭的象征意义还在于反对铺张浪费的俗气餐桌文化，所以安养院内老人们所住之处沿走廊前往斋堂，一路墙壁上挂有感悟之语：“一饭难忘佛祖恩，二菜感恩师兄情”“细嚼菜根味，淡薄素食粮”等。念佛、持咒是修行，一餐一饭亦是修行，“养心之喻”即是指素食的修身养性及教化之功能。

安养院作息规律，有固定的用餐和早晚课时间，每日早晨起床和三餐前打板报时提醒。院内的日常生活时间安排基本可以概括为，三餐时间、

---

① 张曼涛主编：《净土思想论集》（一），北京图书馆社 2005 年版，第 19 页。

三餐之间的早晚课时间，以及休息时间。安养院与寺院一样将僧众食用斋饭的地方，称为斋堂。斋堂又叫作五观堂。《食存五观》中讲究佛门于饭食时，需作五种观想："计功多少，量彼来处；忖己德行，全缺应供；防心离过，贪等为宗；正事良药，为疗形枯；为成道业，应受此食。"即用餐之时，当思量自己的功德、米面的来之不易；借由饭食反省自身；防心贪而远过失；将所受食物，作疗养身心之良药；进食是为修道。由此足见一餐一饭之中的修行，而这种修行也是安养文化中独具的特色之一。

通过对老人们未入住佛教安养院前的饮食偏好、进入安养院后的饮食适应程度的了解，可见的是老人们对自身信仰和身份的认知；老人们对于素食的认同，也带有对自身身份维护的意味。例如，安养院的保健医生冯爷爷自己也在院内养老，他是成年后开始信佛吃素的。"从前就算吃点肉，也是吃三净肉，不杀生。后来完全吃素了，倒是感觉很舒服。"所谓吃"三净肉"就是眼不见杀生，耳不闻杀生，不为己所杀生的意思。佛教传入中国初期允许食用"三净肉"，自梁武帝颁布断酒肉诏倡导素食之后，汉传佛教僧人忌食一切肉食。佛教提倡戒杀护生，将吃素与不杀生视为在乎怜悯慈悲之心。当问到冯爷爷学医时是不是会接触解剖试验，他解释说，"解剖的是已经死掉的人，不算杀生，但当年就对动物实验感觉不舒服，信佛之后更觉得不对。用动物做实验，等于杀死生灵，与佛法背道而驰"。与冯爷爷的经历相似，安养院的很多老人都是上了年纪之后开始信佛吃素的。聊到之前不吃素的经历，老人们或多或少都会强调，从前虽然不严格吃素，也几乎不主动杀生、不食过油腻之物。即使偶尔为之，也并非出于自愿。聊到是否适应安养院的生活，几位老人说，"家里人不信佛，从前是在家里一起吃，后来我信佛了来到这里，大家都吃素，也就很习惯吃素了"。"来这里的都是信佛的。每天念经、吃斋，生活很规律。""挺适应的，吃素的人心里清净，大家吃住都在一块儿过得挺舒服的。"

清晰的群体特征使得老人们对所在的群体有明确的认知，"信佛""吃素"是比较简洁的概括。他们认可这些特征并确认自己严格符合，具体执行方式上，就是按时上早晚课诵经、吃素不沾荤腥。在吃素方面老人们不仅身体力行，时刻注意和大家保持一致，对身边的人也有所要求，互相监督，互助相扶。负责院内日常事务的王阿姨告诉我们，从前有位老人的家里人来看望，经常带来牛奶放在房间里。后来有其他老人觉得这样不妥，就跟她反映，觉得吃素不应该喝牛奶。说到除用斋之外平时的饮食情况，比如和家里人外出时的用餐，有老人说，“要是在外头吃了荤，回来不说别人也能看出来，诶，那油光满面的骗不了人的”。也有老人聊到从前看到过有人在屋里用小电锅煮东西吃，虽然也是吃素，但总觉得不是很好。老人们平日诵经礼佛，即使是用斋之前，也需要在斋堂讽诵供养偈、供养咒。诵经礼佛有一定的佛义和佛仪，佛义指的是早课和晚课念经的内容，佛仪指的是念佛的仪式。有的老人不识字，就找其他老人教授唱经，或听录音学习，并在早晚课时模仿他人唱经。熟悉经文的老人也很愿意和其他人一起学习，早晚课和饭前一起唱经。膳食的相互监督、唱经的口口相传，在每日吃斋、念佛的互动中，体现的是老人对于安养生活心理上的认可和身份上的认同。

谈及自身的饮食经历时，在对于吃素的适应性的描述中，属于不同群体的安养院老人、外聘职工、义工等虽然个人经历不同，但对于自身行为方式的解释方式，以及切身感受的主观阐述，都体现出他们对安养生活中饮食方式的认可。老人们将自身的生活经历、情感体验融于对以膳食代表的日常生活的点滴理解之中。言语中的“愿意跟大家一起诵经、吃素”“大家一起吃斋、念佛，日子过得舒服”，体现的是老人融入群体、群体接纳自己的意愿，反映了老人对安养老人身份心理上的认同感；“愿意和他人一起唱经、用餐”说明作为群体中的一员后，老人也愿意接纳他人的加入。安养院养老的老人们对生活的满意度较高并且都计划在此直至终老，体现了他们的群体归属感。言谈之间，老人们表达的不仅是对自身身份的确认，也流露了对于这一身份情感上的维护。

对比西方及现在盛行的素食之风中更为强调的健康意识、生态环保、食品安全、动物与人类关系等，安养院老人们对于素食功能的解释最为强调的是“养心”。虽然他们也了解到，随着现代健康意识的变化而产生的素食者数量不断增多，以及很多研究表明的素食对高血压、心脏病、糖尿病等慢性病的预防和治疗的积极作用，但安养院老人们显然不是以实用主义眼光衡量吃素行为，而更愿意相信，身体的健康是吃素“养心”的结果，并且认为吃素就暗含了修身养心之意。

入住安养院后，老人与自身家庭的联系逐渐减少，在与院内老人吃斋念佛的日常互动中融入群体形成认同。安养老人的身份认同是其不断摒弃旧有世俗情结，实现修佛养心的过程。安养之“养”，在于修养，在于“养心”。一食一饭，也超越了其基本的生物性意义，素食不仅是安养老人身份的认可条件和象征符号，也成为对佛教安养文化的全面接受的标识之一。

安魂之喻：饮食观念与养老伦理

中国素食源于居丧古礼，斋戒、祭祀自然讲究仪式庄重、态度虔诚、衣着整洁、动作恭敬。“夫礼之初，始诸饮食”，进入斋堂进食更有一系列的礼仪规则。安养院内老人们每日恪守佛法礼仪，以恭敬积功德，认为恭敬于神明、虔诚于佛法，因果轮回之中，都是积善报以安魂之行为。谈到为什么到安养院养老，很多老人都会非常直接地说，“是为了‘求往生’”。负责院内日常事务同时也在此养老的王阿姨平时常跟老人们谈“在此养老，只拜佛，不靠儿，不靠女，给亲情松绑”“去除养儿防老观念”之类的想法。佛门中将死亡称作“往生”，意指摆脱诸苦而获新生。往生极乐，是对肉体死亡的寄托。老人们时时挂念的“求往生”，是借自身修行、念佛祈愿，希望得以善终。老人们表达的往生、善终，超越了生命终结、去往彼岸极乐之意，流露更多的是对这个世界“善意的告别”。向死而生，“善终”成为一种积极的自主安排，而非消极被动地接受照顾。这种积极，也包括素食、斋戒等一系列自我约束行为。对未来果的看重成为一种约束力，建构起个体内心秩序，维系着群体秩序，使人们形成自觉的行为规范，也成了素食斋饭的“安魂之喻”。

有些高龄老人行动不便，进念佛堂、斋堂时，只能驼着背小步地走。一位老人看到，跟我们感叹：“人不怕死，但是怕老啊。”话虽简短，但道出了佛教安养概念的核心内涵。不同于常人对于死亡的恐惧，安养院老人对往生的想象是积极，甚至美好的，但对于身体的衰老依然担忧。养老是一个漫长而艰巨的过程，进入老龄阶段后，必将面对的体力衰弱、行动不便、身体疾患等种种苦痛。老人入住安养院以吃斋念佛的修行化解种种苦痛，以此安享晚年。安养生活中，素食被老人们视为修身之道，吃素被看作自甘淡泊的道德修养。质朴、律己之生活与老人们这种养老观的形成直接相关。

很多子女认为老人安享晚年，就是吃好、住好、精神愉快，外界不少老人也以此标准衡量晚年生活的幸福与否，而这正是佛教安养院老人在养老观念上与非宗教养老院老人、在家养老老人的最大不同。平常有子女来探望，有时会带来一些营养品、保健品。院内不少老人觉得很多保健品不算素食，不该拿来。有的儿女定期给老人钱，但是安养院的老人几乎用不到钱，很多人把钱交给院里作供斋之用。从前有位老人家里儿女每个月接他出去一两次，每次都在外面吃饭，据说“不少人都对这个特别有意见，他也是管不住嘴，有时候让儿子带着连大鱼大肉都吃。后来连他自己都不好意思了，前不久搬走了”。食素成为安养院老人的生活方式，进而直接影响老人们的养老观念。佛教安养文化影响下的老人们提及养老，大家最希望的并非生活的富足，而是能够往生极乐地善终。

父辈与子辈之间抚养与赡养的反馈模式背后，是血亲关系基础上中国传统的孝文化的表达。入住安养院的老人在放弃在家养老的同时，也打破了“养儿防老”这一代际间最基本的互惠法则。子女出于孝道对父母在食物、钱财上的关照，在安养院反而适得其反，和老人的宗教信仰、生活习惯发生了冲突。日常中的一餐一食，在子女眼中是敬老尽孝的一部分，却成了老人生活中的尴尬，显露出的是不同立场下养老观的分歧。

中国的佛教寺院自古就有一套独特的伦理体系。僧尼自离开原生家庭进入寺院，也就脱离了世俗伦理。唐代多次发布的有关僧尼拜敬父母的法令说明，统治者曾多次试图使僧尼接受世俗伦理，但成效不大。[①] 在寺院，师徒关系构成虚拟亲属关系，伦理期待是师徒如同父子或叔侄，养老是徒弟对师傅的责任。佛教安养院沿袭寺院安养之风，院内虽不存在师徒关系，但老人对家庭的依赖明显淡化。高龄、患病老人行动不便，也是由义工照顾。淡泊素食和求往生的生命观呈现的是对“老有所养”截然不同的理解，追求的目标不仅是彼岸的极乐，也是余生的安宁，向死而生，一饭一食的琐碎日常，呈现的是晚年安养中对往生的不回避，以及对他人的不打扰。

每日清晨，老人们在念佛堂念经，厨师和义工也开始在斋堂后厨做饭。第一碗饭菜敬给神明是例行的规矩。刚刚热好的饭食，用精致小碗、

① 道悟：《唐代法律与寺院安养制度》，《中国佛学》2015年第2期。

小碟盛好，用来供佛。早上和中午进入斋堂用餐，需要心存感恩，念佛诵经、讽诵供养偈、供养咒直至饭菜分发完毕。吃饭时，需要止语，保持安静。吃饭座次男女分列，女居士坐在斋堂弥勒佛像右侧，男居士坐在佛像左侧，义工和外来客人一般坐在男居士的后面。

安养院每日“过堂”（即用餐）进出有序、秩序井然。《百丈清规》日用规范篇中记述了食用斋饭时极为细致的要求，“吃食之法，不得将口就食，不得将食就口，取钵放钵，并匙箸不得有声。……食时须看上下肩，不得太缓。”实践之中，老人们按部就班，欣然遵照种种规条礼数，也经常主动为初来院里的外人指点斋堂礼仪。调研期间，有位老奶奶告诉我们“斋堂不能讲话，但是可以用手势”。老人比比小拇指说，分饭时候这样向义工比一比，他们就知道要少盛一些了。有时不注意搭了二郎腿、挽起了袖子、没有把长头发扎成辫子，身旁的老人便会善意地提醒。这时候，老人们常说，“多一分恭敬，多一份功德”。

老人们不仅以修行之道看待每日恪守的礼仪戒律，更将之视作积功德、积福报之举。这与佛家的因果之说密切相关，选择食物、遵从戒律，也是基于对因果轮回的认知。有些老人坚持过午不食的习惯，即每日正午过后直至第二天一早，期间不吃东西。这是因为佛教认为，日暮为畜生食时，昏夜为鬼神食时。不少老人是后来才开始吃素的，被问到膳食是否习惯时，一位老人说，“荤的可不能吃。你看年初常州有个寺院不是着火了嘛，那些管事的连三白[①]都吃，可不是得招灾嘛”。显然，这位老人相信佛经所言，认为食肉之人死后会堕入恶的轮回中受苦，进而认为导致寺院着火的气象灾害是人们肆意违规的结果。

作为群体为避免混乱失序而追求稳定的一种状态，安养院老人群体秩序的建立基于其共同的对往生之后世界的精神信仰。老人们关注来世胜于现世生活，认为养老在于修行，在于修得往生之后的圆满。老人以“安魂”思想恪守清规戒律，所以任何违规之举都因为会减损往生后的圆满而被大家自觉规避。所谓善男信女，原指佛教用语中皈依佛法之男女。善有善信、崇信之意，对神明的恭敬、对佛法的虔诚、对未来果的执念亦在此意中。根植于老人内心的对佛法的崇信，发挥了群体秩序的作用。

① “三白”，即“太湖三白”，指太湖的白鱼、银鱼、白虾。

结语：寓于膳食之中的安养

佛教素食习俗古来有之，素食斋饭的物质属性是人们对它的初始认识，并以此代指安养文化的生活日常。不需杀生、不沾荤腥、口味清淡、制作简单等特点经过抽象化提炼，形成其象征意义，表现为安养文化中多个维度的隐喻。由食物之清淡体会不沾杀戮之慈悲、由饭食之俭朴感悟质朴之美德、由素食之戒律践行律己之晚年生活、由斋堂仪式之规范彰显对神明佛法之虔诚……言语行动中的素食呈现的是以素食斋饭为喻所表达的安养文化。

佛教饮食文化首倡素食。佛教许多经文中有反对食肉的戒律。例如，《樊网经》中规定“不得食一切众生肉，食肉得无量罪”。[①] 吃素作为安养院首要条件的道理之一是通过素食在寺院实现安身、养心、安魂的理想。素字本义为白色生绢，兼含洁净、自然、质朴之义，后引申为无酒肉之食，成为斋食之代称。佛教素食历史由来已久。南北朝时期，梁武帝笃信佛教，特发断酒断肉诏令；北齐文宣帝以食肉断慈奉行素食；唐宋之后，素食在民间广为流行；清代宫廷御膳房设精工烹制素食的“素局”，民间素食品花式繁多，以李时珍的《本草纲目》、朱棣的《救荒本草》、卢和的《食物本草》为代表的著作详述素食原料功用、素食价值，可见明清信佛素食的习惯在各阶层的普遍化。[②]

在当代的佛教安养院，素食还是世俗与神圣的分水岭，带有社会经济变迁的深深烙印。回顾历史，普通人有条件并可以通过市场供给每日摄入动物蛋白的现象在中国大陆仅存在不到40年的时间。至少到20世纪70年代末期，许多中国人仍然没有足够的经济条件可以保证自己每日享受肉食，在中国农村地区的情况更是如此。肉食的极大丰富对普通人可以每日吃肉的生活水平之促进既是中国农业经济改革之后的结果，也是中国加入食品全球生产和全球消费体系后变得更为明显的结果。肉品消费量增加的背后是当代中国愈演愈烈的物欲文化。这个文化的空间是充斥世俗价值观

① 戴传江：《梵网经》，中华书局2010年版，第255页。

② 陆朋、刘燕：《京津冀藏传佛教素食文化时空格局演化研究》，人民日报出版社2016年版，第9—10页。

的世界，在这个世界，是否吃肉仅仅是一个养生保健的问题，没有价值判断。而在佛教安养实践中，是否吃肉则是修身养心的问题，其中的道德判断是是否杀生的问题，不杀生者才可进入佛门。所以，安养院的素食斋饭文化是伦理理性的选择、善行的表现、对身份认同的塑造、对慈悲意识的升华以及对佛门戒律的遵从。更重要的是，吃素属于皈依佛门的一项最基本要求，因而也是一个人能否往生极乐的基本条件。在安养院，善终的道路就是往生极乐，对往生的追求就是相信人死之后可以转世的佛教生死说。一旦相信，活和死的意义都可以从被动变为主动，从对死亡的恐惧变为坦然，从生存者哭天抢地的反应，变为一种生者对死者的祝福。

总之，膳食在安养院老人生活环境中作为最为基础的生活需要，成为我们研究安养院老人生活的一个分析透镜。素食斋饭体现于安养院老人的语言、行动、思维之中，作为一个诠释安养文化多重意义的根隐喻释放出有助于界定和理解生命意义的能量。

养老与人间佛教

景　军　高良敏*

导读：考虑到日益严峻的社会人口老龄化挑战，中国大陆学界对保障老年人福祉所需的政府支持、家庭责任、社会参与以及市场机制给予了高度关注，一部分学者还注意到以宗教信仰为依托的社会公益行动对家庭及社区养老的辅助作用。本文以人间佛教思想和灵性资本概念作为切入点，试图解析中国大陆佛教界为社会兴办安养院的动向。笔者提出的主要观点是佛教安养院正在从帮助年迈的佛门弟子向社会化服务方向过渡，其中一部分已接纳社会上的孤寡失能老人，但需要超越宗教身份认同的门槛，更大程度地接纳有需求的非佛教徒，从传统的慈善理念转向普济型的社会公益服务，进一步弘扬人间佛教思想，丰富其现代性内涵。

研究背景

在2012年3月的全国人大政协两会期间，中国佛教协会副会长上海玉佛寺方丈觉醒法师提出宗教界参与社会养老事业的议案，媒体竞相转载。当时，佛教界兴办的养老机构已有一定数量，通常以佛教安养院冠名开设，大致可分为四类。第一类是由寺院建置在寺内或寺院附近的安养院；第二类是由佛教协会或佛教基金会在寺院内或周边兴办；第三类由居士或居士林兴办，一般修建在寺院附近，既方便老年居士到寺院念经修行，也方便法师就近弘法讲学；第四类是佛门中人指导社会组织和热心企业家引入佛教文化元素创办的养老院。鉴于上述四类安养院之间的一个共同点就

* 高良敏，清华大学国际与地区研究院助理研究员。

是利用寺院资源对社会化和机构化的养老服务做出贡献，被一部分学者称之为“寺院养老”。[①②]

追根溯源，佛教寺院兴办安养院屡见于史籍记载的“福田院”和“悲田养病坊”，早在唐宋时期就是僧人经办的医疗救济慈善机构，或由寺院僧人独立建置，或由政府资助督办，救助对象，不乏老人。[③] 生活在明末清初的读体大和尚，作为中国佛教律宗第二代祖师，在江苏宝华山隆昌寺住持数十年，为严防僧团堕落，特在律制之外别立规约，以杜绝寺院的世俗风气，但大力支持“老年修行者，不攒单资，随缘共住”，特建“悦心轩”专门接待年老体病信众。[④] 明清两代，太监多崇信佛教，为求老有所依，结为养老义会，大肆捐款修建寺院，年迈出宫后入寺养老，死后葬于寺内或附近。[⑤⑥] 抗日战争爆发前夕，圆瑛法师与转道和尚在泉州开元寺开设妇人养老院，专门收留无依无靠的老年女性。[⑦]

简而言之，历史上的寺院养老措施既照管老年僧尼居士，也接济孤寡老人。[⑧⑨] 这一传统在当下的寺院养老实践中得以延续。在本文，笔者主要关注当代汉传佛教安养院建置，有关藏传佛教寺院安养措施的历史，或为当代社会养老事业做贡献的情况，仅在文献回顾中简略论及。另外，本文集中讨论寺院兴办的安养院，有关其他佛教组织或佛教人士促成的安养院建置情况仅作为必要的背景材料提及。

支持本文讨论的相关研究，始于2016年9月清华大学社会学系召开的一次民间互助养老研讨会。在那次会议期间，一位学者有关宗教界介入社会养老事业的发言引发了我们的极大兴趣，也激励了我们独立开展相关研

---

① 钟洪亮、吴宏洛：《佛教慈善组织养老服务递送能力的探索性研究》，《中国农业大学学报》（社会科学版）2013年第4期30卷。

② 曲壹方：《基于地域与经济差异的寺院养老模式的选择》，《文学教育》2016年第7期。

③ 陈靖华：《略论唐宋时期佛教的医疗救济慈善机构“悲田养病坊”》，《湖南科技学院学报》2012年第1期33卷。

④ 刘晓玉：《读体见月与明末清初律宗中兴运动》，《荆楚理工学院学报》2014年第6期。

⑤ 李军：《养老与寿藏：明代宦官崇奉佛教的一个侧面》，《福建论坛》（人文社会科学版）2014年第1期。

⑥ 方静文：《超越家庭的可能：历史人类学视野下的互助养老——以太监、自梳女为例》，《思想战线》2015年第4期。

⑦ 慧堂：《泉州开元儿童教养院及男女二养老院近况》，《佛教公论》1946年第4期。

⑧ 道悟：《唐代律法与寺院安养制度》，《中国佛学》2015年第2期。

⑨ 谭苑芳：《佛教社会福利发展模式概述》，《宗教学研究》2009年第4期。

究的决心。到 2017 年 10 月中旬，本文撰写人在其他学者的配合下，考察了 4 家寺院养老机构及 4 家教会养老院。与此同时，我们用上网检索方式，查到中国大陆宗教界在改革开放后成立的 94 家养老机构，其中包括 44 家不同类型的佛教安养院。

从成立时间判断，中国改革开放后，佛教界兴办的安养院在 20 世纪 80 年代就已出现，但其数量的增加在近几年最明显，这可以从侧面说明国家对宗教组织从事社会服务的政策性支持，为佛教界建置安养院提供了一个宽松环境，尽管优惠政策的落实仍然不足。具体而言，20 世纪 80 年代建立的佛教安养院在全国共有 2 家，90 年代成立的佛教安养院共有 7 家，2000 年至 2010 年成立的佛教养院共有 16 家，2011 年至 2016 年成立的佛教安养院共有 19 家。

我们在机构检索过程中发现，佛教安养院的实际数量远远大于我们的统计数字，主要原因是，我们完成的检索工作将佛教安养院成立时间作为了限定条件，目的是在时间意义上，把握改革开放之后佛教界兴办安养院的总体趋势，同时也是为了防止尚未成立就上网做宣传的机构被当作已开始运营的机构而论。总之，我们统计的佛教安养院数字是一个保守的数字。

从地域分布判断，南方佛教界在建立佛教安养院的努力之中遥遥领先。在我们检索到的 44 家佛教安养院中，位于南方的机构共有 32 家，其中分布在浙江、江苏、福建三省的机构达 20 家。导致这一南北差异的原因，大致可以归纳为社会经济水平的差距、佛教徒人群规模的大小、地方政府对安养院加以扶持的不同程度、地方佛教界领袖对社会公益思想接受的多寡、各地佛教协会从事社会工作的积极性，以及各地寺院或佛教基金会的集资能力。其中，地方政府的作用十分关键。例如，江苏省宗教事务局为鼓励佛教安养院的发展，专门派官员到寺院做调查研究，组织寺院交流会，分享从事养老服务的成功经验及面临的问题。①

在以上提到的佛教安养院中，严格意义上的寺院养老机构占一半以上。具体而言，以“寺”或“庵”冠名的机构共有 24 家，以“居士”或“居士林”冠名的机构共有 6 家，以“协会”冠名的机构仅有 1 家。其余

---

① 莫宗通：《对苏南佛教界开展养老服务情况的调查与思考》，《江苏省社会主义学院学报》2014 年第 1 期。

以“慈济院”或“安养堂”等冠名，其中大多数由居士组织建成，少数是僧尼或居士配合民办机构引入佛教文化元素建立的“佛化”养老院。

寺院养老研究

在已发表的相关论著中，学者们无一例外地将寺院养老实践视为减轻家庭及社会养老重负的途径之一，而且相当一致地认为，佛教安养院对入住人起着一个精神渗透与精神慰藉彼此重叠的作用。例如，田秋菊在一篇论文中，将五台山的一家佛教安养院管理方式归纳为“医养结合，科学规范，家园生活，净土归宿”，其中“医养结合”由一个护理部负责，“净土归宿”由一个心灵关怀学修部负责，因而健康护理与精神关怀之间的关系被作为同等重要的关系加以处理。[①] 又如，曲壹方认为，佛教安养院提供的养老服务实为多种多样，其中为收入较高的老年佛教徒提供的候鸟式服务，既可以满足这部分老年人在不同时节的不同需求，还可以帮助相对富裕的老年信众从异地来到寺院养老机构后，找到归属感及心理安慰。[②]

另外，三位学者关注到西北地区藏传佛教僧俗互助的两种养老方式。第一种方式是“在寺养老”，即老年僧尼继续留在长期生活居住的寺内院落，由徒弟及亲属照料，由信众予以协助，医药费由寺院承担一半，无人照顾的老年僧尼则集中入住到寺内敬老院，生活所需由寺院统一提供。第二种方式是“居舍养老”，即藏民百姓在寺院附近合伙成立养老院，以求在一定程度上受到寺院的人财物支持，同时为老年人的宗教生活提供便利。[③④]

显然，第一种方式具有社会介入寺院内部养老的成分，而第二种方式则属于寺院介入社会养老的范畴，宗教影响在于精神慰藉及信仰维系。另一名学者在讨论藏传佛教僧俗互助养老行为时特别提到，亲属供养僧尼者

---

① 田秋菊：《五台山佛教僧人养老模式研究——以普寿寺所办清泰安养园为例》，《忻州师范学院学报》2014 年第 6 期。

② 曲壹方：《基于地域与经济差异的寺院养老模式的选择》，《文学教育》2016 年第 7 期。

③ 张海云：《藏传佛教寺院僧人养老模式研究——以塔尔寺为例》，《北方民族大学学报》（哲学社会科学版）2009 年第 3 期。

④ 荣增举、蒲生华：《宗教寺院与藏族聚居区新型社会福利模式的构建》，《青海民族大学学报》（社会科学版）2013 年第 1 期。

的做法有其悠久的历史，原因之一是，亲属认为送亲人入寺是对佛教的施舍和供养，同时有助于入寺者自己的积善积德，以及家庭和家族的平安吉祥。[①] 部分学者还在有关社会救济和基层卫生的研究中，把对失独老年的关注转移到寺院养老实践。在此类研究中，失能老人皈依佛门的情况通常寥寥几笔带过。但张源林完成的研究，以镇江大圣寺为例，使用了细致的文笔讨论失独老人投奔佛门的心路历程，其中提到的一个重要细节是，大圣寺安养院截至 2014 年年底，接纳了 232 名失独老人，超过总人数一半。[②]

既往研究让我们注意到，寺院为社会提供养老服务的一个重要前提条件是，出家人自己的养老需求首先得到了基本满足。针对寺院内部的养老压力，传统做法是由寺院为老年僧尼安排安养寮房入住，减少其诵经做功课的压力，委托徒弟或信众照料日常生活。其主要问题是，高龄僧尼遇到生活自理障碍后，并不一定都能得到徒弟或信众的妥善供养，寺院承担的医疗费用之重负，也是一个非常现实的问题。近年来，这一问题得以极大缓解的主要原因是，国家逐步完善的社会保险制度和社会保障制度。截至 2013 年年底，在宗教场所任事任职人员医疗保险参保率达 96.5%，养老保险参保率达 89.6%，凡符合条件者均被国家纳入低保。

既往研究还提示我们，国家政策的支持，是寺院介入社会养老服务领域的另一个前提条件。在很长一段时间，国家为社会公益组织提供的优惠政策一直没有包括宗教团体。为此，介入慈善公益事业的宗教团体，深切感到获得公益性社会组织资格之紧要，找到的途径之一，是注册基金会。[③] 自 1994 年以来，一大批佛教基金会已成功注册。[④] 至于佛教寺院或居士林自行从事公益服务的注册问题，政策突破到 2012 年才实现。该年 2 月，中华人民共和国国家宗教事务局联合中共中央统战部、国家发展和改革委员会、民政部、财政部及国家税务总局联合印发《关于鼓励和规范宗教界从事公益慈善活动的意见》，表示支持宗教团体作为“民办非企业单位”，

---

① 吴金逵：《略谈历史上藏传佛教寺院僧尼的供养方式》，《内蒙古农业大学学报》（社会科学版）2009 年第 3 期。

② 张源林：《城市失独者组织化探究》，硕士学位论文，华中师范大学，2015 年。

③ 邓莉雅：《从功德会到基金会——佛教慈善组织现代转型问题探析》，《法音》2015 年第 3 期。

④ 袁同凯、郭淑蓉：《论“救济型”佛教慈善组织的生存逻辑——以天津市佛教慈善功德基金会为例》，《西北民族研究》2014 年第 2 期。

申办非营利性的医疗机构，以及为老年人、残疾人提供养护、康复、托管等服务的社会福利机构，在机构注册成功后，可享受国家的税收优惠政策和政府资助补贴，包括针对水电收费标准的优惠规定。

至今，宗教组织介入机构化养老服务的政策，仍然有落实不充分的问题。首先，政府对养老机构的资质要求过高，一刀切的标准，难以体现不同地区或人群差异较大的实际需求；另外，政府从宗教组织购买养老服务的主动性不强，因而优惠政策难以对接到宗教团体；再有，宗教界兴办的养老院以民间善款为依托，资金来源单一，扩宽服务范围的能力有限，政府若不投资支持，其可持续性可能被抑制，以至于难以实现社会化。①

尽管遇到了优惠政策不到位的问题，至少佛教界介入社会养老服务之热诚未见减少。

寺院养老中的人间佛教思想

在有关寺院养老的研究中，人间佛教思想渗透到养老服务的社会意义被学者高度关注，有两位学者还非常明确地指出：“佛教慈善组织参与养老服务递送，是佛教以信仰为纽带走出寺院进入现实社会，积极参与社会服务的具体形式，是实现人间佛教社会化的重要路径。”②

虽然本文也关注人间佛教思想与寺院养老实践之间的密切关系，但侧重点是从寺院养老机构的共性和差异入手论析以下三个问题。其一是普度与普济的关系何在？其二是佛门中人与非佛教徒的关系何在？其三是慈善与公益的关系何在？这三个关系问题，既涉及人间佛教思想倡导的普济精神，也对当代中国寺院养老实践产生着巨大影响。

回首历史，人间佛教思想在民国期间被一部分佛教人士作为一面推动佛教改革的旗帜高高举起。③ 当时有关人间佛教的讨论涉及诸多问题，其中包括普度与普济的关系问题。至少在民间宗教实践中，超度亡灵可以说是普度仪式之极点，为的是帮助逝者摆脱苦难，功德圆满，到达彼岸，上

---

① 赵立新：《转型社会宗教参与养老的法律和政策思考》，《学理论》2014 年第 30 期。

② 钟洪亮、吴宏洛：《佛教慈善组织养老服务递送能力的探索性研究》，《中国农业大学学报》（社会科学版）2013 年第 4 期。

③ 何建明：《人间佛教的百年回顾与反思——以太虚、印顺和星云为中心》，《世界宗教研究》2006 年第 4 期。

至天界。人们为了亡故的亲人，会请道士或法师念经，协助逝者顺利往生，在“头七”“二七”“三七”，还要请道士或法师念经，百日或周年也如法炮制。此外，民众认为，无后代供奉的亡灵最悲惨，于是每年还要在农历七月中元盂兰盆会期间，为十方孤魂举行普度仪式，以便游荡的魂灵得到妥善安抚之后不再作祟，其他人也就可得安宁。

普度观念到民国初期遭到了知识界的严厉批评。不相信鬼魂世界的新型知识分子认为，普度意识代表着虚无缥缈的宇宙观。以佛教高僧太虚法师为代表的一部分佛教界人士，也开始提倡要把佛教对出世的偏爱变为普济生者的入世方向，同时要把用于死人的普度钱财变为普济生者之用。在批判佛教缺乏入世情怀的知识分子中，梁漱溟的言论受到太虚法师的高度重视。[①] 梁漱溟早年归心佛法，发表《东西文化及其哲学》后，完成由佛入儒的转变，虽然没有坚决地放弃对佛教的信仰，但出于为现实的考虑，却反对中国人被“佛化”。[②]

据星云法师回忆，梁漱溟有一次被太虚请去演讲，在黑板上写下“此时、此地、此人”6个字，随后解释自己接受入世精神极强的儒家思想之缘由，是因为佛教谈过去、现在、未来，但不注意今世，也不注意对今世的净化。佛教还讲众生，但不是在谈人类，而是指无量无边的众生。太虚在梁漱溟演讲之后的评议过程中反驳说道，佛教讲过去、现在、未来，但是重在现世的普济；在空间上，佛教虽然有此世界、他世界、无量诸世界之说，但也重视此界的普济；佛教讲到众生，虽有十法界众生，但仍然高度重视人类今生今世的普济。[③]

太虚法师并非意气用事而不能虚己以听。早在1913年为寄禅和尚召开的追悼法会上，他就公开提出既往佛教过度关注人死后的问题，被帝王利用之后，鬼神祸福思想成了愚民工具。因此，今后的佛教应多关注今生今世的问题，用宇宙人生真相指导人类发达进步。[④]

为了冥思佛学精髓，太虚法师于1914年进入普陀寺研修，经过数年闭关和对中国佛教未来发展的痛苦思考，他的人间佛教思想体系逐渐形

---

① 程恭让：《从太虚与梁漱溟的一场争辩看人生佛教的理论难题》，《哲学研究》2002年第5期。

② 祝薇：《以道德代宗教——论梁漱溟的宗教观》，《学术界》2010年第2期。

③ 星云：《人间佛教的基本思想》，佛光山青年佛教学术会议主题演说，高雄，1999年。

④ 曾艳阳：《太虚“人间佛教”理念的提出及影响》，《福建省社会主义学院学报》2010年第4期。

成。1928 年，太虚法师在《海潮音》发表“对于中国佛教革命僧的训词”，其中有关“人生佛教”的言论，包括鼓励佛教界支持三民主义建设。[①] 1933 年，太虚法师接受汉口佛教界、律师公会及红十字会之邀，在汉口商会发表“怎样来建立人间佛教”演讲，系统阐述了他对人间佛教的看法。他明确提出：“人间佛教的意思，是表明并非教人离开人类去做神做鬼，或皆出家到寺院山林里去做和尚的佛教，乃是以佛教的道理来改良社会，使人类进步，把世界改善的佛教。”[②] 对太虚提出的人间佛教主张，佛界名师法舫、大醒、慈航等人，遥相呼应，两两相对，表示大力支持。[③]

抗战期间，太虚法师与其他佛教界人士极力倡导的人间佛教思想，展现出了成佛救世精神的优势，一大批佛教界人士在《人间佛教》等报刊媒体发表文章，以救国救民的急迫性论述佛教徒反抗侵略者的重任。在中国佛教会会长圆瑛法师赴东南亚筹集抗日救国款项期间，常惺法师主持佛教会工作，在《佛海灯》发表专文，支持中国佛教徒护国救民组织的成立。[④] 此后，常惺法师为全力支持抗战，创办僧侣救护队、佛教僧侣掩埋队、佛教医院等组织机构。[⑤]

中华人民共和国成立后，人间佛教话语在激进政治环境中销声匿迹。但改革开放后，尤其是近年来，太虚当年倡导的人间佛教大有复兴之势。有的外国学者认为，人间佛教思想的回潮，受益于大陆与港台地区佛教界的密切往来。[⑥] 确实，星云法师对佛教环保的阐述或证严法师对佛教社会工作的论说，对大陆佛教界影响甚广。但若再将时间前移一些，赵朴初居士在 1983 年就已针对“中国佛教向何处去”问题，专门讨论了人间佛教思想对当代中国社会的重要性，并在《中国佛教协会三十年》报告中，特别提到《六祖坛经》有关“佛法在世间，不离世间觉，离世觅菩提，恰如求兔角”之说。[⑦] 同年，赵朴初以佛教知识问答方式发表文章，强调人间

---

① 释太虚：《对于中国佛教革命僧的训词》，《海潮音》1928 年第 9 期。

② 太虚：《怎样来建设人间佛教》，《海潮音》1934 年第 1 期。

③ 邓子美：《二十世纪中国佛教智慧的结晶——人间佛教理论的建构与运作》（上、下），《法音》1998 年第 6 期、1998 年第 7 期。

④ 常惺：《中国佛教徒护国和平之意义》，《佛海灯》1937 年第 7 期。

⑤ 韩朝忠：《近代华严宗发展研究（1840—1949）》，博士学位论文，吉林大学，2015 年。

⑥ 魏乐博：《中国社会的宗教和公益》，《北京大学学报》（哲学社会科学版）2009 年第 4 期。

⑦ 赵朴初：《中国佛教协会三十年》，《法音》1983 年第 6 期。

佛教之追求在于“净化人间，建设人间净土”。[①] 1989 年，赵朴初还为设在宝山静寺的上海佛教安养院题词如下：“老有所终，大同理想，报众生恩，扶老为上，如奉父母，如敬师长，美哉梵宫，不殊安养。”[②] 由此可见，侍老服务也在净化人间的范畴之内。

有感于贯彻人间佛教思想的急迫性，上海居士林林长林郑颂英先生于 2000 年旗帜鲜明地提出“当今佛教三大事”：第一是树立寺院僧团的良好道德风尚，防止金钱腐蚀；第二是多多制作经书音像材料，大力建立佛学图书馆，针对现代社会的问题，普及佛教知识；第三就是要广泛修建安养院，为退休后的四众弟子养老修净，临终助念，送往极乐净土。[③]

灵性资本运用的三种实践

若首先以相同之处而论，寺院兴办管理的安养院对民间捐款之依赖为普遍现象，来自政府的帮扶资金极少，尽管相关的政策已经写入国家文件。例如，江苏省宗教事务局公布的一份调研报告显示，截至 2016 年 9 月中旬，江苏全省寺院安养机构共有 26 家，其中 21 家在苏南地区。这部分位于苏南地区的机构，配有 2050 张床位，入住老人已达 1400 多人，佛教信众占 99% 以上，院员男少女多，平均年龄 81 岁，配偶去世者占大多数。这份调研报告的撰写人，在肯定寺院为社会服务的同时，认为地方民政部门对寺院参与社会养老的重视性认识不足，对相关的国家政策落实不充分，以至于苏南地区绝大部分寺院养老机构未能登记注册，用水用电只能按照工商价格收取，因而水电开支已成为沉重负担。这份调研报告的撰写人还指出，即便已注册的寺院养老机构，也未能享受和其他民办养老机构同样的待遇，包括床位补贴和无息贷款，至于安养院亟盼的土地、建设、医疗等方面的支持，相关优惠政策尚待出台。[④]

有关江苏省寺院养老机构的官方调研报告大致可以说明，民间资本乃为佛教安养院的经济基础。根据我们的研究，另外一种资本也定义着佛教

① 赵朴初：《佛教常识答问》，《法音》1981 年第 3 期。

② 佚名：《上海宝山净寺举行万佛楼佛像开光》，《法音》1997 年第 12 期。

③ 郑颂英：《当前佛教三大事》，《佛教文化》2001 年第 2 期。

④ 莫宗通：《对苏南佛教界开展养老服务情况的调查与思考》，《江苏省社会主义学院学报》2014 年第 1 期。

安养院的共通性，那就是宗教组织特有的灵性资本。在中国东南沿海地区的寺院，受教育程度较高的僧尼，对灵性资本之说并不会感到太陌生。2009 年在上海举办的“金刚之智灵性资本”国学高层论坛上，部分学者和佛教界人士就已经用灵性资本概念阐述人间佛教思想。[①] 在厦门市南普陀 2010 年举办海峡两岸佛教慈善事业研讨会上，也有部分与会者使用灵性资本概念讨论佛教团体从事社会公益事业的经验。[②] 作为一个源于西方社会科学的词语，灵性资本的英文表述是 *spiritual capital*，也可译为精神资本。但考虑到使用这一词语的大多数研究集中于宗教范畴，将其译为灵性资本更为贴近。

严格而言，灵性资本概念源于学者们对布迪厄有关社会、文化以及象征资本的论述之借用和提炼。根据法国学者布迪厄的相关论述，社会群体的竞争关系是人类生活的常态，竞争的结果有赖于社会资本的强弱和文化资本的多寡。前者通过社会地位、社会关系以及社会网络获得，后者通过教育体制和文化修养获得。[③] 社会资本及文化资本的凝聚，导致象征资本的形成和积累，也就是他者对我者的承认、他者给予我者的荣誉以及我者的感召力和改变群体之间竞争关系的潜在力。布迪厄讨论过的象征资本概念，被移植到宗教研究之后，演变成为灵性资本之说，主要用于探究附着在宗教思想、组织以及活动的象征资本之要义。[④]

依附于宗教思想的灵性资本，还包括人生观、财富观、正义观、道德观、功德观以及有关人之福祉的解释。但宗教思想涵盖的灵性资本之根本，莫过于宗教组织用超自然的世界观、经文圣书及仪式化手段对人生和来世的不确定性给予解释的能力。[⑤] 譬如，对于人生苦难的解释，是宗教人士关注的焦点问题，由于对苦难有不同的理解和提出不同的消解方法，不同的宗教教法体系从而形成。在基于宗教信仰的解释之中，苦难的成因

---

① 王佳：《当代佛教公益慈善实践的观察和思考》，《宗教与民族》2013 年第 8 辑。

② 张文宏：《社会资本：理论争辩与经验研究》，《社会学研究》2003 年第 4 期。

③ 周红云：《社会资本：布迪厄、科尔曼和帕特南的比较》，《经济社会体制比较》2003 年第 4 期。

④ ［美］泰瑞·雷、李文彬：《宗教资本：从布迪厄到斯达克》，《世界宗教文化》2010 年第 2 期。

⑤ 于飞：《灵性资本、精神资本与佛教文化》，《深圳大学学报》（人文社会科学版）2011 年第 3 期。

包括个人的不端品行会受到神灵或上天惩罚之说，但更重要的是，变化莫测的命运和超自然的邪恶势力之说，所以即便善良的人们也会遭受磨难，然而磨难也是受难者可以更好地理解神灵或上天旨意的机缘。

佛教思想对安养院入住者的精神慰藉和精神渗透，乃为寺院兴办安养院的共通性之最。寺院为兴办养老机构通常提出的服务宗旨是念佛安老，一般都会安排僧尼或有资历的居士每天带领老人念佛、绕佛或做念佛操，老人起居遵从寺院作息制度，以素食为餐，生活如同僧尼。其制度安排强调的是心灵的净化、行为的规范以及向善的身心一体。此类取向属于俗世养老院所缺乏或不能之事。从建筑布局的象征性判断，佛教安养院的活动空间与大雄宝殿、念佛堂、讲经堂、图书馆、闭关院、斋堂、居士楼、寮房连成一体，各有特色，在充分体现神圣性进入日常生活中的同时，提供老年人安养需要的宁静环境。在寺院养老实践中，历史上的普度与普济之争，顿然化为并非矛盾的两级关怀。这是因为，寺院养老机构的灵性资本高度体现在生死轮回思想及相关实践之中。换言之，念佛往生、临终关怀及临终助念，在寺院养老机构被融为一体。

用佛门之说表述，往生是摆脱过往的恶业束缚获得新生之不可思议过程，其实就是一种特殊的生死观教育。在往生道路上，入住佛教安养院的老年人须学习领会佛教的轮回说，以便认识到有情众生在死后会转生于他方世界的道理，需要常念佛经、恪守佛法、广行善事，做好升至西方极乐世界的精神准备。安养院提供临终关怀自然是指老人病重时有看护、居士或临时的志愿者服侍饮食、起卧、清洁。在此过程之中，被服侍者受到护理人鼓励，排除对死亡的恐惧，坚定前往西天死而化生的信念。临终助念则是指病者弥留之际被安排进入往生堂，由寺院派僧尼或居士前去念经，以解临终者的身心之痛。有的寺院还把念佛往生与往生后事紧紧连接在一起，特设化身窑和舍利塔，举办坐化仪式，但不办俗格道场。

针对宗教信仰与临终关怀的密切关系，一位人类学家曾这样说道：

> “有一年，我们的一个团队做了临终关怀的问题研究，原以为不就是对濒死的生命的照顾问题吗？后来我们才发现，那些濒死的生命，虽然生命的机体是相同的，但每一个人后天的文化负载是不同

的，而且临终关怀跟宗教信仰的联系是最丰富的。”①

若换一种说法表示，佛教安养院鼓励的生死观念和相关往生说教，发挥着医务机构或俗世养老院难以为之的作用。

若以差异而论，当下的寺院养老实践采用了至少三种有所不同的接纳老人方式。一是针对有较高社会地位的中老年人，且以信奉佛教的态度或身份作为门槛，而且对入住者的选择以社会经济地位而论。二是针对年迈居士，仍然以佛教信仰作为门槛，入住人须每天念佛，按照寺院宗教仪式时间安排分配自己的日常生活。三是针对无依无靠的老年人，不设宗教信仰门槛，但需具佛缘，务必遵守寺院规章制度，还必须食素。考虑到接受什么样的老年人问题属于寺院养老的大方向问题，其重要性可升至三种模式而论。

第一种模式可谓寒山寺模式，特征是以接受社会上层人士为主。寒山寺位于苏州市姑苏区，始建于南朝梁天监年间，因唐朝诗人张继《枫桥夜泊》诗句名闻天下。寺院的机构文化因“和合二仙”而演化出“和合文化”。由于历史上拾得法师赴日本传道建立拾得寺，寒山寺与日本寺院保持着长期联系。寒山寺清凉书院管事隆印法师于2016年11月对我们介绍说，寒山寺的白鹤寺清凉书院办有一家和合安养院，一度用于招待社会名流在寺内暂住修行，住宿收费规格颇高，非寻常百姓所能，但因未能正式注册，之后改为尼姑住所。

我们通过其他途径了解到，寒山寺和合安养院用为社会养老的名义兴办，于2011年由苏州和合文化基金会投资建成，占地10余亩，建筑面积3000多平方米，设有48个房间，80个床位，配有套房、单间、标间三种类型，入住者参加法师主持的诵经、抄经、禅修、书画、古琴等文化活动。但这个安养院至少到2013年年底就随着社会风气之转变而名存实亡。我们查到的一份苏州天平会计师事务所审计报告显示，苏州和合文化基金会在2013年度接受捐赠近170万元人民币，大多用于文化论坛和对外捐赠，用于安养院运营的支出不到35000元人民币，由此证实了隆印法师有关寒山寺安养院最终变为尼姑住所的说法。

---

① 庄孔韶：《宗教人类学研究的两个整体性原理》，《青海民族研究》2015年第1期。

试图走高端养老道路的寒山寺院模式并非孤立现象，至少曾是部分寺院引以为荣的参与社会服务方式，以为社会提供养老服务为名，以法师宣讲佛学为形式，招揽社会名流在寺院下榻，修行安养融为一体。对这种安养模式的期待，是入住者或利用社会关系带来的巨额捐款，其弊端是有仅仅为社会上层服务的倾向。但若进一步思考，提供高端服务的做法如今不仅限于市场行为。譬如，公立医院特设 VIP 病房，服务对象就是富有之人。另外，养老地产推出的高端养老社区或老年公寓，也是以富有之人为服务对象。所以，走不走高端养老服务道路，既是一个价值取向选择问题，也是一个机构生存发展方式的问题。笔者认为，设在佛门的养老机构，也许需要避免单一的高端服务倾向，一旦对社会开放，就应该坚持为所有人服务的基本原则，服务对象既应该包括穷人，也应该涵盖富人，但在老人特别需要且穷途潦倒之际，寺院要尽量免费接受。假若这样处理问题，慈善之举与公益之举可以合二为一。

第二种模式可谓南山讲寺模式，特征是以接受居士为前提。位于杭州市北郊余杭的南山讲寺始建于南宋中期，近年来在昌乐法师的倡导下，致力于佛法与生活之契合，以走入社会人群为道场。南山讲寺于 2012 年建起了一座居士林，共有 148 间寮房，可容纳 260 人居住。我们在南山讲寺实地调查时得知，入住南山讲寺安养院的居士多数是老年人，常住者达 30 多人，年龄从 69 岁到 94 岁不等，女性占绝大多数。在此生活的居士每月须缴纳伙食费及水电费，不能自理的老人需自己花钱聘请护工。家具和洗衣机、空调、取暖器等系由入住居士自行购买。其中使用空调、取暖器等大功率电器所产生的用电费用需另行支付。用于养老的寮房可租用，也可缴款认购，归属权可由居士的子女续费过户，否则寺院收回另售。截至 2016 年年底，南山讲寺的居士林寮房全部售出，二期寮房修建工程方案在审批中搁浅。

在选择入住者方面，苏州市灵岩山寺安养院的做法与南山讲寺模式极为相似，体现在针对接受入住者身份的四项要求：生活自理、佛门孤老、持有皈依证 3 年以上者或护持寺院 3 年以上的义工居士，能坚持早晚课诵并积极参与院内公益劳动的发心菩萨。外人看到这些要求就会明白，这是一家接受佛教徒的安养院。到 2016 年年末，入住到灵岩山寺安养院的老年人，大部分是苏州人和上海人，个别来自北方。我们在灵岩山寺考察时，该寺安养院的老人包括90岁以上的长者5人、80岁以上的长者32人以及70岁以上的长者29人。

据我们了解，优先或仅仅接受老年居士的做法，在当下寺院养老实践中占据主位。长期以来，大批中老年居士搬入寺院寮房或附近民宅居住，形成一个又一个念佛团社区。佛教安养院开放之际，不得不优先考虑已发大愿一心求生极乐世界的净土弟子。例如，在浙江省桐乡市香海禅寺周边，多年来居住着几百名念佛团居士，形成了一个颇具规模的老年人常驻社区。[①] 在类似情况下，佛教安养院以居士身份作为收留老年人的标准也不为过，但将其固化，就会成为寺院养老机构走向社会化服务的障碍。

2017年10月底，笔者在常州宝林禅寺正在兴办投资近两亿元人民币的大慈安养院考察，发现在共两百多个房间的八层主楼之外，有三个巨大的佛堂建筑，风格好似把泰国寺院搬到中国：飞檐陡顶，尖尖锥塔，贝壳镶嵌、亮片粉金。一位法师说，老年人需要好心情，泰国寺院的景观视觉和红黄明快色调可以让老年人心情愉快，不必计较属于哪个教派。当问接受什么样老年人时，一位在大慈安养院帮忙的年轻女居士说，寺院政策是接受居士，而不是俗人。

不到1个月之后，笔者在一位年轻的佛学爱好者带领下，在北京西郊百望山见到从镇江来开会的玉平法师，由他为我们安排一次座谈会，见到7名江苏省“五星级”旅游景点所在地的寺院住持，他们的一致看法是，佛教安养院最好只接受居士，对外开放，人心莫测，恐怕一旦发生纠纷，担负不起法律责任。一位来自江阴市的法师还说，他计划修建的安养院是为了照顾出家人自己的父母：“所有出家人都有父母，我们也要尽孝，社会人太复杂。”

第三种模式可谓显密吉祥寺模式，以接受孤寡贫困老人为主，包括没有居士证的老人。这家寺院位于以小吃店闻名全国的福建省沙县，从县城乘坐5路公交车半小时到达琅口镇镇头村，沿着一条水泥路步行15分钟便可抵达。吉祥寺安养院在如今已90多岁的照禅法师领导下于1999年创办，到2016年11月共建30个房间。安养院管理人员说，在最忙的时候照顾过90多位老人，很多老人住一段时间后会离开，回到家中住一段时间后还会返回。另据了解，吉祥寺安养院采取护法信众捐助供养、护法义工

---

① 徐连明：*Spiritual Dimensions and Implementation: Temple - based Eldercare in Rural Yangtze River Delta Region*，清华大学社会学系互助养老研讨会发言稿，2016年9月24日。

长期护理、老人互帮互助的管理方式，共有90多名义工轮班辅助老人生活，院内设医务室，每周膳食菜谱列表上墙公布。为了遵从吉祥寺住持的强烈意愿，这家安养院免费接纳孤寡贫困或病残失能的老人，有一定经济能力的老人如果表示要缴纳入住费，可用功德钱替代。但我们现场了解到，除了一位来自北京的退休老人之外，其余入住者都是孤寡贫困或失能老人，没有用功德钱顶替全费的能力。

类似吉祥寺模式的佛教安养院在中国大陆到底有多少仍是未知数，但绝非罕见。例如，山东省淄博市华严寺大地慈养院以接受孤寡贫困和残疾失能的老人为主，居士身份并不重要。这家安养院由华严寺住持常净法师于2013年创办，两年后接受了70位长者，采用向全社会开放的服务原则，对贫困老人实行全面免费方针，对有儿女的老人每月收取600元费用，也建立了一个护工志愿者制度。这种寺院养老对全社会开放服务的取向，甚至引起了人民日报社的关注和肯定，被一名前去采访的该报记者在新闻报道中称为“独具优势的精神养老”。[①]

在以寺院为依托的安养院中，至少已有部分机构开始接受失能老人的事实，可以说是对中国社会养老事业的一个特殊贡献。根据全国老龄工作委员会办公室等部门2016年公布的《第四次中国城乡老年人生活状况抽样调查结果》，全国的失能和半失能老人达4063万，其中在家中无法得到妥善护理的失能老年超过6成。相关研究显示，智力或机体失能的老年人主体乃为高龄老人，因而失能老年人的配偶也是高龄老人，配偶之间妥善照顾的可能性也就很小。[②] 另外，高龄失能老人的子女也迈过了老龄定义的上线，难以妥善照料上一代老人。[③] 即便照顾失能老人的家庭成员相对年轻，也会经历体力和情绪的煎熬，逆反心理的出现也非罕见。[④]

按说在上述情况之下，各地养老机构应该协助社会减少家庭护理失能老人的巨大压力，但在全国2万多家养老机构之中，表示接受失能老人的

---

① 潘旭涛：《山东华严寺大地慈养院：宗教养老养身更养心》，《人民日报》（海外版）2015年8月29日。

② 周海旺、寿莉莉：《支持老年照顾者应对高龄化社会的老年照护挑战》，《重庆理工大学学报》（社会科学版）2007年第14期。

③ 徐凌等：《老年人照顾者照顾困难情况及其影响因素分析》，《现代临床护理》2017年第4期。

④ 唐咏：《高龄失能老人主要照顾者心理健康与长期照护体系的建立》，《学术论坛》2012年第9期。

公立或民办养老院却寥寥无几。我们最近从一个养老网站下载整理的信息，覆盖全国24428家养老机构，相当于《中国民政统计年鉴》最新纪录的全国养老机构九成之多。经分析发现，在这24000多家养老机构中，大多数仅仅接受可以自理的老人（85.91%），表示接受失能老人的养老机构不足两成（14.09%）。可见，不能在家中得到妥善护理的失能老年人何处栖身的问题相当严重。也正因为如此，部分寺院养老机构接受失能老人之举，当属献给社会的一份公益之礼。

在接受什么样的老人问题上，镇江大圣寺安养院提出的基本要求是家人同意、无传染病，信仰纯正、发愿求生净土。这意味着只要皈依佛门，失能老人也可入住。但还非常值得注意的是，大圣寺安养院对失独老人的态度：此类老人，但凡有求，一律全收，不论宗教信仰身份，皈依佛门的道路自然会在失能老人入住到安养院后的寺院生活氛围之中浮现。

结 语

中国大陆佛教寺院开设安养院的举措，可以说是在撰写一部《杂宝藏经》续集。在古老的印度佛经《杂宝藏经》中有一个“弃老国缘”故事，通过汉译佛经约在公元5世纪传到中国。据陈寅恪考证及季羡林复核，这个佛经故事有可能是曹冲称象传说的原型。① 故事说，从前有一个国王嫌弃老年人，要求老人们都要到山林里自生自灭。朝中有一大臣，把老父亲藏匿家中偷偷奉养。有一天，天神要求国王回答几个问题，若答错就要毁掉他的国家。问题之一是如何称出大象重量。国王无解，那位大臣却表示能答：将大象放船上，在水平处画下刻度，再在船上放置石头，用石头算出大象的重量。国王追问如此绝妙的答案究竟来自何人，大臣这才道出是受老父亲教诲的结果。国王听后，改弦更张，号令全国，孝养老人。②③

“弃老国缘”故事说明，佛门虽然要求僧人出家，但并不排斥普通民众的家庭观念或人类对老有所依的期待。按照中国佛教寺院的传统制度安

---

① 李英：《中韩日三国“弃老型故事”比较研究》，硕士学位论文，延边大学，2016年。

② 陈寅恪：《三国志曹冲华佗传与佛教故事》，《寒柳堂集》，上海古籍出版社1980年版，第157—158页。

③ 季羡林：《中印文化关系史论文集》，生活·读书·新知三联书店1982年版，第122页。

排，老年僧尼可在寺内寮房安度晚年，由徒弟和信众供养，由寺庙辅助生活。同理，寺院允许前来念经的年迈居士暂借寮房或在附近民房安歇，靠互助生存或由年轻一些的居士帮助打理日常生活。据我们了解，目前寺院兴办养老院之源头，即是寺院内部安养制度与安置年迈居士生活措施之结合，但它同时是一个新传统创举，因为在1949年之前的中国，这种安排虽有必要，但不紧迫。中华人民共和国成立前夕，中国人的预期寿命仅为35岁左右，达65岁及以上者仅为少数。[①] 而如今，中国人达65岁及以上者共有13755万，占到总人口10%，老年人在信教人群中占更高比例。[②]

到目前，中国大陆寺院养老实践仍然以照管佛门中人为主，但是体恤佛门之外孤老的尝试已经在进行之中，尤其以江苏镇江大圣寺、福建沙县显密吉祥寺以及山东淄博华严寺从全社会接受孤寡贫困或残疾失能老人的做法为典型代表，也是人间佛教从传统慈善事业转向现代公益精神的榜样。从历史角度看，人间佛教思想诞生的契机之一，是受到近代来华传教士组织的挑战和教会从事广泛公益服务的启发。[③] 以教会医院为例，1835年至1895年，教会医院在中国出现了至少47家。[④] 当然，教会介入医疗服务的目的与传教的动机难分难舍，但对中国公益事业的促进不容低估。[⑤] 特别值得指出的是，公益性质的社会服务，在原则上要惠及社会上的所有人。教会医院既收治穷人，也为富人服务，在开设日常诊疗服务的同时，还接受天灾人祸导致的伤病人员，无论有无信仰或信仰差异，此乃公益原则。

时至今日，公益原则仍在影响着教会养老院。试举两例。事例之一是东北地区两家教会养老院。1949年前，天主教在东北地区创办了一大批孤儿院和养老院，其中包括的沈阳市圣母圣心修女院养老院和抚顺市耶稣圣心修女院养老院。两院分别于2005年和2009年复建，两家机构都靠民间善款生存，其中一家接受失能老人，劝人信教的努力还在坚持，但宗教信仰身份在这两个机构都不是接纳老人的前提。[⑥] 事例之二是北京市长辛店

---

① 王维志：《中国人口寿命问题研究》，《中国人口科学》1987年第1期。

② 杜鹏、王武林：《中国老年人宗教信仰状况及影响因素研究》，《人口研究》2014年第6期。

③ 赖品超：《佛耶对话近代中国佛教与基督宗教的相遇》，宗教文化出版社2008年版。

④ 郝晓赛：《医学社会学视野下的中国医院建筑研究》，博士学位论文，清华大学，2012年。

⑤ 李传斌：《教会医院与近代中国的慈善救济事业》，《中国社会经济史研究》2006年第4期。

⑥ 尹晓黎：《宗教养老服务事业的可持续性研究——以辽宁省天主教修女院为例》，硕士学位论文，东北大学，2013年。

天主教天颐养老院，创建于 1996 年，首先接受了 40 多名老神父和老修女，之后开始接受高龄教友。[①] 这家由修女管理的养老院于 2011 年注册后，还接受了 4 位非教友身份的高龄老人，从而开始符合对社会开放的公益原则。[②] 2017 年夏，我们在北京市政协唐晓春女士的陪同下拜访了这家养老院，从而得知，那 4 位原来身份为非教徒的老人，因经常到近在咫尺的教堂参加礼拜活动，也信奉了天主教。一位修女对我们说，如果空间允许且有更多的护理人员加入，天颐养老院会更大程度地对社会开放。在简单介绍情况后，那位修女急忙离开，去接待一个正在筹建养老院的佛教团体派来的代表，对方前来的目的是学习取经，商议跨宗教信仰的合作。

有鉴于此，以南方为重心的寺院养老机构也许需要向北方教会兴办的养老机构学习。既然跨宗教信仰的智慧互补可以丰富人间佛教的思想内涵和实践方式，那么跨区域的悟性互换也有可能强化寺院养老的社会公益性质。宗教界介入机构化养老服务的举措，毕竟不是一般意义上的敬老助老。对佛教界而言，带着礼品到社区慰问老年人、为建立老年活动中心贡献财物或现金，或为老年人组织中医义诊等举措，充其量也不过是一种聚集人财物之后散发惠益的悲悯慈善之举。寺院建置安养院则不同。从照料高龄僧尼到服务年迈居士再到对社会开放的取向，是守住财力、物力、人力之后，自行独立建置连绵不断的常规性公益服务之举。

总之，以爱心布施作为定义的慈善行动与广泛为社会服务的公益行动之间存有很大差异。佛教界也许需要在习惯慈善行动的这个时代，在已接受佛门孤老的基础之上，进一步做好对社会开放安养院的公益服务。安养院的策划者和决策人也许还要考虑到一个非常现实的问题，那就是政府的态度。政府虽然表示，在宗教界兴办的养老机构注册后可享受国家的税收优惠政策和政府资助补贴，但政府的期待并非是这类机构带有局限性的宗教慈善性质，而是具有广博意义的社会公益性质。公益者，广泛提供社会服务也。这也就意味着人们不论信仰类别或社会地位高低或收入水平差异，在原则上都有从社会公益服务得到好处的平等权利。这一涉及公益事业的惠益平等原则，也正是人间佛教普济精神的现代意义之所在。

---

① 张文学：《宗教社会企业的实证考察——以北京天颐养老院为例》，《中国非营利评论》2015 年第 1 期。

② 唐晓春：《北京市天主教天颐养老院简介》，未刊稿，2017 年。

俗与圣：佛教安养中的生活秩序与养老伦理

陈　昭　高良敏*

导读：在完成《膳与善：寺院养老中的素食与安养文化》后，笔者整理清华大学养老项目课题组自2017年年初至2018年年底对多家苏杭和河北等地的佛教寺院和安养院的调研资料，其中包括在苏州灵岩山寺佛教安养院、苏州寒山寺清凉书院、杭州南山讲寺安养院、常州大慈安养院、镇江大圣寺、河北渤海双缘安养院等机构的初次调研和回访资料。在调研过程中，通过实地观察、影视记录、关键知情人访谈、抄录规章制度条文以及查阅寺院档案等方式，我们收集到了一部分珍贵的研究资料，如安养院的成立与寺院住持的关系、接纳入住者的标准、入住者的身份和来源、日常生活规律、临终关怀的安排以及往生仪式等。对安养文化的关注点也由此从日常饮食过渡到整体生活方式，最让我们感兴趣的研究问题之一，是老年人由世俗血缘之家进入寺院佛缘之家后的俗智消解与圣智递增的生活秩序变化，这也是本文将要讨论的核心内容。

研究缘起

安度晚年乃为人间美好理想，但变为现实需要物质条件和社会支持。中国60岁以上老年人口目前已达2亿多人，而且每年平均增加1200万人左右。由于多年以来计划生育政策的影响、家庭规模的缩小以及人口流动程度的提升，居家养老虽然仍然是主流，但一部分老年人亟须机构养老服

* 高良敏，清华大学社会学系博士后。

务。在国家政策的鼓励之下，佛教界近年来积极探索参与社会养老服务的途径。到目前，念佛修行、临终助念、安然往生的安养原则，在佛教界兴办的安养院得到普遍的认同。

回顾历史，助老实践在中国佛教寺院可谓源远流长，屡见于史书的“悲田养病坊”“福田院”早在唐宋两代就是僧人经办的医疗救济慈善机构，受益者不乏年迈之人。[①] 明末清初，读体大和尚作为中国佛教律宗第二代祖师，在江苏宝华山隆昌寺任住持，大力支持“老年修行者，不攒单资，随缘共住”，特建“悦心轩”专门接待年老体病信众。[②] 从明朝到清朝，太监为求老有所依，自愿捐款在京城周边大肆修建寺院，待年迈出宫之后入寺养老，死后葬于寺内或附近。[③] 民国年间，太虚法师与其他佛教界开明人士极力倡导人间佛教思想，呼吁佛门中人以出世的精神做入世的善事，泉州开元寺积极响应，专门开设“妇人养老院”。[④] 20 世纪 80 年代末，上海宝山净寺新建一所安养院，中国佛教协会会长赵朴初先生前往祝贺并题词：“老有所终，大同理想，报众生恩，扶老为上；如奉父母，如敬师长，美哉梵宫，不殊安养。”[⑤]

近十多年以来，全国共有 50 多家佛教安养院先后建成，以接受年迈的居士为主，也有一部分对没有居士身份的孤寡老人开放。这批安养院的出现有赖于两项国家政策的出台：第一是国家实施的城镇居民医保和社保政策基本解决了出家人自身养老的问题；第二是国家政策允许包括佛教寺院在内的宗教团体申办为老年人和残疾人提供康复、养护以及托管服务的民办社会福利机构。[⑥] 目前已建成的佛教安养院大多数分布在东南沿海地区，在长江三角洲流域的数量最多。部分民办养老院的“佛化”趋势正在出现，被纳入的佛教文化元素包括在养老院设置的念佛堂、佛教素餐、佛

---

① 陈靖华：《略论唐宋时期佛教的医疗救济慈善机构“悲田养病坊”》，《湖南科技学院学报》2012 年第 1 期。

② 刘晓玉：《读体见月与明末清初律宗中兴运动》，《荆楚理工学院学报》2014 年第 6 期。

③ 李军：《养老与寿藏：明代宦官崇奉佛教的一个侧面》，《福建论坛》（人文社会科学版）2014 年第 1 期；方静文：《超越家庭的可能：历史人类学视野下的互助养老——以太监、自梳女为例》，《思想战线》2015 年第 4 期。

④ 太虚：《泉州妇人养老院之讲演》，《海潮音》1931 年第 9 期。

⑤ 上海宗教文化研究中心：《上海宝山净寺举行万佛楼佛像开光、观音殿奠基暨从达法师升座仪式》，《法音》1997 年第 12 期。

⑥ 景军、高良敏：《寺院养老：人间佛教从慈善走向公益之路》，《思想战线》2018 年第 3 期。

教养生讲座、放生活动以及往生助念仪式等。[①]

有鉴于中国大陆佛教界目前已开始进入社会化养老服务领域，本文将聚焦于老年人生活方式由世俗到神圣的模式转变。一旦搬入佛教安养院生活，老年人必然经历一个渐远世俗世界的心理、价值观和行为方式改变的过程；而安养生活也必然要求入住者趋向对安养院神圣性的认同。换言之，入住到安养院的老年人需要按照寺院制度的要求处理好凡俗与神圣的关系，逐步养成自觉的佛教安养意识和行为，否则将难以在那里生活。这是因为安养院对入住者的基本要求是将念佛修行放在日常生活的核心位置，将颐养天年视为从属于念佛修行的外延。因此，在安养院生活，安度晚年的世俗意义将让位于念佛修行的神圣意义。进一步而言，世俗意义为神圣意义的让位不仅仅源于寺院制度的要求，也是入住者的心愿。

凡俗与神圣

凡俗与神圣是两个对立的概念，一个立足在此岸世界，一个位于彼岸。法国社会学家涂尔干（Émile Durkheim）在阐释宗教定义时指出，宗教信仰的显著特征是将人类所能想象到的所有事物划分为凡俗与神圣，衡量标准是两者之间绝对的异质性；[②] 而宗教学家伊利亚德（Mircea Eliade）反而认为，凡俗与神圣是人类生命存在的两种基本方式，纯粹的凡俗或纯粹神圣都难以存在，两者之间的相对性在于互动与比较。[③] 在中国人类学涉及宗教生活的研究中，有关凡俗与神圣之关系很早就进入学人的视野。例如，许烺光在《滇西的魔法与科学》（1943 年）一书中强调了村民双管齐下将俗世间的医疗措施与神圣的打醮仪式并用对付霍乱；[④] 又如，田汝康在有关云南傣族村宗教生活的《芒市边民的摆》（1946 年）一书中系统讨论了“摆”（即各类敬佛仪式）之奥秘，认为凡俗与神圣作为一种密切

---

① 根据清华大学继续教育学院 2018 年 10 月全国养老院院长培训班学员反馈。

② ［法］埃米尔·涂尔干：《宗教生活的基本形式》，渠东、汲喆译，商务印书馆 2011 年版，第 45—52 页。

③ ［罗马尼亚］米尔恰·伊利亚德：《神圣与世俗》，王建光译，华夏出版社 2002 年版，第 93—108 页。

④ Hsu，Francis L. K.，*Magic and Science in Western Yunnan*，New York：Institute of Pacific Relations，1943.

的互补关系在众人近似癫狂的做摆热忱之中并存。[①]

近年来，依托于佛教寺庙的养老机构在中国大陆悄然兴起，为我们提供了一个继续考察凡俗与神圣互动的窗口。本文将凡俗与神圣之互动视为一个程度和性质都会发生变化的关系，而不仅仅是互动关系。这是因为发生在佛教安养院的老年日常生活是一个俗智消解和圣智递增的过程，其结果之一是价值观的变化。

无论从什么角度看，养老在中国文化语境之中都是一个与儒家文化价值观发生密切关系的伦理议题，子女之孝被视为老有所依的根本。在当代中国有关养老的人类学研究中，三类传统的分析框架仍然发挥作用：第一类分析框架基于代际关系分析，以费孝通的反哺说为典型，赡养父母之举所代表的子代对亲代之反馈被习惯性地视为中国人养老的伦理基础；[②] 第二类分析框架依据家庭主义概念，以潘光旦对折中家庭的系统论述为典型，在三代之家的居家养老方式被视为满足老年人经济和情感需求的理想方式；[③] 第三类分析框架来自有关宗族制度的洞见，以林耀华的义序宗族研究为典型，宗族组织对祖先崇拜的高度重视被视为有益于家庭养老的文化机制。[④]

显而易见，上述三类分析框架都将血缘关系视为中国人养老的根基。毋庸置疑，血缘家庭在当代中国仍然是老有所依的主要载体。基于血缘关系的家庭养老逻辑还可以说是一种浓缩的差序格局原则。用费孝通先生提供的定义加以阐述，差序格局是一种以血缘定义的人际关系之亲疏远近。[⑤] 家庭养老以血缘论作为价值观支柱，必定是一种受差序格局严格限定的养老模式。在当代中国，常规化机构养老的宗旨也基于血缘论，入住到养老院无非意味着三种情况：第一，孤寡老人可以入住到农村敬老院或城市社会福利院，由国家充当抚养人；[⑥] 第二，在无法亲力亲为的情况下，子女将老年人送到养老院，用付费方式委托第三方提供便利；[⑦] 第三，为减轻

---

① 田汝康：《芒市边民的摆》，商务出版社 1946 年版。

② 费孝通：《家庭结构变动中的老年赡养问题——再论中国家庭结构的变动》，《北京大学学报》（哲学社会科学版）1983 年第 3 期。

③ 潘光旦：《中国之家庭问题》，新月书店 1928 年版。

④ 林耀华：《义序的宗族研究》，生活·读书·新知三联书店 2000 年版。

⑤ 费孝通：《乡土中国》，上海人民出版社 2013 年版，第 24、25 页。

⑥ 洪大用、房莉杰、邱晓庆：《困境与出路：后集体时代农村五保供养工作研究》，《中国人民大学学报》2004 年第 1 期。

⑦ 陈赛权：《中国养老模式研究综述》，《人口学刊》2000 年第 3 期。

子女的负担或其他原因，老年人主动入住养老院，对子女依然保留相当程度的情感或经济依赖，血缘家庭的纽带仍然是老人的生活重心。[①] 严格而论，这三种情况都属于差序格局原则的回光返照，即使在国家充当抚养人之际，制度化安排首先考虑的老人是否有亲子的问题实为血缘论对机构养老的渗透。

差序格局塑型的养老方式必然彰显着比较典型的俗世智慧。在佛教文献中，世俗智慧被称为俗谛，或曰俗智。以俗谛为主旨的生活世界对佛门中人来说必定是一个俗人世界，也就是一个以俗人价值观作为知信行准则的世界。而以真谛为主旨的生活世界，则是一个以佛门价值观作为知信行准则的世界。[②] 对于入住到佛教安养院的老年人而言，血缘之家逐步渐远，佛缘之家就在跟前。迁入安养院，虽然不算彻底的出家人，但属于“半个出家人”的身份和生活格局需要老年人对安养文化的认同。

从血缘之家到佛缘之家还伴随着一个俗智消解与圣智递增的过程。所谓圣智，也就是佛教典籍中论及的真谛，在本文主要是指佛教安养院的老年人借助佛教学说处理凡俗事务的努力。这一努力旨在摆脱俗世的琐碎，而圣智之升华必定意味俗智之消解。有关两者如何发生变化的具体解释见于以下讨论，展开相关讨论的基础是通过实地调查获得的第一手材料。

俗智之消解

入住佛教安养院后，精神生活秩序决定着老人日常生活的主要变化，其中关键性的标志之一是俗智的消解和圣智的递增。老人日常生活中在衣食住行、社会交往等方面积累的经验与形成的模式都可看作是俗智的体现，而俗智之消解便是原先这套在世俗生活中形成的惯习逐渐被修正、扬弃的一个整体的过程。

（一）“做减法”的衣食住行

老年人因为生理机能的退化，往往需要在日常生活方面有超出普通人

① 《人口研究》编辑部：《中国未来养老方式的选择》，《人口研究》1996 年第 6 期。

② 姚卫群：《佛教的“二谛”理论及其历史意义》，《宗教学研究》1999 年第 1 期；Gadjin Nagao, *The Fundamental Standpoint of Mādhyamika Philosophy*, New York: State University of New York Press, 1989, p. 23.

的特别需求，但是佛教养老机构对此类需求却在做减法。例如，作息的偏好、饮食的搭配、衣着的喜好、居住的舒适、行动的安全等，这些在常规养老机构通常被作为吸引客户的“额外”服务卖点，包括所谓完善的护工体系或丰富的康乐设施。[①] 佛教安养院在满足老人的基本需求方面并不注重附加的服务或设施，反而高度强调简单、质朴的生活方式。老人们每天规律地念佛、用餐、休息，在灵岩山寺佛教安养院入住的周奶奶形容这种生活“就像小学生每天上学放学一样，下了课吃饭也有人管，什么都不用自己操心”。院内每天晚七点半之后，除一位需要按时吃降压药的老人推迟至八点休息之外，大部分房间都已熄灯。院内的保健医生同时也在此养老的冯爷爷曾向院里提出过意见，认为这样的作息安排有点问题，一是早课时间在冬天显得过早，容易诱发疾病；二是晚餐时间太早。但是几年来时间一直未改，院内老人们大多觉得这个作息安排与山上的寺院基本一致，“山上出家人能做到的，我们也能”。

一日三餐是满足人们物质需要的功利行为，是世俗生活之必需。饮食亦是养老看护中非常重要的一部分，如果综合考虑老年人的营养需求、身体状况以及饮食偏好，那么饮食无疑会走向多样、精细的道路。但是安养院中的饮食却与通常的认识不同。梁武帝《断酒肉文》宣布后，素食自此成为中国佛教徒的普遍戒律，[②] 也成为中国佛教徒的身份标志之一，佛教安养院自然也遵循着这个传统。老人们不仅身体力行自我约束地奉行朴素饮食，而且相互监督，遵守规定。多家安养院中一日三餐的主要蔬菜由院内自种，米面多为寺院护法居士、香客供奉，油盐和少量食物由专人外出采购。考虑到很多老人过午不食，午餐相对丰富，一般有几种青菜和主食。晚餐较为随意，一般会有中午剩下的饭菜，如果不够则添补一些。斋堂和沿路常有“细嚼菜根味，淡薄素食粮”一类的感言。一饭一食来之不易，老人们每餐都不浪费，将盛到自己碗中的饭菜全部吃光。安养院一般禁止在房间内开火做饭，灵岩山寺安养院中有的老人对个别人使用小电锅、电磁炉“开小灶”的情况表示不满，认为“这说明他们信佛的心不够诚，欲望太多”。曾有老人的亲戚来探望时将牛奶带入院内，其他老人看

① 王莉莉：《中国城市地区机构养老服务业发展分析》，《人口学刊》2014 年第 4 期。

② 康乐：《佛教与素食》，商务印书馆 2017 年版，第 115—118 页。

到觉得不妥便向院里管理人员反映，认为牛奶不算素食，违反了规定。[①]

在穿着方面，安养院老人衣着整洁朴素而统一。老人平常的穿着以深色为主，偏重灰色、黑色、褐色。灵岩山寺安养院给老人们分发两套衣服，一套日常穿，另一套诵经理佛时穿。日常服装为上褂下裤、灰色、麻布质地。诵经礼佛所穿为海青、宽袍大袖。调研前期，院内老人主动提醒调研人员着装不宜艳丽和暴露、不要散发。

安养院的住宿安排多为两人一间，室内设备较为简单，大多只是床铺、桌椅。老人们对房间的要求多为整洁、卫生，少有对房间内配备电视、电话座机等设备的要求。很多老人已有八九十岁高龄，安养院又多建于远离市中心的较为偏僻之处，所以老人入住安养院后就极少单独外出，一般只有每年春节时由家人接回家过年。老人们平时很少使用轮椅，有些九十多岁的高龄老人虽然行走缓慢，有时需要借助拐杖，但依然选择尽量自己行走去念佛堂和斋堂。居住在安养院的老人们颇为自立，很多老人觉得自立是修行的第一步。当然在日常生活中，不太可能完全不依靠他人，毕竟团体的维系有赖于人与人之间合作互惠，下文也将提到老人们的人际交往情况。

从满足老年人的各项生活所需，到促使老年人克制自身需求；从为老年人提供多元化的日常选择，到老年人自觉回归到一元价值观的生活状态，安养院为老年人提供了更令人满意的晚年生活。这种现象背后的原因是安养院成功将宗教神圣性渗透到老年人原本世俗的一言一行当中，以神圣的名义剥离了世俗生活中的诸多需求。

（二）“重设”的人际结构

基本需求中的吃穿用度都是聚焦于老年人个体日常生活层面的特征，而在个体之上、在院内老人与老人之间、老人与安养院之间、老人与外界的关系层面，依然可见俗智消解的现象。本节中将这种关系层面的性质变化称之为“人际结构的重设”，意指因佛缘而聚的老人们简单的人际关系、老人对待亲子关系的超然态度以及由安养院管理架构体现的平等原则。

安养院中老人们的人际关系较为简单。日常接触的人群基本限于共同

① 陈昭：《膳与善：素食斋饭作为安养文化的根隐喻》，《思想战线》2018 年第 2 期。

念佛养老的老人、帮忙料理院内杂务的志愿者、偶尔来院内交流的寺院僧侣和访客。灵岩山寺安养院的入院协议中要求入住老人奉行“六和敬”，即“见和同解，戒和同修，身和同住，口和无诤，意和同悦，利和同均”，旨在使大家在共同的价值观中和睦相处。在院内养老的王阿姨安抚偶有矛盾的老人时经常说“少说一句话，多念一声佛”。老人之间的交往主要体现在学习佛法、生活相扶、聊天沟通、往生超度等方面。早课时体力好的老人搀扶体力弱的老人迈过30厘米高的念佛堂门槛；文化程度高的老人为不识字的老人讲解佛典，老人间口口相传念诵佛经；同住的老人之间帮忙打水；身体较为健康的老人为走不动路的老人打饭；学过理发手艺的老人为他人义务理发；学过医学知识的老人为大家提供健康咨询；老人们相伴去洗澡，聊天解闷，相互擦拭，也可以防备跌倒事件发生。

安养院与外部的联系，多为与兴办安养院的寺院之间的事务。例如，灵岩山寺安养院与灵岩山寺在招募、佛事、食物供应等方面多有交集。寺院借助网络直播的方式给予安养院佛理方面的指导；遇到安养院老人往生超度时，寺院派遣和尚组建念佛团为老人助念；在食物供给方面，寺院吃不完的供奉米面就借助山路上的轨道支援给安养院，安养院自种的蔬菜量多时也经常运至寺院。除此之外，一些安养院还与僧伽医疗队等社会团体建立了长效联系。僧伽医疗队由上海信佛的退休医生组建，已成立20余年，目前有20多位医生，专门服务医疗条件不太好的寺院。医疗队采用巡回诊疗的方式，往返于灵岩山寺、慈济寺、多宝讲寺、慈云寺等，以及苏州、杭州、扬州、宁海等寺院和安养院。[①] 由于长期居住在安养院，老人们与外界的接触基本限于上述范围。

简单的人际交往使老人们避免了人情世故的牵绊，老人与自身家庭的联系也逐渐消减，搁置了作为身份社会基础的血缘，就像一位老人所说的“在此养老，只拜佛，不靠儿，不靠女，给亲情松绑”。安养院的陈奶奶说，“从前和儿女住得近，他们还得经常来看我，不来的话我心里还不好受。现在我搬到安养院，儿女在外地，也就不用互相惦记了”。父辈与子辈之间的抚养与赡养的反馈模式背后，是血亲关系基础上中国传统孝文化的表达。入住安养院的老人在放弃在家式养老的同时，也打破了“养儿防

① 齐腾飞：《灵岩山寺佛教安养院调研报告》，2017年，未刊稿。

老”这一代际间最基本的互惠法则。自古以来，中国佛教寺院就有一套独特的伦理体系。僧尼自离开原生家庭进入寺院，也就脱离了世俗伦理。唐代多次发布的有关僧尼拜敬父母的法令说明，统治者曾多次试图使僧尼接受世俗伦理，但成效不大。① 在寺院，师徒关系构成虚拟亲属关系，伦理期待是师徒如同父子或叔侄，养老是徒弟对师傅的责任。佛教安养院沿袭寺院安养之风，院内虽不存在师徒关系，但老人对家庭的依赖明显淡化，生活基本自理。几位高龄、患病老人行动不便，由义工照顾，义工们也将照料老人视为自身的修行。另外，在安养院中还可以观察到庄孔韶在其他类型组织中发现的“类家族主义”的现象。② 与拟亲属关系相比，类家族主义使用汉人家族社会的隐喻概括了更大规模群体的关系特征。在安养院中，来自各地的老人们因佛缘聚集在一起，不在乎从前是否相识或者是不是老乡，在共同吃斋念佛的简单生活中建立联系，相互扶持，超越了血缘上的孝悌。

安养院建院初衷大多并非营利目的，院内虽然根据职责确定了管理架构，但实际运作中，结构的力量很弱，大多是被指定的管理人员和大家一起忙活，不在乎分工与效率。常州大慈安养院的日常事务和管理工作就由几位常驻居士完成。由于资源紧张，不少安养院已经很少公开招募老人，一些老人因为是寺院僧人的亲属，或曾在当地佛学院学习，或做过寺院义工等原因才能入住。其他老人对他们的态度不是社会上那种关系决定论，而是认为他们佛缘深、有福报。

关于社会关系的种类与结构，早期社会理论家针对现代性的特殊状况曾提出“有机团结”与“机械团结”③、“礼俗社会”与“法理社会”④ 等不同的想法。论及中国社会关系结构属性，“差序格局”是一个无法绕开的经典概念。以“己”为中心，像水纹一样一圈圈推出去的图像比喻深入人心，远超越了对人际关系结构的概括，更是中国的文化人格、社会伦理以及社会行动的基本参考框架。⑤ 但是差序格局并不能指涉整个中国，而

---

① 道悟：《唐代法律与寺院安养制度》，《中国佛学》2015 年第 2 期。

② 庄孔韶：《作为文化的组织：人类学组织研究反思》，《思想战线》2012 年第 4 期。

③ ［法］埃米尔·涂尔干：《社会分工论》，渠东译，生活·读书·新知三联书店 2000 年版。

④ ［德］费迪南·滕尼斯：《共同体与社会：纯粹社会学的基本概念》，林荣远译，北京大学出版社 2010 年版。

⑤ 周飞舟：《差序格局和伦理本位从丧服制度看中国社会结构的基本原则》，《社会》2015 年第 1 期。

主要是描述受儒家文化影响的地区，在这些地区之外，可能有不一样的传统。例如田汝康在摆夷社区内发现的社龄原则要比亲属更重要。[①] 在儒家文化的另外一个“他者”——佛教影响下的社区中，俗智消解，人际结构、社会关系也呈现出了不同的图景，超越了差序格局的框架。

（三）残存的琐碎世俗

俗智的消解并非意味着完全消失，同寺庙中的僧侣对比，安养院内老人们的生活在特定层面还是保留了部分俗智。这些残存的俗智有一部分是安养院生活本身的制约，有一部分与外界宏观环境以及结构性因素相关。本部分总结了安养院中残存的俗智，探究佛教养老机构这种“做减法”的模式中哪些部分是无法被减去的，以及为何恰恰是这部分有所保留、以何种形式保留下来的。

在经济层面，虽然安养院的经济来源多为依靠信众的捐助供奉、社会各界爱心人士的支持，但入住老人每月须缴纳一定的伙食费或水电费，以及在安养院的个人支出还是主要来自家庭在世俗方面积累的财富，例如自己的退休金、儿女给予的生活费等。诚然，安养院并非营利性的商业机构，其运作不用遵从市场经理的商业逻辑，但安养院所处的外部环境却遵守着成本—收益的工具理性逻辑。安养院的日常运营无法完全同外界割裂开，安养院可以不顾收益，但是老人们的生活却是需要“成本”的。从生命历程的角度，可以看作老人们前半生在世俗生活的积累，提供了当下追求神圣生活的资本。

另外，安养院虽然好似一个世外桃源，但国家的在场不容置疑。2012年国家宗教局联合统战部、发改委、财政部、民政部、税务总局印发《关于鼓励和规范宗教界从事公益慈善活动的意见》，宗教界方可“申请设立为老年人、残疾人提供养护、康复、托管等服务的社会福利机构”，同时还可以“申请设立非营利性医疗机构，并进行民办非企业单位登记”。[②] 这一政策是佛教安养院渐成规模的合法性基础。给予安养院政策支持的大环境则是我国老龄化形势日趋严峻，之前多年人口政策的弊端已经开始显

---

① 田汝康：《芒市边民的摆》，云南人民出版社2008年版，第68—104、119—120页。

② 国家宗教局事务局等：《关于鼓励和规范宗教界从事公益慈善活动的意见》，2012年2月27日，http：//www. gov. cn/zwgk/2012-02/27/content_ 2077338. htm，2019年1月4日。

现。佛教安养院的重现可谓顺应时事，虽然目前数量还较少，但分担了一部分原本归于国家和家庭的责任。

从老年人个体角度来讲，俗智更多地残存于社会关系层面。虽然日常照料由安养院负责，但是家庭的知情、探视、接住等权利仍被保留，入院养老也需要家属知情和同意。从多位老人讲述的自身入院经过中，可知有些儿女、老伴最初对在安养院养老是持反对态度的，经过一番努力后才转为同意，而后老人才能够顺利入住。家庭相对和睦的老人家里人会定期与老人通电话或来探望，在春节等时段可能接老人回家暂住。如遇老人在院内往生，安养院义务提供助念和超度服务，但老人临终前告知亲属、亲属陪护及参与往生助念的环节依然不可缺少。老人往生后的丧葬事宜由安养院承接，但是老人的遗体或骨灰处置方式仍然由家人选择。南山讲寺安养院的管理人员平时颇为注重与老人子女的沟通，其中一个重要原因便是为了避免由于老人在院内往生而造成不必要的纠纷。虽然养儿防老的道德体系在佛教养老中失去作用，但是子女在父母临终时的看望、照护、选择遗体处置方式等仍是不可抹灭的人之常情。

上述并不是安养院中残存俗智的全部，却是极有代表性的三点，从一定角度说明了在与神圣因素的互动中，世俗因素残存的文化根源。经济因素是时间尺度上的过去与现在，政治因素是空间尺度上的微观与宏观，背后的因素都是现代化冲击下家庭养老模式与社会结构变迁之间的不耦合。在个体化时代下，家庭承担的责任弱化，但是血缘关系无法隔断；尽管原子化个人少有人情往来，但亲属关系依然残留。安养院的老人在观念上部分地祛除了养儿防老的互惠法则，但子女出于孝道对父母在经济上的支持、亲情上的陪护依然有所保留。

圣智之递增

在俗智逐步消解的过程中，与之相对的由佛缘而生的圣智逐步递增。圣智，作为内化佛教教义、外显神圣行为的惯习，主要体现在寺院安养院生活的三个层面：基本需求、社区结构、观念信仰，其中的信仰层面除安养院的老人们接纳、学习佛法外，尤其体现在其独特的往生观和对于临终、死亡、丧葬的处理过程中。

在安养院居住的老人简化衣食住行等基本需求，回归质朴与简单，从俗智生活的诸多异质性慢慢走向圣智生活的同质性。在传统思想中世俗观念与神圣观念是对立的、分离的，但是两者之间并非不能建立微妙的连接，甚至转化。涂尔干以实体化了的集体力，即宗教力的流动性解释了神圣性的传染性。[①] 在安养院中，念佛持咒、一餐一饭、行动坐卧，皆是修行。每日早上和中午进入斋堂，需心存感恩，老人们持续念佛直到厨师和义工将饭菜分发完毕；吃饭时，需止语保持安静；吃饭的座次也有一定规矩，男女分列。很多受戒的老人奉行过午不食的规则，之所以如此，是因为佛教认为：清晨是天食时，午时是佛食时，日暮是畜生食时，昏夜是鬼神食的时候。吃斋如此，住宿亦然。"六和敬"中要求"身和同住"。老人入住安养院时签署了六和敬协议，一起居住也是修行。

而在社区结构方面，安养院的成员结构和人际关系皆打上了佛教的烙印。院内成员分类简单，只涉及僧侣、老人和义工。僧侣负责传道、授业、解惑；老人居住安养院，每日诵经礼佛，默念佛号；义工基本为佛教信众，负责打扫卫生、准备食物及日常简单照料。长时间与佛门中人和信佛义工相处，"潜移暗化，自然似之"，老人自然而然地通过佛教仪轨处理日常凡俗事务。成员结构简单，人际关系亦相对简单。老人彼此皆以"师兄"相称，举手投足，皆因出家人之故例；而所言谈者，大都与佛法修行相关，基本不会涉及家长里短之俗务。口角之争少，自然是非就少，老人相处较为和谐。偶有冲突，往往出面协调者的话语也多源于"六和敬"等佛教说法。

这些质朴简单的行为和关系背后，是信仰、价值观的支持作用。在观念信仰层面，安养院对入住老人的筛选要求是信仰佛教或至少遵循佛教中的素食等戒律，入住之后，老人们会进一步学习佛教经典文本，接纳佛教理念。从我国佛教安养院工作沿革来看，弘扬佛法一直都是其重要内容之一。例如，杭州南山讲寺复建初期，昌乐法师确定以讲经弘法为该寺特色。为吸引俗众来寺听经，开始接受居士入住，之后发现来寺居士以老年人为主，遂开始"顺带"养老。

安养院作息安排中，一般都会有固定的早晚课时间，在固定的房间或

---

① ［法］埃米尔·涂尔干：《宗教生活的基本形式》，渠东、汲喆译，商务印书馆 2011 年版，第 49—50、436—441 页。

大厅为老人们播放佛法的相关讲解等视频资料。虽然佛教经典教义的解释对于很多文化程度不高的老人来说，理解起来有些困难，但是很多老人还是愿意在播放录音录像时前往听讲。灵岩山寺安养院几位不识字的老人，入院后通过听课和其他老人的帮助已经能够独立照本念诵一些经文。很多老年人的安养过程也是一种学习的过程。南山讲寺安养院的胡阿姨在聊到对待生死的看法时，多次说到“四大”“五蕴”“六尘”等佛教概念，并展示了描摹的《妙法莲华经》和写作的数首偈颂，字迹极为工整。除每日的早晚课外，南山讲寺每周六举办共修活动，包括法师讲座、小组讨论、集体打坐、礼拜、座谈和念佛回向等。除此之外，寺院不定期举办学习班，讲解《阿含经》等佛教经典；每月 1 日、11 日和 21 日，举办主要面向在寺义工的“地藏七”[①] 培训班，进行在寺吃住七天的封闭式培训；每年组织老人外出赴四大名山等地朝圣一次。

老人们到安养院养老，除日常吃住外，最重要的就是诵经礼佛。诵经礼佛有一定的佛义、佛仪。佛义是指早晚课念经的内容。有些老人觉得自己虽不识字，但通过早晚课时模仿他人或平时向其他老人学习，也能够诵读经文，感觉是佛祖的恩赐。有些寺院属于净土宗，也叫念佛宗。院内老人们形成了一种习惯，每天至少念一万句“南无阿弥陀佛”。很多老人手中都有计数器，念一声“南无阿弥陀佛”，就计数一次。很多老人认为这是每天的功课，念的次数越多福报越大。佛仪是指参禅拜佛的仪表仪态。五点钟早课的时候，有些老人，充当“纪委主任”的角色，在跪拜、绕佛等仪式时纠正身边人的动作，指导着诵经礼佛。礼佛除了动作以外，对装束也有要求，例如参禅拜佛要注重仪表，不能披头散发等。曾有多位老人指导调研人员绕佛时的动作，并提醒扎头发等细节。

观念信仰层面的特色较为集中地体现在有关往生、临终以及死亡处理等事项中，正如很多信佛老人所言，“我们来此居住，就是求往生的”。往生，指众生死后转生于他方世界。按佛教教义，去娑婆世界往弥陀如来之极乐净土，谓之往；化生于彼土莲花中，谓之生。[②] 各地安养院的老年人对往生的理解和实践不尽相同。比如江南寺院安养院，如灵岩山寺佛教安

---

① 地藏七，系通过七天七夜学习，了解并实践地藏法门的修行方法。这一修行的过程被称为“打七”。

② 任继愈主编：《佛教大辞典》，江苏古籍出版社 2002 年版，第 781—782 页。

养院、大圣寺安养院等，认为往生就是往生“三善道”（天道、人道、阿修罗道），避免“三恶道”（地狱道、恶鬼道、畜生道）；而河北渤海双缘安养院认为往生是超越六道轮回，往生成佛。尽管理解不同，但是安养院内老人们的行为却很相似，每日诵经礼佛、诵念佛号，将每一天都当成往生的预演，对安养院的助念往生深具信心与向往。

与往生密切相关的是临终关怀，安养院将其纳入往生助念的范畴之内。老年人入住安养院往往需要签署《往生协议》，协议规定了临终照护、助念、火化、丧葬、超度等一系列事宜。老人可以根据自己的意志自主选择，尽管火化、丧葬等事项选择不同，但临终照护和助念是所有老人必选的项目。当老人的今世生命即将临近终点之时，会被送进往生堂，法师对其开示，劝其放下执念，正信往生。僧侣、入住老人、院外居士和义工组成助念团，轮班助念，助其往生。在此过程中，没有俗世的痛哭流涕；相反，祥和的气氛经常成为临终关怀的主旋律，其期待是老人不受痛苦折磨、带着宛如生前的笑容、令亲友欣慰地安然离世。

人生在世，如乌龟驮壳，负担沉重，行为笨拙，而往生则是脱离这笨重的躯壳。[①] 安养院的法师经常劝解老人，放下越多，得到越多，若不放下七情六欲、儿孙财产，则如乌龟脱壳一样痛苦；若放下对躯体的执念，卸下躯壳的千钧重担，可早登极乐。对佛教徒而言，神识不死，死亡意味着荣登极乐世界。既然如此，丧礼无须奢华，简朴肃穆即可。丧事安排一般秉持老人生前意志，或回归家园，或交付寺院安养院。调研所遇到的无论家庭丧礼还是佛教丧礼，皆简单庄严、不大操大办，亦有老人选择海葬，放下躯体执念，回归自然。另外，佛教丧事回避哭闹喧嚣，往生仪式也就见不到呼天抢地的场面。

更好地老去

何为更好地老去，虽是人云亦云之话题，但至少世界卫生组织于2002年提出的积极老龄化概念可以作为参考。按照世卫组织的界定，积极老龄化一方面是指老年人主动追求良好生活方式和积极参与社会生活的自主

---

① 星云法师：《在人世与出世之间》，上海人民出版社2010年版，第294—300页。

性；另一方面，积极老龄化需要社会环境和国家政策的支持，尤其需要良好的就医条件，以及祛除无处不在的年龄歧视。[①] 积极老龄化还需要升华精神生活的途径。进入老年期后，老人容易出现负面情绪，可能产生郁闷、悲哀、忧愁等不良情绪和无用感、累赘感等消极心理；进入多病期后，老人身心痛苦加剧，相随的无奈、急躁、悲观、焦虑等情绪困扰会进一步影响神经、内分泌、免疫系统，使其功能紊乱或低下；进入重病期时，对生命的留恋和对死亡的恐惧成为老人最主要的精神负担。负面情绪之排解仅靠物质性的给予或单纯的医护措施无法实现，需要通过精神信念方面的关怀得到舒缓。[②]

在中国文化氛围内，可以用于克服或减少死亡恐惧的精神信念之说大致有三种：第一种是儒家有关立德、立功、立言的人生三不朽说；第二种是民间有关生命可以通过含饴弄孙得以世代延续的血脉传承说；第三种是道家的魂魄不死说或佛门中人的转世说。潘光旦先生认为这三种精神信念说与老年人需要的赡养和善终事宜息息相关。他认为，到 20 世纪 40 年代之际中国尚未出现类似英美国家的养老危机，其主要原因与生死信念和血缘信念的支撑有关，而且“生事死祭”合二为一，成为中国人的精神解脱之道。[③] 严格而言，第二条精神解脱之道到如今早已时过境迁，血脉传承之说在当代中国基本已近过去时态。计划生育政策之影响和维系低生育率的文化观念之普遍，致使依托于传宗接代的精神解脱之道难以具备广泛意义。因之，对存活愿望与死亡恐惧之纠结的解脱之道，恐怕只能求诸坚定的唯物主义精神境界或超自然的世界观。对前者而言，死亡注定是一个意识和躯体万事皆空的世界；对后者而言，死亡则是一个身心有可能重新浮现的世界。在此，并非试图以后者否定前者，或以唯心论否定唯物论，而是要说明精神关怀之实施在老年人重病期和临终期之艰难。

在血缘论支撑的家庭养老模式中，精神关怀主要取决于孝道观。按照儒家哲学定义的孝道观，子女对父母之孝不仅限于物质层面，也不仅限于敬畏或尊崇，还要在日常起居过程做到关怀备至，使父母内心欣慰。[④] 但

---

① WHO，*Active Aging*：*A Policy Framework*，Geneva：World Health Organization，2002.

② 尤吾兵：《关怀伦理与老年人口精神赡养动力机制构建》，《中州学刊》2017 年第 4 期。

③ 潘光旦：《老人问题的症结》，《世纪评论》1947 年第 23 期。

④ 吕红平、李振纲：《孔子孝道观与家庭养老方式》，《人口研究》2008 年第 2 期。

这种精神关怀充其量可以说是对心理和情绪的呵护，并未涉及真正的精神层面。在大多数常规化的社会养老机构，所谓的精神关怀也是如此。很多老年人精神关怀服务需求调查无非是将产生负面情绪的频率和程度视为缺乏精神关怀的表现而已。[①] 然而一旦进入重病期和临终期，家庭养老或常规化机构养老途径仍然难以缓解老年人的身心痛苦，更难以帮助老年人减少对死亡的恐惧，其主要原因是缺乏姑息护理。

姑息护理旨在将疼痛分为躯体、心理、精神三大类，使用阿片类药物、心理慰藉以及精神关怀作为舒缓临终者苦痛的主要手段。其中精神关怀最为复杂，需要护理人和护理机构尊重临终者的人格、宗教情怀、死亡观念、对死亡地点的选择以及其他有关后事安排的考虑，在疼痛可以缓解和有一定精神准备的前提下，患者最终有可能有尊严地离去。[②] 目前中国大陆2000多家医院设有临终关怀病房，还有200多家独立的临终关怀机构和8000多家养老院也提供姑息护理。[③] 但是发生在医院的临终姑息护理以针对疾病进程的临床措施为主，以心理慰藉为辅，精神关怀基本无从谈起。相比之下，临终关怀医院和养老院提供的精神关怀虽然略多，但因人力不足难以满足需要。

更重要的是，世俗化的精神关怀缺乏有关人之生死的哲理和智慧储备。针对家庭和常规养老机构中姑息护理和精神关怀不足的问题，寺院养老机构给出了一种有可能的答案，即寺院养老模式因灵性生活秩序而导致的俗智之消解和圣智之递增。寺院养老实践以念佛修行为主，将颐养天年置于从属地位。在佛教安养院，临终助念超度有一定之规，而且是临终关怀的一部分。相比之下，常规养老机构较少从事临终服务，更不能提供涉及精神世界的临终关怀。[④] 我们在调研中注意到，安养院每日作息紧凑、典仪齐备、有规可循。例如，南山讲寺安养院等地以弘法为主，顺带养老。选择寺院养老的老人特别强调自理能力，将自理视为自身的修行。正

① 施鸣骞、周希喆：《城市老年人心理健康和精神关怀服务需求研究——以上海市为例》，《调研世界》2013年第2期。

② 苏永刚、马娉、陈晓阳：《英国临终关怀现状分析及对中国的启示》，《山东社会科学》2012年第2期。

③ 刘继同、袁敏：《中国大陆临终关怀服务体系的历史、现状、问题与前瞻》，《社会工作》2016年第2期。

④ 方静文、齐腾飞：《老年临终关怀：来自佛教安养院的启示》，《思想战线》2018年第3期。

是这份自理，扩展着老人对自身掌控能力的期许。弥留之际，安养院的老人可以对自己的身后之事自主选择，包括死亡方式、地点以及仪式安排。耄耋之年的老人自己打扫房间、打饭打水，年近古稀的老人还可以为其他老人提供帮助。老人们在质朴、和谐、互助的氛围中安度晚年，修行得道。老人们通过对自己身体、日常作息以及死后安排的控制，获得了一种难能可贵的自主性，通过这种控制感，老年人保持着生命的尊严。

在佛教安养院完成的实地调查使得笔者深感文化反思的必要性，因为我们目睹了另外一种面对余生的态度和方式。安养院彰显的灵性生活秩序还使人看到人之优逝善终的可能性，那就是相对安详而有心理准备、积极参与助念、消解个人牵挂、从恐惧死亡到超越生死之虑的观念转型。此乃佛教安养院的灵性生活秩序之最高境界。

第六编　生死存亡

许多年来，凯绥·珂勒惠支——她从没有一次利用过赠授给她的头衔——作了大量的画稿，速写，铅笔作的和钢笔作的速写，木刻，铜刻，把这些来研究，就表示着有二大主题支配着，她早年的主题是反抗，而晚年的是母爱，母性的保障，救济，以及死。而笼罩于她所有的作品之上的，是受难的，悲剧的，以及保护被压迫者深切热情的意识。“有一次我问她，‘从前你用反抗的主题，但是现在你好像很有点抛不开死这观念。这是为什么呢?’用了深有所苦的语调，她回答道，‘也许因为我是一天一天老了!’……”那时看到这里，就想了一想。算起来：她用“死”来做画材的时候，是一九一〇年顷；这时她不过四十三四岁。我今年的这“想了一想”，当然和年纪有关，但回忆十余年前，对于死却还没有感到这么深切。

——鲁迅：杂文《死》节选

酒中见生死

何　群*

导读：民族志研究表明，饮酒习惯是鄂伦春族传统狩猎文化的重要组成部分，具有特定功能。近半个多世纪，内外因素交互作用，酒的传统功能发生着转化，呈现酒与“酒”之两难困境。因酒引出的社会问题，在当代人口较少民族世界具有普遍性。鄂伦春族的情况说明：传统狩猎文化因自然环境、生计方式而倾向于饮酒，与酒具有亲和性；而饮酒开始显示出背离、脱离传统功能性质和轨道，发展成为经常性的，并引发非正常死亡的倾向，由基本上的“酒利”，演化为基本上的“酒害”，也与环境巨变、“转产”一直失利有关。饮酒，某种意义上是一些人口较少民族应对生存压力的一种特殊适应。

酒之溯源

“鄂伦春人能喝酒”，这似乎成为现今了解一点这个群体人们的普遍说法。但因过量饮酒、酗酒，并由此引发的非正常死亡，也已经超出个人嗜好的范畴。本文试图从环境、历史和文化变迁取向，重新审视这一现象。我们发现，这或许就是费孝通先生所觉察到的，洞察人口较少民族社会“只可意会，不可言传”氛围的重要线索之一。①

---

* 何群，内蒙古师范大学民族学人类学院教授。

① 近20年来，笔者主要从事环境与人口较少民族生存关系探讨。通过梳理有关各类文献，认为费孝通先生对“人口较少民族”文化、社会特点的概括，即“根蒂不深，人数又少”较为精练、准确。费孝通先生关于人口较少民族的论述，参见费孝通《民族生存与发展——第六届社会学人类学高级研讨班上的讲演》，载中国社会学会民族社会学专业委员会秘书处、北京大学社会学人类学研究所、中国社会与发展研究中心主办《民族社会学研究通讯》2001年第26期。

除了因宗教信仰，似乎更多群体不排斥饮酒。就中国看，古往今来，蒙古族、彝族、藏族、朝鲜族，甚至汉族，酒在这些民族文化中均扮演着生动角色。然而酒与狩猎、采集、驯鹿者命运，似乎存在某种特殊关联。国内外众多人口较少民族研究，每每自觉不自觉地谈到“酒”和“酗酒”。如美国印第安保留区，以经营赌场为生的印第安人沉醉于酒，去中国大兴安岭西北坡使鹿鄂温克猎民点，最好带些酒，而近期一些纪录片作者，出于猎奇或无知，对猎民社会“有选择地”拍摄——过分渲染几个猎民酒后失态、境地悲惨等，引起了这个群体的普遍反感与抵抗，一些学者因担心鄂伦春人能喝酒而在猎民饭桌上表现“不实在”，被猎民识破而遭到热情地灌醉，“谁说我们是酒乡？”……酒成为某种微妙符号，隐含着太多的权利、权力关系。

“酒”似乎与鄂伦春族等这些“根蒂不深，人数又少”的人口较少民族群体的集团人格或众趋人格等民族性具有某种相关。无论如何，认识这些人口较少民族的现实生活，谈论他们的未来前途，不能不提及酒。

那么，怎样客观评说令人讳莫如深的“酒”？如果说，我们认定鄂伦春传统狩猎文化、环境与“酒”存在某种特殊契合，那么，作为该族历史上饮品的“酒”，与当代的“酒”、环境巨变、文化震荡、酗酒之间，可能存在怎样的性质不同与勾连，可能存在怎样的至今不为当事民族和外部社会所真正认识的“内幕”？本文初步推断：“酒”之于剧烈文化转型中的当事民族，存在适时、无以替代的社会功能。“酒”是用于调整传统与现代之间关系的“安全阀”，是接续传统，并由文化提供的“消除紧张的机制”，是滋生于复杂土壤的维护精神世界秩序“心理的和社会的文化‘供应’”,[①] 存在酒与“酒”之两难。

民族志描述表明，1949 年之前，鄂伦春族就有饮酒习俗，酒是狩猎文化整体的重要组成部分。在白酒传入前，鄂伦春人自制马奶酒。它是用马奶、小米和稷子米和在一起发酵 1 周，然后用自制的蒸馏器蒸。马多的人家自己做，马少的人家几家合起来做。不管是一家酿制的还是几家合作酿

---

① 心理人类学试图从文化内部寻求消除和控制精神异常的因素。而预防性精神病学集中研究的是人们在发展的各个阶段充分发挥作用需要多少物质的、心理的和社会的文化“供应”，要是没有这些供应就可能发生精神病。参阅周大鸣《人类学导论》，云南大学出版社 2007 年版，第 173 页。

制的，都是全“乌力楞”的人一起来喝，直到全部喝完为止。一些地方的鄂伦春人，还有酿造都柿酒的习惯。都柿果含有酒精成分，鄂伦春猎手曾抓到过吃都柿果醉倒的活狍子，人吃都柿果多了，也要醉倒。他们制作都柿酒的方法是，在桦皮桶里装半桶都柿果，然后扣盖封好，不使汁液流淌出来，两手抓住装有半桶都柿果的桦皮桶，上下左右使劲摇晃，使都柿果在桶壁上撞碎，不一会就酿造成都柿原汁酒。这种都柿酒用在婚宴和平时招待客人。[①] 烧酒传入后主要饮用烧酒。

至于他们狩猎时期饮酒的情况，文献记载较为罕见。一般谈到他们在说亲、婚礼、祭奠、欢聚、节庆时，都要饮酒。而且，酒在其中具有媒介和画龙点睛功能。史禄国在他的研究中，对鄂伦春人饮酒有过一定关注。他了解到，在满洲通古斯人中，大概在30岁之后，不受老人约束时才喝酒。实际上，通古斯人在远离“文明”时，因为往往得不到酒，是一点酒也不喝的。因为当时买酒必须用现金，而他们通常是没有现金的，赊欠非常有限。一个通古斯人不劳动，他就赊购不到任何东西，当然也喝不到酒。

史禄国在调查中看到，居住在离村落很远的通古斯人，在1年中只喝过两三次酒。调查时，他曾同几个家庭连续生活了好几个月，在这几个月期间从没有见到过一个喝醉酒的男人或女人。在狩猎和游牧期间，通古斯人完全没有贪杯误事的。如果有人喝醉了，就会增加造成冻死、烧伤或其他类似灾害的机会，徒然自取灭亡。他在毕拉尔千[②]中观察，贪杯的人并不多见，他们之中有许多人根本不喝酒或很少喝酒。有时候，四五个男人在一起边饮边谈，通宵达旦只喝1瓶酒。他认为，对于通古斯人酗酒的印象，主要靠从卖酒商人那里收集来的材料和某些旅行者的记述，可能他们恰巧在俄罗斯人和汉人的居民点，遇到通古斯人拿着他们的产品和酒在购

---

① 参阅葛长海《传统食用的野生植物》，载政协黑龙江省黑河市委员会文史资料委员会《鄂伦春今昔50年》，2003年，第219页。

② “千”系鄂伦春语“人”的意思。历史上，鄂伦春各部落多按活动区域河流名称称呼。“毕拉尔千”，即毕拉尔人，指毕拉尔河流域（部落）的鄂伦春人。沿黑龙江而下，到精奇里江和牛满河是毕拉尔人（鄂伦春人一部分）活动的地区。毕拉尔人之称，一说是因其活动于精奇里江支流毕拉尔河一带而得名，一说是牛满河又名布列亚河，布列亚即毕拉的音变，因而得名。17世纪中叶后，由苏联越过黑龙江迁至中国境内逊河、沾河、乌云河和嘉荫河一带的鄂伦春人称毕拉尔千。即今天聚居在黑龙江省新生、新鄂、新兴乡以及嘉荫县乌拉嘎镇胜利鄂伦春族村的鄂伦春人。

买物品；要不就是从一些盛大集会中的记述看到的，如婚礼、每年一度的集市等。在这些时候，通常最后总要大喝一场的。但是，他还是不得不说，通古斯人收入的很大一部分浪费在这项开支上。实际上，通古斯人需要的物品，除火药、面粉、用得不多的布料和其他必需品外，就是酒。因为通古斯人的衣着至今（指 1915—1917 年）仍然广泛使用兽皮和皮毛，他们需要购买的衣料尽管很便宜，但买得也不多。[①]

20 世纪 30—40 年代，日本学者永田珍馨在鄂伦春族地区调查，就鄂伦春人饮酒，另有一番描述：不管老少皆喝酒，用茶碗或白桦碗盛一杯，依次轮流痛饮。醉后强制不和睦的人和不熟悉的客人大喝，乱蹦乱跳，有的还表现出残杀的样子。[②] 这个场景，也许是个别现象，而不是日常生活。但是，从鄂伦春人能自酿马奶酒、都柿酒，到白酒的顺利传入，酒对社会生活各个层面的渗透，可以感觉到，狩猎文化与酒具有某种亲和性是可能的。

在史料中，也有民国政府关于禁止散商进山向鄂伦春族兜售烧酒的记载。如：1917 年 4 月，为保护鄂民健康，库玛尔路协领徐希廉呈上峰发布告：严禁散商进山卖酒，对鄂民违反饮酒之禁，“立即拘留重罚”；1929 年，库玛尔路再次下达训令通告：“不准运烧酒、烟土”，动员“佐领等务须破除情面，严重查禁”，对“有故犯者随时送来署，转送司法机关照例惩办”“对佐领等有不认真者，定即参半，决不宽容”。[③]

以上记载表明，一方面，鄂伦春族所处地理、气候条件、生产生活方式以及由此形成的性格、心理，可能易于接受酒；另一方面，所处社会环境的变化、商人的出现、奸商的利用，提供了他们可以接触到白酒的方便，又因酒与文化特点、社会环境的交互作用，以至于酒在这个狩猎社会有时成为灾患。按照客位理解，似乎这个民族在酒的问题上，存在把握酒与健康、酒与越轨之间分寸能力的缺失。

近年的一本鄂伦春人物传记，记述了一位猎人回答他的儿子“为什么要喝酒”的提问：男人到山上打猎，在茫茫的林海面前，显得极其渺小无

① 参见［俄］史禄国《北方通古斯的社会组织》，吴有刚等译，内蒙古人民出版社 1985 年版，第 496—497 页。

② ［日］永田珍馨：《使马鄂伦春》，载［日］浅川四郎、［日］永田珍馨《兴安岭之王使马鄂伦春》，赵复兴译，内蒙古文化出版社 1999 年版，第 165 页。

③ 王兆明：《新生鄂伦春族乡志》，黑龙江人民出版社 2003 年版，第 19、21 页。

能、孤独无助，会产生一种难以排解的寂寞、难以宣泄的苦闷，特别需要麻醉一下自己，在雪地冰天里，更需要温暖。酒就成了他们的最好选择。① 对猎人而言，酒是生活的一部分，是身心赖以平衡、社会秩序赖以维护的活跃因素。这表现在社会制度对酒引出的麻烦也采取了最大的通融，如习惯法认为醉酒后伤人、置人于死命不是故意杀人，处罚方式是给人家送些东西，赡养因此失去儿女无人照顾的老人等。

酒与鄂伦春人似有不解之缘。据猎民后代何文柱讲，鄂伦春族爱喝酒有多种原因。一是精神苦闷、无寄托。历史上，鄂伦春人受尽统治者、侵略者的欺压掠夺，奸商盘剥，常被当作炮灰利用，九死一生，主宰不了自己的命运。精神苦闷、压抑，往往借酒消愁或以此麻痹自己；二是与天气寒冷有关。天气寒冷地区生活的民族一般都有饮酒的习惯。在天寒地冻的时候，饮酒可以去湿御寒，舒筋活血，消除疲劳；三是与狩猎生产方式、宗教信仰有关。猎民讲究“满音”，即运气。出猎时，有人说“满音”——运气好，那是猎民最愿意听的话。猎民出外打猎喝酒时，往往把酒碗举起先敬神灵，然后自己再喝，是祈求神灵保佑、恩赐，多打野兽，猎物丰收，这时大家都敬酒喝酒；四是与生活单调贫乏有关。由于鄂伦春人过去物质生活艰苦，生活单调贫乏。尤其是受狩猎生产方式影响，多数猎民性格封闭内向、沉默寡言。不喝酒时，不爱说话，从不惹是生非。一有酒喝，朋友聚在一起，有说有笑，联络感情，交流狩猎经验，畅谈外界所见所闻。当时，酒很难买到，是贵重的东西，用酒招待人表示情深义重和尊敬，逐渐形成了以酒待客的习俗；五是与父辈、家庭、社会环境影响有关。有的鄂伦春族孩子从小看到父辈喝酒，甚至受大人的指使去买酒。撇开生理遗传不谈，在这种家庭环境中长大的人，多数饮酒。何文柱感到，就个别人说“我父亲是喝酒喝死的，我这辈子绝不喝酒”，能有这种认识，有这个毅力、说到做到的人，毕竟是少数。②

调整传统与现代关系之“安全阀”

追溯酒与鄂伦春族的历史渊源，酒与鄂伦春社会、文化整合之间，具

① 参见峻林、马连军《兴安路漫漫》，内蒙古人民出版社 2001 年版，第 55 页。

② 参见何文柱《谈谈鄂伦春民族生存发展问题》，《鄂伦春研究》1998 年第 2 期。

有存在的合理性。酒之于传统文化建构、延续，传统社会秩序维护、延续，功能巨大。那么，饮酒何时开始显示背离传统功能性质、脱离传统功能轨道，发展成为经常性的，并引发非正常死亡等社会问题？由基本上的“酒利”，演化为基本上的“酒害”？是否与环境巨变、文化衰落有关？是否是狩猎文化走下坡路时的一种特殊适应？

笔者听已故何青花老人说：“文化大革命”以后喝酒死的多，因生活没有指望了。乌鲁布铁村猎民关举金也谈道：20 多年前，丈夫死后，她一个人拉扯三四个孩子，困难重重，曾喝过酒麻痹自己。在猎民村，笔者认识的猎民妇女吴雪青、葛秀丽，一个喝酒后过河溺死，一个因酒后不慎导致胎儿流产。而那个在乌鲁布铁镇医院看到的酒气醺醺、患有心脏病、来医院救命的 40 多岁的单身汉，那个在猎民村街巷里举着酒瓶、脸上划破流血似笑非笑的男人，古里猎民村里那位心情郁闷、舍不得收拾酒桌的老猎民，而因为不擅周旋、仕途不畅，使酒也成为一些鄂伦春干部、职工的忠实朋友与致命杀手……人口仅为 200 多人的使鹿鄂温克已故画家柳芭的内心远未被人理解……[①]看到、听到的一幕幕与酒相关的情景、事件，很是让人惊异和压抑。人口较少民族怎么了？他们到底需要什么？

可以断言，仅就鄂伦春族的情况看，酒之成为社会问题，与长期“转产”不成功有关。自 1953 年全面实现定居，由猎业向农业等产业的转换——“转产”，是历时数十年、至今依然前景不明的老大难问题。从 1958 年开始，鄂伦春族生产方针几经变化。在特定自然、文化、政治条件下，定居之后“猎农并举”昙花一现，充满希望的养鹿业因“文化大革命”动荡夭折。而“文化大革命”前后的农业也几近闹剧。同时，随着森林开发、人口剧增，狩猎业无可遏制地走向没落。狩猎生产不仅不能够满足猎民家庭基本生活需要，而且折磨着猎民的精神。如 1985 年，古里猎民村主要依靠狩猎维持生活的家庭约占猎民总数的 30%，其中生活较好的不过几户。大多数猎民户需要依靠护林津贴、民政部门定期不定期补助，以及学生助学金维持生活。

---

① 柳芭的“故事”颇为传奇。她毕业于中央民族大学美术系，毕业之后在内蒙古人民出版社做美术编辑。因在城市发生的诸多不适，故自己办理了停薪留职，回到故乡敖鲁古雅，之后在那里嫁人生子。然而这个寻找心灵安稳、精神依靠的过程，也是她艺术创作极为活跃的过程。或许说，“酒”，成就了她——使她有灵感、活力，“酒”也摧残着她并最终因酒英年早逝。可是酒的后面是什么？难道非酒不可？

问题更在于，由于猎业萧条，生计无着，多数猎民大部分时间闲散游逛，情绪低落，酗酒轻生，家庭悲剧时有发生。据资料，1981—1985 年 6 月，仅有 16 户的讷尔克气村非正常死亡高达 17 人，仅有 21 户的朝阳村高达 15 人。[①] 由于缺乏生活经验，营养不良，加之经常过量饮酒，猎民身体素质普遍下降，抗病能力减弱。这是当时肺结核病虽经不断治疗，但仍未完全控制，甚至时有回升的重要原因，这种情况已经严重影响到猎民的下一代。从肺结核病患者的年龄构成看，1985 年 6—7 月调查，发病率中年高于老年，青年高于中年，少年儿童高于青年，0—15 岁占患者总数的 66. 3% 。[②]

1993 年前后，在经历 1978 年土地家庭承包经营“一刀切”不成功之后，带有某种猎民社会自主选择性质的猎民集体农场（经济联合体）的兴起，曾经带给人们无尽希望。一是猎民集体农场通过规章制度改造原来不利于身体健康的生活方式，二是集体组织的优势使年轻猎民农业生产技能普遍提高，可以引导他们逐渐向农业过渡。然而，这样一种生产组织到 2003 年解体殆尽。如托河乡到 2003 年 9 月，兴起的木耳段生产已经衰落，又因集体农场解体，除 3—5 户农业大户，大多数猎民基本处于失业状态。笔者当时在乡政府就遇到了一位猎民因孩子上学急需几十元钱找政府想办法的事。

2008 年，自治旗实施猎民发展基金项目工程，希望通过此工程，逐步使猎民从事种植、养殖等生产。而农业从根本上已经前途不大，因已无地可开。目前猎民生活的大致情形是，“现在还不能说 7 个猎民村已经实现转产。7 个猎民村有 900 多猎民人口，估计 20% 的人还可以，种地、从事养殖业、搞食用菌的是少数，多数是种地，即农业大户。这些人少则有上千，多则有上百万亩土地；80% 的人还转不过来，还是靠政府救济生活。现在猎民享受双重‘低保’，即城镇的和农村的。农村低保 1 年人均 3000 元，月均 200 多元，半年发 1 次；城镇月均 130 元，每月发 1 次。看病、子女入学费用由政府负责。”[③]

---

① 呼伦贝尔盟盟委、鄂伦春自治旗旗委联合调查组：《关于鄂伦春族猎民生产、生活问题调查报告》，转引自沈斌华、高建刚《鄂伦春人口概况》，内蒙古大学出版社 1989 年版，第 224 页。

② 鄂伦春自治旗结核病防治院：《鄂伦春自治旗四乡肺结核病调查小结》（打印稿）。转引自沈斌华、高建刚《鄂伦春人口概况》，内蒙古大学出版社 1989 年版，第 224 页。

③ 笔者 2009 年 12 月 6 日于北京中协宾馆，对鄂伦春自治旗政府副旗长吴涛先生进行的访谈。

从目前形势看，有党和国家民族区域自治制度、各项民族政策等保障，各级政府的努力，民族精英的竭诚奉献，特别是业已形成的有利的社会环境，生活于当下中国的猎民，不会存在温饱难以为继问题。那么，他们最深切的危机可能源于哪里？这恐怕在于人口较少民族文化的特殊性，以及这种特殊性与环境的互动，最后促成政府民族优惠政策难以取消，以及猎民对优惠政策形成的无以选择的依赖。劳动创造了人，劳动、自食其力、富于创造性状况的持续，不仅影响到物质生活状况，而且直接影响文化群体的心理、精神健康。

历史无法躲避、难以假设又无法预期，在多种悖论与纠葛中，鄂伦春人走到了现在。恰如族内有识之士所禅透："关键是政府得长期坚持这种做法，实行各种优惠。除非下一任领导有另一种更好的办法替代，即猎民能接受并能挣钱的更多办法。"[①] "其实猎民自己也不知道该从事什么，除了让他们打猎他们知道外"。"我们过去总说他们没事干，如不少有地的猎民，有地的，不会种，租出去，收租金，没事干了；没有地的，更没事干了，也待着，喝酒，惹点事儿"。[②] 2010 年 9 月 26 日，笔者随文化部人口较少民族非物质文化遗产保护调研组在阿里河听莫旗长讲：目前猎民文化转型、生产方式、生存出路尚处于探索之中。猎民社会存在问题可以概括为几点：尊严的丧失，生活信心的失去，致使酗酒、自杀。这有点类似一些离休、退休者的情形。离休、退休后，状态往往就不行了。

国外一些学者就印第安人与西方人接触后，酗酒成为社会问题的原因进行总结。大多数是从文化方面进行解释，但其说法不一。一种极端的说法是，印第安人酗酒是由于对印第安文化的丧失感到失望，另一种说法与此相反，认为是由于过分肯定印第安人的民族性。一种不太普遍的说法则想从遗传学和生理学上找答案。华莱士对易洛魁人从兴旺到衰落和沦为附庸所进行的研究，对于从文化上来说明印第安人酗酒的原因提供了一些依据。虽然易洛魁人在全盛时期间或举行短暂的酗酒狂欢活动，但到 18 世纪 90 年代走下坡路时，酗酒才发展成为经常性的、严重的社会问题。许多易洛魁人的首领都成了大酒鬼。酗酒不仅表示无言的绝望，而且发展成为华莱士所谓的"爆炸性的、不加区分的敌对情绪，甚至在家庭内部发

① 笔者 2009 年 12 月 6 日于北京中协宾馆，对鄂伦春自治旗政府副旗长吴涛先生进行的访谈。

② 笔者 2009 年 12 月 6 日于北京中协宾馆，对鄂伦春自治旗政府副旗长吴涛先生进行的访谈。

泄，殴打家人”。①

印第安人喝酒时的表现与清醒时大不相同。平时他们表情冷漠、矜持，喝酒时变成步履蹒跚、吵吵嚷嚷、无所顾忌的醉汉了。印第安人想尽快喝醉，究竟在多大程度上是由于主观原因而不是客观原因，这是白人观察家有争论的一个问题。“印第安人对喝酒或酒后肇事不加指责，但在清醒时有这类行为，则多半要遭到谴责。”②

与印第安人酗酒原因进行比较，鄂伦春人饮酒成为一定程度的社会问题，主要根源于生存环境、社会环境以及由此引起的自然环境剧变，狩猎文化断裂。

由“转产”问题引发，使这个群体无论从技能、组织，还是心理、观念，均面临诸多难题。他们以往的文化优势急速褪色，在各种资源争夺角逐中每每失利。如为什么猎民大龄未婚男性问题成为社会现象？他们在性选择上的失意，有其复杂的社会、文化原因：相较汉族等异族男性，他们吸引异性的资本已经匮乏。因不熟悉农业，不擅长养殖、加工，不习惯、不善于经商，而难以吸引和获得包括本族妇女在内的女性的欣赏，她们怀疑他们是否能够为自己提供有保障的生活。

在实地，看到嫁给汉族等异族男子的鄂伦春年轻妇女，不过于计较嫁妆、对方的家庭负担和拖累，说只要对方人好、勤劳、会干活就行。相对于汉族等异族男子，鄂伦春男子性格上的不善表达，交往、相处经验、技巧的简单，体质强健程度、审美上可能的问题，家庭背景、社会关系网络等条件、资源上可能的弱势，均构成婚姻市场竞争中的失利。尽管民族优惠政策带来特殊社会资本，当地政府细致、体贴的工作，有力地减缓了这种压力。可以认为，作为现代化冲击下狩猎文化衰落的缩影，男性猎民基本上失去了传统社会中具有的主体地位。昔日的英雄猎手，沦为今日自身难保的“懒汉”。在此，形成社会问题的男性猎民在情场的失意，隐含了狩猎文化面对来得太快的复杂环境无可奈何的尴尬。而对爱情的渴求、对稳定家庭生活的向往，以及由此带来社会身份、地位的认可，社会及人性

① ［美］华莱士：《塞内卡人的死亡和新生》，转引自［美］维尔科姆·E. 沃什伯恩《美国印第安人》，陆毅译，商务印书馆1997年版，第120页。

② ［美］维尔科姆·E. 沃什伯恩：《美国印第安人》，陆毅译，商务印书馆1997年版，第119—120页。

中固有需要的不满足，容易促使一些人借酒求得身心平衡。

因饮酒引出的问题，不仅存在于猎民。具有共同文化底色的鄂伦春人，面对不同的工作、生活环境，存在各自的、同时又有同质性的适应问题。一般认为，猎民处于鄂伦春社会底层，受教育程度、物质生活水平明显不及干部、职工，而且“转产”成功与否直接殃及或惠顾他们。而干部、职工，作为民族中有文化、较早跻入主流社会者，出路多，前程光明，应该是不太需要饮酒的。然而事实并不尽然。干部、职工有时面临的因文化以及连锁的社会偏见带来的困境，同样也不是轻易能摆脱的。

一些相关研究，如以印第安人为例的“丹佛酗酒研究”，试图对具有“中产阶级个性品质的人”与酗酒、遭逮捕比率的关系进行分析，以解释中产阶级的酗酒程度问题。研究假设：对未来的态度以及成功动机与被捕的比率有关。但是研究结果与人们假想中的预期情况正相反。“越是有中产阶级个性品质的人，遭逮捕的可能性越大。……那些生活得不好，而面对未来满怀希望的迁居者，更容易严责自己，而且比那些混日子的人更容易有焦虑不安的心情。同样，生活得不好而又有强烈的成功动机的人，会对自己经济上的失败更敏感。这两种人饮酒最多，因此他们被捕的机会也最多”。[①] 研究指出：“中产阶级的个性品质，只有在允许中产阶级的目的能够实现的结构环境下才是适合的。否则，这种心理品质就会变得不适合，就会在接受了这种心理品质的人身上产生附加的调整问题。”[②]

现代社会复杂的人际关系，花样翻新的政治游戏规则，一定程度上使鄂伦春族干部、职工“产生了附加的调整问题”。如在外界看来，他们总有些死板、不灵活、“协调”能力差。据了解，在鄂伦春族中，认为世态炎凉，适应社会困难，开始酗酒、逃避现实，不愿接触人，走极端，轻易自杀的比例高于周边的其他民族。

以上事实说明，“酒”在鄂伦春社会，由作为饮品、酒利，演化为毒品、酒害，没有逃离环境与文化、环境剧变与人口较少民族生存危机问题范畴。而“酒”在某种意义上扮演了调整传统与现代关系的“安全阀”角色。而“酒”也是致命杀手。“酒”使鄂伦春人陷入两难境地：滴酒不沾，何以能替代“酒”安抚身心？深陷于“酒”，一个“酒鬼”如何应付

---

① ［美］马文·哈里斯：《文化人类学》，李培茱等译，东方出版社 1988 年版，第 176 页。

② ［美］马文·哈里斯：《文化人类学》，李培茱等译，东方出版社 1988 年版，第 176 页。

现实各种挑战?

非正常死亡

事实是，狩猎文化的确与人口非正常死亡容易搭界。需要区别的是，过去的非正常死亡情况。调查中不止一次听鄂伦春老年人说：原来不出麻疹，也没有流行肺结核。原来是外伤多，上山凉着死的多，出汗、肚子疼。按照一般理解，除自杀、意外事故，因病死亡应该属于正常死亡范畴。鄂伦春族因肺结核、肝病、心脏病而致死的普遍性，主要出现在与外界接触频繁之后。特别是从清末民初以后，麻疹、鼠疫、肺结核的肆虐。这与环境变化直接有关。

我们说，任何民族所处的生存环境，不可能恒久不变，问题是，渔猎、采集等人口较少民族文化，往往表现为难以抵御外界某些因素的侵袭，并且其借鉴和吸收的，往往是外来文化对其具有消极影响的某些部分。如民国之后，政府推行的“弃猎归农”末期，当时有鄂伦春人农业大户因儿女酗酒、吸食鸦片而倾家荡产，重返山林。抗战时期，他们可能热衷于日本人施予的小恩小惠，而不认识被组织成“山林队”的政治利用。又如对白酒传入的选择倾向。关键是随着环境变化使得弄到白酒很为方便之后，鄂伦春人就破坏着以往酒的意义，发展出酗酒，因酒而伤及肝、危及心脏、脑溢血并致死。

非正常死亡一旦成为社会现象，对其的认识就变得异常困难。仅从传统文化影响看，如上所言，猎民在当代每每显得不合时宜。如“受传统生活方式、习惯等影响，猎民很多人不会过日子，不懂得积累，不会以现代的方式融入当代生活。过去族内头领很具有权威，自由自在地游猎、生活于森林中。现在失去了过这种生活的环境，现在你要腰里插个刀在街里走，人家以为你要行凶呢”。[①] 并且，“他们跳到了那条船上，但很快发现他们不能接受、适应这里的一切。他们很可能会跌入海里，失去了自己的特色，而成为新环境的依附者”。[②]

梳理鄂伦春族史，无论是历史上还是现实中，总给人一种他们没有把

① 2010 年 9 月 26 日笔者在鄂伦春自治旗听鄂伦春族干部这样谈自己的民族。
② 参见［美］蒂莫西·塞弗林《消亡中的原始人》，周水涛译，东方出版社 1989 年版。

握住“发展机会”的印象，无论是清末民初的“弃猎归农”，还是后来的“开地务农”，或是对外人来讲难得的政治攀升契机。相反，他们有时会做出令人意外的吸收和选择。就这个道理，有个案研究指出：我们能从许多民族志报告上看到，族群之间互相学习耕作方法的事有很多。“但是另一方面，安哥拉移民没有采用汲干水的方法去耕种湿地和咸水湖地，尽管他们常常占有适于种冬季玉蜀黍的地。实际上，报告多次指出，安哥拉人部落对于这类很好的土地未加利用。他们为什么不利用呢？看起来原因在于他们的传统力量，是一种保守的力量。尽管这种力量非常重要，但有时常阻碍他们有效地适应环境，或是在可能选择一条新路时，迫使他们走原来的路”。①

不仅如此，因文化异质性水平局限，人口较少民族在文化借用中往往失利。如“某些古代勘探者在澳大利亚寻找金矿时，给当地的土著人灌输他们关于死亡和制作木乃伊的一些看法，以后这些土著人不再关心他们国家的金矿，却接受了对死者进行防腐处理和与之有关的祭亡仪式。这些土著人忽视了最吸引他们的行业，却接受了无用和无益的习俗”。② 由此笔者联想到鄂伦春社会的另一种现象，即该族女干部增长很快，并一旦提拔任用，工作都很出色，而男干部则有些青黄不接。不仅女干部，似乎整个女性群体在社会生活中都显得具有活力。1998 年 9 月，笔者在呼玛县白银那乡参加鄂伦春族定居 45 周年庆典，看到频频上台表演民族歌舞的，也是精神抖擞的鄂伦春女性，而男性相比则露面不多。民族传统体育表演，如“搬棍”等，也是女性运动员吸引了更多观众。而目前非物质文化遗产传承人大多为女性。当然这主要与女性传统社会分工有关。

再回到女性、男性干部的讨论。分析影响男干部成长的文化原因，至少一定程度上是因为适应山区、密林潮湿、阴冷的生存环境，猎民、特别是男性猎民有饮酒的习惯，这种传统一直不同程度地延存至今。而一旦进入现代官场，官场上酒场更多，只是这种“酒场”与过去性质不同，是建立和扩大关系、资源网的手段，贵在要把握“和谁喝”“喝多少”的分寸。鄂伦春族干部因重义气，或对“酒场”话外音有一定程度的不知不识，或看不惯，往

---

① ［英］雷蒙德·弗思：《人文类型》，费孝通译，华夏出版社 2002 年版，第 41—45 页。

② ［英］G. 埃利奥特·史密斯：《人类史》，李申等译，社会科学文献出版社 2002 年版，第 26—27 页。

往不能很好地把握自己，掌握分寸，因而因喝酒而贻误前程。

据当地知情人士讲：他们酒量并不是个个大，但一喝起来就不能自控。其他民族干部也喝，但多能自控。过去喝酒符合狩猎文化逻辑；而现代官场的“酒场”，是政治博弈、抢夺资源角逐的“场”，不喝不对，喝多了、不机智地喝，非但不能建立起可资利用的关系网，失去攀附、攀升的机会，反而因酒身心俱伤，沦为竞争的失败者。并有可能导致恶性循环，即身心状况恶化，倾向于非正常死亡。不难发现，作为社会现象的非正常死亡，是这个民族环境、文化、人交互作用的复杂体现。

这一点，反映在猎民阶层，尤其变得不那么温情脉脉。据一项调查，1980—1996 年十八站、白银那两乡非正常死亡共 92 人，平均年非正常死亡 5.75 人。死因中，刀杀、枪杀致死 28 人，占非正常死亡 30.4%，居非正常死亡第 1 位。死者平均年龄 23 岁，多为男性。他们的家庭环境一般为，一些年轻人因失去母爱、父爱，没有良好的生活环境和学习环境，没有学业，没有职业，没有社会地位，也没有经济地位，生活极度艰难。[①]

由于男青年大多为单身，每天在单调的气氛中生活，没有爱情和友情，经常酗酒，无所事事，打起架来，不考虑后果；因鄂伦春族是狩猎民族，男性多上山打猎或下河捕鱼，因天气寒冷、饮酒过多造成的冻死事件占非正常死亡第 2 位，占非正常死亡人口 22.8%。如 1980 年 12 月 1 日，十八站乡的孟举成、孟宝林等 4 人赶着马爬犁掉入冰河中。当时，他们完全可以逃生到附近的村子，但是他们奋力搭救落入冰河中的 2 匹马。2 匹马终于被拖到河岸上，可他们已经耗尽力气，加上天气的极度严寒，结成冰的棉衣棉裤无疑是雪上加霜。他们 4 人最后全部冻死（3 男 1 女），平均年龄 24 岁；自杀，包括上吊、服毒造成的死亡居第 3 位，16 人，占非正常死亡人口 10.9%。自杀的原因多样，如因家庭不和，或其他困窘，对生活失去信心，没有勇气面对现实。自杀者中有青少年，也有年轻女子和中年男性；鄂伦春族地区河流纵横，因各种原因溺死者居非正常死亡第 4 位。河水暴涨，会使桦皮船技术欠佳的人溺水；儿童下河戏水也会发生意外。[②] 上述

① 关小云：《鄂伦春族非正常死亡引起的思索——对十八站、白银那两乡非正常死亡的调查》，《鄂伦春族研究》1997 年第 2 期。

② 关小云：《鄂伦春族非正常死亡引起的思索——对十八站、白银那两乡非正常死亡的调查》，《鄂伦春族研究》1997 年第 2 期。

非正常死亡死因分析，可以概括为自然环境、家庭、社会环境、个人际遇等因素。

小 结

从历史、环境、文化变迁取向对鄂伦春族酒与“酒”之两难现象的梳理和分析，很自然地将我们的视线引入健康人类学、医学社会学领域。如上述，酒，作为人类许多群体生活中合理要素，存在了千年万年，甚至与人类与生俱来。然而，酒之于人口较少民族——渔猎、采集民群体，在历史的流淌中，在时光如丝如缕的撕拉中，在现代化浪潮的裹挟中，酒给予他们的，却常常是苦涩汲取中享有安慰，松弛舒坦时沉浸危机，虽死犹生般解脱忘我。

似乎存在一个规律，半个多世纪来，随着狩猎文化的穷途末路，鄂伦春人的酒，以及与其有关的传统的非正常死亡类型、性质，也随之发生巨大演变。问题的核心是，自然和社会环境的剧变，喝酒已不是过去意义上的文化特色，往往是“活着没意思”、依托酒去寻找“活着”的感觉，或力图挣脱某种困惑与某种恐惧。心理学家指出，将宇宙现象看成一个充满秩序和意义的世界，有助于人们克服对死亡的恐惧。包含灵魂、投胎转世和来世等概念的世界观，带来了永生不灭的观念。另外，通过与国家、组织和事业等比我们自身更强大、更持久的实体相联系，通过对自我存在的实实在在的证明，例如孩子、金钱和具有文化价值的成就，我们还能获得象征性的永生。反过来，我们也通过遵守自己观念中的标准和价值观来获得自尊。①

而鄂伦春社会对周围世界的感触，数十年来随着狩猎业瓦解，传统社会组织的迅速解体，传统世界观得以坚守并以此实现民族认同、自我社会身份认同的程度，已经很难测度。如果与周围社会、组织的接触范围、参与管理社会的程度很是有限，如果自我存在感知到的成就——孩子、金钱、社会地位很是缺失，如果在现有生存环境中能否遵守自己观念中的标准和价值观为人处世，从而获得自尊，已经成为问题，而如果上述人性中

① 参见［英］凯特·道格拉斯《蔑视死亡》，载《参考消息》2004 年 10 月 13 日。

各个层面的需求难以获得基本满足，从而影响自尊的维护，从而放弃而颓废，那于文化—群体，于文化—群体中的各个个人，将是怎样的悲哀。

处理好与酒的关系，无疑事关人口较少民族人口兴旺、社会繁荣。人口较少民族能否摆脱酒之两难？能否使酒成为新时期文化重组之积极因素，与外界博弈—适应之巧妙利器？这一切，似乎更多取决于主流社会的宽容、理解，或民主与文明程度。

自杀与闹丧

刘燕舞[*]　王晓慧[**]

导读：在中国农村，妇女自杀曾是一个严重的公共健康问题。不少学者为此探讨过各类干预措施。中国乡土习俗之一，妇女自杀死亡后的“打人命官司”（简称“打人命”），已具有一定程度的特殊干预功能。田野调查表明，从夫居的已婚农村青年妇女自杀死亡后，广泛存在着娘家人要求夫家造成自杀死亡的责任人殉死的“打人命”现象。“打人命”的习俗不能武断地视为违反现代法治方案的“闹事”行为和“封建落后”的象征。这主要是因为，基于民俗的“打人命”过程，实际上是一个围绕自杀事件提出公正问题的过程，民间关于“打人命”的道德叙事之所以成为可能并能付诸自杀特殊干预实践，与妇女权属的结构基础有关。

引　子

“打人命”又叫“打人命官司”，有些地方也叫“闹丧”，即农民遭遇非正常死亡特别是自杀死亡后，其家族成员通过民间暴力形式对造成非正常死亡者特别是自杀者自杀死亡的责任人采取的一种特殊的惩罚形式或干预形式，其最严重的惩罚即是要求将造成自杀者自杀死亡的责任人处以“死刑”，在民间也叫“殉葬”“垫棺材底”。

2013 年 8 月，在国家社会科学基金青年项目和中国博士后科学基金面上项目的资助下，我们来到幕阜山南麓的湘东北赵村就农民自杀问题做田

---

* 刘燕舞，武汉大学社会学院副教授。

** 王晓慧，华中农业大学马克思主义学院副教授。

野调查。[1] 其间，一位自杀未遂者陈氏、其夫金卯、其妯娌古某[2]和陈氏的几位邻居为我们讲述了陈氏当年自杀的案例，这一自杀案例给我们带来的学术困惑是，就在陈氏自杀后，为什么其娘家家族并不是着急如何抢救她，而是在其夫家坐等抢救结果，一旦确定陈氏抢救无效死亡，即展开“打人命”行动?

据被访谈者回忆，那是1992年夏天的一个早晨，天气非常炎热。就在赵村各家各户正在吃早饭的时候，突然从金卯屋里传来急促的呼救声。刹那间，呼救声音便从屋里穿透到了屋外的空地上，紧张和恐怖的氛围瞬间笼罩了这个幕阜山南麓的自然村庄。

金卯妻子陈氏服毒自杀了!

听到消息，赵村的男人们来不及多问原因，快速找来楼梯，往上面铺了块木板，搁了床被子，将陈氏抬上这个临时制作的简易担架，便在通往村口的羊肠小道上飞奔起来。金卯赤脚跟在后面边哭边跑，路上仍在呼救。一路上，不断有男人加入到抢救队伍中。大家都知道，要跑完十五华里山路，才能到公路上坐上去乡镇中心医院的车，而这需要很好的体力接力。因此，男人们跑一段便换一拨人抬着继续跑。

自杀的直接原因很快便公开在赵村人面前，婆媳矛盾激化导致陈氏服毒。人们很难预测陈氏能否躲过这一劫，从阎王那报完到便再回到赵村。因为，既往的经验是，服毒者很难活着抬出到村口的八华里山路，更别说到十五华里外的公路上了。因而，留在家里的人基于既往经验的把握，出于将接下来的“暴风骤雨”降到最小的考虑，只好迅速派人翻过几座大山到陈氏娘家报讯。果然，陈家接到噩耗后，迅疾集合了家族近百人马，带着各种刀具和铁制农具来到赵村，他们先是将陈氏婆婆围困在房间内，同时将与陈氏自杀有间接关联的妯娌——金卯的大嫂子古某亦围困在房间内。

陈氏家族在金家坐等陈氏消息，并放言威胁，如果陈氏未能抢救过

---

① 赵村是我们长期跟踪调查的田野作业点，2008年8月、2009年8月、2010年8月、2011年8月、2012年10月，我们先后五次在赵村驻村调查，其中，前三次持续时间均为一月，第四次持续时间半月，第五次持续时间一周。每次均就农民自杀问题做过零星调查，但作为一个专题展开调查则是2013年8月这一次，持续时间半月。

② 古某是间接地造成陈氏自杀的责任人，因为她在陈氏与婆婆的矛盾中传递了一些错误信息，从而加深了陈氏与婆婆的矛盾。

来，那么，陈氏家族会要求陈氏婆婆和金卯的大嫂子古某同样自杀殉死，他们指定了三条自杀殉死方式：卧室里房梁上的绳子、堂屋里桌上的毒鼠强和门前池塘里的水，如果陈氏婆婆和大嫂子古某拒不从命，陈氏家族会采取暴力方式强制执行。这即是发生在中国乡村的“打人命”事件的前奏。由此而引发我们思考的是两个问题，其一是，妇女自杀死亡后，“打人命”行动何以会发生？其二是，妇女自杀与这种“打人命”行动本身又有什么关联？

文献回顾

农民自杀是中国乡村社会的重大公共卫生问题，然而，囿于传统意识形态的敏感性以及中国乡村文化对自杀本身的敏感性，这一问题并没有得到它本应该引起的足够的重视。当然，即使如此，国内学术界仍然有不少学者对此展开了十分有意义的研究。

从历史上来看，田汝康先生曾对明清时期的节妇自杀做过非常出色的研究，通过对方志和通志资料中的节妇自杀档案的分析，田汝康认为，明清时期节妇自杀背后的道德转化机制，实则揭示了男性焦虑向弱势女性的转移，所谓贞节，节妇烈女，本质上是男性构建的一套道德叙事，这套道德叙事一方面为妇女自杀提供了道德理据，另一方面则为男性转移自己的焦虑提供了心安理得的道德暗示。田汝康提供的典型证据是，当科场失意落败的读书人增多的时候，节妇自杀的数据同样显示了增长。①

田先生的研究中没有涉及如本文所叙述的打人命案例，但他提及的一些妇女借自杀来反抗某种不公的逻辑，在学理上倒与本文要叙述的打人命有类似之处。他发现，一些非自然死亡的人命案子对于清朝地方贪婪官吏来说不亚于是飞来横财，他们会借机敲诈对人命案负有关联责任的人、不知情的邻里甚至是附近乡村居民，以致一件非正常死亡的命案发生后，地方官僚会对参与处理此事的同僚表示“祝贺”。而对于相关的责任人来说，这是一种可怕的敲诈。清中叶时期，据说办理相关案件对于富裕家庭的勒索已达到白银数百到一千两。因此，一位正直的知县据此判断，如果将自

① 田汝康：《男权阴影与贞妇烈女：明清时期伦理观的比较研究》，复旦大学出版社 2015 年版，第 296、412 页。

杀命案在现场审结而不是带回衙门，妇女轻生的案子就会急剧减少。当然，从田先生整理的历史档案来看，绝大部分被记录甚至被旌表的自杀的妇女，出于反抗目的的比较少，大多数都是心甘情愿地赴死殉节而自杀的。[①]

赵村所在的平江县，据清季同治十三年张培云、李元度等编纂的《平江县志》记载，清朝时，该县至少有13例“烈妇”自杀得到朝廷旌表。这13例自杀案例中，除1例是反抗强奸受辱而自杀外，其余12例都是殉夫自杀，包括10例直接的殉夫自杀和2例因被“微讽再醮”（改嫁）而间接殉夫自杀。[②]

医学领域的研究无疑仍是占据主流位置的，这一点，我们只需通过中国知网关于自杀文献的学科分布即可以看出。具体来说，有几个研究团队的工作是十分出色的。其一是费立鹏领衔的北京回龙观医院团队，他们在自杀率的揭示、自杀的医学干预等方面做出了杰出贡献。[③] 其二是肖水源领衔的中南大学公共卫生学院团队，他们在湖南浏阳等地所做的长期跟踪观察研究具有重要意义。[④] 其三是张杰领衔的山东大学公共卫生学院团队，他们以山东的经验为基础，对自杀的危险因素、压力不协调理论及其运用等方面做出了杰出的研究工作。[⑤] 此外，广西医科大学的何兆雄和南京脑科医院的翟书涛亦在此领域做出了开拓性的工作。[⑥]

当然，医学领域的研究工作，其缺点与其优点一样同样突出，且基本上没有脱离吉登斯所批判的“将自杀全部当作精神错乱的产物的弊病”的缺陷。[⑦] 因此，吴飞认为这种过度医学化的弊病需要其他学科的克服。[⑧] 在

---

① 田汝康：《男权阴影与贞妇烈女：明清时期伦理观的比较研究》，复旦大学出版社2015年版，第406—407页。

② 湖南省平江县志编纂委员会办公室：《明清方志会刊·平江县志》，国防大学出版社1994年版，第487—489页。

③ Phillips, M. R. et. al.,“Suicide Rates in China 1995 - 1999”, *Lancet*, No. 359, 2002.

④ 吕琳、肖水源、徐慧兰等：《长沙市农村社区老年人群自杀率的流行病学调查》，《中国老年医学杂志》2003年第10期；李振华、肖水源、肖亚洲：《湖南某县农村老年人的自杀行为》，《中国心理卫生杂志》2011年第12期。

⑤ 张杰：《自杀的“压力不协调”理论初探》，《中国心理卫生杂志》2005年第11期。

⑥ 何兆雄：《自杀病学》，中国中医药出版社1997年版；翟书涛：《理解自杀》，《临床精神医学杂志》2005年第5期。

⑦ ［英］安东尼·吉登斯：《为社会学辩护》，社会科学文献出版社2003年版，第154页。

⑧ 吴飞：《无言的游魂》，《读书》2005年第7期。

这种背景下，人类学和社会学独辟蹊径在另外一些观察角度做出了卓有成效的研究。从人类学的角度来看，Pearson 和 Liu，Lee 与 Kleinman 等人从“反抗”的角度阐释了中国农村妇女的自杀问题；[①] 吴飞从“过日子”的角度对中国农村的自杀现象进行了精彩的文化解读；[②] 景军从社会行动的“未预结局”的角度对农村老年妇女的自杀进行了精彩的理论分析。[③] 在社会学领域，张杰和景军等从宏观结构的角度分析了中国农村自杀率特别是农村妇女自杀率下降与宏观社会结构变迁的关系；[④] 陈柏峰、杨华和欧阳静、刘燕舞和王晓慧等则主要从微观结构特别是家庭结构变化的角度分析了农村已婚青年妇女、农村老年人、农村中年人等人群的自杀机理。[⑤] 应该说，人类学和社会学学科的这些研究工作对医学领域的研究构成了一定挑战，且具有这些学科的特色。

然而，相对而言，对于自杀干预的研究，在医学领域之外则是相对较少的。目前来看，对于“打人命”这种乡村社会中自杀的特殊干预机制的研究来说，国内研究的聚焦点主要限于传统法学、法社会学和法人类学领域。从传统法学的角度看，研究者基于现代法治方案的高度，在现代性逻辑的影响下，将“打人命”武断地视为违反现代法治方案的“闹事”行为和“封建落后”的象征。[⑥] 在此之外，则是法社会学和法人类学的探索，

---

① Pearson, V. and, Liu, “Ling's Death: An Ethnography of a Chinese Woman's Suicide”, in *Suicide and Life-Threatening Behavior*,, No. 4, 2002; Lee, Sing & Arthur, Kleinman, “Suicide as Resistance in Chinese Society”, In Elisabeth Perry (ed.), *Chinese Society*, London: Routledge, 2003.

② 吴飞：《论“过日子”》，《社会学研究》2007 年第 6 期；吴飞：《浮生取义——华北某县自杀现象的文化解读》，中国人民大学出版社 2009 年版。

③ Jing, Jun, “State Comrades and an Elderly Woman's Suicide”, in *Critique of Anthropology*, No. 27 - 2, 2007.

④ 景军、吴学雅等：《农村女性的迁移与中国自杀率的下降》，《中国农业大学学报》（社会科学版）2010 年第 4 期；张杰、景军等：《中国自杀率下降趋势的社会学分析》，《中国社会科学》2011 年第 5 期。

⑤ 陈柏峰：《代际关系变动与老年人自杀》，《社会学研究》2009 年第 4 期；杨华、欧阳静：《阶层分化、代际剥削与农村老年人自杀——对近年中部地区农村老年人自杀现象的分析》，《管理世界》2013 年第 5 期；刘燕舞：《中国农村的自杀问题（1980—2009）》，《青年研究》2011 年第 6 期；刘燕舞：《农民自杀的年龄分布及其机理——基于华北旱村的个案分析》，《南通大学学报》（社会科学版）2014 年第 1 期；刘燕舞、王晓慧：《农村已婚青年女性自杀现象研究（1980—2000）——基于湖北省大冶市丰村的个案分析》，《青年研究》2010 年第 1 期。

⑥ 陈大银、陈元海：《闹丧面面观》，《人民论坛》1996 年第 5 期；蔡曼青：《略谈闹丧案件》，《法学杂志》1988 年第 5 期；肖云华：《对陈尸闹丧案件的法律思考》，《法学杂志》1990 年第 5 期。

这其中又大致分为两大块的研究，一方面是关于凉山彝族社会“死给”和“死给案”的研究，如陈金全和巴且日伙的《凉山彝族习惯法田野调查报告》、周星的《死给、死给案与凉山社会》，王启梁的《作为生存之道的非正式社会控制》等，他们主要从习惯法或社会控制的角度讨论了“自杀”在凉山彝族社会中是如何类似于当作“他杀”而在地域社会结构中得以调解处理并维持地域社会秩序的，他们认为，凉山彝族社会的“死给”和“死给案”及其所体现出来的习惯法的运行机制与凉山社会的特殊社会结构如家支、德古的构成紧密关联。① 另一方面，与凉山彝族社会中“死给案”类似的是汉族社会中的“打人命”活动，一些学者同样从国家法与习惯法或民间法的角度对之展开了初步研究，如陈柏峰从死亡想象与道德建构的角度对湖北通山农村妇女家事纠纷中自杀现象的研究和刘燕舞从社会结构的关系联结强度和规范维控强度的角度对湖北大冶农村妇女自杀现象的研究。②

当然，既有关于“打人命”的研究除了在讨论习惯法或民间法与国家法的关系时取得了一些贡献外，在其他方面的挖掘却还需要继续加强。从广义上的形式逻辑来说，“打人命”可以发生在一切自杀死亡案例中，而从狭义的经验逻辑来看，根据我们的田野调查，我们发现，“打人命”90%以上的案例主要发生在从夫居的农村已婚青年妇女的自杀案例中。因此，我们可以近似地将“打人命”看作是从夫居的农村已婚青年妇女自杀死亡后的特殊干预过程。但是，这种现象给我们的启发是，同样作为女性，在未出嫁之前，她们也可能因为婚恋等原因而与自己的亲生父母发生冲突乃至自杀死亡，或者虽然出嫁但却采取的是招赘婚的从妻居模式的年轻已婚妇女自杀死亡，均未引起任何公共性的事件，甚至，除了略有遗憾外，她们的自杀死亡似乎没有更多的轰动效应或社会意义。然而，出嫁之后的女性在从夫居模式下的夫家中的自杀死亡却能引起轰轰烈烈的打人命

① 陈金全、巴且日伙：《凉山彝族习惯法田野调查报告》，人民出版社2008年版；周星：《死给、死给案与凉山社会》，载马戎、周星主编《田野工作与文化自觉》（下），群言出版社1998年版；王启梁：《作为生存之道的非正式社会控制》，《山东大学学报》（哲学社会科学版）2010年第5期。

② 陈柏峰：《死亡想象与道德建构——农村家事纠纷中的妇女自杀》，《乡村中国评论》第2辑，山东人民出版社2008年版，第59—70页；刘燕舞：《国家法、民间法与农民自杀——基于一个地域个案农民自杀现象的分析》，《云南大学学报》（法学版）2010年第5期。

行动，并具有很强的公共色彩，这种经验悖论如何理解呢？这正是本文需要推进“打人命”研究的问题意识所在。

“打人命”

从空间分布来看，打人命也并非仅存于某一地或某一村，而是广泛地存在于很多地方。例如，本文开篇引子所述案例主要发生在幕阜山南麓的湘东北某地，而陈柏峰的研究和我们此前的研究则主要是在幕阜山北麓湖北省南部和东南部的地方。[①] 陈金全和巴且日伙等以及周星所揭示的案例则主要发生在四川省凉山彝族自治州等地。[②] 当然，我们认为，汉族区域的自杀和打人命活动与彝族区域的死给和死给案还是有区别的。[③] 因此，本文主要选取的是以幕阜山区域的汉族农村为例进行讨论，其中，田野经验即主要来自我们前述的幕阜山南麓的湘东北的赵村、幕阜山北麓鄂南陈村和鄂东南的丰村。[④]

从时间分布来看，打人命也并非当下或晚近以来的现象，而是一直存在于中国农村。我们在幕阜山北麓鄂东南的丰村调查时便发现在描写旧社会妇女苦难的民谣中便有打人命的记载，如《荞麦开花朵对朵》：

> 荞麦开花朵对朵，舂碓磨磨都是我。刚一坐下歇口气，公公举棍几家伙。婆婆一见两巴掌，三天冇[⑤]吃不知饿。擦干眼泪回娘家，我娘说我不该来，他家打死他家埋。要他白纸写孝单，要他红字树灵牌。要他婆婆哭乖乖，要他儿子跪灵台。

---

① 陈柏峰：《死亡想象与道德建构——农村家事纠纷中的妇女自杀》，《乡村中国评论》第2辑，山东人民出版社2008年版；刘燕舞：《国家法、民间法与农民自杀——基于一个地域个案农民自杀现象的分析》，《云南大学学报》（法学版）2010年第5期。

② 陈金全、巴且日伙：《凉山彝族习惯法田野调查报告》，人民出版社2008年版；周星：《死给、死给案与凉山社会》，载马戎、周星主编《田野工作与文化自觉》（下），群言出版社1998年版。

③ 限于篇幅，本文不讨论汉彝两族在这方面的区别的具体所在及其意涵。

④ 陈村的调查材料取自陈柏峰的论文：《死亡想象与道德建构——农村家事纠纷中的妇女自杀》，《乡村中国评论》第2辑，山东人民出版社2008年版，第61—63页；丰村的调查由笔者于2009年7月完成。

⑤ “冇”，方言，音“mǎo”，即“没有”的意思。

这首民谣十分形象地将打人命的大致起因和主要内容描述清楚了。从中，我们可以看到，首先是妇女繁重的劳作，从而导致妇女想休息以恢复体能，然而，作为恶的代表的公公和婆婆则对媳妇采取了暴力殴打。当被夫家公公婆婆殴打的女儿回到娘家求助时并没有获得实质性的支持，相反还说服女儿再度回到夫家去应对夫家的具体局面。当然，娘家在此处埋下了伏笔，即假若女儿在夫家遭打致死或者在殴打之后自寻短见死亡后，娘家一定会发起行动进行干预。

民谣所唱述的内容无疑是来源于现实的。因此，我们看到在现实经验中亦不断重复着相似的故事。我们前述陈氏自杀后的打人命的前奏的场面即同样深刻地体现了这些逻辑。因为我们更进一步的调查发现，陈氏此前在与婆婆甚至丈夫发生冲突时多次回过娘家，但陈氏家族从未形成过行动联动，而只是限于陈氏父母兄弟姊妹这一小家庭内部，且结局都是以在娘家住两三天后便又在父母的说服下回到夫家继续生活，周而复始。

同样，我们原来在讨论鄂东南丰村打人命活动所体现出的民间法和国家法的关系的同时，丰村所在地域的打人命活动的基本内容也大致相似地存在于同处幕阜山北麓区域的鄂南如通山县农村，也相似地存在于幕阜山南麓的湘东北的农村。例如，陈柏峰在描述通山陈村打人命故事时，① 其所述内容即与我们讨论丰村所展示的自杀案例及打人命活动高度相似。②

“陈村的闻湖与同村妇女周琳通奸，林英知道后冲到周琳家门口咒骂，闻湖前去阻拦，拉妻子回家，林英倔强不回，闻湖便扇了她两个耳光，当时全村村民都在场劝架和围观，妻子林英回家后想不通喝农药自杀了。林英死后，她的弟弟组织了林家几十人，带着农具到陈村‘打人命’，因林陈两家世代通婚，‘人面’很熟，在一轮说服工作后，林家人撤退了，然而林英弟弟却咽不下这口气，于是独自拿斧头冲进闻湖家，砸烂了所有家具后，放了一把火，烧了闻湖家的房子。此事就此了结，也没人追究林英弟弟纵火的责任。”③

---

① 陈柏峰：《死亡想象与道德建构——农村家事纠纷中的妇女自杀》，《乡村中国评论》第2辑，山东人民出版社2008年版，第59—70页。

② 刘燕舞、王晓慧：《农村已婚青年女性自杀现象研究（1980—2000）——基于湖北省大冶市丰村的个案分析》，《青年研究》2010年第1期。

③ 陈柏峰：《死亡想象与道德建构——农村家事纠纷中的妇女自杀》，《乡村中国评论》第2辑，山东人民出版社2008年版，第61—62页。

纵观所有打人命案例，就烈度而言，绝大部分所经历的是一个抛物线式的变化，一开始往往是探询和辱骂并重，然后逐渐往更高烈度发展成身体暴力，无论是否让自杀死亡者关联的责任人死亡，一般来说，只要达到这一顶峰后，接下来往往是谈判具体的措施。因此，我们将打人命的过程归纳为以下几个主要的阶段。

一是语言暴力。通常来看，一旦妇女自杀死亡，夫家遭遇的最低烈度的冲击是来自娘家家族人的语言暴力，各种辱骂在所难免。对于语言暴力的应对，夫家家族人大多数都会采取隐忍和默认的状态，很少有人会运用语言暴力在第一时间内进行反击。因为，只要不反击，如果能让娘家人将语言暴力运用到极致，也就能够适当地释放掉娘家人的不满和愤怒。反之，只会招致更为严重的冲击。

二是物质暴力。对于娘家人来说，自家的女性成员出嫁到别的家族后如果自杀死亡了，仅靠语言暴力出气是不够的，因此，烈度稍微升级一点就会采取物质暴力，也即采取暴力手段对夫家的各种财物进行打砸损坏，严重者如前文述及的纵火烧屋等。

三是身体暴力。在前述两轮暴力施加后如果仍未能出气或诉求没有获得满足或招致夫家过早的反击，那么，更高烈度的身体暴力就不可避免。一般的身体暴力就是娘家人对夫家造成自杀者死亡的责任人如公公、婆婆或丈夫或家庭中其他成员进行身体上的暴力殴打，而严重一点的身体暴力则是要求以命抵命，即要求造成自杀者死亡的责任人以相同方式或其他方式死亡，从而实现对自杀死亡者殉葬的目的，如要求责任人为自杀死亡者垫棺材底等。

身体暴力的烈度发展到这一极端峰值时，打人命活动往往进入高潮，也即达到我们所说的抛物线的顶点。对于娘家人来说，之所以要求夫家的责任人为自杀死亡者殉葬，其要义在于，从民间法体系来看，凡属家庭内部冲突导致妇女自杀死亡的，在地域社会中，人们都将此看成是被逼死的，也即类似于国家法意义上的他杀，因而，自杀者的自杀在这里被转换成了故意杀人罪，殉葬则是相当于民间法意义上的将故意杀人罪的罪犯也即引起自杀者自杀的另一矛盾冲突方判处死刑且立即执行。

四是仪式暴力或文化暴力。我们知道，在极端情况以外，想真正地将造成自杀者自杀死亡的责任人通过身体暴力惩罚致死的情况是比较少见的，因为，达到这一层级时，势必会引起娘家和夫家两个家族大规模的宗族械斗。因此，当身体暴力达到一定程度或宗族械斗持续到一定程度，很可能继续维持下去就会真闹出人命时，大多数的家族都不会坐视不管。因此，烈度就会开始降低，双方转入谈判阶段，主要采用仪式暴力或者说文化暴力来代替殉葬抵命的做法。

仪式暴力的内容主要在于将地域社会中原本有的社会结构秩序刻意颠倒过来，例如，要求将自杀者尸体葬在夫家的堂屋，或要求将自杀者尸体葬在夫家家族的祖坟山，或要求夫家的公公、婆婆或丈夫为自杀者披麻戴孝端灵。其中，将尸体葬在堂屋或祖坟山的诉求很难获得真正满足，双方亦会为此象征性地发生看似激烈的冲突，如让公公婆婆为自杀死亡的媳妇或丈夫为自杀死亡的妻子披麻戴孝端灵则取决于娘家家族与夫家家族的实力对比，当前者实力明显强于后者，那么，这种惩罚实现的可能性几乎百分之百，反之，最多仅可能让丈夫接受这一惩罚。

五是经济赔偿和厚葬补偿。打人命经过前述几个阶段后，最终会在娘家家族和夫家家族的谈判中逐渐落下帷幕，而结束的办法一般就是对娘家的经济赔偿和对自杀死亡者的厚葬补偿。经济赔偿方面，幕阜山区域所在汉族农村一般都是象征性的，也没有固定规则，赔偿多少仍取决于两边家族的实力对比，这与凉山彝族地区在死给案发生后有具体的“命价”规定是很不相同的。厚葬补偿方面，主要是棺材的质量和死者所穿衣服以及陪葬物品等比普通正常死亡者要高出两三倍以上，同时，对丧事举办的时间的长度通常也会比正常死亡者多出两三倍，而所有这些补偿最终其实都是需要折算成货币的，也即是说，打人命最终的妥协结局就是经济赔偿。

归属感混乱与农村妇女自杀

一般来说，打人命的发生逻辑大致是，已婚妇女在夫家因各种各样的原因遭到公公或婆婆或丈夫或其他家庭成员的暴力殴打或言语辱骂而感受到了委屈，因而习惯性地跑回娘家求助。但是，娘家只要看到嫁出去的姑娘仍是活着回来的，就会明确告知姑娘还是要回到夫家继续生活，其理由往往是“嫁出去的女儿，泼出去的水”。因此，回到娘家的妇女往往还得再度回到夫家并重新应对几乎同样的矛盾冲突情境和同样的家庭权力结构，这种无法摆脱的压抑的结构无疑是妇女自杀的重要原因之一，其自杀的目的既有抗争的性质，也有逃避或摆脱的性质。

吊诡之处在于，当妇女一旦采取自杀手段自杀死亡后，娘家不再声称嫁出去的女儿泼出去的水，而是主张出嫁的妇女仍是娘家人，那么，出嫁妇女在夫家的自杀就相当于是娘家的人在夫家因为某种原因被逼死了，娘家于是发动打人命，打人命最常见和最直接的口头禅是“欺负娘屋里没人”，而打人命的发动则是宣示“娘屋里有人”的最有效的办法。

然而，妇女在遭受夫家的各种挫折如夫家的辱骂、殴打或者虽无辱骂殴打但在夫家只是边缘的身份从而无法“当家”等，导致她们亦会认为夫家是在欺负其娘家屋里没人。但是，她们却又在努力地想融入夫家中去，并努力地成为夫家的人。这种看似简单且普遍的生活诉求在妇女的意义世界里却具有非常重要的位置。杨华曾对此提出“妇女的人生归属”来解释这一困境现象，他以一个宗族性村庄为例，构建了一种理想类型的逻辑框架，即妇女在家未嫁从父时，“栖居”（或者更形象地说是“借住”）是妇女归属感的重要体验和根本特征；出嫁从夫时谋求如何在夫姓村庄的“立足”则是妇女归属感的新的体验和基本特征，夫亡从子则主要诉求如何在夫姓村落里“安身”，年老之后则是寻求在夫姓村落的“立命”从而实现其人生归宿的确定。[①]

但悖论在于，当妇女没有进入年老“立命”的阶段时，其归属感其实是不确定的。特别是对于出嫁从夫后的短暂几年间，妇女对自己此前在娘家的体验并非是“栖居”的体验。相反，这种体验往往是她们对努力融入夫家寻求“立足”而失败后对夫家的感受，这种感受不但弱化了其原有的在父姓村落的所谓“栖居”感受，反而还强化了其对娘家的强烈的归属感。因此，当妇女在遭遇夫家的矛盾冲突情境而自觉地将其处境与娘家的势力联系起来时，她们是将自己外置于夫家而内嵌于娘家的。

换句话说，如果在出嫁之后即将归属感顺利地成功地转换到真正意义上的“从夫”，那么，妇女在遭遇夫家内部的矛盾冲突情境时就仅仅只会认为这是夫家欺负她个人而非针对她背后的娘家，她也会采取更符合她个人伸张权利的办法，尽管有些办法同样有可能会导致她们中部分人的自

---

① 杨华：《隐藏的世界：农村妇女的人生归属与生命意义》，中国政法大学出版社2012年版。

杀。然而，正是因为这种转换在刚从父姓村落转移出来的妇女来说，并非是那么容易成功的，她个人尽管从文化建构上属于“出嫁从夫”的角色或者说成为夫家人的角色，但实际上她并没有真正嵌入夫家的社会结构中去。

我们将上述混沌的归属困境称为“归属感混乱”，其本质上是微观意义上的社会失范，妇女的自杀就是这种归属感混乱的产物。本应伴随其身体的空间转换（即从娘家到夫家）一并嵌入夫家的社会结构中的妇女，在其人生意义世界上还未能与夫家的“世界”同步，因而，她们会想到寻求娘家的帮助，当娘家在她们在夫家的冲突烈度不够时，出于妇女身体空间转换的完成，娘家很难给予实质性的帮助。于是，自杀死亡即可以成为一种烈度最大的冲突的产物，这足以引起娘家人的重视。我们认为，这实质上是一种公共政治在家庭政治中的鲜明体现。内和外的界限在生命的消亡与否之间得到了充分体现。

事实上，当这种混乱的归属感最终得以清晰时，妇女们往往已经步入中年或老年阶段，她们早已在夫家立足，也不会再尝试着将自我与家庭内部的矛盾延伸到娘家去解决。因此，进入这一阶段中的妇女的自杀，大部分都不会再发生打人命的事件，娘家介入的程度相对小多了，相反，伴随妇女在夫家立足、安身乃至立命之后，她们的自杀不再是与娘家有多大关联的问题，而变成了夫家所在家族的内部问题，即使有干预力量亦主要是来自夫家所在家族内部的干预。

妇女权属的二级构造与“打人命”的发生

在上述逻辑下，已婚青年妇女的自杀成为其在家庭政治中遭遇不公后的可能选项。然而，与已婚青年妇女自身的人生归属感混乱相并而行的是娘家对出嫁妇女的权属的混乱。

我们发现，无论是娘家还是夫家，妇女的出嫁，联结的是两个父权制的具体体系。在父权制的体系中，个体很难有自主权，无论是男性还是女性，她们或他们都属于这一体系的组织整体。区别在于，因为从夫居的婚居结构，使得这一制度体系下的悖论性矛盾主要发生在女性身上。事实上，如果出现招赘婚，即男到女家的从妻居模式出现时，那么，现有的很多家庭矛盾就会掉转，相应地，家庭政治的逻辑亦会产生逆转。

但如果同样是已婚青年妇女的自杀，发生在招赘婚的从妻居模式的家庭中，打人命的活动往往很难出现。在幕阜山区域的汉族农村，绝大多数年轻已婚妇女的自杀都可能会引起娘家人的大规模打人命活动，严重者会造成两个家族之间的械斗，但是，几乎所有招赘婚的从妻居模式下的已婚青年妇女的自杀，却从未出现过打人命的情况，其自杀的后果与未婚女性的自杀后果十分相似，她们所能获得的干预支持仅来自有限的家庭内部的成员。

同样是生命的非正常消亡，但引起的后果却有如此大的差异，其背后有什么机制支撑着发生作用呢？我们认为，这种差异所表现出的悖论的形成机理是父权制体系中对妇女权属界定的混乱所致。正因为在这一制度中，妇女甚至也包括男性，没有完全独立的自主权，因而，其权属实际上包含两个既互相联系又相互分离的部分，其一是所有权，其二是使用权，我们将其叫作妇女权属的二级构造。一般来说，所有权与使用权是统一的，但在实际运作中却又出现分离的状况。

家族或宗族作为父权制的组织载体，其下的男性与女性都完全统属于它，也即是说前者对后者具有完全产权。这就好比西方的上帝与人的关系一样，人自己只有使用权，其所有权或完全产权则完全掌握在上帝手中，因而，从创世的理论基础角度看，人的自杀就是一种类似于他杀的犯罪，因为人只有使用权而没有完整产权的所有权时，就无权决定自我生命的消亡与否，他或她只能遵循自然保存的本能。

妇女权属的二级构造，在妇女仅从属于一个父权制体系时，由于这一体系的组织载体对其具有完全产权，那么，妇女的自杀与否就仅与这一组织载体有关。然而，从夫居模式的婚姻关系实际上将原本在单一的父权制体系中相对统一的妇女权属结构分离开来了，也就是说，夫姓家族娶进一名女性时，在新的父权制体系中，其组织载体所获得的仅是使用权，其所有权实际上仍保留在原有的父权制体系的组织载体中。换而言之，夫家仅获得妇女的使用权，其所有权在娘家。夫家获得使用权的代价是在与娘家的婚姻交换中支付一笔经济费用，如财物交换中的彩礼。当这一交换环节完成，从娘家到夫家的妇女，其被使用的地方主要包括诸如经济生产、生殖生育等传宗接代活动。当夫家不满意时，你可以一纸休书，放弃使用权，但绝不可能将妇女杀掉，因为所有权在娘家，夫家不具备生杀予夺的完全权力。

反过来说，只要没有涉及人命关天的威胁所有权性质改变的情况，娘家也不应过度介入夫家的矛盾纠纷中。因此，我们会看到，当女性从夫家受到委屈回到娘家时，最多只可能是娘家内部最直接的亲属出面帮忙干预调解，而很少出现整个家族参与进来展开干预调解的情况。然而，当妇女在夫家自杀身亡后，对于娘家来说，是自己家族的人在别的家族内被逼死了，身体的消失也就意味着所有权的存在没有了载体，作为所有权的所有者，娘家人自然会将之构建成一种侵权行为，从而为其展开强硬的干预提供了理据。

就一种制度体系来说，这种权属的改变并不是对某一个体的侵犯，而是对这一制度体系的客观载体的侵犯，置换到现实生活中，也就是对整个宗族或家族的侵犯，因而整个家族或宗族才能被迅速动员起来。我们认为，打人命之所以能够发生，其道理即在此处。从另外一个层面来看，打人命所反映出的关于妇女权属的二级构造的机理表明，父权制尽管使得妇女要依附于父权或男权而存在并以此彰显自己的生命意义和价值，但它同时对妇女也有一定的保护作用，从打人命的角度来看，父权制的运作可以说也为妇女权利提供了兜底的功能。

对中国公民死亡地点的社会分层辨析

袁兆宇*

导读：在当代中国，人的死亡通常发生在医院或家中。什么人更可能在医院或在家中去世的问题，既属于流行病学研究范畴，同时也具有社会学研究价值。根据官方公布的数据和既往研究反映的情况，中国公民中成年人的死亡地点分布，十分明显地呈现出社会分层的烙印。与这一现象相关的因素中，城乡户籍、教育程度以及职业分化的关联较大。

死亡地点的分析价值

据统计，中华人民共和国诞生之际，全国仅有 2600 多所医院。到改革开放初期，中国医院的数量达到 10000 多所。[①] 在随后 30 多年中，政府投入的加大、医疗服务的市场化以及民营资本的介入，使得中国医院的数量在 2014 年增至 26000 多所，公立医院和民营医院的比重基本持平。[②]

医院数量增多意味着求医机会增多，同时也意味着在医院接受治疗的患者增多。在这种情况下，在医院死亡的人数也必然增多。笔者在本文提出讨论的问题有如下三个：在当代中国，什么人更有可能在医院死亡？什么人更可能在家中死亡？两者的差异说明什么？

倘若流行病学家试图回答以上问题，答案一定包括死亡地点与死因以及死者年龄的关联。流行病学家采用此类分析取向的道理很简单。毕竟在正常情况，人类的死亡通常由疾病导致。所以，认清哪些疾病对不同年龄

---

* 袁兆宇，南开大学社会学系助理研究员。

① 张侃：《我国医疗卫生事业的发展》，《中国卫生年鉴》，人民卫生出版社 1983 年版。

② 蒋菡：《2014 年民营医院数量有望首超公立医院》，《工人日报》2014 年 1 月 8 日第 7 版。

的人群构成最大威胁，以及哪类患者更可能在医院或家庭死亡，一方面有助于医院医护能力建设和疾病预防控制；另一方面可以为长期护理和临终关怀措施的制定开阔思路。

而当社会学家回答以上问题时，分析要素则要包括社会人口特征。这是因为，当代中国公民中成年人的死亡地点分布，受制于城乡差异、教育程度差异以及职业分化差异代表的社会分层。基于民族文化、风俗习惯、宗教信念的死亡观念也会影响死亡地点的分布，所以相关的社会学分析还必须考虑文化因素。但由于分析方法的不同，笔者将仅讨论死亡地点与社会分层的关联。

不同研究者对社会分层的标准亦有不同见解，其中较为经典的社会分层识别方法，当属马克斯·韦伯提出的社会阶层三分法。在部分接受卡尔·马克思关于阶级分层构想的基础上，韦伯认为，经济秩序的确导致阶级的形成，但这种经济秩序并非单纯以生产资料占有为基础的实体，而是一种阶级情境，也就是人们获取物品、生活地位以及提供内在满足的典型可能性，这一可能性来自于对财产和技术的控制与创造收入的能力。除以经济和财富划分的阶级之外，韦伯认为，社会阶层还有两种表现形式，一是由荣誉和声望划分的地位等级，二是由利益关系或权力划分的政党和社会团体。财富、声望、权力代表了社会成员地位的不同层面，它们既有可能是相互转化，也有可能相互分离，因而其相应的社会分层系统同样既可能相互交叉，也可能相对独立。①

在本文所涉及问题分析中，与韦伯三分法相关的变量还包括教育程度和职业身份。特定教育方式会使受教育者形成大致相似的生活方式，进而使不同教育程度的人群形成强烈的边界意识，并由此组成不同的象征共同体，因而教育程度被韦伯视为地位等级的来源。同样，职业身份也会使不同职业人群形成有边界的象征集团，但它往往还与人们的财富以及获取资源的能力有关。身份为干部的政府管理工作人员和知识分子，显然在经济能力、医疗保障程度等方面不同于农民和工人，而工人在这些方面的能力又显著不同于农民。因此，职业身份是跨越经济和社会两个层面的复合变量。同时，人们的受教育程度越高，则越可能具有较高的职业地位。

---

① 李金：《马克思的阶级理论与韦伯的社会分层理论》，《社会学研究》1993 年第 2 期。

针对死亡地点的社会学研究，必然要检查死亡登记报告反映的人口死亡情况。在已经建立死亡登记制度的国家，死亡证明书是死亡登记制度的基础，其最主要的目的和功能有两个。一是出于法律考虑，记录死亡的正常或非正常属性；二是出于医学和公共卫生政策的考虑，记录具体的死亡原因。因而，死亡证明的开具至少需要死者的姓名、性别、年龄、住址、死因以及死亡时间和地点。目前在中国通用的死亡证明全称是“居民死亡医学证明书”，需要填写的信息还要包括死者生前的户口所在地、常驻地址、婚姻状况、教育程度、民族、职业、工作单位、致死的主要疾病诊断、最高诊断单位以及死者从发病到死亡的时间间隔。①

为了在中国建立一个完善的人口死亡登记制度，卫生、公安、民政三大系统曾在20世纪90年代初联合印发过一个关于使用死亡医学证明书、推动死亡登记和死因统计工作的通知，但仅要求具备条件的地区使用死亡医学证明书统计死因，对在家死亡的证明书签发与报告的要求较粗，存在漏报现象，而且部门之间的信息共享与协作机制欠缺。② 针对诸如此类的问题，国家卫计委在2013年会同公安部和民政部联合发出一个规范死亡证明和死亡登记管理的通知，明确提出要建立全国通知的人口死亡信息库，将正常死亡和非正常死亡信息一并纳入。③ 按照通知要求，在医院死亡的证明书由临床医生开具；死亡性质为非正常（如他杀、自杀、中毒）时，证明书由公安部门的法医开具；若在家正常死亡，证明书由城市社区卫生机构或农村卫生站开具。

到2014年3月底，全国人口死亡信息登记管理系统正式开始网络化运行。支持这个系统的死亡证明需要填写的死亡地点包括在病房、急诊室、在家中、在赴医院途中、在外地，否则为死亡地点不详。鉴于原始信息的敏感性，没有部门工作关系的学者们还不能查阅死亡登记管理系统纳入的动态数据；同时由于刚刚启动，这个信息平台也还没有公布经过匿名处理的信息。

鉴于此，对2014年之前全国死亡人群的死亡地点分析只能依靠两个

---

① 李晓东：《临床医生如何正确填写死亡医学证明书》，《中国病案》2007年第8期。

② 朱文军：《根本死因统计数据失真的原因及对策》，《中国病案》2009年第4期；李晓晴等：《死亡医学证明书根本死因填报常见错误分析》，《中国卫生统计》2012年第4期。

③ 张迪：《全国人口死亡信息统计培训班开班》，《吉林医学信息》2014年第7期。

信息渠道。第一个渠道是实施过三次的全国人口死亡原因回顾性抽样调查，其中前两次发生在20世纪70年代中期和90年代初期，第三次发生在2006年。[①] 这三次调查的目的是搞清癌症高发县的癌症流行趋势，因而难以反映其他地区的情况。另外，死亡地点的分布情况仅在第三次全国死因调查报告中公布过。第二个渠道是原卫生部在2004年建立的全国县和县以上医疗机构死亡病例监测数据库，其基础是医疗机构在网络直报的死亡报告，其缺陷是来自公安和民政系统的报告较少。这也正是卫生、公安、民政三大系统在2014年联合启动网络化全国人口死亡信息登记管理系统的根本原因。

经由上述两个渠道收集并公布的死亡地点信息呈现出相当大的差异。例如，第三次全国人口死亡原因回归性抽样调查结果显示，在2004年至2005年期间去世的全部死亡者中，在医院去世的死者占19.48%；[②] 而2006年全国县及县以上医疗机构死亡病例监测数据却显示，全国死亡人群中在医院去世的比例高达61.81%。[③] 由于县医院以下医疗机构提交的死亡病例报告逐年增多，2008年全国医疗机构死亡病例监测数据显示，在医院死亡的比例是37.56%，但仍然明显超过第三次全国人口死因调查发现的死亡地点在病房或急症室的比例。[④]

差异如此之大说明，权威性的死亡地点数据尚待全国人口死亡信息登记管理系统提供。但即便这个刚刚启动不久的系统今后可以为学者们提供质量良好的数据，若要了解2014年之前的人口死亡地点分布，我们只能有选择地参考现有的全国数据报告并高度重视地方数据报告。

死亡地点与社会分层

第三次全国人口死因调查结果显示，母婴疾病和先天异常导致的婴幼儿死亡发生在医院的比例较高，患呼吸系统疾病、精神病以及神经系统疾

① 陈竺：《全国第三次死因回顾抽样调查报告》，中国协和医科大学出版社2008年版。以下采用此次调查的数据不再一一注释。

② 周脉耕等：《中国人群死亡地点影响因素研究》，《疾病监测》2009年第5期。

③ 王宇：《2006年中国县及以上医疗机构死亡病例监测报告》，中国疾病预防控制中心2007年版。

④ 王宇：《2008年全国死因监测报告》，中国疾病预防控制中心2009年版。

病的患者死在医院的比例较低，因患其他疾病在医院去世的人数比例相差不大。若以性别分类，男性中在医院去世的比例（20.61%）略高于女性（17.93%）。若以年龄组分类，在不到一岁的死者中，在医院死亡的比例（52.6%）最高；在年龄为75岁及以上的死者中，在医院死亡的比例（15.02%）最低。①

第三次全国人口死因调查结果还显示，城市居民中在医院死亡比例（35.45%）明显高于农村居民中在医院死亡比例（11.59%）；具备大学及以上教育程度的死者在医院死亡比例（65.88%）远远高于文盲半文盲（11.87%）；在领导干部和政府机构办事人员中，在医院死亡比例（63.41%）最高；在商业和服务业人员中，在医院死亡比例（39.59%）较低；在职业身份为农业生产者的死者中，在医院死亡的比例（9.36%）最低。

简而言之，城市居民、教育程度较高者、领导干部和政府机构办事人员更可能在医院死亡。

若换一种方式表述，在身份为农村居民的死者中，在家中和其他地点死亡的比例是88.41%；在属于城市居民的死者中，在家中和其他地点死亡的比例是64.55%。在具备大学及大学以上教育程度的死亡人群中，在家中和其他地点死亡的比例是34.12%；教育程度为文盲半文盲的人群在家中和其他地方的比例是88.13%。领导干部和政府机构办事人员在家中和其他地点死亡的比例是36.59%；工人在家中和其他地点死亡的比例是52.69%；商业和服务业人员在家中和其他地点死亡的比例是60.41%；农业生产者在家中和其他地方死亡的比例是90.64%。②

由此可见，学历较低者、农民、工人以及商业和服务业人员更可能在家中和其他地方死亡。

若检查地方数据，以城乡户籍、教育程度、职业分化作为标志的社会分层与死亡地点分布的相关性仍然十分明显。首先以城区居民和郊县居民的差异为例。廖江等人在一篇文章中指出，2013年成都市在医院死亡的人数占城区和郊县合计死亡人数的35.72%，在家中、送治途中和其他地点死亡的比例占64.28%（包括家中59.46%、送治途中1.08%以及其他地

---

① 周脉耕等：《中国人群死亡地点影响因素研究》，《疾病监测》2009年第5期。

② 周脉耕等：《中国人群死亡地点影响因素研究》，《疾病监测》2009年第5期。

点3.74%）。但若将城区居民和郊县居民分开计算，在属于成都城区居民的死者中，在医院死亡的比例占77.65%（包括病房75.71%以及急诊室1.94%），在家中和其他地点死亡的比例占22.35%（包括家中19.38%、送治途中0.74%以及其他点2.23%）；而在属于成都郊县居民的死者中，在医院死亡的比例仅占19.55%（包括病房18.51%以及急诊室1.04%），在家中和其他地点死亡的比例却占80.45%（包括家中74.92%；送治途中1.22%以及其他地点4.31%）。①

换而言之，成都市的城区居民在医院死亡的比例是郊县居民的3.97倍；反之，成都市的郊县居民在家中死亡的比例是城区居民的3.87倍。城乡差异可谓鲜明。

胡容等人在2013年发表的一篇文章中针对2011年成都市双流县居民死亡地点分布做出的分析结果与廖江等人报告的情况大致相同：医院占15.21%（包括病房14.31%以及急诊室0.9%），家中占77.24%，送治途中占1.24%，外地及其他地方占6.12%，不详地点占0.2%。②

由于成都市的郊县居民生活在大城市的延伸区域，其收入水平、教育程度、城市化程度以及职业分化程度很可能高于其他地区典型农业县，因此需要检查有关后者的人口死亡地点分布情况。例如，在甘肃省镇原县2013年记录的县乡镇以及农村居民死亡人口中，发生在医院的死亡占8.76%，在家中和其他地点死亡占91.24%（包括家中85.66%，送治途中2.07%以及外地3.51%）。③ 又如，在浙江省永嘉县2010年死亡的县乡镇以及农村居民中，发生在医院的死亡占5.5%，在家和其他地点死亡占94.5%（包括家中92.1%，外地1.5%以及其他地点或不详的地点0.9%）。④

假如以上两个县的情况有局限性，黑龙江省380个农村卫生环境监测点在2012年收集的死亡地点数据应该比较有代表性和权威性。袁爽等人在分析这批数据后指出，在2012年期间死亡的黑龙江农村居民中，发生在医院的死亡占10.75%（包括病房9.16%以及急诊1.59%），在家中和

① 廖江等：《成都市2013年居民死亡地点分析》，《公共卫生与预防医学》2014年第4期。

② 胡容等：《2011年双流县居民死因监测分析》，《职业卫生与病伤》2013年第1期。

③ 刘双兰：《2013年镇原县居民死因监测分析》，《卫生职业教育》2015年第3期。

④ 朱文丰等：《永嘉县2010年居民死因诊断与死亡地点的调查分析》，《中国农村卫生事业管理》2013年第3期。

其他地点的死亡占 89.25%（包括家中 83.16%，送治途中 1.48%、外地 1.71% 以及养老院或其他地点 2.9%）。[①]

倘若加以比较，黑龙江省农村居民在医院死亡的比例要比成都市郊县居民低 8.8%，在家中死亡的比例则高出 23.67%。这说明不同程度的城市化对死亡地点分布的影响较大。

若以地方数据讨论教育程度与死亡地点的关联，李莉等人在 2012 年发表一篇文章中分析了 2010 年杭州市城乡居民的死亡地点分布情况，得出的结论与第三次全国人口死亡原因回归性抽样调查分析结果一致，即越是学历越高的死者越有可能在医院死亡，而越是学历越低的死者越有可能在家中死亡。根据李莉等人的分析，在生前接受过高等教育的死者中，发生在医院的死亡占 74.89%，在家中的死亡占 22.42%；在接受过中学和小学教育的死者中，医院死亡的比例分别是 45.85% 和 21.13%，在家中死亡的比例分别是 50.15% 和 76.62%。在属于文盲的死者中，在医院死亡的比例最低（10.45%），所以教育程度属于文盲的死者在家中死亡的比例最高（87.93%）。[②]

至于职业与死亡地点的关联，笔者在含有地方数据的文献中仅找到 2002 年发表的一篇相关文章。梁秋萍等人在这篇文章中指出，对广西医科大学的教职员工在 1986 年至 2001 年期间死亡原因的回顾调查结果分析显示，在去世的教职员工中，在医院死亡的比例占 79.55%（包括病房 71.97%，以及急诊室 7.58%），在家中或送治途中的死亡占 9.85%，其余是不详或其他地点。[③] 若用另一种方式表述，广西医科大学教职员工在 1986—2001 年死在医院的比例（79.55%）略高于杭州市 2010 年死亡人群中高学历死者在医院死亡的比例（74.89%），但远远高于第三次全国人口死亡原因回顾性抽样调查发现的领导干部和政府机构办事人员在医院死亡的比例（63.41%）。当然，高校教职员工是一个笼统概念，应该细分为高校教师、主要党政领导、行政干部、一般工作人员以及教育程度可能相对较低的高校工人。但由于梁秋萍等人没有提供相关的数字，笔者只好假

① 袁爽等：《黑龙江省农村乡镇居民死亡地点调查与分析》，《中国初级卫生保健》2014 年第 12 期。

② 李莉等：《杭州市居民死亡地点分布及相关因素研究》，《浙江预防医学》2012 年第 2 期。

③ 梁秋萍等：《广西医科大学教职工 1986—2001 年死亡原因回顾调查》，《广西医科大学学报》2002 年第 6 期。

设这些教职员工的平均教育程度较高，尽管分工不同，但都在教育行业工作。

现已公布的官方数据和相关研究至少可以证明不同人群在医院死亡的比例不同，但也提出一个不同人群在医院死亡的相对可能性有多大的问题。针对这个问题，周脉耕和杨功焕利用第三次全国人口死亡原因回顾性抽样调查材料对“医院死亡危险度”加以了验证。[①] 这个多少有些令人迷惑的专业用词实际上是说诸如城乡户籍、教育程度、职业划分等变量与不同身份的死者在医院死亡的关联度可以用 OR 值加以计算。所谓 OR 值就是“几率比”。简单地讲，当几率比大于 1 或显现出更高数值的时候，人们在医院死亡的可能性会增大，否则相反。

从周脉耕和杨功焕做出的分析结果可以看出，城市居民在医院死亡的几率比是 2.092，农村居民是 1.000；学历为大学或大学以上者在医院死亡的几率比是 3.142，中学是 1.891，小学是 1.891，文盲半文盲是 1.000；领导干部和政府机构办事人员在医院死亡的几率比是 1.538，工人是 1.000，商业和服务业人员是 0.784，农业生产者是 0.196。[②]

上面列出的一系列几率比也许显得十分繁杂，但可以概括为以下三种情况：（1）在医院死亡的几率比大于 1 的人群是城市居民、生前接受过教育的死者以及领导干部和政府机构办事人员；（2）在医院死亡几率比等于 1 或小于 1 的人群是农村居民、工人、文盲半文盲、商业和服务业人员以及农业生产者；（3）在医院死亡几率比最高的人群是拥有大学及大学以上文凭的人们以及领导干部和政府机构办事人员，而农业生产者以及商业和服务业人员在医院死亡的可能性最低。

值得注意的是目前在中国城乡居民死因排序中占前 3 位的疾病都是慢性疾病，分别为恶性肿瘤、心血管疾病和脑血管疾病。[③] 考虑到老年人的恶性肿瘤和心脑血管脏病患病率远远高于儿童和青少年，前者在医院死亡的总数必然大于后者。但老年死者在医院死亡的比例并不一定高于岁数较小的人群。例如，第三次全国人口死亡原因回顾性抽样调查结果显示，在 1 岁以下的死亡儿童中，在医院的死亡占 52.60%，而在 75 岁以上的死者

① 周脉耕等：《中国人群死亡地点影响因素研究》，《疾病监测》2009 年第 5 期。

② 周脉耕等：《中国人群死亡地点影响因素研究》，《疾病监测》2009 年第 5 期。

③ 金纪等：《居民死因分析与我国慢病防治现状》，《现代预防医学》2006 年第 4 期。

中，在医院的死亡仅占 15.02%。[①] 又如，韩明等人对 2008 年上海市居民死亡原因和地点的统计显示，在 14 岁以下的死亡儿童中，在医院死亡者占绝大多数，死因以先天性疾病为主。在这些儿童中，在家中死亡为罕见，仅占 0.23%，；而在 65 岁及以上年龄组中，在家中的死亡占 37.62%，主要死因则是恶性肿瘤或心脑血管疾病。[②]

在老年人更可能在家中死亡的前提下，社会分层与死亡地点是否仍然会呈现极大的相关性？曾毅等人根据 1998 年至 2002 年中国老人健康影响因素研究的调查结果指出，中国 80 岁—105 岁高龄老人在家的死亡占 92%，在医院的死亡占 7%，在养老院的死亡占 1%。曾毅等人的分析结果还显示，越是社会经济地位较高、越是有医疗保险的高龄老年人，在医院死亡的比例越高。例如，享受公费医疗的高龄老年人在医院死亡的可能性比其他高龄老年人高出 68%。[③]

讨论

在现代医院制度诞生前，人类的正常死亡通常发生在家中。随着现代医学日益进入世人的日常生活之中，人们的死亡地点也开始从家中转向医院。时至 20 世纪 50 年代，人死必在医院的习俗已在发达国家成为不需多虑的惯习，现代医疗技术在医院的使用，毕竟有可能最大限度地维持濒于死亡的生命。尽管如此，死亡地点向医院转移在 20 世纪 70 年代引发了西方知识界部分学者的质疑。例如，奥地利哲学家伊万·伊利奇在《医学的报应》一书中指出，死亡地点以医院为主的趋势，意味着死亡问题的过度医学化，而死亡的过度医学化，却又是社会生活过度医学化的一部分，在死亡的医学化背后，是世人不能接受死亡自然属性的社会思潮。[④] 又如，法国历史学家菲利普·阿里耶斯在《面对死亡的人》一书中指出，死亡的

① 周脉耕等：《中国人群死亡地点影响因素研究》，《疾病监测》2009 年第 5 期。

② 韩明等：《上海市 2008 年居民家庭内死亡分析》，《现代预防医学》2010 年第 4 期。

③ Gu Danan, Liu Guangya, D. A. Vlosky & Zen Yi, "Factors Associated with Place of Death among the Chinese Oldest Old", *Journal of Applied Gerontology*, Vol. 26, No. 1, 2007, pp. 34 – 57.

④ Ivan Illich, *Medical Nemesis: the Expropriation of Health*, New York: Bantam Books Inc., 1977.

医学化趋势，有碍个人和家庭对临终者的关怀，同时致使围绕死亡的仪式安排和宗教情结大幅度贬值，甚至患者放弃治疗的决定和在死亡发生后亲属穿戴丧服的行为，也被视为偏离社会规范的举措。①

在当代中国，死亡的医学化问题也日益变得严重，其标志是越来越多的中国公民在去世时不是死在家中，而是在医院。但值得注意的是，这一趋势明显呈现出社会分层的烙印。换而言之，社会经济地位越高的中国公民越可能死在医院。反之，社会经济地位越低的中国公民越可能死在家中。用另外一种方式表述，死亡医学化的发生仅仅涉及一部分人。若以城乡差异分类，城市居民比农村居民更可能在医院死亡；若以教育程度分类，学历高者比学历低者更可能在医院死亡；若以职业分类，领导干部和政府机构办事人员比从事其他职业的人群更可能在医院死亡。由此可以得出结论：农村居民比城市居民则更可能在家中死亡；教育程度较低者比教育程度较高者更可能在家中死亡；工人、农民以及商业和服务业人员比领导干部和政府机构办事人员更可能在家中死亡。在高龄老年人中，那些有公费医疗条件的老年人比其他老年人更可能在医院死亡。反之则不然。

若要推测大致的因果关系，在医院死亡的可能性较高和最高的人群，其社会地位显然更为优越，受医疗保险支持的力度更大、自己可以支付部分医疗费用的能力更强、获得医疗服务的机会更多，体检可能更为频繁，而且有可能对健康风险更为警惕。相比之下，在医院死亡的可能性较低和最低的人群，其社会地位显然相对低下、支付医疗费用的能力较弱、享受医疗保险的额度有限、及时就医的条件欠缺、接受体检的次数可能较少，而且对疾病的警惕性有可能不足。

考虑到我国学界对人群死亡地点的研究还没有将医疗保险额度、患者自己支付部分医疗费用的能力、医疗服务的可及程度或患者对体检和健康风险的重视程度纳入分析，上述有关因果关系的推测虽然可能合理，但具体的结论还需要更多数据的公开和更多实证研究的发表方可做出。

至于同死亡地点相关的文化和伦理问题，笔者希望在他处另外加以讨

① Philippe Ariès, *Western Attitudes toward Death*, Baltimore and London: Johns Hopkins University Press, 1975; Philippe Ariès, *L' homme Devant la Mort*, Paris: Seuil, 1977.

论，因为针对这两个问题的讨论不同于针对社会分层的讨论，会分别涉及人们对待死亡的态度以及人类死亡逐步医学化的问题，因而需要采用不同的分析方式和问题意识有区别地展开讨论。可幸的是，接下来和文臻博士将围绕云南丽江纳西族的讨论和分析对影响到死亡地点分布的文化问题之研究已具有相当的启示性和开拓性，可供有兴趣的读者参考。

驯服的死亡与野蛮的死亡

和文臻*

导读：根据法国历史学家菲利普·阿里耶斯研究，中世纪以来西方人对死亡的态度由于宗教情怀曾十分坦然，所以死亡的过程和死亡本身可称为“驯服的死亡”。而到20世纪中叶，处理死亡的方式不但被世俗化，而且被医学化。考虑到西方人死亡观念的演变和现代医学对死亡处理方式的影响，阿里耶斯认为，传统“驯服的死亡”到20世纪50年代已被“野蛮的死亡”替代。与阿里耶斯的观点不同，云南丽江纳西族在民间信仰的影响下，仍然推崇应该发生在家中的“驯服的死亡”，虽说在部分纳西族人中，“野蛮的死亡”已成为制度化惯习。

死亡的医学化

20世纪70年代，法国历史学家菲利普·阿里耶斯在《对于死亡的西方观念》和《面对死亡的人》两部力作中，系统梳理了西方人从中世纪到20世纪中叶有关死亡的理念和处理方式。[①] 他认为，欧洲人在很长时间内能够坦然地接受死亡，死者一般在家中床榻离世，临终时刻有亲人陪伴，丧礼体现着公开性的社区参与，对亡灵的哀悼伴随着宗教仪式步骤，因而整个过程可以称为“驯服的死亡”。

随着时间的推移，欧洲人处理死亡的方式慢慢具有更多的个体化色彩，然而死亡的自然属性继续被视为天经地义，牧师和亲朋好友仍是亲临

---

* 和文臻，山东大学人类学系助理研究员。

① Philippe Ariès, *Western Attitudes Toward Death*, Baltimore and London: Johns Hopkins University Press, 1975; Philippe Ariès, *L'homme Devant La Mort*, Paris: Seuil, 1977.

死亡的见证者。至20世纪初，医学为人们提供了抗拒死亡的更多可能，死亡仿佛不应该发生。

一旦有可能发生，必须用现代医学抗拒，即便死亡发生后，也要悄然处理，甚至穿戴丧服的传统也被视为令人不安的历史包袱。既然现代医学变为抗拒死亡的中坚力量，人们死亡的主要地点逐步从家中转移到病房，临终者往往在医院孤独离去，死者与生者的密切关系，由于死亡地点挪动被隔断。根据阿里耶斯考证，欧洲人将死亡的自然属性当作禁忌加以压抑和隐蔽的做法，于20世纪50年代演变成为惯习。由于这种惯习伤害人类悲悯情怀的表达，他将之称为“野蛮的死亡”。[①]

提出“野蛮的死亡”概念的阿里耶斯非孤军奋战。英国人类学家杰弗里·戈尔早在1955年就曾指出，西方国家在20世纪出现一个显著变化：人们可以随意地讨论性问题，但属于自然过程的死亡，却不再被讨论。[②]美国心理学家伊丽莎白·库伯罗斯于1970年也提出，死亡问题在西方国家已经成为一种禁忌，并认为，这一趋势与西方人以往对待死亡的平和态度形成鲜明对比。[③] 鉴于现代医学在人们有关死亡的态度转变中扮演的角色，西方社会学界和人类学界有关现代工业国家人口死亡的研究，对现代医院的临终者和护理人员予以了高度重视。例如，巴尼·葛拉泽和安瑟姆·斯特劳斯于1968年提出死亡过程轨线说，认为死亡的过程好像一条抛物线，最高境界是“优逝善终”，但达到这一高度的条件是，重病患者在能够清楚地认识自己处境的前提下，可以得到有质量的治疗和关爱，同时可以选择临终的方式和地点。[④] 但是大卫·赛德诺的医院田野志提醒人们，对善终的期待不能过高，因为现代医院的管理被常规化和标准化，医务人员对绩效的关注，屡屡超过对临终患者的关怀程度，临终关怀的质量受到医疗机构管理制度的限制，往往缺乏人情味。[⑤]

---

① ［法］菲利普·阿里耶斯：《面对死亡的人》（下卷：野蛮化的死亡），王振亚译，商务印书馆2015年版，第414—426页。

② Geoffrey Gorer, “The Pornography of Death”, *Encounter*, Vol. 5, No. 4, 1955, pp. 49 – 52.

③ Elisabeth Kübler-Ross, *On Death and Dying*, New York: Macmilton Publishing Co., Inc., 1970, pp. 6 – 10.

④ Barney G. Glaser & Anselm L. Strauss, *Awareness of Dying*, Chicago: Aldine, 1965, p. 183.

⑤ David Sudnow, *Passing on: The Social Organization of Dying*, Englewood Cliffs, New Jersey: Prentice-Hall, 1967.

虽然观点各有不同，这些研究均与阿里耶斯提出“野蛮的死亡”的概念相互呼应。在学术界之外，20 世纪六七十年代西方国家兴起的“临终安养运动”，也与阿里耶斯对死亡医学化的批判不谋而合。[①] 这一运动以医院制度不能满足人们对“优逝善终”的期待为理由，反对不必要的医学干预对临终者尊严和自主性的伤害，主张以英国桑德斯女士在 1967 年建立的、世界上第一家临终关怀院——圣克里斯多弗临终安养院为模式，要求在医院制度之外，成立结合姑息治疗与生命后期护理的临终安养院。[②] 亚洲一些国家和地区也受到了这一运动影响，日本第一家临终安养院于 1981 年出现，中国大陆第一家临终关怀病房 1990 年建成于天津，中国香港第一家临终安养院于 1992 年开业，中国台湾第一家临终安养院于 1990 年接收患者。[③] 本文试图运用阿里耶斯对欧洲不同时代死亡观的分类和论述，结合笔者在云南丽江地区的田野调查，集中探索纳西族的死亡观和关于死亡地点的选择。

在丽江大河村解读死亡地点的意义

丽江市位于云南省西北部，地处滇川藏交界位置，居民以纳西族为主。随着 1997 年世界文化遗产的申报成功，这个在当时仍然默默无闻的小县城迅速跻身为国内外知名城市，以观赏传统纳西族文化为主的旅游业成为支柱产业。在当地独特文化被外人知晓的同时，各种文化的碰撞和交融改变了纳西族原来相对闭塞的生活，使其政治、经济、文化、思想观念发生翻天覆地的变化，同时也使丽江人保持着较强的地方认同。

本研究发生在 2015 年暑期，田野工作地点在距丽江古城 13 千米的“大河村”。[④] 在研究过程中，笔者一共访谈了大河村的村民 12 名，还邀请

---

① Marian Osterweis & Daphne S. Champagne, “The U. S. Hospice Movement: Issues in Development”, *American Journal of Public Health*, 1979: Vol. 69, No. 5, pp. 492 – 496.

② 黄剑波、孙晓舒：《基督教与现代临终关怀的理念与实践》，《社会科学》2007 年第 9 期。

③ Susan Orpett Long, “Negotiating the ‘Good Death’: Japanese Ambivalence about New Ways to Die”, *Ethnology*, Vol. 40, No. 4, 2001, pp. 271 – 289；崔以泰：《中国临终关怀研究》，天津科技出版社 1998 年版，第 76 页；苏永刚：《中英临终关怀比较研究》，博士学位论文，山东大学，2013 年；严勤、施永兴：《中国临终关怀现状与伦理探讨》，《生命科学》2012 年第 11 期。

④ 考虑到死亡问题的敏感性，笔者在本文使用的人名和村名均用化名方式。

了2名医生和2名当地的纳西族学者介绍纳西人的死亡观以及纳西人对死亡地点的偏好。在村内外的访谈大致是为了回答如下3个问题：（1）如何概括纳西族传统的死亡观和相关实践？（2）涉及死亡问题的纳西族文化传统发生了哪些变化？（3）历史上和当代的纳西人处理死亡的方式能否用阿里耶斯的死亡学说做出进一步的理解？

在展开田野调查之前，笔者梳理了有关纳西族死亡观的既往研究，并找到一名资深的东巴文化研究者——和力民先生了解纳西族死亡观与处理死亡方式的关联。[①] 在既往的研究中，有关纳西族死亡观的论述，较多的属于就殉情自杀问题展开的历史研究，针对当代纳西族正常死亡的研究则较少，专门讨论当代纳西族人死亡地点的论文或专著尚未见到。历史上纳西族殉情自杀问题之所以得到学者重视，是由于汉族社会流行的包办婚姻观念和做法传入丽江地区后，与纳西族历史上曾经盛行自由恋爱观的冲突，引发了连绵200多年的殉情自杀风潮。20世纪20—30年代，曾在丽江逗留过的俄国人顾彼得，在有关纳西殉情事件的记录中，将丽江称为中国的“自杀之都”。根据顾彼得的记录，纳西族的殉情者一般相约风景优美的地点吊死在树上或跳崖，以表达“生不能同眠死能共穴”的希望。[②]

在纳西族传统观念中，人死后灵魂一定要有归宿，否则就会回来打扰生者的生活，使得生者田里庄稼不好，家里人丁不兴旺。就正常死亡而言，死后操办的超度仪式就是把死者的灵魂引入祖先居住之地，即传说中的神山右面，将死者超度为祖先，让其与先祖一起在神山右面继续生活。据民间传说和东巴经典《执法杖》（上卷）等的描述，祖先之地是一个遥远的遍地鲜花、绿草成茵、牛羊满坡、可以过上神仙般生活的地方。[③]

进入祖先之地，需要人在临终时还有一口气或通过超度仪式接上一口气，以标志着生命转到另外一个世界继续生活的可能。由于标志承上启下的魂归祖地，将纳西人死亡观念与世代繁衍的希望链接在一起，正常死亡

① 和力民，云南省社会科学院丽江东巴文化研究院研究员，主要从事纳西族社会历史和宗教文化研究。

② ［俄］顾彼得：《被遗忘的王国》，云南人民出版社2007年版。其他相关记录见如下：杨福泉：《玉龙情殇》，云南人民出版社2008年版，第26—27页；习煜华：《纳西族殉情现象及其社会心理原因分析》，《云南民族大学学报》2005年第3期。

③ 东巴文化研究所：《纳西东巴古籍译注全集》（第56卷），云南人民出版社2000年版，第233—236页。

的特征之一即在家中或在家乡死亡，而不是他乡别处。这其实并非为纳西族所独有，相近民族彝族、藏族也偏好离世之时有家人的陪伴。甚至连晚期癌症患者，也更倾向于在家中离世①。基于 2008 年、2011 年、2014 年的北京大学中国老年人健康长寿追踪调查（CLHLS）的死亡数据，中国 65 岁及以上老年人临终地点仍然以“临终在家”为主②。除此之外，近年来有关死亡地点的关注还包括泰瑞·弗莱德和达夫那·珀拉克等对在社区进行长期养护病人的死亡地点的决定因素的研究③，黄美菊对死亡地点与丧亲家属哀伤反应相关性的研究④。

在纳西族的文化理念中，暴死、尸首不全或死在他乡而不通过超度仪式接上一口气的人，都不能魂归祖界，也不能前往“玉龙第三国”，只能四处游荡，因而常常捣乱贻害后人。但是在深刻影响纳西人死亡观的东巴文化中，殉情而死属于非正常死亡，亡灵可以经过东巴超度进入“雾路游翠郭”，即当代人用通俗方式所言的“玉龙第三国”。该地是纳西族为殉情男女创造的一个特别的生命归属地。在那里，鹿可骑、山骡可以做工、风可听人使唤、石头可以剪裁成为衣服、没有流言蜚语，甚至没有蚊蝇、没有让人苦痛的疾病。同时，情死后的亡灵也可前往祖先之地，但需亡灵依附活人说出自己的愿望。如果有儿女在世，情死者可以利用活者的祖先身份接受超度，进入祖先之地。如果情死者没有儿女或希望永远与情人厮守，灵魂超度的目的地则是上面提到的“玉龙第三国”。杨福泉认为，在纳西族的死亡观念中，死亡有其明确的自然属性。⑤ 这是因为纳西族的先民从树叶发芽、变为青翠直到枯萎凋零的过程，感受到人从生到死的规律，并将这一规律以“生命树”的种种传说系统归纳解释，因而纳西族有关正常死亡和殉情死亡的观念并不消极暗淡，而是满怀对来世的渴望。⑥

---

① 廖菁、毛靖、陈凤菊等：《晚期癌症患者对死亡地点的选择倾向及影响因素研究》，《护理学杂志》2019 年第 15 期。

② 张立龙、韩润霖：《中国老年人临终地点及影响因素研究》，《人口学刊》2020 年第 3 期。

③ Fried, Terri R., Pollack, Daphna M., Drickamer, Margaret A., and Tinetti, Mary E., “Who Dies at Home? Determinants of Site of Death for Community-Based Long-term Care Patients”, *Journal of the American Geriatrics Society*, Vol. 47, No. 1, 1999, pp. 25 - 29.

④ 黄美菊：《死亡地点与癌末病人丧亲家属哀伤反应之相关性探讨》，硕士学位论文，台北医学大学护理学研究所，2004 年。

⑤ 杨福泉：《论东巴教中的生命树和死亡树》，《云南学术探索》1996 年第 3 期。

⑥ 和力民：《祭风与殉情》，《东巴文化论》，云南人民出版社 1991 年版，第 271—282 页。

另据刘祥远对纳西族生死观念的研究，纳西族与许多其他云南少数民族一样，有着对长生不老的追求，但不妨碍对死亡自然属性的接受。[①]

根据笔者在大河村的观察和访谈，深受东巴文化影响的纳西族农民仍然希望，离世之际最好跟日常生活其他事情的发生一样，待在家里，有亲人陪伴着，理所当然的死亡地点是祖房的火塘边。火塘上方“神柜”的左边是男人床榻，右边是女人床榻，在男人床榻的一端备有一个小床，当家人去世后，遗体就会放在这个小床上，直至出殡之日。值得注意的是，祖房的火塘边和神柜前，也是举办婴儿诞生仪式的地方。男女成年结婚时，也是在祖房的火塘边和神柜前举行婚礼。总之，祖房火塘旁和神柜前的空间，既是家人生时的重要活动场所，也是家人生死的临界地。生命初始地点与生命结束地点的重合绝非偶然，它反映出纳西族能够在信与行层面欣然接受生死相连的逻辑，对死亡的坦然态度宛如阿里耶斯描述的欧洲人被文化传统驯化的死亡。当死亡即将降临时，死在家中的期待作为一种文化意识仍然持续。笔者希望利用下面三个涉及大河村的案例说明此点。

案例之一：在家中去世的凤彩爷爷[②]

据他的亲朋好友介绍，凤彩爷爷于 1998 年年底因病去世。之前，老人住在丽江城里，生前就说死后一定要埋到大河村老家墓地。老人到年迈时肺肠胃都查出了问题，到医院治疗过。在病情变为危机时，他被家人送到丽江市医院。在医院当护士的一位亲戚对他们说：老人起房盖屋辛苦一辈子了，坟前也有人浇水了，还是拉回去家里好。陪同的家属认为此话有理，决定把老人送回家里静养，而这个选择也正是老人自己的愿望。回到家里的一个下午。凤彩爷爷在院子中大树下静养休息，正好放学回来的孙子打招呼说：“爷爷，我回来了。”

听到这句来自后辈的温暖问候后，老人一歪头就安静地离开了人世。在凤彩爷爷去世的几天内，为他举办的超度仪式和出殡仪式做得十分顺利。在描述凤彩爷爷放弃继续医疗的经过以及死亡场景时，他的亲朋好友强调了老人希望从医院回到家里安养直到去世的夙愿，而且特别提到他的

① 刘祥远：《古代纳西族对生命与死亡的思索》，硕士学位论文，云南师范大学，2007 年。
② 案例均来自于笔者的田野调查，下同。

去世是发生在家中，有所有能来的亲人陪伴，而不是孤单地死去。对孙子回家的问候与凤彩爷爷死亡时间的重叠之敏感，更表现出陈述人对老人能够善终的认同，毕竟临终者的宽慰和安详地去世，是被生者所尊重和血脉的延续所烘托。

陈述人认为，凤彩爷爷的超度仪式举办得顺理成章，正是在于善终之道是死在家中，之后才能顺利举办超度仪式进入祖先之地与祖先们团聚。另外，陈述人还特别提到，凤彩爷爷的亲戚在为他举办超度仪式过程中，为他念诵了他的父母、他的祖父祖母以及他的曾祖父和曾祖母的名字，借以请求祖先为他指明通向祖地之路。在纳西族的生死信仰中，通往冥界之路看起来好似有三条，但只有中间的那条路可以让死者顺利找到祖先之地，而那条路需要祖先的帮助和指引才能找到。

在了解凤彩爷爷的情况时，一位陈述人告诉笔者，纳西人正常死亡的超度仪式过程其实大同小异。比如，在举办超度仪式之前，死者的家人还要到村头冒泉水的泉水口“买水”，把水烧开后为死者擦洗遗体，然后为死者抹酥油、梳头、穿寿衣。[①] 东巴祭司做完超度仪式后，遗体一般会被放在家里，三四天内再举行丧葬仪式。死后四周，召集比较近的亲友再聚一次，聚会的名称是“四七”，意为距离去世之日已有四周，然后依次举办一年斋和三年斋的祭奠活动。诸如此类的细节都说明，大河村纳西族处理正常死亡的态度和方式是努力地将死者和生者的象征距离缩短，而不是扩大。

正如布朗对安达曼岛人的葬礼的描述，葬礼不能被看作恐惧和悲伤的感情结果，而应看作是在责任感之下严格受到控制的社会关系的维系。[②] 在这一点上，大河村居民的死亡观和处理死亡的实践，类似阿里耶斯所言众人参与的“驯服的死亡”。

当然，大河村纳西族处理死亡的形态也不完全等同于阿里耶斯所言“驯服的死亡”，这是因为殉情死亡在纳西文化中并不属于凶死，死者可以接受亡灵超度仪式，所以殉情者可以前往“雾路游翠郭”，或在祖先之地找到归宿。中华人民共和国成立后，纳西族的殉情死亡事件越来越少。丽

① “买水”指将硬币丢到泉水里之后汲水，其意是偿还泉水神对死者在世期间的恩惠。

② ［英］拉德克里夫－布朗：《安达曼岛人》，梁粤译，广西师范大学出版社 2005 年版，第 221 页。

江地区已不是顾彼得当年所说的殉情“自杀之都”，殉情而死的现象也越来越少。

案例之二：医院去世的秀芝奶奶

秀芝奶奶原是大河村人，后来搬到丽江城里居住，于2002年2月3日因突发性脑出血而身亡。她的老伴当时还跑到住在附近的一个医生家中求助，但医生没有在家。一个邻居问清楚情况后立即打通120急救电话，秀芝奶奶才被送到医院。到医院后，急诊室的医生对她家人说，她的情况比较危险了，意思是说抢救过来的可能性比较小，另外一层意思是问她的亲人要送她回家还是留在医院抢救。秀芝奶奶的老伴坚持要抢救到最后一刻。看到秀芝奶奶的老伴如此坚持，医生给秀芝奶奶打了一剂强心针，但已经回天乏力。按照医院的规章制度，如果患者还有一口气，医院有责任协助亲属把病人送回家。但秀芝奶奶已经是医学定义的死者，医生表示爱莫能助。秀芝奶奶的儿子不得不动用私人关系将秀芝奶奶送回到她在市里的家中。在秀芝奶奶断气前，家人在秀芝奶奶腮边放了“琀口”。这个“琀口”是一个红绸子包裹，里面放有7颗米，7根茶，7小粒金子。[①] 事后，秀芝奶奶的老伴认为，急救员当时没有让秀芝奶奶平躺休息是错的做法，急诊医生水平很差，也有过失。

从秀芝奶奶的过世可以同时看到，她的家人对现代医学和当地医院的期待与失望。她的家人首先到附近一个身为医生的邻居家中求救，而后同意用急救车送她到医院，他的老伴甚至在急诊室的医生暗示说没有抢救成功的可能性时，仍然坚持要抢救到最后一刻。这三个细节都充分说明，秀芝奶奶的家人相信现代医学有可能起死回生。虽然急诊室的医生用委婉的方式表示，已经没有抢救成功的希望，甚至问她的家人是否放弃治疗，及时将病人拉回家中，秀芝奶奶的老伴却坚持抢救到最后一刻。

---

① 如果死者是男性就放9粒米、9根茶、9粒金子或9粒银子。放入时用一根线拴住放到死者腮边，以表示灵魂已经接到这些物质的气息，并带着这些东西上路去找祖先了，放好“琀口”才可以顺理成章地回家办丧葬仪式。据和力民先生的解释，此处接气指的是接这些物质（米、茶、金子或银子）的气息，让死者灵魂带着这些物质的气息上路。然而经过时间的流变，一般纳西族民众普遍认为“琀口”接的是死者口中尚存的气息，让死者不至于断气，使得死者的生命可以在另一个世界延续。

秀芝奶奶的去世当然令她的家人感到沮丧，她的老伴甚至怀疑急救人员是否采用了正确的措施，还怀疑急诊室的医生是否有应该具备的医学水准，但让她的家属进一步感到沮丧的是，医院居然可以派车将活着的患者送回家，但不能派车送死者回家。当然，在丽江小城的熟人社会中，这样的规章制度可以有所妥协。问题是，如此的规章制度显然令人感到异化。

从秀芝奶奶的过世还可以看到，她在医院的死亡仍然具有阿里耶斯所说驯服死亡的某些特征。她在医院断气前，家人看护着她，在她的腮边放了“琀口”。据和力民先生解释，包裹着米、茶、金子或银子的“琀口”，象征着死者带着人间的物质生活气息离去。纳西民众普遍认为，“琀口”等于“接气”，等于还存有一口气，接气之后生命才可以在另一个世界延续。

同时，“琀口”也是防范阎王饿鬼捣乱的“买路钱”。按照纳西族民间传说，亡灵在前往祖先之地的路途上会遇到各种妖魔鬼怪，需要东巴手持长刀开路，也需要亡灵自己带好粮食、茶叶、金银作为买路钱。由于使用了这个“琀口”，为秀芝奶奶举办的超度仪式才有文化意义上的合法性。有了超度仪式的合法性，秀芝奶奶才能被埋在大河村祖坟。

案例之三：蓑平叔叔的凶死

据熟悉蓑平叔叔的村民和亲属介绍，他在世时，老婆已经领着孩子离开了大河村，原因是他经常酗酒、还爱赌博。人到中年时，他在自家坟地中喝下农药自杀，但动机不是殉情，而是绝望。在长辈允许之下，他的尸首被村民用柴油点燃焚化，骨灰被草草埋在靠近祖坟的地方，但没有被允许进入祖坟地界。虽然他选择祖坟作为自杀地点的动机，有可能是想从祖坟迈向魂归祖界之路。

从蓑平叔叔的死亡事例可以看出，由于他是穷途潦倒而喝下农药自杀身亡，他的离去，被众人认定为极不吉利的凶死。在大河村村民的观念中，凶死者是需要特别防范的亡灵，凶死者的尸首不能拉回家中。如果蓑平叔叔的死不属于凶死，而是在外地因交通事故或重病身亡，他的尸体仍然可以被拉回家中，但不能从正门进入，而要用后门。如果没有后门，家人就要把围墙拆开，将尸首搬进去，之后举办可以补上接一口气的超度仪式。但蓑平叔叔之死毕竟属于凶死，遗体不但没有被抬回家中举行仪式，而且连遗体也没有被允许埋在祖坟的正中位置，而只是草草地埋在了祖坟旁边。由于是令人恐惧的凶死，他的亡灵也不能成为举办超度仪式的对象，因而他不能踏上魂归祖界之路。

既不能同祖先团聚，也不能步入“玉龙第三国”的死者，在纳西文化中当属最为可怜的亡灵。对这样的死者，甚至悲悯情怀的表达都难以实现。假如是可以魂归祖界的亡灵或殉情身亡的男女，悲悯之心可以在丧礼过程中公开表达，而凶死者由于得不到仪式化的生死过渡安排，来自他者的悲痛情感也只能埋在心中。

就本文的主题而言，更为重要的一个细节是，蓑平叔叔的尸首不能被抬回祖房。东巴文化研究者和力民先生解释，即便在正常死亡的情况下，死者要进入纳西族那个遥远的、遍地开满鲜花、绿草成茵、牛羊满坡的祖先之地，也需要严格的仪式化步骤。首先，遗体要抬到祖房的火塘边的小床上，之后点上油灯，还要将饭菜分给可能前来找麻烦的恶鬼，同时要为死者备好前往祖先之地的干粮。再有，在家中操办的法事和在祖坟举办的下葬仪式都要请东巴祭司，且不说还必须有家人和其他亲属的在场。仪式的公开性，标志死者生前的威望和死者家庭的荣誉，而且可以证实死亡的正常性，也就是死亡发生在家中、有亲人陪伴、有东巴司仪操办丧事，而且有对恶鬼和阎王防范的过程。反之，偷偷地送走亡灵会被外人怀疑为凶死。蓑平叔叔的骨灰被草草掩埋的道理正在这里。由于他的死因是凶死，他的身后事与祖房无缘，而发生在祖房的死亡才是纳西人在家中死亡的根本要义。

当然，在纳西族传统文化中，对于正常死亡、非正常死亡、为情死亡的处置，都有相应的仪式和规矩。但是在相互过渡，或者是说变通时，则可以从生死临界地上得到转换或者说转折。譬如，一个非正常死者，一般说来其亡灵是没有资格去祖先聚居地的。但是死者有儿女在世，其家人希望死者能够归祖列宗。那么，就得请东巴祭司来拯救死者亡灵，使之脱离凶鬼恶鬼的纠缠，把死者亡灵救赎到家里，在家里重新用鸡做放“琀口”仪式，然后为之做超度正常死者亡灵仪式。就这样，死者就可以名正言顺地成为祖先。这一过程中，转折点就是把死者亡灵接回到家里，在家里为死者放“琀口”。在家去世的意义自然彰显。同样，情死者仍然可以通过一定形式，通过回到家里这一临界地转换成为祖先或者魂归祖先聚居地。正是如此，传统纳西族的死亡观是自然、有序、必然、理性，但又要充分表达对死者悲悯、关爱、赞美、期望和祝福的情感。所以说，纳西族的死亡观是既有理性的驯化死亡特征，又有悲悯情怀的文化内涵。其中不乏美丽智慧的赞美和精神上对死者的关爱和期待。

尾　声

阿里耶斯按照历史时间的流逝，使用大量历史文献梳理了欧洲人的死亡文化史，将不同时期的死亡类型加以概括。虽然处理死亡的方式和类型从中世纪到20世纪中叶不断演变，而且经历了一个越来越个性化的历史过程，但在阿里耶斯撰写的力作中，为读者展示出的最能形成鲜明对照的死亡类型，则是在历史长河上端的“驯服的死亡”，以及在历史长河下端的业已被世俗化并被医学化定格的“野蛮的死亡”。用阿里耶斯的原话表述，欧洲人在过去“对近在咫尺的死亡司空见惯，习以为常，而且不太在意，这种传统态度与我们现今的死亡观形成鲜明对照：今天的我们是那么的怕死，我们甚至不敢说‘死’这个字。因此，我们把那种类似家中常客的死亡叫作被驯服的死亡，并不是因为我们认为它以前是野性的，后来才被驯化；恰恰相反，我们是想说它现在才变得野性难驯了，以前并非如此。早期的死亡是驯化的死亡”。[①] 在上面引用的寥寥几句话中，阿里耶斯将老生常谈的文明概念彻底倒置：有信仰支撑的驯服死亡才是文明的死亡，它发生在过去，而不是在当代；信仰被剥离的死亡才是野蛮的死亡，它发生在当代，而不是在过去。

在阿里耶斯看来，从20世纪初起，欧洲人将死亡从社会中剥离的心理配置已经就位，在消除死亡的仪式化和公共性之后，人们对死亡的处理变成私人的行为。久而久之，呼吸机、监测仪、插管技术以及新药的出现，使得病危的患者也能长期处在半死不活的状态，医院的重症护理病房由此取代以往常见的死亡地点——家庭。常见的死亡地点的被挪动，将临终患者与其家属的实际距离和社会距离全部拉大，因而家庭本身也从死亡

① ［法］菲利普·阿里耶斯：《面对死亡的人》（上卷：卧像的时代），吴泓缈、冯悦译，商务印书馆2015年版，第39页。

中剥离，标志之一就是社会拒绝穿戴丧服的习俗以及法定服丧期的取消。丧服穿戴习俗的式微，绝非源于未亡人的无聊，而是社会拒绝卷入未亡人的悲伤情感，其结果是人类的悲悯情怀难以在死亡问题上得以彰显。阿里耶斯就此尖刻地写道："服丧的泪水被视同为疾病的分泌物。"① 在丽江城外的大河村，笔者试图借用阿里耶斯的目光审视纳西族对死亡地点的偏好，以此升华笔者对纳西族死亡观的理解。以上讨论的三个案例，可以说是笔者在大河村调查发现的浓缩。

换而言之，大河村的纳西族农民家户，仍然相信一个人的离去应该发生在家中和家乡的地界之内。死者虽然独行，亲人却在两侧，此乃大河村纳西族农民认可的死亡方式。这也意味着死亡最好发生在家中的期待。一位年迈的纳西族老人这样对笔者说："年纪大的老人会尽量避免在别人家过夜，因为担心有突发情况而在别人家里突然离世。"②

但在传统的过去和现代的当今之间，若用简单的两分法画出一道鸿沟，那就将大错特错。使用一个类似可见光谱的分析法，也许比较合适。可见光谱是人的视觉可以感受的光的强弱和色彩序列，如白光经棱镜或光栅散色后会呈出红、橙、黄、绿、蓝颜色构成的彩带，形成一串可见的、连续的、有差异的光谱序列。就丽江地区纳西族有关死亡的态度而言，我们可以在不同身份的人中见到不同的光谱颜色。如此的"视觉"在丽江医院心内科一位医生的谈话中可见一斑。由于常常遇到在死亡线上挣扎的病人，琼芳医生在接受笔者的访谈中说道："一般来说，我们丽江人还是要拉回去死的。当然现在更为现代了，或说思想更为开明，也开始有一些变化，也愿意在医院里进行最后治疗。不到最后不罢休，不放弃，宁愿赌一把，而在家里死去的观念更为淡薄了。

国家、政府鼓励共产党员火葬，不支持土葬，这样也有不少的共产党员直接从医院就拉到了火葬场。"这一陈述说明，至少在丽江地区的一部分纳西族党员和干部中，在家里死亡的习俗在慢慢消逝，医院反倒逐步成为一些体制化精英的生死临界地，在医院死亡反映了患者较优越的社会地

① ［法］菲利普·阿里耶斯：《面对死亡的人》（下卷：野蛮化的死亡），王振亚译，商务印书馆2015年版，第414页。

② 来源于笔者田野调查。

位和良好的医疗卫生可及性[①]。以死亡地点分布为表现的死亡医学化进程受到社会分层的巨大影响[②]，而在丽江城，对死亡地点的偏好以及相关观念的区分，也与既有的社会分层有着勾连和重合之处。笔者在大河村的访谈中还获悉，一部分在外地长期工作成家的纳西族人，会在外地死亡后便葬在外地。因为在纳西族的文化理念中，只要有亲人在，尤其是有子女在的地方就是家，因而在较远的外地成家立业之后，人们较少选择回到丽江安葬，而是大多葬在子女所在的地方。但是一旦在外地工作的地点与丽江老家的交通距离不太遥远，这些人的尸骨往往还会被送回丽江，葬在祖坟。例如，一个陈述人对笔者说，他知道有一个纳西人生前想要回家断气，家属也愿意配合，断气后，家属从医院买了打吊针的瓶子，让死者插着针头送到丽江，在象征意义层面表示到家才断气离世。由此可见，什么是死和什么是家的概念都具有伸缩性。

总之，大河村纳西农民仍然推崇民间信仰，认可应该发生在家中的“驯服的死亡”。与此同时，阿里耶斯所言的“野蛮的死亡”，在一部分纳西族党员和干部中演变为制度化惯习。这种惯习的形成带有制度强制的色彩，也伴随着自觉自愿的成分。监管党员和干部的制度，毕竟会使得被制度管理的人们将制度化的要求转变为内在的接受和认同，而且还会影响到整个社会。例如，在汉族社会曾经是不可想象的尸首火化规定，却随着制度化的要求变为几乎不再被质疑的习俗。[③] 笔者难以猜测阿里耶斯所言的“驯服的死亡”将会在丽江纳西人中保持多久。但如果在驯服和野蛮之间的选择余地都没有，结果将令人深深不安，因为那将是又一个文化多样性的消失，也将是又一个人类文化选择的泯灭。

---

① 周脉耕、杨功焕：《死亡地点影响因素研究进展》，《中华预防医学杂志》2009 年第 6 期。

② 参见景军、袁昭宇《在医院去世与在家中去世——有关中国公民死亡地点的社会学辨析》，《思想战线》2016 年第 2 期；袁兆宇、高良敏《死亡医学化的社会阶梯与文化抉择——基于云南省某市 2009—2014 年人口死亡地点分析》，《北京社会科学》2018 年第 1 期。

③ 郭于华：《死的困扰与生的执着：中国民间丧葬仪礼与传统生死观》，中国人民大学出版社 1992 年版；崔家田：《从“无序”到“有规”》，硕士学位论文，苏州大学，2005 年。

人之临终的灵性关怀

方静文　齐腾飞*

导读：养老包含养生送死，但当下关于养老的探讨多集中于生养，临终关怀的不足和死亡质量的低下值得反思。来自江苏省两家佛教安养院的案例，展示了安养院依托佛教的灵性资本将养老、修行、临终助念、往生礼仪结为一体的临终关怀，集中体现于安养这一概念和实践之中。安养所代表的佛教临终关怀不但具有身心兼顾的双重功能，而且突显出了抵制过度医疗的特殊意义，也是佛教灵性资本超出寺庙的限制，并超越佛教徒而惠及居士和少数普通人的有益尝试。

引　言

《孝经》曰："孝子之事亲也，居则致其敬，养则致其乐，病则致其忧，丧则致其哀，祭则致其严，五者备矣，然后能事亲。"这句话可概括为生有所养，死有所祭。正如潘光旦在1947年发表的《老人问题的症结》一文中所指出，老人生活不外乎经济生活以及情绪生活，在涉及情绪问题之际"尤其主要的一方面是一种存活的愿望与死亡的恐惧所引起的情绪"。解脱之道不外乎三种：一是建立功德事业不朽信念，即便死后也可留下身后名。二是含饴弄孙，眼前随时看到孙儿成长，通过世代的传递建立自己生命延续的信念。三是通过宗教信仰建立对灵魂可以永生的信念。潘光旦特别强调，第一种途径仅限少数人，大多数人只能求诸后两条，"以前的中国人在这两条路上都走得通，并且两条还并成了一条，养生送死，生事

* 齐腾飞，清华大学社会学系博士研究生。

死祭一类的议论便表示两条路早就接了轨。在中国，老人之所以未成问题者在此”[①]。

时过境迁，若干年前西方社会所呈现出的老人问题及其症结已经在当下的中国显露无遗，而潘先生所谓之含饴弄孙与宗教信仰相结合的解脱之道也岌岌可危。一方面，家庭小型化和空巢化不仅使得中国人世代同堂的愿望落空，也使得家庭在老人临终照料中所扮演的角色日益弱化。另一方面，灵魂可以永生的概念被科学观隐没，死亡的医学化正在将临终照料和死亡处理变成医学化的专业领域，老人临终与死亡的地点也开始逐渐从家庭转移到医院。在中国，死亡地点虽则因为财富、职业、受教育程度等而呈现出社会阶层方面的差异，[②] 但越来越多的人在医院死亡已经是大势所趋。法国历史学家阿里耶斯将这种自然属性被剥离、常常发生在医院、割裂死者与生者之间的联系的死亡称为“野蛮的死亡”，以区别于此前发生在熟悉的家庭空间、有亲朋的陪伴并伴随公共丧葬仪式的“驯服的死亡”。[③]

基于对世俗化和医学化的“野蛮的死亡”的反思，临终关怀运动应运而生。当治愈性医疗措施显然无效时，医疗机构否能够控制患者的疼痛并为患者赢得生活质量的努力决定着死亡质量。借用医务工作者的说法：“临终关怀的目的是尽力使患者临终前处于舒适、安静和安详的状态，正确地对待死亡，使患者从精神上和身体上得到安慰，疼痛和症状得到控制，同时给患者家属以心理支持，提高患者生命质量，保持人的尊严。”[④]

但需要立即指出的是理想与现实之间的巨大差距，中国临终关怀的现状不容乐观，主要表现在过度医疗的普遍和死亡质量的低下。根据最近一次全球死亡质量测评，中国人死亡质量在80个国家中排名第71位，原因是临终关怀质量差，普及程度低。[⑤] 其中，针对老年人的临终关怀服务尤显不足；[⑥] 王燕等人的研究进而显示，临终关怀在中国大陆大多发生在医

---

① 潘光旦：《潘光旦文集》（第10卷），北京大学出版社2000年版，第102页。

② 景军、袁兆宇：《在医院去世与在家中去世——有关中国公民死亡地点的社会学辨析》，《思想战线》2016年第2期。

③ ［法］菲利普·阿里耶斯：《面对死亡的人》，王振亚译，商务印书馆2015年版。

④ 韩东梅、李宝英：《临终关怀在我科的实施境遇与发展》，《第一届全国肿瘤护理学术会议论文集》，杭州，2001年。

⑤ Economist Intelligence Unit, The Quality of Death, *The Economist*, 2015.

⑥ 杜鹏、王永梅：《中国老年临终关怀服务的实践与制度探索》，《中国特色社会主义研究》2015年第5期。

院，严重缺乏临终者需要的精神慰藉和心理抚慰。① 这是因为人的生命和死亡在医院被作为单一的生物客体对待，临终者需要的精神和心理需要往往被搁置。②

人类学长期关注人的生命观和死亡观，数量可观的人生礼仪研究可为例证，但将临终关怀视为独特文化实践加以研究的历史较短，对生死问题的注意力在很长一段时间内集中在死亡和处理死亡方式的意义世界。将临终关怀作为一个人类学和其他学科关注点的契机是 20 世纪 60 年代兴起的临终关怀运动。③ 这次社会运动以英国桑德斯女士于 1967 年成立的圣克里斯托弗善终服务中心为楷模，反对死亡的医学化，抗议止痛措施在医院的缺乏，大力倡导姑息疗法，将疼痛分为躯体、心理、精神三大类，用止痛药物加以控制。

善终运动的根本目的在于保证生命质量，而不是痛苦的生命延续。在善终运动影响下，加拿大于 1975 年成立第一家临终关怀中心；非洲第一家临终关怀机构于 1980 年在津巴布韦出现；日本于 1981 年成立第一家临终关怀机构；美国于 1987 年创建一家相似的机构；中国第一家临终关怀中心于 1988 年建立。目前 16000 多个临终关怀机构分散在世界各地，全球需要姑息疗法的人数每年达 2000 万，其中成年人占 94%，老年人在所有成年人中占 69%。④

人类学有关临终关怀的研究时间较短，但已产生一些值得借鉴的成果。基于对死亡被过度医学化之反思出现的现代临终关怀运动唤起了人们对于善终的期待，但擅长跨文化研究的人类学发现人们对于善终的认知存在文化差异，由此展开了关于何为“善终”之探讨。⑤ 同样，对于如何实现善终，不同文化的人们也有不同的办法，比如在宗教依然流行的社会，人们可能会寄托于信仰，而完全的世俗主义者则可能在产生死亡焦虑时求

---

① 王燕、马丽、赵媛：《文献计量学视角下国内老年临终关怀的研究现状和发展》，《护理学杂志》2015 年第 19 期。

② 张庆宁、蒋睿：《临终关怀：身体的医学化及其超越》，《思想战线》2014 年第 5 期。

③ Russ, A. J., "Love's Labor Paid for: Gift and Commodity at the Threshold of Death", *Cultural Anthropology*, Vol. 20, No. 1, 2005, pp. 128 - 155.

④ World Palliative Care Alliance, *Global Atlas of Palliative Care at the End of Life*, Geneva: World Health Organization, 2014, pp. 12 - 14.

⑤ Seale, C., and D. G. S. Van, "Good and Bad Death: Introduction", *Social Science & Medicine*, Vol. 58, No. 5, 2004, p. 883.

助于心理学专家。而在许多社会中，医学因其在治愈疾病方面的表现而具有优势，但在临终或人们意识到快要死亡的时候，宗教信仰可能重新被重视。① 对于临终关怀的场景，虽也有关于在家死亡和在养老机构死亡的民族志研究，但更多的人类学家将关注点投向了医院，尤其关注人们对有尊严的死亡和自然死亡的诉求，② 以及常常有悖于这种诉求的现实：医院临终关怀的程式化、商品化、官僚化以及不必要的医疗措施对临终者尊严的伤害。③

在中国人类学相关研究中，庄孔韶领导的一个研究团队在社科基金支持下分别研究了佛教、基督教、少数民族、综合医院等不同文化场景中的临终关怀理念和实践，发现人类学对临终关怀的关切常常超出对被量化的临终阶段的关注而扩展至生死观、习俗和仪式等社会文化层面。④

在总结团队研究成果时，庄孔韶指出："随着现代生活水准的提升和医疗体系的改善，死亡也越来越多地发生在医院里，医生、家属和病人都不惜一切代价抗击死神，常常出现人为延长死亡过程的情形，致使患者临终时的急救带有极大的痛苦，甚至有的时候不当地（例如仓促地、替代性地决定与签字等）采纳如切割气管使用呼吸机延长生命状态的做法，实际上总是发生侵犯病人尊严和人格的情况。人们认为死亡是孤独的，因为一些城市医院的危重病人最终死在难于探视（被规定的，或不得已的、数天间隔的、很短的探视时间等）的监控室的陌生环境与陌生人中间，难以得到亲人的安抚，带着治疗的痛苦遗憾地死去"。⑤

面对上述情况，庄孔韶认为，人类学有责任反思涉及临终关怀的理念

---

① Seale, C., "Changing Patterns of Death and Dying", *Social Science & Medicine*, Vol. 51, No. 6, 2000, pp. 917 - 930.

② Kaufman S. R., *…And a Time to Die: How American Hospitals Shape the End of Life*, New York: University of Chicago Press, 2006, p. 412.

③ James, N. and D. Field, "The Routinization of Hospice: Charisma and Bureaucratization", *Social Science & Medicine*, Vol. 34, No. 12, 1992, pp. 1363 - 1375.

④ 参见李晋《佛教、医学与临终关怀实践》，《社会科学》2007 年第 9 期；黄剑波、孙晓舒《基督教与现代临终关怀的理念与实践》，《社会科学》2007 年第 9 期；嘉日姆几《试析凉山彝族传统临终关怀实践》，《社会科学》2007 年第 9 期；张庆宁、卞燕《综合医院里的临终关怀——妇科肿瘤病房和 ICU 的人类学观察》，《社会科学》2007 年第 9 期；富晓星、张有春《人类学事业中的临终关怀》，《社会科学》2007 年第 9 期。

⑤ 庄孔韶：《现代医院临终关怀实践过程的文化检视——专题导言》，《社会科学》2007 年第 9 期。

和方法，依靠文化研究的启示，探讨弘扬人文主义精神和彰显文化多样性的临终关怀。本文以对两所佛教安养院的调查为例，论述临终关怀实现人文主义和文化多样性的可能。有鉴于在佛教安养院发生的临终关怀具有身心兼顾的双重功能，而且有着避免过度医疗的特殊意义，本文提出的主要观点是佛教临终关怀模式是对医院临终关怀的延伸和拓展，具体表现为佛教的安养概念以欲望至简、自助互助、修行念佛、往生极乐等实践对生命与死亡关系的处理。

佛教语境中的临终与死亡

人类学家很早就发现死亡是生命的终点这一预设并不是普遍的认知，在许多文化中存在重生、轮回等的概念，佛教即为一例。① 在佛家看来，死亡是“寿”“暖”“识”，即寿命、体温及神识的分离和解体，② 但脱离肉体之后的神识（或曰“灵魂”）不灭，“死亡是一期生命的终结，另一期生命的开端”。③ 《心地观经》言，“有情轮回生六道，犹如车轮无始终”。④ 因而，坚定的佛教徒认为死亡不是一个瞬间，而是一个过程，呼吸心跳停止后，神识离开身体逐渐进行，会持续一段时间。⑤ 在此之后，除却超脱生死的圣者和罪孽深重的恶人之外，众生都将经历生命的另一个状态——中阴期，即从神识脱离肉身到决定投生之间的阶段，前后约七七四十九天。⑥ 在中阴期结束之后，神识才进入轮回的场所——六道，包括“三善道”——天、人、阿修罗和“三恶道”——畜生、饿鬼、地狱。⑦

推动轮回之动力或决定轮回之去处的关键是“业”，包括恶业、善业和净业，“每一种业（行为）都有其自身内在的基础和重心，以及客观外在的条件和机遇，最后形成结果，并且通过固定的模式表现出来，从而构

① Kaufman, Sharon R. and L. M. Morgan, “The Anthropology of the Beginnings and Ends of Life”, *Annual Review of Anthropology*, Vol. 34, No. 1, 2005, pp. 317 - 341.

② 陈兵：《生与死——佛教轮回说》，内蒙古人民出版社 1994 年版，第 119 页。

③ 达照：《饬终：佛教临终关怀思想与方法》，浙江大学出版社 2005 年版，第 67 页。

④ 达照：《饬终：佛教临终关怀思想与方法》，浙江大学出版社 2005 年版，第 21 页。

⑤ 关于神识脱离身体的时间，说法不一，结合文献和僧人的访谈，一般而言是 8—12 小时。

⑥ 达照：《饬终：佛教临终关怀思想与方法》，浙江大学出版社 2005 年版，第 202 页。

⑦ 达照：《饬终：佛教临终关怀思想与方法》，浙江大学出版社 2005 年版，第 95 页。

成行为者直接感受的作用，这就是业的因、缘、果、报”。[①] 具体到个体，可经由临终者的临终状态进行判断。作为神识的表征，暖热在身上最后消失的部位便是神识最后离开身体的地方，据此可以判断之后的去向。[②] 由此产生“顶圣眼天生，心人脐修罗，肛鬼膝畜生，双足堕地狱”等说法。[③]

佛教认为年老、疾患及死亡之苦乃是人生中苦之最大，临终之苦尤甚，其时，寿、暖、识分离，神识脱离肉体，犹如乌龟剥壳，不仅痛苦而且相当缓慢。[④] 不过，临终和死亡的痛苦有解脱之道，所谓解脱既得益于平日自身的修行，消除“我执”，学会放下；也可借助于他人之力，如净土宗的临终助念等。有鉴于死亡也是新一期生命的起点，若修行得当，死亡还可能成为升华生命层次的契机，乃至超脱生死轮回。而且，佛教认为在中阴期结束之前，一切尚无定论，还有机会通过助念、超度仪式等帮助往生者进入更好的轮回之道。

死亡是痛苦的，但死亡之苦是可以解脱的，此乃佛教临终关怀存在的前提和意义所在；死亡不是瞬间之事，而是一个相对漫长的过程，因此佛教的临终关怀也不仅限于现代医学意义上的临终之时，还包括往生后神识尚在的时间以及之后的中阴期。就目标而言，佛教的临终关怀也更为宏大和长远，“不仅要让临终者能够安详地逝去，还要让他们在这生命转折的关键时刻把握机会，升华生命的层次”。[⑤] 基本要求是临终者选择善道，最高目标则是在临终者临终之时或者中阴期，有人助念，引导临终者超越轮回的束缚，彻底解脱生死之苦。[⑥]

基于上述思想的佛教临终关怀实践由来已久，且已经形成了一套临终关怀的体系。记录释迦牟尼及其弟子思想活动的原始佛典《阿含经》就包括佛陀瞻病案例，而且除了临终者本人，丧亲者也是临终关怀的对象。佛典中还记载了佛陀对丧亲者进行辅导的案例。[⑦]《大唐西域记》记载了印度寺院的“无常院”，供奉阿弥陀佛接引像，帮助重病僧侣往生西方净土。

---

① 达照：《饬终：佛教临终关怀思想与方法》，浙江大学出版社 2005 年版，第 11 页。
② 陈兵：《生与死——佛教轮回说》，内蒙古人民出版社 1994 年版，第 119 页。
③ 类似的还有“顶圣眼天生，人心饿鬼腹，畜生膝盖离，地狱脚板出”等说法。
④ 达照：《饬终：佛教临终关怀思想与方法》，浙江大学出版社 2005 年版，第 4 页。
⑤ 达照：《饬终：佛教临终关怀思想与方法》，浙江大学出版社 2005 年版，第 68 页。
⑥ 达照：《饬终：佛教临终关怀思想与方法》，浙江大学出版社 2005 年版，第 25 页。
⑦ 田秋菊：《阿含经中的临终关怀中研究》，硕士学位论文，陕西师范大学，2008 年。

中国佛教寺院设置的延寿堂和往生堂沿袭着这一传统。①

秉持慈悲观念的佛教将行善作为其基本实践活动之一，而在其诸多慈善事业中，对于贫病和孤老等的救助是重要内容。5 世纪末，信奉佛教的齐武帝之子文惠太子首立“六疾馆”以收养贫病之人，此后历朝历代均有类似收养贫病孤老的场所，如梁武帝时期的“孤独园”，隋唐的“悲田养病坊”，北宋的福田院，明代养济院等。② 这些机构由寺院设立，也有的虽然由政府发起，但往往与佛教、寺院有着千丝万缕的联系。以宋代的浙江为例，收容鳏寡孤独的居养院或养济院多以佛寺为依托。③

在中国，佛教临终关怀传统逐渐形成了不同的寺院操作体系。例如，我们考察的灵岩山寺和大圣寺安养实践以净土宗印光祖师有关“临终三大要”的论述作为指南。第一要是善巧开导安慰，令生正信。第二要是大家换班念佛，以助净念。第三要是切戒搬动哭泣。三要一体，先后呼应，目的是开导临终者放弃尘世，专心向佛。

所谓助念就是当病人医药无效，请别人念佛，用念佛的功德，送临终者走完人生最后一程。④ 印光法师还就助念的缘由、目标、程序等问题做了如下说明：“若病尚未至将终，当分班念，应分三班，每班限定几人。头班出声念，二、三班默持，念一点钟，二班接念，头班、三班默持。若有小事，当于默持时办，值班时断断不可走去。二班念毕，三班接念，终而复始。念一点钟，歇两点钟，纵经昼夜，亦不甚辛苦”；“若病人将欲断气，宜三班同念。直至气断以后，又复分班念八点钟，然后歇气，以便料理安置等事。”⑤

为了解佛教安养院的临终关怀实践，本文作者所在的寺院养老研究小组分别于 2016 年 11 月、2017 年 5 月及 2017 年 10 月前往福建吉祥寺、杭州南山讲寺、苏州寒山寺、苏州灵岩山寺、苏州包山禅寺、镇江大圣寺以及常州大慈安养院调研，时长共计 36 天。在这些寺院之中，苏州灵岩山寺和镇江大圣寺的临终关怀实践较为成熟，故本文将以这两个寺院为个案，展示佛教安养院的临终关怀实践及其意义，探讨佛教临终关怀的语境

---

① 陈兵：《佛教的临终关怀与追福超度》，《法音》2005 年第 8 期。

② 梁其姿：《施善与教化：明清时期的慈善组织》，北京师范大学出版社 2013 年版，第 30 页。

③ 何兆泉：《宋代浙江佛教与地方公益活动关系考论》，《浙江社会科学》2009 年第 10 期。

④ 达照：《饬终：佛教临终关怀思想与方法》，浙江大学出版社 2005 年版，第 169 页。

⑤ 印光法师：《印光法师文钞续编下》，灵岩山寺弘化社 2008 年版，第 126 页。

与行动之关联。

佛教安养院的临终关怀实践

（一）灵岩山寺安养院

灵岩山寺位于苏州木渎镇灵岩山上，因净土十三祖印光法师曾在此驻锡而闻名遐迩，成为江南名刹。佛教安养院依托灵岩山寺而建，位于灵岩山麓。回溯历史，灵岩山寺有从事慈善的传统，如创办诊所、开办粥厂、兴办小学等。印光法师创办弘化社，一方面流通佛教经典，另一方面从事慈善事业，而今弘化社慈善基金会依旧在发挥作用。佛教安养院的建立既与灵岩山寺的慈善传统相关，也与时任主持明学长老的个人经历不无关系。

“文化大革命”时期，明学长老曾被勒令还俗，于灵岩山下耕读为生，人世间的疾病、衰老、痛苦时时触动明学长老的慈悲之心，他发愿要为无依无靠的信佛老人建一个安养院，让其在念佛声中颐养天年。经历恢复寺院、佛学院开设之后，修建安养院终于提上议程。经多方筹措，安养院终于在 2012 年落成，占地 46 亩，念佛堂、斋堂、往生堂、宿舍楼、办公楼、会议室、图书室、保健室、公共浴室、洗衣房等基础设施一应俱全，当年接受首批老人入住。

由于佛教安养院的床位有限，明学长老规定优先招募年龄大的居士。除此之外，老人入住需要具备一定条件：一是“三皈依”，即皈依佛、皈依法、皈依僧；二是“五戒”，即不杀生，不偷盗，不邪淫，不妄语，不饮酒；三是身体能够自理，不依赖他人，但入住之后失能，则需要自己聘请护工照顾。确定入住之后，老人需要与安养院签署两份协议，一份为《入住协议》，另一份为《往生协议》，前者的主要宗旨是“六和敬”，即身和同住、口和无诤、意和同悦、戒和同修、见和同解、利和同均；后者是可选择性协议，内容涉及临终助念、往生、火化等一系列事宜。截至 2017 年 4 月，安养院入住老人共 76 位，其中 90 岁以上 5 名、80—89 岁 32 名、70—79 岁 29 名，60—70 岁 10 名。

由于佛教轮回的信仰，老人并不讳言生死，直言入住安养院是“修行为主，养老为辅”，其目的就是“求往生”，而安养院的生活设置与这一目标十分契合。正如身兼管理的一位老年居士所说："我们来这儿就是求往生，每一天的修行都是往生的预演。而安养院的简单生活、日常管理、临终关怀等，其实都是为了往生。"

居住在安养院的老人生活异常简单，且对物质要求不高，这种生活体现在日常的方方面面。在饮食方面，老人吃素斋，考虑到很多老人有过午不食的戒律，午餐准备较为丰盛，早餐和晚餐则相对简单，而蔬菜大部分产自院内的菜地，米面则来自山上的寺院。老人穿着较为朴素，安养院分发了两套衣服，一套灰衣灰裤日常穿，另有一件海青在诵经礼佛时穿。老人们的作息非常规律（见表6－1）。

表6－1 **灵岩山寺佛教安养院作息时间表**

敲竹起床	4：50	午斋	11：00
早课	5：30—6：30	学习会	14：00—15：00
早斋	6：30	晚斋	16：00
念佛堂	8：30—9：30	晚课	17：00—18：00

安养院的人事关系同样简单，以老年居士为主体，管理者和义工也是佛教徒。因为到安养院的目的是修行，所以院内老人十分强调自立，认为这是修行的一部分。而公共服务如打扫卫生、蔬菜种植、物品采购、斋堂服务、日常保健等主要由义工提供。义工们非但不领取薪酬，而且认为这是在为自己积累福报，也即在安养院中，我们一般所谓的施助者并不将自己的行为解读为施助，而认为是受助者给予自己修行的机会，受助者才是真正意义上的施助者，这是对于互助互惠行为的另外一种诠释。

安养院老人总体而言身体康健，无重大疾病，以老年慢性病为主，如高血压、糖尿病等。院内设有保健室，每月上海的僧伽医疗队定期来义诊，但只是处理头疼感冒等小问题。若病情严重，安养院会派车送老人到其医保或农保定点的医院进行治疗。在医院治疗之后，老人若痊愈可回到院内继续安养，若无法自理则往往由家属接回家中照料，或者如果家中确实无人照料，亦可回到安养院，但需要家属自行请护工照顾。而对于那些已经无法恢复，进入临终状态的老人，若入住安养院时签有往生协议，即可送到往生堂。当然也有老人预知自己大限将至，主动请求进入往生堂以等待往生的。

往生堂位于安养院后门，建筑结构类似于四合院，内有家属接待室和4个大厅，分别称为莲池厅、极乐厅、莲华厅、弥陀厅，以应对可能出现的不止一位老人同时往生的情况。5年来，往生堂共见证了12位老人的离开。

一位山上寺院派来管理安养院事务的法师分享了他对于佛教临终关怀的理解。他说：修行在平日，就好比一棵树，平时已经向东弯了，遇到台风等外力，就很可能向东的方向折断。同时，人往生的一刹那非常重要，可决定死后的归宿，平日的修行都是为了临终这一刻。临终的念头必须要正，医学治疗会扰乱正信，增加临终者往生时的痛苦，是故临终者应该停止一切治疗措施。另外，临终者平时修行靠自力，但临终时，本人能做的很少，而需要依靠他力，即助念，所谓“上面有人拉，下面有人推”，才能缓解临终的痛苦。

根据法师的讲述，老人被送往生堂之后，接下来就是整个往生仪式最重要的内容——助念。由于灵岩山寺是印光法师驻锡地，在助念方面，安养院恪守印光法师的“临终三大要”。老人被放置在往生堂中心的床上后，助念团便开始助念。助念团均为发愿而来，自备饭食，分文不取，并将此视为莫大的功德。助念团4人一组，每2小时轮换一次，中间不能间断。由于临终者气短，为了临终者能够跟上，助念团念佛号时不念“南无阿弥陀佛”，而只念“阿弥陀佛”。助念时，家属可以在场，但是不能哭闹，也不能与临终者讲家长里短，只能念佛号，防止临终者分心。助念一般持续时间长，且不能间断，对助念者的精力有很高要求，尽管也欢迎安养院的老人参加助念，送往同伴，但是助念的主力还是当地居士助念团。据一位助念团的成员介绍，苏州当地有很多居士助念团，有的人数多达百人。他们出入寺院和安养院，也去普通人家中，为信奉佛教的临终者助念。

因为佛教认为人的神识不会在断气后立即离开，所以助念从临终开始，直至往生之后，仍需持续12小时，此后才进入擦身、换衣、盘坐、装龛环节。在安养院往生的老人可被送往灵岩山寺的塔院火化。在寺院火化是许多居士难以企及的愿望，但安养院的老人因为与寺院的关系而被赋予了这项“特权”，若事先已经在寺院里购得“仙位”，还可将骨灰放在寺里供奉。佛家认为，人死后49天之内，还没有被“定罪”，若在此期间做超度、放生等法事，能够帮其减轻罪孽。

（二）大圣寺安养院

大圣寺位于镇江，运河河畔，于2000年在寺内创办安养院。创办安养院也与释昌主持的个人经历相关。未见母亲最后一面的遗憾让他发愿要善待天下老人。2000年，当复建的大圣寺步入正轨之后，他开始着手创办佛教安养院，接到寺庙里安养的第一位老人，是南京大屠杀的一名幸存者。

大圣寺收住老人的要求与灵岩山寺佛教安养院相似，仅有的差异是可以收住失能老人。调研时，入住的失能老人共有四位，都是90多岁的女居士，大圣寺雇用了一位护工与老人同住，加以照料。目前，大圣寺收住的老人有180多人，平均年龄84岁，年纪较大。而据法师介绍，目前尚有一千多人登记排队。安养院内部功能设置、老人的日常生活以及日常运营管理都与灵岩山寺安养院大体一致，不再赘述。

在进入大圣寺之时，老人与寺院签订《往生协议》，此协议与灵岩山寺不同，为必选性协议。协议中规定，入住的老人须向大圣寺缴纳2万元人民币，服务内容包括与往生相关的一系列服务，如临终照护、助念、遗体火化、超度仪式等。大圣寺亦为净土宗道场，其临终关怀亦奉行印光法师的“临终三大要”，但具体实施过程与灵岩山寺安养院存在差异。

差异之一在于大圣寺在临终关怀中对待现代医学的态度。上文讲到，灵岩山寺佛教安养院认为医学治疗会扰乱正信，增加临终者往生时的痛苦，所以建议临终者停止一切治疗措施，而大圣寺的处理办法却不同。大圣寺在往生堂之外还设置了临终关怀室。老人生病，先送医院积极治疗，若医院回天乏力，便接回寺院，进入关怀室。关怀室毗邻保健室，内有护理床，还有简单的急救设备。在关怀室中，由法师和居士组成的临终关怀小组会开示临终者，放下执念，并以念佛机的念佛声加以辅助。但与此同时，并不停止医学治疗和其他积极的行为，如可以继续输氧、输液，可以服用止痛药物，也可以应病人需求喂水、喂粥等，一切以减轻病人的痛苦为宗旨。当被问及医疗与佛教临终关怀的关系时，法师认为二者并不冲突，“佛教是信仰而非迷信”。

差异之二在于往生后的测温环节。如前所述，佛教认为往生者最后温热停留的地方是判断轮回去处的依据，测试体温因而被视为往生过程中的重要环节。传统上，探查体温由法师“手触”完成，这也是大圣寺以往的做法。不过，2003 年，红外线测温仪作为 SARS 危机的“遗留物”开始取代“手触”测温。笔者在安养院调查之时，正好在其黑板报上看到了近期一位往生者的测温数据（见表 6 - 2）。

表 6 - 2　**往生测温记录**　（单位：摄氏度）

日期	时间	脚底	膝盖	腹部	胸口	眉间	头顶	枕温
9.13	6：00	4.2	12	26.8	25.8	25.5	25.7	21.7
9.13	10：00	13.3	16.4	25.5	25	25.9	26.2	24.2
9.13	12：00	15.5	17.1	24.2	24.3	25.8	26.1	24.9

从中可以发现这位往生者，往生后第一次体温检测时发现腹部温度最高，按照“顶圣眼天生，心人脐修罗，肛鬼膝畜生，双足堕地狱”的说法，将坠入饿鬼道。但经过四个小时助念后，再次测温，发现已经变成头顶温度最高，如此便意味着老人可以转凡入圣，往生西方净土。既然头顶温度已经最高，那么为何还要继续两个小时助念，并测温呢？法师说之所以如此，在于担心温度不稳定，故再助念两个小时，以确定头顶温度最高为恒定。

借助于科技产品红外线测温仪测量身体多部位体温并加以记录，颇有现代统计学对比试验的意味，而更值得关注的是对于佛教教义的理解和调适。往生后有一个好去处是每个佛教徒的愿望，但最终能否到达主要还是看临终者平日自身的修行和造化，临终助念只能起到辅助之功效。所以，助念会有一个相对固定的时长，即神识完全离开肉体的时间，一般而言是 12—24 小时。助念结束时根据最后的温热所判定的去处，无论好坏，都是需要暂时接受的结果（中阴期或许还有机会改变）。但在大圣寺安养院的实践中，情形并非如此。在这里，每一位佛教徒都被期望能往生极乐，所以往生之后的助念并没有固定的时长，而会一直持续，直至达到期望的结果，而测温除了传统的作为判断往生后去处的途径之外，也被赋予了新的意义，即验证助念之功效。

截至 2017 年 7 月底，累计有 268 人在大圣寺安养院往生，有数据记录的有215人。在这215例中，第一次测温最高温度在腹部（意味着转生恶鬼道）的为107例，占49.8%；最高温度在胸口（意味着转生人道）的为100例，占46.5%；胸口和腹部相同的为8例，占3.7%。简言之，如果没有助念，一半老人可能堕入三恶道。而经过助念之后，这种情况得到明显改观：助念结束时，最高温度在眉间（意味着往生天界）的为30例，占13.95%；最高温度在头顶（意味着超凡入圣）的为182例，占84.65%，助念的有效率达到98.6%。对于仅有的3个助念失败的个案，安养院自有其解释。比如对其中一例的解释是老人临终时其子用密宗方法同时为其助念，与净土宗助念方法相悖导致助念失败；对另外一例的解释则是因为其本人生前信邪教而使助念无果。这一实践是对于原来“规则”的微调，原本体温决定去向的结果在12或24小时助念结束之后是既定的，但在这里助念的时间被延长，有4例甚至长达90小时以上，希望因此加大经由助念来改变结果的机会。

助念结束之后，木龛坐化、追福超度等程序同灵岩山寺安养院类似，所不同的是大圣寺没有类似塔院的火化场所，而需要送去附近的另一座寺院。大圣寺的下属寺院长山寺，着重地宫建设，以安排往生者之“仙位”。调查之日，正值上述往生者“三七”，先是在佛堂举行了超度仪式，随后进行放生仪式。在寺院附近的运河边，寺院的法师带领寺院的义工和居士家属面对家属准备好的黄鳝、泥鳅等，诵经念佛，而后放生，为死者超度亡灵，积累福报，该仪式持续约一小时。待老人过完“七七”之后，整个仪式过程才会最终落下帷幕。

结论

上文已用一定篇幅呈现两座寺院安养院临终关怀的细节。我们可以从中发现，与现代医学临终关怀相比，佛教临终关怀表现出其独特性，这是因为后者以佛教的灵性资本为依托，并集中体现于安养这一概念和实践之中。布迪厄有关社会资本、文化资本尤其是象征资本的论述在被引入宗教领域之后，催生了灵性资本（spiritual capital）的概念。[①] 尽管关于灵性资

① ［美］泰瑞·雷：《宗教资本：从布迪厄到斯达克》，李文彬编译，《世界宗教文化》2010年第2期。

本的界定和构成因素存在不同的观点，甚至超出了宗教的范畴，如企业的灵性资本①，但就宗教生发的灵性资本而言，对于苦难、健康、死亡、来世等生命终极问题的解惑依然是最核心的内容，基督教②、佛教③概莫能外。我们还可以从佛教临终关怀与现代医学临终关怀的比较和差异分析中进一步理解上述结论：

其一，现代临终关怀与现代医学同源，认为死亡即为人生的终点，所以医疗干预的最高目标是优逝善终，而佛教的生死观强调神识继续存在，无始无终，且死亡可以超越，临终正是实现这种超越的重要契机。所以有的学者认为，“佛教的临终关怀是一种指向生的技术”。④ 相比之下，现代临终关怀虽则可以减轻患者的身心痛苦，但却难以消解其对死亡的恐惧与不安；而佛教则清晰地描绘了死后重生之轨迹，不仅提供了关于生命终极意义的答案，而且指出临终者个人的修行与助念等外界力量可以帮助其在生命的转折处实现超越。因此，现代临终关怀止于死亡之时，而佛教的临终关怀则延续至医学意义上的死后，或者说佛教的临终关怀既关注临终，同时又超越临终这一生命结点或特殊时刻。有鉴于安养的目标就是往生极乐，安养的内容如欲望至简、修行念佛等皆是为了实现这一目标，因而均可纳入临终关怀的范畴。就此意义上而言，佛教的临终关怀是对现代临终关怀的延伸和拓展。

其二，佛教的临终关怀慰藉则由仪式来实现。在安养院的临终关怀过程中，仪式贯穿始终，包括念佛修行、往生助念、火化仪式、超度仪式、放生仪式等。仪式是人类学的经典议题，对死亡仪式的关注也由来已久。死亡仪式在所有社会中都扮演重要角色，它不仅反映社会的价值观，也是重塑价值的重要力量。⑤ 佛教临终关怀通过仪式将养老的“送死”程式化了：往生之前念佛修行；临终时在往生室往生，有家人、同伴和莲友的助

---

① 陈颐：《论灵性资本视野下企业价值的内化与提升》，《山东财政学院学报》2012 年第 2 期。

② 聂家昕：《空巢老人、灵性资本与民族教会的宗教实践——一个多元宗教现代性视角的研究》，《浙江学刊》2016 年第 6 期。

③ 于飞：《灵性资本、精神资本与佛教文化》，《深圳大学学报》（人文社会科学版）2011 年第 3 期。

④ 李晋：《佛教、医学与临终关怀实践》，《社会科学》2007 年第 9 期。

⑤ Huntington R. and Metcalfe P. , *Celebrations of Death*, Cambridge: Cambridge University Press, 1979, p. 5.

念声相伴；往生后去寺院火化；其后的中阴期还有超度仪式以及放生仪式等。各个时期，无论是空间、人员还是仪式内容，对于临终者及其家人而言，都非常明确。不仅在发生前可以预期，在最终发生的时候，也可以按部就班地进行，而不至于出现持续的失序，这对于活着的人而言非常重要。诸如疾病和死亡等人生的危机和无常往往造成人们生活世界的失序，"人能够以某种方式使自己适应他的想象力所能处理的任何事情，但是他却不能应对混乱无序"，而仪式往往是实现秩序重建的重要路径。[①]

其三，佛教安养院的临终关怀并非从人的生命终末期开始，而是贯穿于整个安养过程之中。这种独特的临终关怀体系在"安养"这一概念中得到了最集中的体现。安养，又有安养国、安养净土之谓，乃西方极乐世界之异名。在安养国中可安心、养身，故称安养。安养国之教主，即为阿弥陀佛。[②] 老人进入以"安养"命名的养老之地，终极目标乃是往生西方极乐世界，正如一位老年居士对我们所说："安养，就是心安下来，到西方去。"为了追求这一终极目标，老人的安养实践包含两个重要的方面。一方面，以佛教教义为指引，学习佛教关于临终、往生等的阐释，往生是什么？临终时会发生什么？往生之后的归宿在哪里？诸如此类问题，都能够得到一一解答。另一方面，将修行嵌入食素斋、早课晚课等日常生活之中，将伟大的目标幻化成可以点滴实现的任务。简而言之，佛教的安养实践自生前开始，延续至死后，以佛教教义为指引，老人欲求逐渐简化，集中于"求往生"，为了实现这个终极目标而付诸种种努力，最终归结于一句佛号："阿弥陀佛。"值得特别指出的是，临终者的主体性在整个过程中到了充分发挥。安养院老人可以自主地选择自己死亡的方式、死亡的地点以及死后的安排。自主性的意义在于自始至终保持自我的可控感觉，因而始终保持着生命的尊严。

另外，考虑到在医院临终者经常经历侵入性抢救和过度医疗问题，佛教安养院为老年居士所提供的身心兼顾的临终关怀显得更为难能可贵。当然，这也是佛教临终关怀与现代医学发生一定程度的紧张关系之原因所在。例如，我们了解到一部分佛教寺院表示支持针对止疼的现代医学姑息

---

① Geertz C.，"Shifting Aims，Moving Targets：On the Anthropology of Religion"，*Journal of the Royal Anthropological Institute*，Vol. 11，No. 1，2005，pp. 1 – 15.

② 参见丁福保编著《佛学大辞典》，"安养"词条，文化出版社 2015 年版，第 807 页。

措施，而另外一些寺院则反对现代医疗手段介入发生在安养院的临终关怀实践，认为现代医学提供的止疼姑息措施完全可以用坚定的宗教信仰替代。尽管如此，发生在佛教寺院的死亡还是难以摆脱现代医学的介入。这是因为佛教临终关怀涉及的死亡处理问题受制于政府有关开具死亡证明的规定。现行的死亡证明全称是“居民死亡医学证明推断书”，只有临床医生才能开具，共分为三联，一联用于火化，一联用于安葬，一联用于注销户口。如果没有医生开具的死亡证明，既不能火化安葬，也不能注销户口。因此，每当老年人死在佛教安养院之后，民警和医生必须到场，民警负责核实死者身份，记录死亡过程，医生负责验尸，查看既往病例，开具死亡医学证明，以此排除非正常死亡的可能。到目前为止，有关现代医学提供的姑息措施是否应该纳入佛教安养实践的问题在佛教界仍然没有共识。同时，部分佛教寺院开设骨灰堂之后是否能够继而开设独立的火化场问题也受到丧葬政策之限。总之，佛教安养实践仍然难以回避现代医学对临终的介入或国家有关丧葬事宜的规定。

海葬与心灵环保

齐腾飞

导读：海葬由个体行为转变为集体行为，而集体行为的形成却与佛教养老萦绕在一起。生态环境危机表面上是大自然被破坏的严重结果，但实际是人们的价值观发生了扭曲和危机。倘若贯穿在人类生产和日常生活的价值观极为不利于大自然，生态环境危机也就在所难免。基于渤海双缘安养院的海葬调查研究显示，以佛教有关万物同体共生思想为怀的人体骨灰海葬，不仅具有环保意义，而且体现出行动者对人类中心主义价值观的反思。

研究缘起

顾名思义，海葬就是将人的尸体或骨灰投入大海安葬。作为一种处理航海者死亡的常见方式，海葬在欧洲古代神话中已有所反映。古斯堪的纳维亚传说中的光明之神巴尔德尔被槲寄生小枝所杀后，被诸神抬起放在船上的火堆，他的妻子南娜因心痛而死，也被放在火葬堆上焚烧，之后一起投入大海安葬。① 公元15世纪，明朝太监郑和率领两万多人乘两百多艘海船出海远航，死在海上并葬入大海的水手大概不在少数，郑和自己在印度洋航行期间生病去世后因天气过热难以保存尸体也有可能被海葬。② 1912年，泰坦尼克号游船触及冰山沉入海底，部分逝者被海葬，原因是尸体过度受损，防腐剂不够用，无法运到陆地安葬。③ 第二次世界大战期间，海

---

① ［英］弗雷泽：《金枝》，徐育新等译，新世界出版社2006年版，第571—572页。

② 王引：《郑和墓的确定与重建》，《江苏地方志》2005年第3期；福建省人民政府新闻办公室：《郑和下西洋》，五洲传播出版社2005年版，第45页。

③ Andy Wells，“Burial at Sea：Amazing Photo Shows Titanic Victims’ Final Journey”，*Daily Star*，1 Oct，2013，https：//www. dailystar. co. uk.

战频繁，许多阵亡者被幸存的同伴用帆布包裹投入海中安葬。[①]

在过去几十年，与在海上逝世无关的海葬屡屡涉及社会知名人士。电影导演希区柯克、宇航员阿姆斯特朗、作家张爱玲死后均按遗嘱海葬。在老一辈革命家中间，恩格斯作为革命导师骨灰海葬先行者的事迹被广为流传。周恩来去世后，骨灰从飞机撒在北京密云水库以及临海城市天津和山东滨州上空。刘少奇冤案得到平反昭雪后，他的骨灰由家属在青岛海葬。邓小平病逝后，有关中央领导陪同邓小平的亲属将他的骨灰撒入大海。

自天津市于1990年率先为普通居民开设海葬服务业务以来，海葬作为生态葬的一种方式渐渐为一部分人接受。民政部于2009年在《关于进一步深化殡葬改革促进殡葬事业科学发展的指导意见》中明确表示政府大力支持“骨灰处理生态化”，具体做法包括海葬。[②] 部分城市的民政部门为之积极响应。例如，自2012年以来，辽宁省的海葬数量持续增长，到2018年上半年已有近3万份骨灰撒海。[③] 另外根据在互联网可以找到的数据，上海市自1991年以来实现骨灰海葬4万余份，青岛市自1992年以来实现骨灰海葬1.7万份，北京市自1994年以来实现骨灰海葬2万余份，深圳市自1998年来实现骨灰海葬3.6万份。为进一步推动殡葬改革，民政部于2016年下发《关于推行节地生态葬的指导意见》，将节地生态葬定义为“以节约资源、保护环境为价值导向，鼓励和引导人们采用树葬、海葬、深埋、格位存放等不占或少占土地、少耗资源、少使用不可降解材料的方式安葬骨灰或遗体”。[④]

中国学界到目前有关海葬的研究仍然屈指可数，专门讨论老年居士接受海葬的研究一直未能见到踪影。尽管如此，数量至今相当有限的海葬研究至少使得我们注意到政府为海葬买单的优惠政策。刘宏鑫等人在一篇有关政府应该如何采用市场化服务的方式提高海葬数量的论文中指出，从

---

① Adam Chandler, “Rising Sea Levels are Exposing Bodies of Buried WWII Soldiers”, *The Atlantic*, 7 June, 2014, https: //www. theatlantic. com.

② 《关于进一步深化殡葬改革促进殡葬事业科学发展的指导意见》，（民发〔2009〕170号），2009年12月23日，http: //www. mca. gov. cn。

③ 汪伟：《辽宁免费海葬带动殡葬新俗》，新华社，2018年4月3日电，http: //www. ln. xinhuanet. com。

④ 《关于推行节地生态安葬的指导意见》（民发〔2016〕21号），2016年2月19日，http: //cbzs. mca. gov. cn。

1990年开始，北京、上海、天津、广州、深圳等多个城市先后开展骨灰撒海活动。在辽宁省，凡属于辽宁户籍的居民之海葬服务费一律由政府买单，已经开辟海葬业务的城市主要有大连、营口、丹东、锦州、葫芦岛、庄河等。[①] 为海葬买单就是由政府出资委托火葬场集中出海撒放骨灰。但是此举若不能与人们的意识变革相互联系，效果必然有限。

根据三个陵园管理处收集到的问卷，李欣然和黄成林做出的分析显示，人们最欣赏的殡葬方式依次为传统墓葬、草坪葬、树葬、海葬、花葬、骨灰墙、骨灰塔，其中近6成问卷填答人最欣赏墓葬，年龄越大选择墓葬的人越多。[②] 由此可见，包括海葬在内的生态葬之推广需要意识变革。但是由于推广海葬的初衷来自为了节约土地资源的物质主义环保思想，人们对安葬方式的文化思辨如果被搁置在外，结果不利于海葬的推广。王启梁和刘建东针对这个问题指出，上海市政府部门为推行海葬，专门出台补偿政策，最初每具骨灰的补贴金额是400元，后来提升到2000元，效果仍然不尽如人意，传统墓葬和生态安葬比例等于80：20，海葬在各种生态葬中的占比不到1/20。相比之下，广东省汕头市澄海区近年来的海葬数量在全区火化总数中占70%。在这个以农村居民为主体的地区，海葬得到了老年人协会的积极配合，每周一次的海葬仪式都由德高望重的村民主持，通过海葬仪式宣传骨灰撒海是先人最好的归宿。[③]

根据实地调查发现的问题是，赵赴认为海葬固然不占用土地，对国家有利，另外海葬不需要购置墓穴，逝者的亲属能够节省较大的一笔开支，但正是由于逝者的骨灰被海葬，家属们也失去了祭奠逝者的载体，所以海葬服务的免费措施是对祭奠权的一种赎买形式。[④] 另外按照一位人类学家的说法，假如海葬等生态丧葬只是为了抹掉人曾经存在过的痕迹，只是为了节省土地，那么生态丧葬就只具有实用主义的环保价值，但同时由于忽视人的生命意义而不具备文化内涵。如果它不能附着在人们对生死意义的理解上，它也就等于一种纯粹为环保处理掉尸体垃圾的唯物质主义做法。[⑤]

---

① 刘宏鑫、刘洋、徐强：《推行海葬的市场化服务管理可行性初探》，《新西部》2016年第8期。

② 李欣然、黄成林：《生态墓园殡葬方式的大众心理研究》，《安徽农业大学学报》（社科版）2011年第1期。

③ 王启梁、刘建东：《中国殡葬法制的意外后果》，《云南社会科学》2016年第1期。

④ 赵赴：《摆脱政府、市场与文化三方失灵的困局》，硕士学位论文，复旦大学，2012年。

⑤ 吴飞：《慎终追远：现代中国的一个童话》，《读书》2014年第4期。

上述学者的研究和相关论述说明，海葬的环保意义有待于文化意义的升华。这也是我们前往河北省沧州市渤海双缘安养院从事调研的缘由之一。

我们在过去两年一直研究民间养老模式，注意到北京双缘安养院在做连锁安养院，渤海双缘安养院即是其中一所。建于2016年10月的渤海双缘安养院是净土宗道场，有500多名老人入住，身份多为居士，已有100多人签署海葬协议。在这里，希望海葬的老年人并不局限在这所安养院的入住者，一部分生活在外地的老年人也提出了申请。自2017年春季到2018年秋季，渤海双缘安养院先后举办了57次海葬仪式，派人出海一共安葬了69位逝者。

本文将要讨论的问题是佛教思想如何影响到渤海双缘安养院的海葬实践。如果首先用最扼要的方式对这个问题的答案加以概括，海葬的环保意义与海葬的文化意义在这家安养院作为互动关系而存在。换言之，社会化的环保意识和佛化的环保思想在渤海双缘安养院相互渗透，频繁举办的海葬仪式将自然主义的环保意识与超自然主义的环保思想合为一体。

安养院老年人对海葬的理解和态度

纵观世界，各大宗教对海葬的态度基本上是不得已而为之。这是因为陆地葬可留给他者和后人缅怀逝者的实物和空间，至尊圣迹尤其需要墓地、坟墓、墓碑、纪念碑保护。

在佛教传统中，火葬、土葬、天葬以及林葬可以说是佛教丧葬文化的主流。[①] 佛陀释迦牟尼死后火葬，舍利建塔供奉。在唐代僧尼的葬制中，火葬、林葬以及土葬较常见。六祖慧能圆寂之后，坐缸塑为肉身菩萨，不同于佛教对身体的抛弃，效仿者不多见，可谓支流。《续高僧传》卷十七《玄景传》记载：高僧玄景大业二年卒，“自生常立愿，沉骸水中，及其没后遵用前旨，葬于紫陌河深滢之中”。[②] 皈依佛门的民国女子吕碧城更进一

① 山田明尔：《印度早期的佛教与丧葬》，《东南文化》1992年专集1，第64—64页；李玉华：《佛教对中国殡葬文化的影响》，《社会福利》2001年第3期。

② 冉万里：《略论唐代僧尼的葬制》，《乾陵文化研究》2005年刊。

步，“死后火化，将骨灰和入面丸，喂鱼喂虾，与之结缘”。[①] 严格而言，这两例水葬之举纯属个人化行为。

而如今，海葬的集体化行为在中国不断发生并有佛化趋势。据了解，在舟山、沧州、唐山、大连、烟台、潍坊、上海、青岛、宁波、秦皇岛、南通、温州、湛江、北海、广州、珠海、深圳、东莞、天津、连云港、厦门等沿海城市，都有承揽海葬业务的机构。接受海葬者多为信佛之人的特征可见于海葬业务机构的官方网站。这些网站一般都配有莲花绘图和法轮照片，以绿度母心咒和大悲咒为主的佛经音乐也被上传到网络。作为居士的佛学泰斗赵朴初先生于2000年去世，一年之后骨灰入海，以此证明了他的生前所言：“我们都是一滴水，只要尽力而为，滴水可奔入大海，永不干涸。唯有身归大海，滴水方得功德圆满。”[②]

全国海葬文化交流会于2018年在佛教圣地普陀山挂牌成立，海葬与佛教的牵绊自不待言。至少在渤海双缘安养院，海葬无疑已是一种目的非常明确的集体行为。当询问立遗嘱选择海葬者为何要海葬时，安养院老人的第一反应是“放下对身体的执念，利于往生成佛”。如此众口一词，说明入海安葬已经在安养院老人之中被普遍接受或理解。

海葬作为一种文化现象的形成在一定程度上有赖国家鼓励海葬的政策。正如上文所述，海葬需要的出海撒骨灰之费用在各地由政府买单，但节省丧葬费用的考虑绝非人们接受海葬的决定性因素。在渤海双缘安养院，海葬作为一种文化现象的形成，在于入住者有关往生的信念和对往生的追求。在俗世，人们讳言生死，安养院老人对死亡的态度则是淡定从容，甚至兴奋。这是因为佛门中人称死亡为往生，将往生视为众生脱离苦海的机会。这意味着往生通道将众生从一个阶段转化到另外一个阶段，从一个环境转换到另一个环境，直至更光明的世界。基于轮回转世概念的往生信念在渤海双缘安养院和其他佛教安养院属于一个集体性的信念，在入住者的生命临终期是一个能够帮助临终者相对安详接受死亡的主要因素。[③]

按照季羡林先生的说法，佛陀的最根本教义建立在悲观主义基础之

① 于继增：《中国最后的女词人吕碧城》，《文史精华》2008年第9期。

② 叶小文：《赵朴初先生的“无尽意”》，《北京文摘》2017年2月24日第4版。

③ 张有才：《往生与临终关怀——佛教净土宗的生命伦理观》，《五台山研究》2006年第3期；方静文、齐腾飞：《老年临终关怀：来自佛教安养院的启示》，《思想战线》2018年第3期。

上，包括十二因缘、四圣谛、八正道。十二因缘的内核是苦，苦的根源是无明。四圣谛指的是苦、集、灭、道，也以苦为中心。八正道指的是正见、正思、正语、正业、正命、正精进、正念、正定，是脱离苦海的方法。总之，佛陀认为生老病死，众生皆苦，一切皆苦。同时，佛陀相信业报，相信轮回。欲脱离苦海就需要认识苦的根源在于无明，从而铲除之。[①]

入住到渤海安养院的老年人认为，若要生命轮回，在往生的道路就一定要念好佛经，广行善事，恪守佛法，所以每日念经是院内生活最重要的一部分。

2018 年 7 月 8 日，安养院喇叭通知“安和楼 107 房间的老人往生净土，发心助念的老人来安心楼临终关怀部报名”。安养院老人听到如同俗世过年一样兴高采烈，有的一路小跑奔向安心楼报名，有的拄着拐杖一瘸一拐地扭动到那里。一时间，临终关怀部里面门庭若市。当问及报名海葬为何如此踊跃，耄耋之年的王老居士说道：“‘祝福老人长寿’虽在世俗通行，但在佛家并不适用，如果你为我好，还是祝我早日往生。”这一说法变通了上文提到老人集体语“放下对身体的执念，利于往生成佛”，但意思仍然是在说海葬是一条往生途径。

安养院的老年人对往生的理解充满着佛教二元对立思想，即躯壳可亡，灵魂不灭，死亡如同乌龟脱壳，如同蛇蜕皮，如同凡人去掉手铐脚镣，没有身体的障碍，只用精神的作用就可转到另外一个世界。如此而言，身体对佛教徒而言，意味着障碍，意味着桎梏，意味着枷锁，并不值得留念。否则，留恋身体，则意味着陷入有碍往生极乐的“贪、嗔、痴”三垢之中。

有关往生的理念只能解释佛家对身体的舍弃，却不能解释老年居士为何选择海葬。如果用安养院负责人的说法回答这个问题，一位老人的家属于 2017 年按照先人遗愿，打算去青岛实施海葬。由于安养院本身靠近渤海湾，诸位负责人合计不如主动开发海葬业务，最终通过联系大巴车公司和港口海船管理机构，确定了安养的海葬路线和地点。借着这次机缘，渤海双缘安养院的海葬业务逐步开展起来。纵观中国大陆海葬业务的分布也可以看出，靠近大海和有出海的条件属于海葬发生频率最高的地方。自然

① 季羡林：《佛教十六讲》，长江文艺出版社 2010 年版，第 13 页。

环境之影响，可见一斑。

2018 年 9 月 7 日，渤海双缘安养院又一次举办海葬仪式，共分两大步骤。第一是将骨灰制作成“光明丸”，第二是把光明丸撒入大海。当一对姐妹带着自己母亲的骨灰来到临终关怀部之后，义工用电动粉碎机将骨灰碾成更细的粉末，将骨灰和香油用面粉揉搓制作小面丸。期间，围观者有说有笑，诉说着老人的往生瑞相和阿弥陀佛的福报。老人的二女婿在石家庄做茶叶生意，笃信佛家，特别健谈。他说道：“有些事特别灵验，我妈预测到自己什么时间往生，打电话让我们那时候到德州去接她海葬。老太太其实早就想选择海葬，听说渤海双缘这边海葬，特别兴奋。十年前，老太太在四川出家，之后特别虔诚，选择海葬是因为佛家讲失去越多得到越多，海葬把自己全部失去，如此才能早日成佛。”

第二天一早，负责海葬的和尚、报名以后参加海葬的居士、逝者的家属等一行，乘坐大巴车前往黄骅港。参加海葬被认为是积累福报，故每次海葬，参加者相当踊跃，50 个座位的大巴座无虚席。此次也不例外。到达黄骅港，租船出海，行约半小时，至深水处停船，安养院僧人开始主持仪式，宣读两位居士业已往生极乐，同时宣讲了海葬的意义。逝者的家属将光明丸和鲜花撒入海中，之后将准备好的活鱼、皮虾、贝类投入海中放生，僧人和居士高诵“南无阿弥陀佛”。主持僧人宣布海葬圆满完成时预祝了在场居士早日往生。

订立海葬遗嘱的老人对选择海葬的解释倾向于精神的归宿，仿佛与环境保护无关，但其实不然。环境保护之于海葬始终是作为一条暗线存在，不深究其里，往往会被忽略。例如，上文提到的老太太生前做过超市生意，使用过大量污染环境的塑料袋。老太太皈依佛门之后深深为此感到羞愧，之所以选择海葬是希望尽己一切所能为环境保护做点贡献。

我们在调研过程中还了解到，威海一所高校的杨教授在双缘安养院生活之后也申请成了海葬者，他的家属转述说，这位老先生认为“生命起源于大海，而终结于大海，从此与大海相伴，一样永恒”。来自浙江湖州的赵女士则是这样表达了自己愿意死后海葬的心愿：“死后大操大办，耗费钱财，没有必要，现在中国土地紧张，我选择海葬，为子孙后代留点土地。”

湖州赵女士的环保心愿在这家佛教安养院绝非小众理想。来自山东的张大爷在接受访谈时形象地说：“咱们中国人讲五服，出了五服也就没人给上坟了，而现在情况更严重，出了三服，基本上就断了，与其等着孤零零的小山包慢慢填平，还不如海葬，早点省下土地。”

佛宣女士作为安养院负责人之一也表示自己以后要海葬。但她给出的解释则是：“一者身体为皮囊，身心分离之后，应该放下执念。二者喂鱼喂虾，与之结缘，成佛之后，度化它们。三者教育女儿，以后吃鱼吃虾，即是吃妈妈，放弃食荤，减少造业。”

如果论及差异，以上看法涉及舍身布施的考虑、对自己造成环境污染的耻辱感和补救心态、人与大自然融为一体的愿望、对土地被过度使用的担心以及同自然造物结缘的素食主义思想。但若论及如此心愿的精髓，那就是非常朴素的佛教心灵环保思想。

心灵环保

讨论中国佛教心灵环保说，首先有必要说明的一点是佛教学说包括丰富的生态理念。[①] 如果说缘起论是佛教生态理念的哲学基础，那么整体论和无我论则是佛教生态理念的基本特征。作为佛教独特的世界观，缘起论是佛教有别于其他宗教哲学的特征。“缘起”一词的含义是现象的存在由种种条件和合而成，不是孤立的存在。依据缘起论的整体论是说整个世界处于变化莫测的关系网络之中，属于一个不可分割的整体，每一单位都是相互依赖的因子，所以人与自然的关系如同一束束芦苇一样相互依存。正是在整体论基础上，佛教发展出大慈大悲、天下一体的菩萨情怀。同样基于缘起论，佛教认为世界上的一切事物没有不变的本质，只是相对的存在，佛教称此为“空”，由此衍生出来相对于人类中心主义的“无我论”，属于一个防止将人的重要性视为万物之轴的偏激。[②] 若简约而言，佛教生态理念的主要内容包括：万物同体共生的自然观、众生平等的人生价值观以及不杀生的生命观。

也许更应该指出的是有关心灵环保的思考依托于人间佛教思想传统。回顾历史，人间佛教思想是中国近现代佛教发展的一个里程碑，曾在20世纪20—30年代作为一部分佛教人士推动佛教改革的一面旗帜，而且牵

① 吴言生：《深层生态学与佛教生态观的内涵及其现实意义》，《中国宗教》2006年第6期。
② 魏德东：《佛教的生态观》，《中国社会科学》1999年第5期。

扯到一场普度之争。[①] 众所周知，在民间信仰中，普度仪式的极点是超度亡灵，帮助逝者摆脱苦难，功德圆满，到达彼岸，上至天界。为了亡故的亲人，人们会请道士或法师念经，协助逝者顺利往生。在头七、二七、三七，还要请道士或法师念经，百日或周年也会如法炮制。由于中国人还认为无后代供奉的亡灵最悲惨，于是每年农历七月中元盂兰盆会要举行普度仪式，目的是超度十方孤魂，让游荡的魂灵得到妥善安排后就不会作祟，其他人也就可得安宁。[②] 民国肇造之后，普度观念和相关宗教实践遭到了知识界的严厉批评。不相信鬼魂世界的现代知识分子认为普度思想代表着虚无缥缈的宇宙观。

在一片批判声中，一部分佛教界人士开始提倡改革，提出要把用于普度的钱财变为普济之用，同时要把佛教对出世的偏爱变为普遍救济生者的入世方向。佛教高僧太虚法师干脆提出要将“死人的佛教”变为“人生佛教”。太虚法师特别强调：“人生佛教以求人类生存发达，以大悲大智普为群众，以圆渐之大乘法为中心。”[③] 换言之，佛教需要改革，需要把完善人格、发达人生、利生济世作为佛教的主要目标。太虚法师创办的《海潮音》于1934年特发“人间佛教”专号刊文18篇。与此同时，“人道佛教”和“人间佛学”等说法被其他人相继使用，虽用词各异，但概念相近。一时间，人间佛教之说成为中国佛教界的一股新思潮，赢得不少佛教徒和社会人士的欣赏。[④] 卢沟桥事件之后，人间佛教思想展现出成佛救世精神的优势，一大批佛教界人士以救国救民的急迫性论述佛教徒反抗日本侵略者的重任。中国佛教会会长圆瑛法师及时赶赴大南亚华人社区筹集救国救民款项，常惺法师主持佛教会工作并在《海潮音》发表“中国佛教徒护国和平会之意义”，支持佛教徒的护国救民行动。[⑤] 此后，常惺法师为积极支持抗日，创办僧侣救护队、佛教医院、佛教僧侣掩埋队等组织。[⑥]

中国大陆改革开放之后，人间佛教思想得以延续和发展。赵朴初居士于1980年代初在《中国佛教协会三十年》报告中特别提到“佛法在世间，

① 何建明：《人间佛教的百年回顾与反思》，《世界宗教研究》2006年第4期。

② 陈洪：《盂兰盆会起源及有关问题新探》，《佛学研究》1999年年刊。

③ 印顺：《太虚法师年谱》，宗教文化出版社1995年版，第102页。

④ 洪修平：《太虚与近代佛教的革新运动及人间佛教的提倡》，《佛学研究》1994年年刊。

⑤ 常惺：《中国佛教徒护国和平之意义》，《佛海灯》1937年第2卷第7期。

⑥ 韩朝忠：《近代华严宗发展研究》，博士学位论文，吉林大学，2015年。

不离世间觉，离世觅菩提，恰如求兔角”。[①] 他还在《法音》发表佛教知识问答文章，说明人间佛教是为了“净化人间，建设人间净土”。[②] 针对贯彻人间佛教思想的急迫性，上海居士林林长郑颂英先生于2000年提出“当今佛教三大事”：第一是整肃僧团道德风尚，防止金钱腐蚀；第二是大力制作经书音像材料，建立佛学图书馆，顺应时代潮流，关注新兴事物，普及佛教知识；第三是修建安养院，为退休后的四众弟子养老修净，临终助念，送往极乐净土。[③]

作为人间佛教思想延续和发展的表现之一，心灵环保说于20世纪80年代至90年代成型，星云法师和圣严法师的相关阐述可以说最透彻。[④] 针对生态危机和环境污染的事实，佛教环保主义的先行者更为关注心灵的污染，所以更为强调心灵的净化以及对万物的慈悲之怀。星云法师曾举例说，无论植物、动物，还是人，虽种属不同，但却共同依赖地球而生存，是众缘和合的生命体，如此的生命体以慈悲和融合作为生存条件。应该指出的是星云法师所讲的万物同体共生之说源于佛教的缘起论，万法缘生，故而同体。缘起而生，缘散而灭，没有固定的本质，不能单独存在，彼此共生共存。[⑤] 圣严法师则将心灵环保思想系统类别化而论，认为心灵环保理念统领礼仪环保、生活环保以及自然环保行动。[⑥] 礼仪环保自然包括丧葬方式。土葬和火葬要求入土为安，若大办丧事，则豪车遍地、花圈林立、礼炮齐鸣，墓地竞相奢华。

自千禧年之后，中国佛教界对环境保护的关切超过以往任何时期。一方面，这是由于生态环境，如城市空气污染和农村水源污染，恶化到了一个前所未有的程度。另一方面，诞生于20世纪二三十年代的人间佛教思

① 赵朴初：《中国佛教协会三十年》，《法音》1983年第6期。

② 赵朴初：《佛教常识答问》，《法音》1981年第3期。

③ 郑颂英：《当前佛教三大事》，《佛教文化》2001年第2期。

④ 缪方明：《注重“心灵环保”的当代人间佛教——圣严法师人间佛教思想之探析》，《宗教学研究》2006年第1期；缪方明、于姝：《台湾人间佛教发展考察》，《宗教学研究》2009年第3期。

⑤ 薛江谋：《星云人间佛教的环保思想探析》，《南京林业大学学报》（人文社会科学版）2014年第4期。

⑥ 谷永诚：《弘扬汉传佛教环保主义》，《圣严研究》2012年第3辑；缪方明：《注重心灵环保的当代人间佛教》，《宗教学研究》2006年第1期；刘东山：《试探佛教的心灵环保思想》，《福州大学学报》（哲学社科版）2004年第3期；萧贞贞：《从佛教谈现代的环保》，《浙江学刊》2011年第3期。

想在中国大陆得以弘扬，同时在港澳台地区和东亚国家影响甚广，还增添了不少新概念，包括使用传统佛教思想阐述包括生态危机在内的新问题。2001 年 8 月，中国佛教协会在普陀山举办佛教与环保讲演会。2005 年 6 月，中国佛教代表团赴蒙古国参加北传佛教与环境保护会议。2008 年 10 月，中韩日佛教友好交流大会在韩国举行，特设佛教徒为环境保护承担责任的专场讲演会。尤其是在 2010 年上海佛教界迎世博环保论坛期间，与会者提出 8 条具体的佛教环保建议，包括在佛教界定期举办环保知识讲座、建立环保网站、开办传播心理环保理念的禅修体验营、传播佛教的心灵环保理念、倡导文明进香、寺院垃圾分类、节省寺院耗能以及利用寺院素食馆弘扬“戒杀护生”的佛教思想。[①]

结　语

就我们了解，生活在渤海双缘安养院的老人们并不清楚当代佛教界大师们有关心灵环保的精致阐述，但这些老年人自身的言行无形之中推动了佛教环保理念的民间实践。尽管渤海双缘安养院老年人的环保意识与当代佛教大师所言的心灵环保之说在表达方式层面存有差异，但都暗合万物同体共生的思想。发生于渤海双缘安养院的海葬揭示出一种特有的环境主义价值取向。就其深层结构而言，这种价值取向是对唯我中心的价值观和物欲文化的价值观之抵制。在此讲述佛化环保意识，并非是要鼓励人们皈依佛教，而是要借鉴他者的智慧，寻觅更具普适性的价值观。佛教自东传以来，深深嵌合在中华文化中，人们即便不信仰佛教，也会不自觉地接受某些佛教理念。这种内化的思想潜移默化，旷日持久。在这个意义上，佛教所说的同体共生作为一种理念，其本身有很强的适用性。

渤海双缘安养院老人有关海葬意义的陈述虽然朴素简单，但却大致勾画出了维系佛教环保思想的范式。所谓范式是指用以检验人类社会现象的观念及假设，可用来提供一种世界观。长期以来，人类自诩为万物的主宰，人类中心主义范式逐步形成。尤其随着现代科学技术的发展，人类可以向自然索取的能力成倍增长，对自然环境的伤害极大。在生活方式方

① 曹曙红：《上海佛教界迎世博环保论坛在玉佛寺举行》，《法音》2010 年第 5 期。

面，消费社会的物欲时代之来临，伴随着影响人类安危的生态反弹，但对应措施还是科技手段，而不是对镶嵌物欲时代之中的价值观之反思。① 渤海双缘安养院老人对海葬意义的阐述虽然并不深奥，但完全符合佛教的伦理观和世界观。在佛教看来，人类无限制的欲求是各种灾难的源泉，生态灾难也是如此。过度的欲望来自众人心中的贪嗔痴，同时很多人还不懂得珍惜福报。福报既是所造业的果，又是未来报的因。如果不知珍惜福报，任意挥霍，极尽享受，资源必然匮乏，人们也就遭到相应的果报，即福报的耗尽。所以佛教最为人知的因果报应思想是一种抵制人类中心主义范式的反范式。②

在渤海双缘安养院，戒杀护生、食心生活、禅修体验以及简约生活方式，自不必言说，属于入住者严格遵守的范畴，而且心灵环保超越日常生活，直接连接到海葬，已有近 70 份骨灰得以海葬，积累了上百份海葬协议书。但我们必须指出，入住安养院的老人在往生道路的尽头并非全都会接受海葬。如果老年人仅仅口头表示了同意或签订了海葬协议书，其后代仍然不敢贸然将老人海葬，除非有老人的亲笔遗嘱，否则回到家乡有可能被其他亲属或邻里指责为不孝。另外，尽管高温中焚烧后产生的骨灰属于无机物碳酸钙，病菌在骨灰中根本无法存活，而且渤海双缘安养院实施海葬地点的水动力充足，不会引起回流，因而海水不会把投放在海中骨灰冲回到海岸边，但附近部分居民对海葬之举颇有微词，生怕海葬地点的鱼虾被“污染”。由此可见丧葬改革之艰难。

在其他生态葬中，入土为安的观念还可以找到依托，海葬则不然。在其他的地方，尤其是沿海大城市，海葬纪念碑的存在已有一段时间，为海葬竖立的纪念碑是集体性建筑物，上面刻有历年骨灰撒海者的姓名，家属可以自选时间祭奠。例如，上海的海葬纪念碑位于奉贤滨海古园园区最靠近大海的一块地方，很多人的名字刻在碑上。双缘安养院目前没有海葬纪念碑。有的家属将刻有逝者姓名的灵牌送到佛教寺院骨灰堂留作祭奠之用，有的家属把逝者生前心爱的生活用品留下作为念物，还有家属捡取火化残留的舍利子送到在寺院供奉，更有一些人在祭日去渤海边撒花瓣或放

---

① 梁容：《人间佛教的全球化与地域化之论述》，《第三届两岸四地佛教学术研讨会论文集》，北京，2009 年 12 月，第 294—310 页。

② 曾蔚：《和谐生态，从心开始》，硕士学位论文，复旦大学，2009 年。

生鱼虾。为此，渤海双缘安养院在清明节前会通知逝者的家属到安养院的佛堂念经祈福，将安养院本身作为缅怀亲人的一个纪念场所。由此可见，悼念逝者的精神需要有悼亡的物质载体。鉴于家庭伦理、民众食物认知、悼念寄托等因素，海葬走向普适化依旧任重而道远。

第七编　解释与反思

当今中国和世界并行着两股潮流：一股是高歌猛进摧枯拉朽日新月异的全球化、市场经济和科学技术洪流。它的精神推手是物质主义和个体主义，它追求的目标是现代化和现代性。另一股是百折不挠克己复礼，守护精神家园，期待人性和人类良知回归的生态环境保护、文化遗产保护和文化建设潜流；它的精神推手是理想主义和社群主义；它的追求是构建和谐社会，实现可持续发展。用中国传统的阴阳理念审视这两股潮流，前者就是“天行健，君子以自强不息”，后者则是“地势坤，君子以厚德载物”。前者是主流社会的时代精神，后者是民间社区的传统价值。如果加进两股潮流参与者的主体价值和主观立场，那前者就有不到黄河不死心，不见棺材不落泪的特点，后者就有“子规夜半犹啼血，不信东风唤不回”的特点。

——庄孔韶：《关注现代人的文化生存世界》节选

谈病说痛与诊疗康复的地方性知识

孙薇薇[*]　董凯悦[**]

导读：疾病不仅仅是人的生理表现，更是反映地方文化、群体信仰和社会价值的一种隐喻。以往关于本土文化对疾病解释与对应的研究主要以具体的、案例式的研究为主，综述性、整合性研究相对比较缺乏。本文以具有地域性文化特质的“地方性知识”为视角，按照个体向社会延展的层次，将其区分为个人经验与历程、家庭习得与权威知识、群体共识与社区文化、民族文化与社会价值四个维度，探讨“地方性知识”对建构人们的疾病认知与行为所产生的重要影响。个人生活习惯、生命事件、生命历程成为个体疾病实践的现实基础，家庭文化的传承与家人的重要角色成为个体疾病过程的重要背景，群体共享的知识成为社区成员的认知模型和行为标准，族群文化与价值体系是对个体认知与行动具有建构意义的宏观结构。本文希望将地方性知识发展成为研究与理解疾病背后的行动逻辑与社会意涵的视角之一。

地方性知识与疾病

随着全球化和现代化浪潮，西方现代科学对各种传统知识体系形成了强烈的冲击。以生物医学为基础的现代西医，对传统医学知识体系甚至起着瓦解作用。尽管如此，人们对疾病的理解与西方现代医学概念并非一致。[①] 同时，西方现代医学对某些身体异常现象或疾病并不能给出充分解

* 孙薇薇，中央财大社会与心理学院副教授。

** 董凯悦，中央财大社会与心理学院研究生。

① 许烺光：《驱逐捣蛋者：魔法，科学与文化》，王芃等译，南天书局1997年版。

释，因此为其他解释途径留出空间。① 人们常常会利用地方性知识对疾病做出解释，以本土文化为依据应对健康问题。② 本文以文献回顾作为系统讨论地方性知识与疾病和健康关联的基础。通过中国知网完成的文献检索显示，自1985年以来共有734篇中文学术论文涉及地方性知识，其中讨论疾病和健康问题的案例研究40余篇，但缺乏对地方性知识概念的结构化讨论。本文旨在从个人、家庭、社区以及族群4个维度，探索地方性知识在疾病和健康问题发生时的作用，从而讨论地方性知识对健康人类学研究的关键所在。

（一）地方性知识

地方性知识被认为是“一种具有本体地位的知识，即来自当地文化的自然而然的、固有的东西”③。20世纪60年代，人类学家克利福德·吉尔兹（Clifford Geertz）提出地方性知识这一概念。吉尔兹所指的“地方”，既是指“特定的空间、时间、阶级和各种具体问题，也指特色，即把对所发生的事件的本地认识与对可能发生的事件的本地想象联系在一起”④。他强调除西方的知识体系外，还存在着一种与民族和地域的民间性知识和认知模式相关的知识，它不可翻译，却是具有文化特质的地域性知识，作为一个不言自明的术语而存在。⑤ 因此，与普适性知识相对立的地方性知识，是当地人所理解、认同并传承的知识模式，⑥ 是一定地域的文化、社会、生态环境相结合的产物。

在吉尔兹看来，地方性知识对于探索现实世界的意义，在于知识在其

① 张剑源：《疾病的意义阐释、医学回应与制度追问——以滇西北D县“小孩夜哭”个案为中心展开》，《广西民族研究》2014年第1期。

② Arthur Kleinman, *Patients and Healers in the Context of Culture: An Exploration of the Border Land between Anthropology, Medicine and Psychiatry*, Berkeley: University of California Press, 1980；张剑源：《疾病的意义阐释、医学回应与制度追问——以滇西北D县“小孩夜哭”个案为中心展开》，《广西民族研究》2014年第1期。

③ 李善峰：《“地方性知识”与农村高危人群自杀行为的社会环境——一个基于田野调查的研究报告》，《民俗研究》2017年第6期，第144页。

④ ［美］吉尔兹：《地方性知识：事实与法律的比较透视》，邓正来译，载梁治平《法律的文化解释》（增订本），上海三联书店1994年版，第126页。

⑤ 罗钰坊、梁正海：《土家族传统妇幼保健知识的类型、文化特征与价值——对鄂西兴安村的人类学考察》，《长江师范学院学报》2012年第9期。

⑥ 江帆：《地方性知识中的生态伦理与生存智慧》，《山东社会科学》2012年第11期。

产生、发展、形成和演化活动中的运行背景，以及在具体情境中拥有独特价值。[①] 地方性知识是“对理解的理解”，这不但是当地人对于其特有经历的理解，而且也是研究者通过“深描”来研究当地人的语言和行为，并以此理解他们日常生活中的“意义世界”。[②] 这种理解不是像现代化过程那样，将特殊主义的地方性知识改造为普遍主义的一般性知识，而是强调研究者要容忍他者和差异，应该将本土资源放于一种优先的和主要的地位。[③]

（二）地方性知识、疾病解释与应对

疾病的解释模式是人们用来解释一个疾病事件为何以及如何发生、发展的方式。[④] 通常专业医学解释模型对于疾病的解释，更多源自生物学本身。例如，当机体免疫力降低，人与微生物之间的平衡关系被破坏时，病原体感染即引起疾病。而针对病原微生物的侵袭，人类已经制造出相对应的治疗药物和治疗手段，以此应对疾病。[⑤] 但非专业化的普通人也常有自己对疾病的解释，这种解释既有对患病原因的认识，也包括如何应对疾病带来的影响。[⑥] 而且这种认识来源，不是专业训练所习得的，而主要是综合了个人的观察与体验、社会中对疾病认知与信念以及生物医学解释模式三方面的内容。[⑦] 也就是说，人们的解释模式往往综合了各种成分，[⑧] 是在特定的场景中，由复杂的知识体系构成，其中蕴含了人们对文化和社会的理解。[⑨] 亚瑟·凯博文（Arthur Kleinman）把医学体系看作一种文化体系，

---

① 张姝艳：《科学实践哲学对中医学研究的启示》，《科学技术哲学研究》2012 年第 1 期。

② 张琪：《双重理解下的阐释》，载邓正来《知识与法律》第 1 辑，中国政法大学出版社 2005 年版。

③ 李善峰：《“地方性知识”与农村高危人群自杀行为的社会环境——一个基于田野调查的研究报告》，《民俗研究》2017 年第 6 期。

④ 陈子晨：《躯体化现象在中西方文化下的解释模式差异》，博士学位论文，南开大学，2014 年。

⑤ 李凡、刘晶星：《医学微生物学》第 7 版，人民卫生出版社 2008 年版。

⑥ 涂炯、程瑜：《食管癌患者的疾病解释：理解、合法化与意义追寻》，《思想战线》2016 年第 3 期。

⑦ Arthur Kleinman, *Patients and Healers in the Context of Culture: An Exploration of the Border Land between Anthropology, Medicine and Psychiatry*, Berkeley: University of California Press, 1980.

⑧ 涂炯、程瑜：《食管癌患者的疾病解释：理解、合法化与意义追寻》，《思想战线》2016 年第 3 期。

⑨ Good Byron, *Medicine, Rationality and Experience*, Cambridge: Cambridge University Press, 1994.

疾病被认为是一种解释模型，不作为一种实体而存在，文化与疾痛的关系被置于研究的中心。[①] 医学体系是被文化理念渗透的体系，疾病的发生和人们对应疾病的想法和行动之意义，必然超越疾病的生物学意义。有关疾病和健康的解释模式，常常也是文化解释模式。[②] “病”仅仅是一种符号，如何对这一符号进行解读与应对，就与本土化文化及复杂知识密切相关。

这里的“本土文化与复杂知识”，恰好与吉尔兹提出的“本土知识”概念相吻合。也正是在这一概念的范畴下，我们可以探讨普通人在日常实践中是如何解释疾病并采取相应行动的。文化强调社会行动的主观意义，是个人的思想、价值观、信仰等主观意识与社会关系规范共同构成的一套意义体系。它通过具体的价值观念限定人们的社会认知，并在特定的社会情境中塑造人的社会行动。[③]

地方性知识作为一种知识和文化体系，与社会现实密切相连、和生活情境不可分离、被行动者具体的经验与实践传承与反映，侧重于对社会事实和社会现象进行特殊的、经验性的解释，为疾病的研究提供了更为直接的、微观的、具有操作化意义的研究思路和研究框架。

地方性知识作为疾病议题的分析框架

无论是吉尔兹，还是各类研究，地方性知识更多的是被视为一种不言而喻的意义世界，或某种渗透在日常实践中只可意会不可言传的知识体系。本文试图将地方性知识区分为泛化的个人历程与经验、家庭习得与亲属权威知识、群体共识与社区文化、族群文化与社会价值四个维度进行讨论，从而建构可以用于对地方性知识结构化分析的研究框架，其本质贯穿着吉尔兹关于地方性知识思想的初衷。

地方性知识是“当地人”的常识，作为阐释者的研究人员，应为地方

---

① ［美］克莱曼：《疾痛的故事》，方筱丽译，上海译文出版社 2010 年版。

② 本段对于凯博文将医学视为文化体系的讨论，景军教授的意见给予笔者很大的启发。另外，景军教授提及的例子也很具有说明意义：一位美国医生曾说：“告诉我一个人的种族，告诉我他的收入，告诉我他是否吸烟。这三个问题的答案，比任何其他问题更能说明他的寿命和健康状态。”

③ 李善峰：《“地方性知识”与农村高危人群自杀行为的社会环境——一个基于田野调查的研究报告》，《民俗研究》2017 年第 6 期。

性知识建构分析框架。本文的主旨，正是尝试对不言而喻的地方性知识在应用于疾病议题时初步梳理的一套分析框架。“常识将世界表现为一个熟稔的世界、一个任何人都可以而且都应该清楚认识的世界。”① 正如赞德人将巫术信仰视为其世界观组成部分，是去神秘性的，是他们“根据其设身处地的因缘而精心制作和维护着的真理”。② 对于当地人来说，地方性知识正是一种自然而然的、无须解释、无须追根溯源的常识。但研究者作为阐释者，需要将常识分析性地拆解，建构成一套体系，此举并非意在瓦解常识的权威，而是为了重新摆设常识的定位，对经验的直接内容进行阐释和注解。这种建构可能存在争议，但是研究者可以通过人所自造的文化体系，为未来研究提供可使用的分析框架。③

本文在文献基础上对地方性知识的梳理，是理解的再理解，阐释的再阐释的过程。对文化的分析，本身就是一种探求意义的解释科学。④ 一方面，人类学家与当地人一样在解释着世界，但人类学家的描述所能做的，应该是“理解他人的理解”⑤。本文是基于现有文献的研究，是在“研究者解释”基础上“再解释”的过程。值得注意的是，对地方性知识四个维度的划分，并非基于虚构的先在的架构进行文本填充，而是在对所搜集的文本进行汇总、分析后水到渠成的结果。这些文本展现了文化在日常实践中的本来面目，也体现了研究者们对地方性意义世界的阐释。而本研究则反映了对这种阐释再整合梳理的过程。另一方面，对包括地方性知识在内的文化的阐释，不应该是零散的、片断的、孤立的。寻找文化间的共通之处，是吉尔兹阐释学的重要目标之一。贝克尔提出要分析“社会中的一部分机体同其他部分的关系；这个社会和其他社会的文化或历史关联的关系；这个社会以何种意识去建构这个社会者之间的关系；以及作为局外人如何去看待其现实之间的联系”⑥。作为研究者，抑或局外人，应该寻找人们片断式的、貌似偶然的日常实践中是否存在某种体系化、结构化的关

① ［美］克利福德·格尔茨：《地方知识》，杨德睿译，商务印书馆 2016 年版，第 145 页。

② ［美］克利福德·吉尔兹：《地方性知识》，王海龙等译，中央编译出版社 2000 年版，第 100 页。

③ ［美］克利福德·格尔茨：《地方知识》，杨德睿译，商务印书馆 2016 年版，第 122 页。

④ 蒙本曼：《知识地方性与地方性知识》，中国社会科学出版社 2016 年版，第 40 页。

⑤ ［美］克利福德·格尔茨：《地方知识》，杨德睿译，商务印书馆 2014 年版，第 27 页。

⑥ ［美］克利福德·格尔茨：《地方知识》，杨德睿译，商务印书馆 2014 年版，第 39 页。

联；同时对这种关联的建构与解释，是运用研究者知识体系的话语去还原本地文化的过程。这又是在尝试吉尔兹所提倡的“比较不可比的文化”、不同文化解释体系的“转译”（translation）与贯通的可能。[①]

重返行动者（当地人）本身，是本研究四个维度划分的起点。首先，当地人是体验、理解、卷入地方性知识的实质性个体，地方性知识最根本的是当地人对事物的想象以及随之的解释与行动。[②] 吉尔兹以国家秩序为例，说明大众才是亲身卷入、设身处地去体验国家制度与规范的主体，而非作为被区隔的观众。[③] 可见行动者（当地人）应该是理解地方性知识的起点。其次，在疾病研究的议题下，重返“人”本身又与地方性知识的初衷相吻合。与西方现代医学知识体系“只看见疾病看不到人”的医学范式不同，地方性知识是以“人”为核心的，是透过疾病重返“人”本身，才使疾病的解释与应对富有差异化的文化内涵。这恰恰印证了地方性知识有异于西方现代医学知识体系的本质。

超越行动者、追踪与之相关联的社会关系，是本研究四个维度划分的基本逻辑。行动者并非是地方性知识的唯一缔造者。吉尔兹以法律为例子，指出法律不是单打独斗的智能，而是集体智慧的产物，[④] 它根植于地方社会组织、适应地方环境。可见个体行动者（当地人）虽是地方性知识的原点，但不可能是唯一的向度。当我们从社会整体来看时，就不得不从个体行动者向外延伸，将地方性知识放入与更加宏观的社会情境进行考量，如家庭、群体或族群。更为重要的是，地方性知识对个体行动具有建设性意义。例如“法律是地方性知识，对社会生活的作用是建设性的而非反映性的，或者说不仅仅是反映性的”[⑤]。在对文本再分析的过程中，发现个体行动者在解释和应对疾病的过程中，许多的经验并不是自发产生的，而是在更广阔的维度下，所获得的社会化的理念，这种社会化的理念源于族群的文化、群体的知识、家庭的传授等所赋予或传递的，并且在传递的

① 王铭铭：《格尔兹的解释人类学》，《教学与研究》1999 年第 4 期。

② ［美］克利福德·吉尔兹：《地方性知识》，王海龙等译，中央编译出版社 2000 年版，第 273 页。

③ ［美］克利福德·格尔茨：《地方知识》，杨德睿译，商务印书馆 2014 年版。

④ ［美］克利福德·吉尔兹：《地方性知识》，王海龙等译，中央编译出版社 2000 年版，第 272 页。

⑤ ［美］克利福德·格尔茨：《地方知识》，杨德睿译，商务印书馆 2016 年版，第 344 页。

过程中，使个体行动者内化这些知识成为日常实践。这种实践不是现在当下的节点式的反映，而是更广泛地超越个体的、具有传承性的，并附有历史维度下的知识体系（即本土知识）指导下的实践。因此，行动者不应是理解地方性知识的终点，与之相关联的集群关系，才是理解地方性知识的完整社会情境（social context）。

地方性知识影响疾病认知与行动的四个维度

（一）泛化的个人历程与经验

案例：于娟的生命日记。于娟，女，32 岁，祖籍山东济宁，海归，博士，复旦大学优秀青年教师，一个两岁孩子的母亲，2010 年确诊为乳腺癌晚期患者。生命最后，她的“癌症日记”引发千万网友关注。究竟是什么原因使自己身患癌症，这是她一直苦苦追寻的问题，她首先归结于不良生活习惯，包括“饮食习惯”“睡眠习惯”和“工作习惯”。[①] 她曾“瞎吃八吃”，吃过鲸鱼、羚羊、梅花鹿等很多不该吃的东西；又因自己“率性随意”，喜欢贪食，常常暴饮暴食，尤其“嗜荤如命”，见到海鲜就“急吼吼开始进入餐桌战斗”，最后导致“病从口入”；因工作、学习、娱乐，自己常常通宵熬夜，导致许多器官不能得到休息，长此以往，熬夜与“慢性自杀”画上等号；不健康的“工作习惯”，例如“高强度突击”是伤害她身体免疫功能的“首犯”，长期过度劳累直接引发“积劳成疾”。除了反思生活方式，“特殊的个人经历”也被深挖出来。在于娟考研和工作期间，她曾住在亲戚家新装修的房子里，尽管她“颇有环保意识”，在新房的装修味道消失之后才搬进去的，但 10 年后通过测试仪检测发现，房屋甲醛指标严重超标，污染的新房和家具被于娟认为可能是罪魁祸首。生命历程也在于娟的视野里成为患病的重要原因，她提及：20 多年的读书工作，环环相扣，从未停下脚步，玩命“发文章”“搞课题”，拼命追求一个不知道是不是自己人生目标的事情。[②]

---

① 郇建立：《大众流行病学与乳腺癌的起源——基于于娟“癌症日记”的分析》，《思想战线》2015 年第 5 期。

② 郇建立：《大众流行病学与乳腺癌的起源——基于于娟“癌症日记”的分析》，《思想战线》2015 年第 5 期；于娟：《此生未完成——一个母亲、妻子、女儿的生命日记》，湖南科学技术出版社 2011 年版。

对于身患癌症的归因，于娟基于生活习惯、生命事件、生命历程的角度加以理解与解释。这些极具“个体性”特征的解释方式，体现着某套知识体系在个人实践层面的被应用。表面上是从吃饭、作息、工作习惯这些个体特征性较强的细节入手，但其背后是一套地方性知识在个体层面可操作化的指标，并且体现着专业知识、大众知识在个体实践层面的采纳与实用化；而过程也往往是双向的，个体性知识被抽象、概括纳入统一的解释框架，有共同的定义形成概念边界时，那么个体性知识可以被视为泛化的个人知识与经验，成为一套基于个体实践形成的解释框架。生活方式（life style）、个体生活经验（life experience）、生活事件（life events）、生命历程（life course），这些均是常见的、可以在个体层面总结概括出的、对于地方性知识的操作化概念。

生活方式的大量研究证明，患者或其家属常常认为，由于缺乏自我规训或意志力薄弱而出现行为偏离，形成不良的生活方式最终导致患病。① 个案“于娟”将身患乳腺癌归因于其不良的“饮食习惯”“睡眠习惯”和“工作习惯”，② 而这 3 点正是生活方式的重要组成部分。许多研究表明，不良的饮食习惯常常作为病人对自己疾病的解释，接受了“病从口入”的观点。如一项对糖尿病人研究当中发现，患者认为，自己患糖尿病是由于自己“管不住嘴”，饮食出了问题导致的。③ 其他学者在研究食道癌患者对其患病原因解释时，同样发现，绝大部分食道癌患者在解释疾病时，都与过去的饮食习惯相联系。如喜欢吃辣的或腌制品、喝工夫茶或吃剩菜剩饭等。④ 故而此时纠正饮食，被作为应对疾病的基本行动模式之一。

个体生活经验对于患者解释和应对疾病有着重要作用。生活经验的研究指出，虽然人们接受疾病相关知识的途径越来越多样化，但大多数患者的解释都是从自己的经验出发。⑤ 如对农村老年慢性病人的研究证明，受

---

① 郇建立：《大众流行病学与乳腺癌的起源——基于于娟“癌症日记”的分析》，《思想战线》2015 年第 5 期。

② 郇建立：《大众流行病学与乳腺癌的起源——基于于娟“癌症日记”的分析》，《思想战线》2015 年第 5 期。

③ 余成普：《糖尿病的生物社会性》，《思想战线》2016 年第 5 期。

④ 涂炯、程瑜：《食管癌患者的疾病解释：理解、合法化与意义追寻》，《思想战线》2016 年第 3 期。

⑤ 谢勇：《病的分类与对慢性病的理解——基于一个村落老年慢性病人的考察》，《广西民族研究》2016 年第 4 期。

个人的生活经验影响，村民生活中最为基本、最为重要的两个活动就是饮食和劳动，因此，他们将患慢性病的原因归结于此。具体来说，村民判断脑血管病发病的内因是饮食习惯；而脑血管病的外因是化肥的使用；关节炎应为外力所为，村民对此解释是过度劳动。①

生活事件常常被患者用来解释自己疾病的病因。英国学者米尔德里德·布拉克斯特在研究苏格兰女性工人的病因认知时指出，生活事件往往是苏格兰女性病人解释疾病更为常用的方式；② 中国的一项研究表明，家庭关系变故也是病人患病归因所在。例如，在一项研究中，个案患者刘先生认为，是兄弟关系的破裂引发其中风合并糖尿病；③ 在另一研究中，研究者将自己的心肌梗死归因为被朋友骗走上万元。④

患者还会将自己的疾病与生命历程相联系。一方面，患者对疾病的解释是"传记式的，他们往往与个人的生活史相联系，镶嵌在地方的道义世界中"，⑤ 在其生命历程中寻找关联和规律来解释疾病。另一方面，患者在反思病因时，通过对个体生活史的回顾，把现在的病痛与过去经历的苦难联结起来，尤其对于某些绝症。如在对癌症等疾病的解释过程中，这种解释方式呈现出更加突出的作用。一项研究指出，农村老年人将关节炎解释为"老腿疼"，他们将其理解为人老之后器官退化的自然过程，是人所必须经历的，如其所述"跟这树一样，树一老，皮都掉了"，因此，应对模式则是不加以积极治疗。⑥ 关于一些癌症的研究发现，某食道癌患者讲自己患病的可能原因与其老年一代的困难生活经历相关。如 1958 年大饥荒的时候，不得不吃烂红薯、烂叶子、米糠，导致其最终患食道癌。⑦ 在对

---

① 谢勇：《病的分类与对慢性病的理解——基于一个村落老年慢性病人的考察》，《广西民族研究》2016 年第 4 期。

② 郇建立：《慢性病的社区干预：芬兰北卡项目的经验与启示》，《中国卫生政策研究》2016 年第 7 期。

③ 余成普：《糖尿病的生物社会性》，《思想战线》2016 年第 5 期。

④ 于晓燕：《急性心肌梗死女性患者患病体验的质性研究》，硕士学位论文，泰山医学院，2012 年。

⑤ 涂炯、程瑜：《食管癌患者的疾病解释：理解、合法化与意义追寻》，《思想战线》2016 年第 3 期。

⑥ 谢勇：《病的分类与对慢性病的理解——基于一个村落老年慢性病人的考察》，《广西民族研究》2016 年第 4 期。

⑦ 涂炯、程瑜：《食管癌患者的疾病解释：理解、合法化与意义追寻》，《思想战线》2016 年第 3 期。

“于娟癌症日记”的研究中，发现于娟在身患乳腺癌时，同样也会从自己人生的特殊经历上寻找致病原因。[①]

（二）家庭习得与亲属权威知识

案例：小坤夜哭求治。2005 年年底，地处云南西北部横断山区 D 县的章家新添男婴一名，取名小坤。2008 年年初的一天晚上，小坤睡着大概两个小时后突然惊醒，接着就连续地哭泣和躁动，此现象延续并愈演愈烈，因而探究这一现象发生的原因以及解决这一问题就成了小坤一家从 2008 年到 2011 年从未间断过的“重要任务”。[②] 小坤的妈妈根据家中传统和长辈的经验，判断小坤的夜哭与染上“不洁净的东西”有关，所以并没有带小坤去看医生，而是找邻村一位能够“通灵”的老奶奶“看”，希望通过“会看”的老奶奶之手确定并驱赶走“不洁净的东西”，来医治小坤的夜哭，但未见好转。小坤的妈妈向小坤外婆求助，小坤外婆说：“这种方法从我奶奶时候就开始用了，这些都是传统，大家都这样办。我奶奶说小娃娃哭么要克（去）门口撒米，这样整（做）可以把脏呢（的）、病呢（的东西）打发走。一定要用反手撒。撒米的时候要说：“脏呢、病呢么不要惹我们……我们呢（的）是小童子，无拘无束……（没有）冲撞你们、闯碰你们……你们克（去）惹惹作恶多端呢（的）……不要逗我们，不要惹我们……么克克克……噜噜噜噜……”[③]

家庭的习得和长辈权威知识，使小坤的妈妈更愿意相信这不是现代医学意义上的“病”，而是与鬼魂有关，并通过模仿上一辈的应对方式来解决小坤的夜哭。

亲人（包括代际）间口传身授的生活记忆和家庭文化，会使横向家庭成员与纵向代际间习得同样的知识，目视共同的实践，致使所有人在面对身体异常以及其他困扰的时候形成趋同的认识，并采取相似的应对方式。这些因素，也共同塑造着人们的观念、引导着人们的具体行动。

---

① 郇建立：《大众流行病学与乳腺癌的起源——基于于娟“癌症日记”的分析》，《思想战线》2015 年第 5 期。

② 张剑源：《疾病的意义阐释、医学回应与制度追问——以滇西北 D 县“小孩夜哭”个案为中心展开》，《广西民族研究》2014 年第 1 期。

③ 张剑源：《疾病的意义阐释、医学回应与制度追问——以滇西北 D 县“小孩夜哭”个案为中心展开》，《广西民族研究》2014 年第 1 期。

小坤妈妈和外婆沿用并模仿长辈的一套知识系统和应对方法，这体现了家庭代际“知识”的传承。家庭知识传承的基础就在于，个体社会化过程首先是在家庭中开始与进行的。小坤妈妈对“非正常身体状况”的理解与应对，是她潜移默化从家庭知识中习得的。小坤外婆既呈现了一种亲属知识权威，又成了疾病对应的重要他人，直接对治病解释与决策产生关键影响。家庭经验的传承、家庭内部的社会化、家人作为“非专业转诊系统”的重要他人和知识权威，是地方性知识在家庭层面值得关注的内容。

家庭经验的传承，对疾病解释与应对产生重要的作用。一项关于土家族的研究发现，多数土家族人都懂得一些草药知识，通过自己去采些草药煎水或者作为食疗服用等方法来治疗一些小病。如当地大部分妇女都掌握一些治疗小儿生疮或感冒、咳嗽、调节女性月经不调的草药知识。有些家庭还会将一些珍贵药材种植在自家庭院边，以备不时之需。[①]

家庭内部的社会化过程，同样会影响人们对疾病的解释。凯博文在研究中国的精神衰弱和抑郁症时，提出了神经衰弱的“社会学习假说”，认为家庭病史使病人对自己的疾病和应对有更多的理解和解释。因为“疾病的负担以及严重的个人家庭问题也许严重影响了父母养育子女的生活方式以及社会支持，并且提供了一种关于身体不适的家庭语言，以及一种对身体担忧（躯体化的内省）的感知模式，以此作为一种主要的针对压力的反应”[②]。因此，来自家庭的关于疾病的知识，使得病人拥有了更多的关于自己患病的解释。

家人还作为“非专业转诊系统”，在人们解释和应对疾病时发挥作用。如一项研究发现，当受访患者在对自身症状进行处理而没有缓解后，同住或离家较近的亲属是大多数受访患者的首选求助者，并因为他们的意见或通过其协助进入医疗机构诊治。[③] 亲属的卷入，甚至还隐含着家长式权威和相应的权威知识的影响。以“坐月子”为例，在实际生活中，生育被视

---

① 罗钰坊、梁正海：《土家族传统妇幼保健知识的类型、文化特征与价值——对鄂西兴安村的人类学考察》，《长江师范学院学报》2012 年第 9 期。

② ［美］凯博文：《苦痛和疾病的社会根源——现代中国的抑郁、神经衰弱和病痛》，郭金华译，上海三联书店 2008 年版，第 87 页。

③ 罗钰坊、梁正海：《土家族传统妇幼保健知识的类型、文化特征与价值——对鄂西兴安村的人类学考察》，《长江师范学院学报》2012 年第 9 期。

为女性个人身份角色转换的重要生命事件及家庭添丁进口的大事，因此，坐月子不但包含着产后护理的医学化技术运用，也是一种仪式化的文化习俗实践，充斥着传统文化与家长照顾者的权威，从而亲属的权威和权威知识决定着坐月子的方式和细节。[①]

（三）群体共识与社区文化

案例：冀南沙村的慢性病人群体。

沙村位于河北南部，属于“国家扶贫开发工作重点县”，慢性病是该村的主要健康问题，“从 2005 年到 2010 年，在 90 位死亡村民中，超过 3/4 的村民死于慢性病”[②]。病人群体是慢性病人认识疾病、获取治疗信息的常见渠道之一。在沙村的秦大爷家、邢大娘家、锐雄家，每天都有村民去“打麻将、玩纸牌，其中，大多数是慢性病人”。“胡同口或街门口”也是慢性病人聊天的重要场所。在这些非正式的活动中，慢性病人彼此分享“各自的所见所闻、身体状况、用药情况及其效果”，以及这种慢性病的“病因、应对和管理”。[③]

在病人群体内部，地方性知识会以“群体共识”的方式，使成员共享对疾病解释和应对的知识体系，并达成成员之间的互动方式。

案例：林妈的故事。林妈，生于 20 世纪 40 年代，小学毕业，在县城政府开办的缝纫小组工作，小时候因患沙虫病而鼻骨塌陷。与其丈夫婚后育有二子，但因丈夫收入相当微薄，因此家庭生活十分拮据。由于面部的残疾，林妈在婚前与其兄妹处在疏离的状态，婚后也很游离在亲戚圈的外围；“她的丈夫尽量避免与她同时出现在公共场合”，丈夫的三个兄弟及其媳妇也“很少与林妈做深入交流”。在外出做客时，经常遇到不给她留座位，不能与其他客人一视同仁的情况。尽管处在社会关系的不利地位，但是林妈为家族生育了两个儿子，“领着儿子上街的时候，总能招来羡慕或嫉妒的目光”。同时，由于丈夫事业的失败，作为家庭经济支柱的林妈，“起早贪黑”“一年又一年”挣“血汗钱”供两个儿子念书，也为自己在

---

① 赵芮：《新老博弈：商业化坐月子与家长权威的式微》，《思想战线》2016 年第 7 期。

② 郇建立：《乡村慢性病人的生存策略——基于冀南沙村的田野考察》，《思想战线》2014 年第 3 期。

③ 郇建立：《乡村慢性病人的生存策略——基于冀南沙村的田野考察》，《思想战线》2014 年第 3 期。

当地赢得了一些尊严和资本，“老二媳妇不止一次跟我说过我真不容易”“这些大家都看得到的”。[①]

病人群体内部的“群体共识”，会对病者的行动逻辑产生影响，而病人群体外面的群体，即非病人群体，也往往会对某种疾病达成共识，且这种共识会对病人群体形成一种单向的权力关系，建构病者对自身疾病的理解与应对。农村女性残疾人“林妈”将自我残疾特征内化为“另类的、异常的、边缘化的”解释模型，其原因在于，社区成员对其污名化的过程，包括“丑陋”“低能”“不健康”“不吉利”“危险”等话语方式，以及排斥其参与群体活动、将其边缘化等行动方式。群体共享的评价体系与行动体系，对“林妈”产生单向权力关系，进一步促成“林妈”形成应对“残疾”的行动方式。如生儿子和多干活，以缓解作为“残疾”的弱势地位。[②] 另一项广西大卢村的研究，村民把疯癫与当地的禁忌、仪式、风水、道德等地方文化相联系，个体行为必须遵循地方文化的规范系统，一旦触犯相当于破坏地方文化系统的权威性，则会受到惩罚，而发疯就是惩罚形式的一种。如李嫂因触犯血的禁忌而发疯，卢师因触犯影子的禁忌而疯，华婶因献祭仪式不完善而疯，这种对疯癫的认知逻辑，被大卢村村民所认同，并在实践中形成一套有效的治疗疯癫的地方性知识。[③]

可见，群体与社区圈子会将群体共享的知识内化为社区成员的认知模型和行为标准；甚至赋予某些成员以权力，指引社区成员看待和应对疾病的态度和方式。

（四）族群文化与社会价值

凯博文表明，以社会为视角，文化力量、道德观念和公共舆论对个人的疾病认知和病痛叙述会产生自上而下的影响。[④] 在众多研究中，以“社

① 黄剑：《自我的建构与认同——以林妈残疾身体为社会文本分析》，《安庆师范学院学报》（社会科学版）2010 年第 7 期。

② 黄剑：《自我的建构与认同——以林妈残疾身体为社会文本分析》，《安庆师范学院学报》（社会科学版）2010 年第 7 期。

③ 卢燕丽：《与疯为邻》，硕士学位论文，广西师范大学，2011 年。

④ ［美］凯博文：《谈病说痛——人类的受苦经验与痊愈之道》，陈新绿译，广州出版社 1998 年版；景军：《艾滋病谣言的社会渊源：道德恐慌与信任危机》，《社会科学》2006 年第 8 期。

会”为整体，地方性知识对疾病的解释和应对的作用，较多地集中于族群文化和社会价值层面。

1. 族群文化

案例：美孚黎那根的病。美孚黎，是海南黎族五个支系中的一个。美孚黎是黎族族内的他称，他们主要分布在今海南省东方市和昌江县境内，分属30多个不同的村落。2011年7月初，东方市古屋村的那根生病，“主要表现为乏力、头重脚轻”。他先在诊所拿了些西药，但是病情不见好转。随后，“他去邻村找‘柏蹦’[①]”。查鬼的结果是，“他的灵魂经常跑去与他去世的父亲和爷爷在一起”。也就是说，“他的灵魂不但离开身体，而且还与鬼交往，这就是他生病的原因了”。为此，“他请本村的‘葛巴’来他家为他举行叫魂仪式，把他的魂招回来”[②]。

“‘地方性知识’是具有鲜明地域特色和民族色彩的物质和精神财富的总和，构成了特定族群和地域群体的生产和生活方式。”[③] 在中国的本土研究中，族群或民族文化作为一种文化边界更明确的地方性知识，对人们疾病观产生影响，其中民间哲学观、宗教信仰、民族医学相互交织糅合，共同产生作用。具体表现为自然观、鬼神观、宗教信仰及民族风俗，影响人们对疾病的解释方式，而人们应对疾病则最终通过多种符号与仪式进行呈现与表达。在美孚黎族文化中，灵魂是人的重要构成部分之一，“当灵魂离开身体后，身体因失去灵魂的保护而致病或发生意外”[④]。正是基于这种解释，仪式治疗包括“叫魂仪式”和“洗屋仪式”[⑤] 成为当地人认同的治本的方法。而在现代社会多元医学模式的情况下，仪式治疗仍然在美孚黎

---

① 在美孚黎文化中，“柏蹦”是灵魂与身体之间沟通的四种媒介之一，具有诊断疾病是否因鬼神而起的本领。参见刘宏涛《仪式治疗新解：海南美孚黎的疾病观念和仪式治疗的文化逻辑》，《民族研究》2013年第1期。

② 刘宏涛：《仪式治疗新解：海南美孚黎的疾病观念和仪式治疗的文化逻辑》，《民族研究》2013年第1期。

③ 平锋：《“地方性知识”的生态性与文化相对性意蕴》，《黑龙江民族丛刊》2010年第5期。

④ 刘宏涛：《仪式治疗新解：海南美孚黎的疾病观念和仪式治疗的文化逻辑》，《民族研究》2013年第1期。

⑤ 在美孚黎文化观念中，如果一个人的灵魂被凶死鬼接触或纠缠，他就会遭受凶死者死亡时所遭受的痛苦，甚至以凶死者的死亡方式死亡，通过洗屋仪式的驱赶和洗礼之后，凶死鬼被赶出了它生前的家屋和村寨。参见刘宏涛《仪式治疗新解：海南美孚黎的疾病观念和仪式治疗的文化逻辑》，《民族研究》2013年第1期。

有重要的位置，是当地人治疗疾病的重要选择之一。[①]

“文化系统的信仰、价值与习俗是疾病与治疗的根本因素……不同的文化有着不同的病患观念，建立在不同病患观念上的医疗保健行为也有很大差异。”[②] 这在异质性强的族群或民族文化间体现得更为明确。如纳西族对疾病的解释，更多地体现为拟人论、自然论的混合体。自然论的病因观贯穿着以阴阳观念为基础的中医认识论，而拟人论的病因观主要体现的是纳西族东巴教中鬼神和灵魂之于人的健康和疾病之间的关系。两种病因观在村民对疾病的判断中经常相互交织。[③] 侗族的“收惊医疗模式”[④] 则在对自然环境积极适应的基础上，将宗教文化、民族习俗有机地整合吸纳，这种民俗医疗方法被侗族人作为治疗疾病的重要方式。[⑤] 小凉山的彝族则是将疾病归因为鬼、神灵、魂，所以选择求助于当地的“毕摩”“苏尼”[⑥] 为他们祛鬼、敬神或招魂来治疗疾病。他们从自身体验和仪式中抽象出来关于疾病的地方性知识，融入了当地人的日常生活中。[⑦] 傣族村寨中的村民更青睐于当地的口功治疗，[⑧] 因为这种治疗是建立在当地灵魂观和疾病观之上，作为虔诚佛教徒的傣族人至今深信着神灵和佛的存在，因而更信

---

① 刘宏涛：《仪式治疗新解：海南美孚黎的疾病观念和仪式治疗的文化逻辑》，《民族研究》2013 年第 1 期。

② 张有春：《人类学与公共卫生：理论与实践》，《广西民族大学学报》（哲学社会科学版）2007 年第 1 期。

③ 和柳：《历史、文化与行动中的医学多元——对一个纳西族村落疾病与治疗的人类学考察》，《广西民族大学学报》（哲学社会科学版）2011 年第 4 期。

④ 针对受到惊吓之后出现的“魂不附体”“魂魄分离”或“灵魂出窍”等问题，选择通过帮助患者“找回”丢失或迷路的灵魂达到治病的效果，这一做法被称为“收惊”，又称“叫魂”“招魂”“喊惊”。收惊疗法在推拿、药物的基础上，融入了宗教上的巫术疗法，在现代社会仍然存在一定的生存空间。参见赵巧艳《侗族灵魂信仰与收惊疗法：一项关于 B 村的健康人类学考察》，《思想战线》2014 年第 4 期。

⑤ 赵巧艳：《侗族灵魂信仰与收惊疗法：一项关于 B 村的健康人类学考察》，《思想战线》2014 年第 4 期。

⑥ 毕摩和苏尼是村寨内负责仪式治疗的神职人员，他们不仅是宗教师，更是人们日常生活中的主要“医生”。参见张实、郑艳姬《小凉山彝族疾病文化的人类学研究——以宁蒗县跑马坪乡沙力坪村为例》，《云南社会科学》2010 年第 5 期。

⑦ 张实、郑艳姬：《小凉山彝族疾病文化的人类学研究——以宁蒗县跑马坪乡沙力坪村为例》，《云南社会科学》2010 年第 5 期。

⑧ 傣族口功吹气疗法是傣族医学的十大传统疗法之一，是指传统傣族医生在治疗疾病时，口中默念经文，对准患者或者患处用口吹气的治疗方法。参见段忠玉、郑进《傣医传统口功吹气疗法的健康人类学解读》，《云南民族大学学报》（哲学社会科学版）2015 年第 1 期。

赖口功治疗。[①]

案例：中医疗法与王氏感冒。河西走廊中段S县L村，正值五月份灌溉禾苗的时期，L村五社的王氏接到社长通知，这次“轮到她家出一个劳力为本社巡沟[②]”。当天夜里，王氏“在扛着铁锹和几位社员在干渠来回巡视时，不慎滑入水渠，被水冲出数十米”。其他社员发现后将她拉出并送回家。回到家后，“她的身体忽冷忽热”。婆婆给她请了村子的老中医，医生诊断为“外感风寒引起了重感冒”，为她开了感冒药，并诊断她“身体虚弱，需要补补身体”。第二天王氏的忽冷忽热的症状变成了持续的低烧，且“神志不清，体温也不稳定”。于是“医生给她打了两天的退烧针，同时给她开了中草药调理身体，消除体内寒气”。婆婆则给王氏“炖鸡汤、煮鸡蛋，以补身体气血不足，并把火炕烧热，驱除病人体内寒气”。[③]

不同于地域边界明显的族群或民族文化，中医文化在中国具有更为广阔且深远的影响，更是深深地影响着中国的文化建构历程，[④] 塑造了中国人的身体观和疾病观，成为中国人生活实践的一个重要依据。乡村病人“王氏”在治疗感冒发烧时，其家人通过中草药与睡热炕的方式以此促使病人出汗，祛除体内因冷水浸泡侵入的寒气；遵循中医“补”的治疗原理，鸡汤等食补常用于补充病人气血不足，消除寒气侵入身体的机会，[⑤] 这个治病的过程体现着中医知识在日常的实践。现实中，中医文化已被熟练地运用于解释日常生活中的常见身体病象，如将胖人的肥胖归因于体

---

① 段忠玉、郑进：《傣医传统口功吹气疗法的健康人类学解读》，《云南民族大学学报》（哲学社会科学版）2015年第1期。

② S县地处半干旱地区，很多村子都靠祁连山下的几个小水库为生。每个水库负责为数个乡镇的村落提供灌溉水，虽然在引水灌溉之前就严格规定了不同村落的开闸放水顺序、灌溉时间与关闸时间，但由于当地降雨量很少，水库的水源严重不足，所以常常引起村落之间、社与社乃至家庭之间的争执。为了保证灌溉水能够按时被引入本村落的干渠，防止上下游村落挖开水坝偷水，各村落都组织人力在水流经过本村时日夜巡逻（当地称为“巡沟”）。参见张有春《一个乡村治病过程的人类学解读》，《广西民族大学学报》（哲学社会科学版）2011年第4期。

③ 张有春：《一个乡村治病过程的人类学解读》，《广西民族大学学报》（哲学社会科学版）2011年第4期。

④ 朱春鹰、程伟：《中国传统文化“心”之思想解读——身心灵全人健康模式文化探源》，中华中医药学会第十六次医史文献分会学术年会暨新安医学论坛论文汇编，黄山市，2014年。

⑤ 张有春：《一个乡村治病过程的人类学解读》，《广西民族大学学报》（哲学社会科学版）2011年第4期。

虚，体虚会导致新陈代谢减慢，营养不能消耗掉于是堆积在体内，形成肥胖。又如女性通常认为，体寒导致痛经问题，所以采用泡脚、喝红糖水来减缓体寒症状。中医的健康观念甚至被部分少数民族所认同和吸收，如松林村纳西族的病人会同时用中医的“上火”来解释牙痛。[①] 作为中华传统文化的重要组成部分，中医在形成发展中直接吸收和引用了传统文化中成熟的研究成果和学术理论，[②] 并反过来丰富了中华文化，渗透到人们的日常生活和疾病观念中，在千百年的传承中成为中国人指导日常生活实践，包括疾病理解与应对，最重要的日常知识之一。

2. 社会道德与价值

案例：被抛弃的伟强。伟强，40 岁出头，个子不高，略胖，没有结过婚，也没有交往过女朋友，自己单住。查出艾滋病后，“他就被家人赶出了家门”，只有唯一的病友大伟与他有一些联系。他在西南地区的一家地方医院就诊，这家医院就诊的艾滋病患者大多是因为静脉注射吸毒而感染的。在就诊的过程中，伟强都是独来独往。有一次，伟强的情况恶化，是病友大伟联系值班医生，将他接到医院进行检查，安排他住院接受治疗；在住院过程中，身边没有家人陪伴和照顾，家人也拒绝给他支付住院费，王医生模仿伟强家人在电话上的说法：“管他死还是活，跟我们都不相干，我们不管了。”伟强也表示“由于人们对艾滋病的恐惧导致家庭遭受了很多非议”。在后来的一个星期五晚上，伟强癫痫发作但身边没有人可以提供帮助而去世。[③]

对某些疾病的解释与应对，还常常受到某种道德与价值判断的影响，比较典型且值得关注的就是对某些疾病的“污名化”现象。污名的概念最早由美国社会学家戈夫曼提出，他将其定义为个体获得的非社会赞许的“受损身份”（spoiled identity）。[④] 这种受损身份，使得患有此类疾病的病

---

① 和柳：《历史、文化与行动中的医学多元——对一个纳西族村落疾病与治疗的人类学考察》，《广西民族大学学报》（哲学社会科学版）2011 年第 4 期。

② 王键、黄辉：《中医学与中华传统文化》（一），《中医药临床杂志》2011 年第 1 期。

③ 郭金华：《与疾病相关的污名——以中国的精神疾病和艾滋病污名为例》，《学术月刊》2015 年第 7 期。

④ Goffman E.，*Stigma：Notes on the Management o f Spoiled Identity*，New Jersey：Prentice Hall Press，1963；杨玲、朱雅雯、李建升：《艾滋病污名研究述评》，《西北师大学报》（社会科学版）2007 年第 4 期。

人在解释和应对疾病时会有区别于其他普通疾病的方式和模型。如艾滋病、麻风病、肺结核、精神病、肥胖症等某些因生理特性而在社会中被文化建构形成污名的疾病,[①] 普通人大多会采取歧视、隔离、恐惧的态度，而患者也因此面临被社会隔离的压力，从而选择逃避、反抗甚至是走向自杀的道路。伟强的经历是艾滋病患者生活状况的缩影。

疾病污名化的原因，主要可以归纳为三点。首先，人们对某种疾病的病理原因和生物特性，无法运用现有知识合理解释，从而对疾病产生疑虑与恐惧，是疾病污名化并遭到歧视的重要原因之一。如艾滋病，其传染性强、潜伏期长、传播方式独特、不易被发现、致命性等特征，使公众本能地远离。[②] 又如麻风病，早期受到医疗条件的限制，麻风病的不可治愈性和极强的传染性，使得人们“谈病色变”。[③] 其次，疾病的污名通常还与群体对其进行道德化有密切关联。人们常识性地将艾滋病与吸毒、卖淫嫖娼等各类越轨行为联系起来，形成了艾滋病患者道德败坏的刻板印象，因而歧视中还包含着道德谴责。[④] 精神疾病也是如此，在早期西方社会被宗教认为是因灵魂犯罪而遭天谴，是罪有应得。[⑤] 在中国“文化大革命”时期，抑郁症患者被激进分子质疑，更背负了背叛和另类的罪名。[⑥] 现代生活常见的肥胖症群体也因“懒惰、没有上进心、缺乏自律、能力差……”等道德偏见而被污名。[⑦]

最后，社会控制的需要也是疾病被污名化的原因之一。一些带有价值导向的言论或措施，会在需要控制某些疾病或社会不认同的行为时生产出

---

① Angermeyer M. C. and Matschinger H. , “The Stigma of Mental Illness: Effects of Labeling on Public Attitudes Towards People with Mental Disorder”, *Acta Psychiatrica Scandinavica*, Vol. 108, No. 4, October 2003, pp. 304 – 309.

② 刘能：《艾滋病、污名和社会歧视：中国乡村社区中两类人群的一个定量分析》,《社会学研究》2005 年第 6 期；曹晓斌、庞琳、吴尊友：《AIDS 相关歧视产生的原因、表现形式及消除策略》,《中国艾滋病性病》2005 年第 3 期。

③ 梁其姿：《麻风隔离与近代中国》,《历史研究》2003 年第 5 期。

④ 景军：《泰坦尼克定律：中国艾滋病风险分析》,《社会学研究》2006 年第 5 期；王若涛、张有春：《艾滋病引起的社会学问题》,《中国党政干部论坛》2003 年第 3 期；刘能：《艾滋病、污名和社会歧视：中国乡村社区中两类人群的一个定量分析》,《社会学研究》2005 年第 6 期。

⑤ 田旭升：《中西方医学文化观照下的抑郁症》，博士学位论文，黑龙江中医药大学，2007 年。

⑥ ［美］凯博文：《苦痛和疾病的社会根源——现代中国的抑郁、神经衰弱和病痛》，郭金华译，上海三联书店 2008 年版。

⑦ ［英］约翰·斯皮克曼、张丽娜：《不该存在的肥胖偏见》,《科学世界》2017 年第 1 期。

来，引导社会形成对疾病歧视的整体氛围。比如政府制定了不可歧视艾滋病人的法规，但与此同时这些法律法规也提出，艾滋病威胁着每一个人和每一个家庭，[①] 这种矛盾无疑会使得人们谈“艾”变色。在20世纪80年代后期，能够“性传播”的艾滋病成为整肃性道德的一种手段，因此造成了大规模的、与真实发病率如此天差万别的、人造的“恐艾症”。[②]

普通人（即非病人），对于被污名化的疾病，会视其疾病的具体特征而采取应对的办法。一方面，人们出于对传染且不可治愈疾病患者大多以歧视和社会隔离的姿态应对。如麻风病人被社会隔离到与世隔绝的麻风村或麻风院中，[③] 在彝族地区，“凡病人走过的路一两个月内无人敢走，将患者送至山洞隔离或令其自杀或装入生牛皮活埋”[④]。另一方面，对于没有传染性特征的污名化疾病，如肥胖症，公众中依然普遍存在歧视，[⑤] 如很多单位招聘都会有一些对体貌的要求，对于拥有肥胖等“不好看”的特点的人，会有更大的淘汰概率。[⑥]

病人，在身患具有污名性质的传染性疾病时，他们处于一种被支配的、被动的、边缘性的地位，迫使其经常产生应激反应。如艾滋病人通常反应是恐惧、想自杀、拼命隐藏身份减少公共活动，而当身份暴露以后，则会想尽各种办法反抗社会歧视，希望自己能重新被社会所接纳。[⑦] 麻风病患者既要承受麻风病所造成的畸残，又要面对歧视，常常导致病人伴发抑郁等心理疾病。[⑧] 另一方面，对于非传染性的污名化疾病，病人的压力更集中于心理和情感方面，如抑郁症患者为抑制苦痛情感，最终可能呈现

---

① 王若涛、张有春：《艾滋病引起的社会学问题》，《中国党政干部论坛》2003年第3期。

② 潘绥铭：《艾滋病在中国：性传播的可能性究竟有多大?》，载潘绥铭《艾滋病时代的性生活》，南方日报出版社2004年版。

③ 卓彩琴：《麻风歧视文化的生产与再生产机制》，《浙江社会科学》2014年第5期。

④ 周如南：《歧视的地方性逻辑：凉山彝区家支整体主义下的疾病应对与意义生产》，《开放时代》2015年第4期。

⑤ 李强、高文珺、许丹：《心理疾病污名形成理论述评》，《心理科学进展》2008年第4期；郑斐文：《肥胖科学、医疗化与性别身体政治》，《科技、医疗与社会》2012年第14期。

⑥ 刘郁、杨洋：《年轻女性：疯狂减肥的深层心理因素探析》，《成都大学学报》（社会科学版）2009年第3期。

⑦ 景军：《泰坦尼克定律：中国艾滋病风险分析》，《社会学研究》2006年第5期。

⑧ 雷亮中：《“麻风村”：社会歧视与文化认知》，《西南民族大学学报》（人文社会科学版）2014年第2期；孟好薰、周爱林、王景权、赵友江、施大伟、严良斌：《麻风病畸残与抑郁的关系研究》，《上海预防医学》2013年第7期。

躯体化表达，[①] 或担心受到污名化。从而逃避或拒绝专业治疗，导致病情恶化，甚而发生自伤、自杀等悲剧。[②]

结论与讨论

在吉尔兹看来，为“当地人”的常识（包括地方性知识）建构分析框架，应该成为研究者的目标，本文在“理解的再理解、阐释的再阐释”基础上开展了此项尝试。基于对现有分散的、案例式的研究文本进行梳理与理解后，地方性知识在疾病与应对实践中的内在逻辑结构清晰可见，即：泛化的个人历程与经验、家庭习得与亲属权威知识、群体共识与社区文化、族群文化与社会价值。地方性知识在实践中自然而然呈现的这四个维度，在建构人们的疾病认知与行为中具有重要作用，可以为研究疾病背后的行动逻辑与社会意涵提供思路与框架。同时，对于地方性知识的影响、人们解释与应对疾病的反思还应该更加多元与深入。

人们对疾病的解释和应对是相互影响的。在面对疾病时，人们选择何种解释以及如何解释会影响其最终应对疾病的手段；同时，应对疾病的实践过程和最终结果反过来会印证/证伪人们之前的解释，使之对该病的解释或更加深信不疑或以此对解释进行调整。两者存在着相互影响、相互强化的关系。值得注意的是，解释与应对的相互强化，并非仅仅来自于其亲身经历，它甚至需要代际传承、群体或社区中的口耳相传来加以传递。如“夜哭”小孩的母亲通过仪式“送走不洁净的东西”，这一方式是受儿时看到奶奶通过相似手段使经常走路跌倒的弟弟不再跌倒的影响。[③] 可见正是相似的手段被加以验证，才使得人们延续、继承着相似的解释方式和应对手段。而且，在地方性意义上，“知识的构造与辩护有一个重要的特征，

---

① ［美］凯博文：《苦痛和疾病的社会根源——现代中国的抑郁、神经衰弱和病痛》，郭金华译，上海三联书店 2008 年版；吕小康、钟年、张紫馨：《易感的身体：治未病情结与中国人的高躯体关怀》，《南开学报》（哲学社会科学版）2013 年第 6 期；朱艳丽、汪新建：《躯体化：苦痛表达的文化习惯用语》，《东北大学学报》（社会科学版）2011 年第 3 期。

② 李强、高文珺：《心理疾病污名影响研究与展望》，《南开学报》（哲学社会科学版）2009 年第 4 期。

③ 张剑源：《疾病的意义阐释、医学回应与制度追问——以滇西北 D 县“小孩夜哭”个案为中心展开》，《广西民族研究》2014 年第 1 期。

即它始终是未完成的，有待于完成的，或者正在完成中的工作”。[①] 所以，对疾病的解释和应对始终是一个未完待续的变迁过程。

人们利用地方性知识来解释、应对疾病，实用主义是重要基础。地方性知识概念批判的矛头直指科学追求普遍有效性的特质，认为知识最重要的价值在于其在社会生活实践中的作用。[②] 一方面，对疾病的解释是患者理解自我与追寻意义的过程，在此过程中，他们合法化了自己的疾病状态，并更好地争取其病后权益；此外，解释为患者应对被疾病中断的生命历程提供了可能，这使得他们重新联结起自己的过去、现在和未来，也更好地应对疾病带来的冲击；在患病的状态下，病人会存在自我价值丢失的感觉，只有在回顾经历中，患者才能感觉到自我价值的重新回归。[③] 另一方面，与疾病的病理、原则、范畴相比，人们更关心最后的治疗效果和事实，病人寻求治疗者帮助的目的，是要缓解症状，并非要搞清楚是怎么回事。因此，人们选择应对疾病的方式并非单一化，尤其是在专业的医学知识无法解释和治愈某些身体的不适与异常时，人们将偏向于运用地方性知识的手段加以应对。例如，当现代医学对乳腺癌束手无策时，于娟开始将救命稻草转向为“饥饿疗法”；[④] 又如土家族人认为，现代医学知识无法解释儿童走胎问题，所以他们更倾向于相信遭到鬼神或白虎侵犯的解释，只有“打办”祛除鬼神才能使小孩正常。[⑤] 因此，这种实用主义既可能体现在认知层面的可解释性，也可能体现在行为层面的效用性（即使是“病急乱投医式”的替代性），这两点可同时发生也可非同时发生于疾病过程。

对疾病的解释和应对往往是从社会到个体的层层渗透、相互交织。正是由于社会作为一个有机系统，宏观的社会层面对个体疾病观的影响，通常情况下并不是一个直接作用的效果，而是通过社区、单位、家庭层层渗透的过程。所以，在文献梳理中，可以发现社会、社区、家庭与个体行为

① 盛晓明：《地方性知识的构造》，《哲学研究》2000 年第 12 期。

② 张辉、吴柔：《地方性知识的知识观问题》，《吉首大学学报》（社会科学版）2017 年第 S1 期。

③ 涂炯、程瑜：《食管癌患者的疾病解释：理解、合法化与意义追寻》，《思想战线》2016 年第 3 期。

④ 郇建立：《大众流行病学与乳腺癌的起源——基于于娟“癌症日记”的分析》，《思想战线》2015 年第 5 期。

⑤ 罗钰坊、梁正海：《土家族传统妇幼保健知识的类型、文化特征与价值——对鄂西兴安村的人类学考察》，《长江师范学院学报》2012 年第 9 期。

的影响，并不能够完全边界清晰地进行划分。如在林妈的个案中，社区对面部残疾的林妈存在将其边缘化的行动，但是这种歧视并不是社区所自发形成的共识，而是来自于社会对女性样貌的严苛要求在小社区中的具体表现，并且林妈作为主体也自我内化了这种共识，以此采取多加劳动的方式应对社区中他人的歧视。① 相对于现代医学专业化知识体系，地方性知识对疾病的解读，使个体与家庭、群体社区以及社会联结起来，形成一个完整的行动者网络，而非仅关注被割裂的、零散的、破碎的个体及其身体机能本身。当然，究竟在这个整体之中，知识本源与传播路径是怎样？每个维度的作用和影响力究竟有何差别？最关键的地方性知识究竟有哪些？这也应是未来研究应该关注的问题。

地方性知识与现代专业化知识之间的界线开始变得愈加模糊。在现代化和全球化的浪潮下，地方性知识不仅是传统的家庭、社区、族群文化、社会价值的影响，它还受到主流媒体、健康教育专家、专业化知识的冲击。在“何为疾病”“疾病为何”“疾病何为”这 3 个核心议题上，现代专业化知识对地方性知识产生影响。在“何为疾病”上，人们基本认同了医学化的疾病名称，如糖尿病、乳腺癌、食道癌，人们不会再去重新定义其所患疾病的名称，也就是说人们认同医学上的“是什么”，并与现有知识融合起来。在“疾病为何”与“疾病何为”上，则体现出日常实践的复杂性。首先，人们依然试图在自己原有的认知世界（地方性知识）中寻找定位，并给予自己合理的解释。② 其次，人们逐渐开始将其生活细节与医学常识相联系，将病因归结于自己的不良生活习惯，生活经历或实践及环境，以此回答“为什么会是我”的问题。有学者提出“大众流行病学”③ 或“外行流行病学”④ 等新概念，它既包含了个体解释，又融合了现代医学知识；不是与后者相对立的，可以理解为两者某种程度的结合与渗透。

---

① 黄剑：《自我的建构与认同——以林妈残疾身体为社会文本分析》，《安庆师范学院学报》（社会科学版）2010 年第 7 期。

② 于晓燕：《急性心肌梗死女性患者患病体验的质性研究》，硕士学位论文，泰山医学院，2012 年。

③ 郇建立：《大众流行病学与乳腺癌的起源——基于于娟“癌症日记”的分析》，《思想战线》2015 年第 5 期。

④ 涂炯、程瑜：《食管癌患者的疾病解释：理解、合法化与意义追寻》，《思想战线》2016 年第 3 期。

最后，当专业化的医学知识体系无法确定患者“不适或异常症状”时，人们试图开始通过“外道”来解决。“患者积极接受这些知识，操着半生不熟的医学术语，试着说科学话，探寻患病的原因，而结合科学与经验分析给出似是而非有时又不起作用的解释，或者追寻不得又回到传统‘鬼魂’的解释上去。”[①] 现代知识与地方性知识的选择之间，人们摇摆不定或兼容并包，其背后的逻辑依然是“效用至上”的工具理性与实用主义。可见，吉尔兹所说的除西方知识体系外“本土知识”的地方性知识，也可能吸纳现代性、专业化知识，成长为多元的、综合加工的新型解释模式；专业化、技术化的现代医学知识与地方性知识在民间行动中边界模糊，最终糅合成具有“实用主义”特征的“民间知识共同体”。

① 谢勇：《病的分类与对慢性病的理解——基于一个村落老年慢性病人的考察》，《广西民族研究》2016 年第 4 期。

糖尿病的生物性与社会性之合

余成普*

导读：在健康人类学领域，有关人类健康的讨论常常围绕生物社会理论展开。在承认疾病生物基础的同时，力图分析社会文化变迁、社会结构与主体性之影响。已有研究从生物学、涵化和社会苦难的角度探讨了糖尿病的起源，其解释力局限在比较单一的生物范畴和社会制度范畴之内。相比之下，通过患者叙述升华的患病经历视角，可以同时审视糖尿病的生物性、社会性和个体的主体性，因而可以将生物、社会及个体的互动作为辩证关系剖析。对糖尿病的生物性、社会性及患者的主体性逐层剥离又互相纠缠的分析路径，较好地呈现了糖尿病的发生机制和解释模式，也说明了健康人类学生物、社会、主体之三位一体整体路径的研究优势。

引　言

流行病学数据显示，发达国家（地区）的原住民易受到糖尿病的侵害。比如，糖尿病在北美总患病率为3%到8%，但印第安人分支的比马族（Pima）和哈瓦苏派部落（Havasupai）的糖尿病患病率接近50%。① 有鉴于原住民不成比例地被糖尿病所困扰，一些学者在分析殖民主义统治、人口贫困、社会不平等因素之后断言，糖尿病不可能单独植根于病理学和

---

* 余成普，中山大学人类学系教授。

① D. C. Benyshek, J. F. Martin and C. S. Johnston, "A Reconsideration of the Origins of the Type 2 Diabetes Epidemic Among Native Americans and the Implications for Intervention Policy", *Medical Anthropology*, Vol. 20, No. 1, 2001, p. 42.

个人责任之中，从根本上来说，它是社会苦难的产物。[①]

反观历史，糖尿病作为疾病名称的提出不过300年历史，但类似症状早在公元前1550年就有记载。考古学家在埃及法老王雅赫摩斯一世时期的墓群里发现一张莎草纸抄本，里面记载了一种“多尿”贵族病。[②]《黄帝内经·素问·奇病论》关于“消渴”的记载如下：“此肥美之所发也，此人必数食甘美多肥也，肥者令人内热，甘者令人中满，故其气上溢，转为消渴。”[③] 可见，当其他社会阶层还被食物短缺所要挟并遭遇营养不良时，古代的富裕阶层，却因为饮食的甘美多肥，处于糖尿病及其他慢性病的风险之下。这似乎显示糖尿病不是苦难的产物，而是甜蜜的代价。

糖尿病是“富贵病”还是“穷人病”？它偏爱某个群体还是广泛存在于各个群体之中？到底是什么因素导致糖尿病的发生？这些问题必然促使我们聚焦于有关糖尿病的解释模式和路径。糖尿病的生物性已毋庸置疑，但糖尿病在人群中的不均衡分布似乎暗示，它的发生可能超越生物学事实。上述“苦难的产物”或“甜蜜的代价”之说法的道理正在于此。然而，这类解释不仅存在彼此矛盾，也具有局限性，因为在同时受到影响的人群中，患者总是其中的一部分。“为什么是我得此病”以及“为什么有些人不得此病”之类的问题很难回答。为此，深入个体的患病经历，回到主体性的解释系统里，问题才能得以化解。本文的目的在于，厘清有关糖尿病的各种解释，通过文献评述的方式，归纳出糖尿病解释的几种流行取向，然后通过田野调查资料呈现患者个体的视角，旨在从群体和个体的角度分析各种路径的内在关联，以调节看似矛盾的不同逻辑，彰显健康人类学的基本关怀。

资料来源

按照世界卫生组织对糖尿病的类型划分，糖尿病包括：1型糖尿病，多发于儿童与青少年，患者胰岛素绝对缺乏，需要终身注射胰岛素；2型

---

① E. Mendenhall, R. A. Seligman, A. Fernandez, et. al., “Speaking through Diabetes: Rethinking the Significance of Lay Discourses on Diabetes”, *Medical Anthropology Quarterly*, Vol. 24, No. 2, 2010.

② 陈东方：《糖尿病历史大发现》，《医药世界》2007年第10期。

③ 转引自许曼音《糖尿病学》，上海科学技术出版社2010年版，第3页。

糖尿病，以中老年人群为主，患者需要补充胰岛素或者服用降糖药，甚至通过生活方式调整而改善患病状态；其他类型糖尿病。国际糖尿病联盟（IDF）发布的《糖尿病地图》（第七版）公布的数据显示，2015 年全球 20 岁到 79 岁人群糖尿病患者（大多为 2 型）约 4.15 亿人，中国此年龄段糖尿病患者约为 1.1 亿人，中国已经成为第一大糖尿病国家。① 中国各类型糖尿病人数的比例大致为：2 型占 93.7%，1 型占 5.6%，其他类型占 0.7%。② 本文主要讨论 2 型糖尿病。

在糖尿病的几种流行解释上，我们将依托已经发表的学术论文、综述和公开的糖尿病追踪案例。这些资料多以某个群体为研究对象，试图揭示出 2 型糖尿病与群体特征之关联。个体的生命故事和患病经历将呈现患者（或家属）个人对糖尿病的解释。这一部分的资料，主要源于我们自 2013 年 6 月中旬启动的糖尿病人患病经历的调查。调查主要在广东的大型综合性医院 S 医院③和眼病专科医院 Z 医院开展，并通过了所在医院的伦理委员会审查。在 S 医院，我们访谈了两位医生、17 位 2 型糖尿病人及家属；在 Z 医院，我们访谈了 6 位医生、4 位护士，以及 26 位 2 型患者。2014 年 11 月 8 日，我们还参与观察了一个约 40 位病友和亲属的聚会活动。文献和田野调查成为本文的主要资料来源。

糖尿病的三种流行解释

尽管糖尿病的影响区域主要是城市，但它正快速成为中低收入国家和农村地区的主要健康问题。④ 就如上文所言，原住民面临糖尿病时显得尤为脆弱。这似乎表明，虽然遗传和基因问题是糖尿病的重要发病机理，但它的流行与分布，可能与一个国家和地区的生活方式和社会文化有关。目前国际学界已有大量糖尿病的人类学研究论著，且有多篇关于糖尿病相关

① IDF, Diabetes Atlas (7th edition), 2015. 详见国际糖尿病联盟官网：www.idf.org/diabetes-atlas，2016-05-14 访问。

② 许曼音：《糖尿病学》，上海科学技术出版社 2010 年版，第 60 页。

③ 因伦理考虑，被访的地名和人名均做了化名处理。

④ IDF, Diabetes Atlas (7th edition), 2015. 详见国际糖尿病联盟官网：www.idf.org/diabetes-atlas，2016-05-14 访问。

研究的综述性文章。[①] 笔者将借鉴这些论著的基本框架，补充对某些代表性观点的专门讨论和典型的案例，并尝试分析不同解释路径之间的潜在关联。

（一）基因假设

糖尿病的类似症状（多尿症、消渴症等）早已为人类所发现，但直到19世纪末，科学家才发现糖尿病的真正发病机理（胰腺及其功能问题）。有关糖尿病的探索没有到此为止，针对不同族群以及人类在不同时期糖尿病患病率的差异，一些科学家进行了富有意义的探索。

1962年，遗传学家James V. Neel首先提出了糖尿病的“节俭基因假设”（thrifty-gene hypothesis）。这一假设认为，在采集狩猎时期，食物不能长期保存，供应也具有不确定性（feast-or-famine），这样，那些能最大限度地有效利用食物的人群方能继续生存。即那些能够在食物丰富的时候将食物大量摄取并储藏于体内的人群，在食物不足的时候才能存活。经过基因的反复选择后，能够生存的人群具有了“节俭基因”。但当食物不再短缺，变得稳定且异常丰富，尤其是我们的饮食模式转变为以碳水化合物（又称“糖类化合物”）为主导时，那些已经逐步形成“节俭基因”的人群很容易肥胖，[②] 从而增加糖尿病的风险。[③]

Neel提出的这个假定具有广泛的影响，其影响力至今犹存。在此之后，一些学者针对他所提出的基因假设做了修订和补充。比如Szathmáry等学者虽同意Neel的进化假定，但他们更强调身体的代谢过程（比如肝脏对脂肪和其他物质的转化能力），而非脂肪的储藏。[④] 一些学者沿着基因适

---

① S. Ferzacca, “Diabetes and Culture”, *Annual Review Anthropology*, Vol. 41, 2012; E. J. E. Szathmáry, “Non-Insulin Dependent Diabetes Mellitus among Aboriginal North Americans”, *Annual Review of Anthropology*, Vol. 23, 1994.

② 研究指出，90%的2型糖尿病可以归因为超重。在过去的几十年，在发展中国家，肥胖和超重的糖尿病患者与体重不足、营养不良相关疾病的患者同时快速增长。世界上贫穷的国家，比如人均GNP少于每年800美元的国家，更多发生与体重不足与营养不良相关的疾病，而人均GNP达到3000美元的中等收入国家，却面临着肥胖的风险。详见P. Hossain, B. Kawar and M. El. Nahas, “Obesity and Diabetes in the Developing World: A Growing Challenge”, *The New England Journal of Medicine*, Vol. 356, No. 3, 2007.

③ J. V. Neel, “Diabetes Mellitus: A ‘Thrifty’ Genotype Rendered Detrimental by ‘Progress’?” *American Journal of Human Genetics*, Vol. 14, No. 4, 1962.

④ E. J. E. Szathmáry and R. E. Ferrell, “Glucose Level, Acculturation, and Glycosylated Hemoglobin: An Example of Biocultural Interaction”, *Medical Anthropology Quarterly*, Vol. 4, No. 3, 1990.

应性的路径提出，人类的基因变化相对缓解，但社会的急剧变化，使得基因已经无法适应。也就是说，我们的基因甚少改变，但我们的文化在过去几百上千年里，特别是工业革命后，发生了翻天覆地的变化。尤其是过量饮食、缺乏运动以及其他生活方式的变迁，都对身体，尤其是对胰腺功能造成过度刺激和持续消耗，形成所谓“文明化的疾病”。①

针对某些人群糖尿病患病率异常显著的现象，Weiss 及其同事提出“基因易感性”（genetic susceptibility）假设。② 比如拉美裔美国人受 2 型糖尿病的影响严重，其中 19 岁以上的墨西哥裔移民中 10% 的人患有糖尿病。③ 一项对居住在美国埃尔帕索县 882 名成人的随机样本研究也显示，16.5% 的拉美裔被确诊患有 2 型糖尿病。④ 这一假定认为，一些人群比其他人群更易高发糖尿病，是因为前者本身基因脆弱的问题。与 Neel 的带有进化色彩的假定不同，基因易感性假定是在共时的基础上突显了某些“种族”的劣势。然后，糖尿病在世界范围内的广泛流行使得基因易感性假定受到挑战，“糖尿病无边界”的现状让种族的解释路径显得乏力。

1992 年，有学者通过实验提出“节俭表型假设”（thrifty phenotype hypothesis）。⑤ 这一假设从 Neel 的进化取向的基因适应性假设转向胎儿的微观生存环境上，认为胎儿在子宫内的营养不良，将导致他们容易在成人后患 2 型糖尿病及其他慢性病。医学界已有报告表明，胎儿体重不足与成人后糖尿病发生之间的关系，而体重不足，其实是胎儿在子宫中没有获得足够营养后的妥协反应。⑥ 进一步的研究表明，胎儿在子宫内的营养不良，

---

① W. Swedlund, “Diabetes as a Disease of Civilization: The Impact of Culture Change on Indigenous Peoples”, *Medical Anthropology Quarterly*, Vol. 11, No. 1, 1997.

② K. M. Weiss, R. F. Ferrell and C. L. Hanis, “A New World Syndrome of Metabolic Diseases with a Genetic and Evolutionary Basis”, *American Journal of Physical Anthropology*, Vol. 27, S. 5, 1984.

③ M. I. Harris, K. M. Flegal, C. Cowie, et. al., “Prevalence of Diabetes, Impaired Fasting Glucose, and Impaired Glucose Tolerancein U. S. Adults: The Third National Health and Nutrition Examination Survey, 1988 - 1994”, *Diabetes Care*, Vol. 21, No. 5, 1998.

④ J. Poss and M. A. Jezewski, “The Role and Meaning of Susto in Mexican Americans’ Explanatory Model of Type2 Diabetes”, *Medical Anthropology Quarterly*, Vol. 16, No. 3, 2002.

⑤ C. N. Hales and D. J. P. Barker, “Type 2 (Non-Insulin-Dependent) Diabetes Mellitus: The Thrifty Phenotype Hypothesis”, *Diabetologia*, Vol. 35, No. 7, 1992.

⑥ D. C. Benyshek, J. F. Martin and C. S. Johnston, “A Reconsideration of the Origins of the Type 2 Diabetes Epidemic Among Native Americans and the Implications for Intervention Policy”, *Medical Anthropology*, Vol. 20, No. 1, 2001.

不仅导致胎儿的低体重，也容易导致胎儿胰腺和肝功能的结构性改变，而这些对于胰岛素的分泌和葡萄糖的耐受性至关重要。[①] 而且，葡萄糖耐受不良的妇女在怀孕期间的子宫环境，会使得胎儿成年后患糖尿病的风险成倍增加。这就解释了为什么虽然后代不再经历食物短缺，糖尿病仍然会传递给下一代。这并不只是强调母亲的角色，其实父亲患糖尿病同样可能传递给子女，只不过后者的影响较前者较小而已。[②] 可以想象，假如糖尿病的胎儿起源假定得到证实的话，那么对糖尿病的干预将有深远影响。到目前为止，有关糖尿病的生物学致因，依然是诸多科学家孜孜不倦探索的领域。

（二）涵化

上述基因的诸假设已经表明，虽然在糖尿病的解释上，人类的生物性起到直接作用，但它的出现和传播也是社会文化过程的结果，或者说是环境改变（比如物质环境、生态环境）和我们身体的适应性之间关系的反映。从这个视角看，文化变迁是糖尿病高发不可忽略的原因。我们的文化，尤其是物质摄取，在工业革命后，发生了数量上和质量上的飞跃，造就了现代的生活方式（缺乏运动、过剩的营养、高糖饮食等），但人们的基因水平（胰岛素分泌水平）却没有相应地适应过来，从而导致慢性退行性疾病的发生。

在基因假设中，文化隐含在人类物种的进化过程中。而在涵化（acculturation）视角里，文化则是指特定的、地方化的、情境的、群体的，以及群体之中和群体之间的关系，它揭示的是某种文化在与另一种文化接触之后所产生的变化。具体到糖尿病上，后进国家或地区之所以也成为这种疾病的发生地，源于这里的人们快速地接受了所谓现代的生活方式。[③] 判断涵化对糖尿病的影响，其实相当困难，因为缺乏长时段的糖尿病人群的

---

① C. N. Hales, M. Desai, S. E. Ozanne, et. al., "Fishing in the Stream of Diabetes: From Measuring Insulin to the Control of Fetal Organogenesis", *The Biochemical Society Transactions*, Vol. 24, No. 2, 1992.

② D. C. Benyshek, J. F. Martin and C. S. Johnston, "A Reconsideration of the Origins of the Type 2 Diabetes Epidemic Among Native Americans and the Implications for Intervention Policy", *Medical Anthropology*, Vol. 20, No. 1, 2001.

③ S. Ferzacca, "Diabetes and Culture", *Annual Review Anthropology*, Vol. 41, 2012.

数据（包括生物指标、生活方式指标等），也难以完成较好的控制性实验，且不同时期、不同地域糖尿病的判断标准有异，使得纵向的历史比较和横向的区域比较，容易变成臆测。因而，以下两个案例显得尤为珍贵。

一是对比马印第安人的比较研究，说明了生活方式变迁对糖尿病的重要影响。美国亚利桑那州的比马印第安人的糖尿病患病率高达50%，而居住在墨西哥北部的比马印第安人的后裔，则甚少发现糖尿病患者。这较大程度地排除了基因易感性的假设，让学者们专注他们生存的外在环境。比马人以前多为从事体力劳动的人群，随着美国经济的迅速发展，体力劳动已经大大减少，很多比马人进入了超重和肥胖的行列。而墨西哥的比马人则一直生活在穷乡僻壤，从事农业劳动，体力活动的强度很大。① 这种带有准实验性质的人群观察，对于判断外在环境对糖尿病的影响具有较强的解释力。

另一个是对中国大庆患者的长期观察和干预的案例。中华人民共和国成立后对大庆油田的开采，让这里的人们先富起来。生活水平的提高，也让当地的肥胖人群增多。1986 年，大庆市糖尿病预防研究课题组发起了糖尿病的筛查和干预工作。从大庆 33 家诊所筛查的 577 例糖耐量受损患者（其血糖介于正常人血糖值与糖尿病者血糖值之间的一种状态，尚未定性为糖尿病患者）被随机纳入了研究，分别进入控制组和干预组（接受饮食、运动等干预）。积极的干预从 1986 年一直持续到 1992 年，共六年时间。评估发现，与控制组相比，这些参与综合性生活方式干预的群体，在干预期内糖尿病的发生率降低了 51%；在 20 年的随访中，与控制组相比，其发生率降低了 43%。这说明，六年的生活方式干预，可以预防和延迟糖尿病的发生，并具有持续效果。这个干预的例子表明，生活方式的调整与糖尿病发生率之间的关联。②

（三）社会苦难

我们继续上文的比马人案例。温和的涵化分析得出结论是，生活方式

---

① D. C. Benyshek, J. F. Martin and C. S. Johnston, "A Reconsideration of the Origins of the Type 2 Diabetes Epidemic Among Native Americans and the Implications for Intervention Policy", *Medical Anthropology*, Vol. 20, No. 1, 2001；许曼音：《糖尿病学》，上海科学技术出版社 2010 年版。

② G. Li, P. Zhang, J. Wang, et al., "The Long-term Effect of Lifestyle Interventions to Prevent Diabetes in the China Da Qing Diabetes Prevention Study: A 20-year Follow-up Study", *Lancet*, Vol. 371, Iss. 9626, 2008.

的现代转型导致了他们糖尿病的高发。但一些学者不满足于此，开始从比马印第安人被殖民的历史中寻求疾病的深刻根源。美国亚利桑那州原为印第安人的居住地，16 世纪中期，西班牙人率先到达，使其沦为殖民地，19 世纪初这里又接受墨西哥人的统治，到 1912 年才正式成为美国的一个州，期间经历了政治经济的破坏以及社会生活的急剧变迁。其实在 1870 年之前，这里的比马人在希拉河畔（Gila River）从事着灌溉园艺，在冬天种植小麦，夏天种植玉米、豆类、南瓜等，他们也会捕鱼、狩猎、采集野生植物和圈养家畜。这一切似乎悠然自得。但 1870 年希拉河爆发严重的干旱，加之一些墨西哥裔美国人争夺水源，让比马人的生产生活每况愈下，人们食不果腹，一些牛群也不得不变卖。一些比马人开始放弃先前的生计模式，转向其他有收入的工作。一直到 20 世纪中期之后，比马人才逐渐摆脱糟糕的贫困状态。随之的是饮食的变迁，从原先的玉米、小麦、豆类、瓜类、鱼、牛肉等多样的食物来源，转向低纤维、高脂肪、高能量的所谓“现代的”饮食。可以说，比马人先是承受着社会经济破坏和自然灾害的后果，经历了严重的大饥荒；紧接着，就是西方生活方式和饮食的快速入侵。按照上文的解释，也可以说，他们既可能经历了“胎儿的营养不良”状态，也经历了成人后的生活方式的“发展”阶段。假如关于“节俭表型假设”和涵化分析成立的话，他们糖尿病的高发，就是一系列灾难和“甜蜜”生活的必然结果。①

社会苦难视角立足的基本事实在于，富裕国家比贫穷国家糖尿病的患病率要高很多，但富裕国家中的穷人却不成比例地被糖尿病所困扰。糖尿病之所以会“偏爱”穷人，是因为穷人经历较大的风险因素，比如高脂肪食物的消费、体力活动的减少、肥胖、压力以及心理上的悲苦。② 而这些又源于日益增长的城市生活方式，以及结构性的不平等。因而，我们应该更多地将注意力放在那些政治经济学的力量上，糖尿病从根本上来说，是

---

① D. C. Benyshek, J. F. Martin and C. S. Johnston, “A Reconsideration of the Origins of the Type 2 Diabetes Epidemic Among Native Americans and the Implications for Intervention Policy”, *Medical Anthropology*, Vol. 20, No. 1, 2001.

② 研究显示，在 20 世纪 30 年代经济大萧条时期，美国穷人往往表现为瘦弱，但 2000 年的调查则表明，人们的财富和腰围之间成反比关系。也就是说，穷人往往更容易表现为肥胖，这增加了糖尿病的风险。详见 M. Rock, “Sweet Blood and Social Suffering: Rethinking Cause-effect Relationships in Diabetes, Distress, and Duress”, *Medical Anthropology*, Vol. 22, No. 2, 2003.

政治经济学和社会分层的一个隐喻。①

个体的患病经历视角

上述“基因假设”“涵化”和“社会苦难”视角，主要致力于从生物和社会文化层面解释某些群体糖尿病的高患病率。但对那些深切体验到糖尿病病痛的患者来说，他们最关心的却是“为什么是我”“为什么不是其他人”之类的问题。② 群体的视角无法解释这些个体的问题，这就需要我们转向患者的患病经历，转向个人的解释框架中来。

一些患者就自己患病的原因咨询医生，但根据一位医生的说法，“医生不会帮助病人找到患病的病因，因为疾病太复杂了，没有办法很明显地找到一个原因，这属于一个科学探索的领域。医生关注的主要是病理学方面的变化，也会告诉病人关注一下自己的血糖、血压、血脂等”。③ 面对医生的语焉不详或是不予作答，患者试图回到自己的现实生活中，将糖尿病的发作看成是一个特定的触发因素或预知事件的结果。就连那些相信医生观点的病人，也可能去发现某些事件，即所谓“关键时刻”的意义。④

林女士，62 岁，已有 10 年的糖尿病史。我在 S 医院的病房里对她进行了访谈。在住院期间，她经常去听医院开设的糖尿病知识讲座。结合医生的讲解，联系到自己的生活经历，她将糖尿病归结如下：一是饮食出了问题。林女士觉得自己吃的饭“太烂了”，水太多，近似粥，容易导致糖尿病。其次是家庭压力很大，每天要带孙子，让她感觉很累；然后是工作压力。退休前她是一所学校的会计，工作千头万绪、细致入微，这让她倍感压力。她跟我们谈及了她的第三个判断，就是自己的身体底子差，而这与她年少时的下乡经历有关：

---

① E. Mendenhall, R. A. Seligman, A. Fernandez, et. al., “Speaking through Diabetes: Rethinking the Significance of Lay Discourses on Diabetes”, *Medical Anthropology Quarterly*, Vol. 24, No. 2, 2010.

② ［美］阿瑟·克莱曼：《病痛的故事：苦难、治愈与人的境况》，方筱丽译，上海译文出版社 2010 年版，第 31 页。

③ 2015 年 7 月 30 日黄医生访谈节选。

④ R. Loewe and J. Freeman, “Interpreting Diabetes Mellitus: Differences Between Patient and Provider Models of Disease and Their Implications for Clinical Practice”, *Culture, Medicine and Psychiatry*, Vol. 24, No. 4, 2000.

> 我们那一代的人都要下乡，最大的病就是在下乡的时候，那时才14岁，我不懂爱惜自己身体，人家干你也干。在海南岛，天气很热啊，要开荒。那个时候我们穿长裤啊，那些汗，不能抹，没时间抹。因为在太阳底下，在原始森林里边干活，把一些树砍啊、砍啊、砍啊。汗都沿在裤管滴到脚上去，全身都是湿的。我发现就是在开了荒没多久，尿是茶色的。①

在这个案例里，患者的自我归因明显具有综合性。中国民间对疾病的一个基本看法是“病从口入”，再加之患病后医生建议中的种种饮食控制，让病人自然将饮食作为发病的第一要因。我们了解到，其实医护人员所说，只是粥状米饭容易消化，升糖指数较高，并没有说这是导致糖尿病的原因。但到患者这里，他们就会联想到自己的日常生活，试图发现生活的细节与医学常识之间的关联。林女士将饮食、压力、过往的生命历程联系起来，从而将个体的患病经历从完全的生物性解释中抽离出来，回到日常生活、工作压力，乃至历史事件之中。这些解释与糖尿病的上述三种流行解释虽有差距，但又存在一定程度的关联性。饮食与生活方式、压力、历史事件与社会苦难，都在个案中有所体现，只不过个人的叙述缺乏条理性，充满了零碎化、个体化和情绪化，甚至不乏误解，但它却深深地嵌入到个人行为、家庭关系，以及周遭的社会环境中。②

在我们访谈的个案中，有许多患者具有明显的家族遗传病史。他们大部分人知道糖尿病基因的顽固，但即便这样，也常常寻求其他现实的、可以触摸的问题和事件，试图发现自己患病的直接触发因素。当医生拿到血液的化验结果，告诉陈女士，她已经是糖尿病人群中的一员了。陈女士没有多少意外，只是在感慨：“这个基因太强大了，我始终逃不了，我的外婆、我舅舅、我妈妈的几个姐妹都有糖尿病。”③ 但她没有仅仅归咎于此，而是想起了自己最近的一次“放纵”：

---

① 2013年10月17日林女士访谈节选。

② 其他慢性病人的研究也显示了这一特点，比如食管癌患者常常将饮食、生命历程事件、家庭关系等作为自己患病的可能原因。详见涂炯、程瑜《食管癌患者的疾病解释：理解、合法性与意义追寻》，《思想战线》2016年第3期。

③ 2013年11月5日陈女士访谈节选。

今年夏天也是吃了荔枝嘛，一口气吃了3斤荔枝，直接把自己的胰岛功能破坏了。主要是现在吃的东西啊，像那些水果，都是通过激素，通过催化剂，还有那种增糖剂、增甜剂，通过这些东西弄出来的嘛，那有些人可能抵抗能力免疫能力稍微差一点嘛，它就很容易破坏。像我的话，还是跟我的工作有关系，因为经常熬夜嘛，可能抵抗力也下降了。①

陈女士的患病具有遗传特征，她甚至明了其中的病理学过程（“胰岛功能破坏了”），但她没有停留于此，更愿意从现实生活中（将饮食问题化）寻找疾病的促发因素，甚至把食品安全、工作压力一并纳入了归因的范畴，从而将个人的健康重新框架在广泛的社会情境中。

调查资料显示，“压力”和情感苦痛是仅次于饮食之后的归因，这呼应了已有的文献。有研究指出，那些不熟悉生物医学模式的病人，更可能将糖尿病归因为压力或情感抑郁。②

生物医学研究人员已开始研究心理压力与2型糖尿病之间的可能联系。一项关于荷兰患者的研究显示，那些经历更多生活压力事务的人，更容易患上2型糖尿病。③ 在人类学已有的文献中，压力还成为替代社会苦难的一个操作性概念，用于描述和测量患者过往经历中的压力事件和社会环境。④ 我们上面的几个个案其实已经表明了患者归因中的压力指向，他们多指向工作压力，其实在以家庭为本的中国社会里，家庭关系的变故也容易成为情感压力的归因所在。

刘先生，62岁，2015年年底中风合并糖尿病。在住院近1个月后，他现在情况已经有所好转，目前依靠药物控制血糖，软化血管。说起他的患病，家人在惋惜的同时，气愤不已，认为是兄弟关系的破裂引发的。刘先生家住郊区，家里老房子拆迁后，得了一笔拆迁款和补偿的一块宅基

① 2013年10月17日林女士访谈节选。

② E. Mendenhall, R. A. Seligman, A. Fernandez, et al., “Speaking through Diabetes: Rethinking the Significance of Lay Discourses on Diabetes”, *Medical Anthropology Quarterly*, Vol. 24, No. 2, 2010.

③ J. Poss and M. A. Jezewski, “The Role and Meaning of Susto in Mexican Americans’ Explanatory Model of Type2 Diabetes”, *Medical Anthropology Quarterly*, Vol. 16, No. 3, 2002.

④ N. E. Schoenberg, E. M. Drew, E. P. Stoller, et al., “Situating Stress: Lessons from Lay Discourses on Diabetes”, *Medical Anthropology Quarterly*, Vol. 19, No. 2, 2005.

地。他筹划重新盖一栋楼房。为节省成本，买装修材料、监工等他都亲力亲为。房子的图纸由其早已分家的兄长帮忙完成。两家人平时也和睦相处、其乐融融。就这样，历经半年多，五层楼的毛坯房眼见就要完工了，这时兄长突然提出，拆迁的老房子应该也有他的一份。就为这件事，两家人闹得不可开交，几乎要对簿公堂，关系完全破裂了。刘先生的太太说，这件事发生后，他 3 天晚上都没有睡觉，想不通，自己一向尊重的亲哥哥为什么要为难他，他也责备自己，是不是自己真的做错了。就这样，没过多久，刘先生就出现了“歪嘴”的症状（疑似中风），家人没当回事，找到当地的一位中医开来几包药后，症状很快就缓解了。但好景不长，一段时间后，刘先生因突然晕倒而被送往医院。好在及时抢救，挽回了性命。医生说，这是中风合并糖尿病引发的。现在刘先生的身体已经大不如前，两家的关系更因这次疾病风波，又增加了几分怨恨。

在我们访谈的 43 位糖尿病 2 型患者中，甚至那些明显具有家族病史的患者，都有反思自己的患病原因，他们会把糖尿病的发生认定为某些事件（如药物滥用、环境污染、压力、家庭关系破裂等），更主要的是自己饮食不当，以及多种原因叠加造成的结果。医生将慢性病基本上看成是一个病理生理学问题，更关心对这种状态的技术控制，而患者则从已有的文化框架和意义系统中寻求疾病的解释。过多的甜食、工作压力、装修的污染，这些他们日常生活中所接触到的健康风险因素，现在都落在了对糖尿病的种种诠释上。当他们把饮食不当作为患病的原因时，也表明了他们的自责和愧疚，认为糖尿病的发生归因于自己意志力的薄弱或是自我规训的缺乏，因此而埋怨自己。

总　结

从基因假设，到文化涵化，再到对政治经济过程的批判，我们大体上可以看出人类学及相关学科在研究糖尿病时取向迥异，而又相互交叉的研究路径。基因假设本身就暗含文化变迁与生物适应问题；将“胎儿的营养不良”作为成人后发生糖尿病的可能原因，也同时揭示了社会等级与疾病风险之关联。如果说，基因假设导向的是生物进化谱系，涵化分析是温和地对文化变迁的追问，那么社会苦难的探讨，则直指社会的结构性暴力，从身体入手，导向对社会的批判研究。而患者自身的解释，具有明显的综合性，它既回归到患者的日常生活，也将医生的告知、周遭的文化事项一并纳入自己的解释框架中。从分析的视角看，各个路径侧重的方向不同。其中，基因、涵化和苦难视角，多是以群体为对象，探讨某些群体糖尿病高发的原因。患者自身的解释，往往将生活方式的变迁（尤其是饮食的改变）、个人的既往遭遇（比如压力）、遗传等诸多专业化解释吸收到自身作为外行、亲历者身上，并向广泛的社会情境扩展，使得这种解释更具有情节性和体验特征。详见表 7－1 所示。

表 7－1 **糖尿病的诸种解释**

	群体视角			患病经历视角
	基因	涵化	苦难	综合性
回答的问题	某些群体糖尿病高发	后进国家和地区的糖尿病高发	富裕国家中低层人群的糖尿病高发	为什么是我
解释的逻辑	基因适应性	生活方式变迁	社会苦难	生物—社会—主体
理论的溯源	进化—适应	文化分析	政治经济学	日常生活

现在我们回到本文引言中提出的看似矛盾的解释，就会发现，那其实是对糖尿病不同角度的观察。将糖尿病归因为社会苦难，是从政治经济学角度（比如群体的被殖民史）寻求的对糖尿病根本原因的探求，旨在对社会结构的批判。将糖尿病看成是“甜蜜的代价”，则是着眼于患者当前生活方式的变迁，尤其是饮食（比如过去稀缺的高糖、高脂肪饮食现在唾手可得）和生计模式（比如重体力劳动逐渐被久坐的电子化办公所取代）的改变，这些在经历过食不果腹、辛勤劳作的人们看来，实在是甜蜜的生活，殊不知，这种生活模式却潜藏着慢性病的风险。

我们对糖尿病诸种解释路径的探讨，恰好说明了健康人类学的基本关怀。通过生物社会性的取向（biosocial approach），健康人类学旨在将人的生物性、社会性和个体的主体性作为整体纳入研究的框架中。就糖尿病而言，遗传学家提出的“节俭基因假设”“节俭表型假设”和流行病学家提出的“基因易感性”假设，被健康人类学家视为糖尿病的生物性事实，但人类学家并不满足仅仅用生物学解释问题。糖尿病的不均衡分布（尤其

“偏爱”土著、移民等人群）其实也在暗示，糖尿病的发生是生物性和社会性相互纠缠（entanglement）[①] 的事实。于是，人类学家在生物学解释基础上，提出了“涵化”和“社会苦难”的解释路径。

但这些路径对“为什么是我”这类个体化的问题依然难以回答。这就需要回到个体的解释系统中去。其辩证关系在于，个体的经历无法摆脱基因和社会的影响，但是基因和社会不能决定个体的健康结果，更不能解释“为什么我得此病”或“为什么有的人不得此病”之类的问题。因此，在考虑基因和社会因素的前提下，影响个体经验的日常生活值得重视，更是预防疾病，提高治疗依从性的要害。从基因作用到社会因素，从社会因素到个体经历的逐层剥离的分析路径，较好地呈现了糖尿病的发生机制和解释模式，这也正好说明健康人类学生物、社会、主体之三位一体整体路径的研究优势。

① Lock 等认为，人的生物性与文化、历史和政治的相互纠缠，导致的结果就是生物社会的差异（biosocial differentiation）和地方生物学（local biologies）。详见 M. Lock and Vinh-Kim Nguyen, *An Anthropology of Biomedicine*, Oxford: Wiley-Blackwell, 2010.

超越医学化的临终关怀

张庆宁* 蒋 睿

导读：现代医学逐渐发展成一种试图全面控制出生、患病、衰老与死亡的技术。以死亡为例，现代医学发展出了否认死亡的倾向。尽管我们都知道某些疾病是致死的，但是，现代医学却试图通过治愈疾病的方式来避免或延缓死亡的发生。现代医学不否认死亡，但当它一步步治愈曾经必死的疾病之时，似乎它也具有了战胜死亡的潜质。与之不同，临终关怀或姑息医学却主动地承认生命的有限、医学技术的有限。临终关怀将死亡视为可接受的人生过程，并在人生过程的最后阶段给予垂危者全方位的照护，包括亲情、友情、心理、宗教等方面。将以治愈为目的的现代医学与接受死亡的临终关怀相比较，我们可以看到，临终关怀将人的尊严与温情赋予了即将走完人生之路的人们。在这一点上，临终关怀实现了对现代医学的超越，并使人回归到完整之人的路途。

向多元身体的回归

医学科学在努力单纯延长个体寿命的同时，也在不断尝试着将身体的多元含义带回到医学视野中的可能性。在逐步认识身体的过程中，人们更加关注自己在接受医疗服务时作为一个人应该享有的尊重，并以此在庞大医疗体系的压制下发出自身的声音。临终关怀（Hospice）① 所做的正是这

---

* 张庆宁，兰州大学哲学社会学院副教授。

① 关于hospice一词的中文译法，中国大陆、台湾地区和香港地区各不相同。在大陆，“临终关怀”一词的正式采用始于1988年天津医学院临终关怀研究中心的建立。台湾译为“安宁疗护”或“安宁照顾”。香港译作“宁养服务”或“善终服务”。参见张庆宁、卞燕《综合医院里的临终关怀——妇科肿瘤病房和ICU的观察》，《社会科学》2007年第9期。

样的尝试。临终关怀以照顾（care）为中心理念，为那些处于病患末期、治愈希望渺茫的病人提供疼痛控制和精神支持，提高其生命品质，实现对生命尊严、垂危病人权利的双重尊重。[①]

以照顾（care）为中心理念，临终关怀强调以下几方面的内容：首先，最大限度地减轻疼痛。临终关怀直接触及了医学难以处理的两个问题，即疼痛和死亡。医学针对重症病人的治疗往往不得不以使病患剧烈疼痛的疗法来挽回或许已经无可挽回的生命个体。与此相对，临终关怀对病人病痛的处理原则是主动防止，使病痛消失，而不是被动地压抑或者控制。其次，增强病人本身的自主能力，也就是强调病人对自己的死亡方式具有决定权，同时，临终关怀反对依靠延长生命的医疗器械来维持病人的生命。这与其他的医疗机构的医疗救治行为相冲突，比如ICU（重症监护室）里大量使用高科技的医疗设备来维持病人的生命。再次，让死亡的过程充满善，即善终（good death），这是临终关怀追求的价值理想。临终关怀强调在疼痛处理和自主决定死亡的基础上，更为重要的是提高剩余生命的质量。这需要在临终关怀过程中保持病人已有的社会关系往来，鼓励病人参与重建个人余生的意义，并将意义重建与个人经历、认同和与他人的关系连接起来，也就是临终关怀所强调的"建立完整的生命"（making whole），[②] 而不是仅仅听命于把人看作生物体的现代医学。

我们将通过回顾临终关怀的历史形态、现代临终关怀运动的兴起以及临终关怀医学确立的过程，呈现医学霸权对身体的宰制在临终关怀这一理念和实践中开始出现了向多元身体的回归。

医院和临终关怀机构的早期形态

追溯临终关怀机构的历史，古希腊和古罗马就已经有了一些照顾陌生人、病人、过路人的场所。之后，基督教和伊斯兰教也将照顾病人当作是一项宗教任务，其结果之一就是在中世纪欧洲产生了大量的被称作庇护所（Hospice）的场所，这种场所为路途中需要休息的朝圣者、穷人、游客提

① 崔以泰、黄天中：《临终关怀学——理论与实践》，中国医药科技出版社1992年版，第16页。

② Bruce Jennings, "Individual Rights and the Human Good in Hospice", *The Hospice Journal*, Vol. 12, No. 2, 1996, pp. 1 - 7.

供食宿，补充给养，并且收容病人，替死去的人安葬和祈祷。[①] 同时期，与 hospice 并存的还有现代医院的早期形态——慈善救济院（hospital）。关于基督教与医学发展的关系，西方学界一般认为，西方社会的医院和保健植根于基督教，耶稣基督被认为是身体与灵魂的医治者，而基督教的慈爱精神直接促使了现代医院（Hospital）的产生和发展。公元325 年，在尼西亚召开的基督教会第一次主教特别会议上规定，主教要在每个有教堂的城市建造一家慈善救济院（Hospital）。早期基督教的慈善救济院并不是今人所理解的医院，其主要功能并不是医疗，而是为过往的穷人提供临时的住所和食物，虽然也收容病人。到了公元6 世纪，慈善救济院已经成了修道院的一个常规部分。[②] 基督教的慈善救济院被认为是世界上最早的志愿性质的慈善机构，在中世纪也得以在地中海、欧洲地区和阿拉伯国家迅速传播。[③] 及至十四五世纪，欧洲的医院已经星罗棋布。

仅从功能上来讲，庇护所（Hospice）和早期的慈善救济院（Hospital）并没有差异，两者都是基于基督教教义而设立的慈善机构。庇护所（Hospice）在最初并非为专门为照顾垂危之人而设立，而只是为病人、朝圣者、游客等人提供方便的地方。随着医学专业化的发展和护理体系的创建，为具有现代特征的医院的出现奠定了基础。慈善救济院（Hospital）逐渐脱离了教会，实现了向专业化、独立的医院的转化。由此也导致了公立的救济院（Almshouse）和贫民习艺所（Workhouse）的出现，这些机构担负起了照顾慢性病病人、穷人和垂危之人和那些不被医院接受的人的任务。[④] 但是，公立救济院并不足以担负沉重的收容负担，因此那些中世纪以来就存在于欧洲土地上的庇护所（Hospice）因社会的需要而重新得以发展，但是其功能也发生了一定的变化，成为专门为照顾无法治愈病人和临终者的机构。1879 年，在爱尔兰都柏林由基督教教会支持创建的圣母临终关怀所（Our Lady's Hospice）是第一个专门护理晚期病人的机构。它的成立受玛

---

① 孟宪武：《优逝：全人全程全家临终关怀方案》，浙江大学出版社 2005 年版，第 18 页。

② ［美］阿尔文·施密特：《基督教对文明的影响》，汪晓丹等译，北京大学出版社 2004 年版，第 133—141 页。

③ Peregrine Hordon, "The Earliest Hospitals in Byzantium, Western Europe and Ialam", *The Journal of Interdisciplinary History*, Vol. 35, No. 3, 2005, pp. 361 – 389.

④ Cathy Siebold, *The Hospice Movement: Easing Death's Pains*, New York: Twayne, 1992, p. 17.

丽·艾肯希德修女（Sister Mary Aikenhend）的启发，她认为，死亡是生命最后的朝圣，与中世纪的朝圣相联系，她想用“Hospice”这个古老的词语命名、建立专门照顾垂危者的机构。在基督教教会的支持下，玛丽·艾肯希德修女理念的传播使得19世纪末英国、法国、澳大利亚和美国均出现了大量专门照顾垂危病人的临终关怀所（Hospice）。尤其是在英国，此类机构相继成立。当时成立的很多临终关怀所（Hospice）直到今天仍然存在，它们成为20世纪60年代英国现代临终关怀运动的重要组成部分。

回顾“Hospice”在欧洲大陆的产生、发展和历史变迁，不难看出，植根于基督教传统的“Hospice”在欧洲的产生和发展有着深厚的历史根基。这为现代临终关怀运动的兴起奠定了基础。基督教为现代临终关怀积累下了三个坚实的基础：慈爱、医院和护理。[①] 这也是现代临终关怀运动再次启用“Hospice”这个古老词汇的缘故。当然，作为一项医疗服务项目的现代临终关怀，赋予了“Hospice”新的含义。

现代临终关怀运动的兴起与临终关怀医学的确立

20世纪60年代以来，越来越多的国家进入老龄化社会，老龄人口急剧增加。加之进入20世纪后，人类的疾病谱发生了历史性的变化，导致人类死亡的主要原因不再是鼠疫、天花、结核病、肺炎等传染性疾病，而是肿瘤、心脑血管病、高血压等非传染性疾病。慢性疾病患者人群在增加，癌症患者和其他疾病的晚期病人队伍日益庞大。[②] 同时，随着医学技术的发展，现代医学逐步以各种致命疾病的征服者的面目出现。由于高科技医疗手段的介入，重症晚期患者的死亡时间得以后延。现代医学本身对死亡的界定也在不断更新。[③] 死亡不再是自然的，而是被“医学化”了。

身为人类学和心理学学者的贝克（Ernest Becker）在1973年指出现代

---

① 黄剑波、孙晓舒：《基督教与现代临终关怀的理念与实践》，《社会科学》2007年第9期。

② ［法］菲利普·亚当、［法］克洛迪娜·赫尔兹里奇：《疾病与医学社会学》，王吉会译，天津人民出版社2005年版，第9—17页。

③ ［美］F. D. 沃林斯基：《健康社会学》，孙牧虹译，社会科学文献出版社1999年版，第278—285页。

西方社会对待死亡的基本态度是“否认死亡”（the denial of death）。其观点因发表的同名著作而在西方社会广泛流行。否认死亡体现在两个方面，一是在生命历程中缺少对死亡的关注，二是医疗机构中拒绝承认死亡，承认死亡无异于承认医生的失败。[①] 毛克施（Mauksch）的社会学研究也证明，医院被认为是治疗，且能够治愈疾病的地方，而临终者威胁着医生的角色定位，垂死者给医疗人员造成了无能的感觉。[②] 库布勒－罗斯（Kubler-Ross）认为，一系列复杂的社会因素导致西方文化对死亡的恐惧，死亡是社会的禁忌，这加强了否认死亡、回避死亡机制的产生。这使得现代社会里死亡的过程通过各种方式变得更可怕、更孤单、更机械、更无人性。[③] 由于医生对专业知识的掌控，其具有权威地位，而病人及其家属除了可以在某些场景下拒绝接受医疗服务外，在整个治疗决定过程中，他们往往处于被动地位。最后，在亲临医学化的死亡时，现代社会中被赋予诸多权利的个人及其家属，却被抛入了多元价值的冲突中，无所适从。尽管医疗技术在日益发展，然而，如何面对和处理临终者以及临终者如何自我面对的问题，却构成了一个严肃的问题。

临终关怀所要面对的正是病患身体的多元性，现代临终关怀运动的兴起，与第二次世界大战以后现代人所面临的死亡问题以及所感受到的死亡问题所具有的特点有着直接的关联。这导致了现代临终关怀在与基督教下的早期临终关怀理念保持密切联系的同时，始终带有一种普世的道德情怀，始终把临终者本身作为首要的关切，强调对人本身的尊严与价值的发现。在这样的背景下，临终关怀便超越了宗教与文化的拘囿，形成了自身的理念。现代临终关怀实践的发起者桑德斯（Cicely Saunders）将临终关怀理念在实践中逐渐明确，英国的临终关怀机构有了新的发展。同时，临终关怀的理念得以在欧美其他国家推广，并获得了广泛的接受，最终形成了现代临终关怀运动（Modern Hospice Movement）。

一般认为，20 世纪 60 年代以来兴起的现代临终关怀发源于英国伦敦。经过近 19 年的筹备，第一所临终关怀机构由英国护士桑德斯在 1967 年创

---

① Ernest Becker, *The Denial of Death*, New York: Free Press, 1973.

② Hans O. Mauksch, "The Organizational Context of Dying", in Elisabeth Kubler-Ross ed., *Death: The Final Stage of Growth*, New York: Touchstone, 1986, pp. 7 – 26.

③ Elisabeth Kubler-Ross, *On Death and Dying*, Oxon: Routledge, 2009, pp. 6 – 7.

办，名为圣·克里斯托弗临终关怀机构（St. Christophers' Hospice）。与普通的医疗机构不同，圣·克里斯托弗临终关怀机构只对临终病人提供服务。临终关怀既不借助医疗手段延缓死亡，也不用它加速死亡，其目的在于通过提供舒适服务，以维护病人尊严、提升病人的生命品质。[①] 以上美好的愿望，完全诉诸医疗的手段并不能实现，因此提供临终关怀服务的不仅仅是医生、护士等从事医疗服务的人员，还有被认为能够为病人提供精神支持的心理医生、宗教人士、社会工作者和志愿者。

随着临终关怀逐渐被纳入西方社会医疗政策之中，并为全球五六十个国家所接受，其所蕴含的价值观念具有了广泛的意义。临终关怀运动被认为是草根改革的社会运动，是对医疗体制高消费和医疗资源分配不公的回应；它同时是一场宗教运动，尝试着将死亡过程充满灵性并使人承认和接受死亡；它也是一次专业运动，是非医生专业的健康照护工作者对权威医疗体系的挑战和反死亡医学化的行为。[②]

与之相应的医学专科也获得了良好的发展。1987 年，作为临终关怀临床基础的姑息医学在英国被确认为临床医学的一个分支。世界卫生组织将姑息医学定义为：通过早期识别，积极评估，控制疼痛及处理躯体的、社会心理的、灵性的困扰，来预防和缓解身心痛苦，从而改善面临死亡威胁的患者及其亲人的生命质量。[③] 由此，以姑息治疗为基础的整体照护（Total care）或以姑息治疗为基础的多学科综合照护成了临终关怀的医学基础。世界卫生组织对临终关怀医学的定义，也标志着临终关怀所倡导的理念和实践得到了医学科学的认可。尽管现代临终关怀发端于对医学科学缺陷的反叛，但最终临终关怀获得了医学科学内部的认可，使得多元的身体在其临终时获得了原本的多元面貌。

---

① Cicely Saunders, "The Last Stages of Life", *The American Journal of Nursing*, Vol. 65, No. 3, 1965, pp. 70 – 75.

② Cathy Siebold, *The Hospice Movement: Easing Death's Pains*, New York: Twayne, 1992, p. 28.

③ 参见世界卫生组织网站，http://www.who.int/cancer/palliative/definition/en/原文为：Palliative care is an approach that improves the quality of life of patients and their families facing the problem associated with life-threatening illness, through the prevention and relief of suffering by means of early identification and impeccable assessment and treatment of pain and other problems, physical, psychosocial and spiritual.

小 结

身体社会学研究的四个理论传统，展示了身体所具有的多样形态和丰富内容。无论从历时的角度还是共时的角度来看，身体绝不单单是生物性的或医学态的。中世纪的慈善救济院可谓是现代医院的前身，而慈善救济院提供的不仅仅是医疗服务，还有食宿和属灵服务。当时，慈善救济院对其收纳的人提供较为全面的照护。与此同时，与慈善救济院（Hospital）并存的还有庇护所（Hospice），它的功能与慈善救济院没有实质的分别。然而，脱胎于慈善救济院的现代医学，借着笛卡尔的哲学根基确立了自身的科学地位。这样，现代医学便脱离了原来的全面照护，而仅仅关心以主客二分的框架里处于客体位置的单一的生物身体。伴随着现代医学的发展和技术进步，身体越来越受到现代医学的辖制，乃至使人类社会显现出医学化的特征。

在中世纪的庇护所（Hospice）发展成现代意义上的临终关怀机构（Hospice）时，临终关怀机构并未像现代医学那样放弃它的前身所秉持的理念。现代临终关怀机构依然推行着针对病患的全方位照护。同时，由于现代临终关怀实践逐步在现代医学内部获得了合法地位，临终关怀的医学根基——姑息医学也成为现代医学的一个分支。姑息医学及相应的临终关怀实践，将人类身体恢复到多元的状态，践行着针对身体的多元照护。

一个人尽管只是在其个体临终的时候，他才有机会获得多元的身体照护，但是，临终关怀的理念为现代医学所接受本身，即显示着医学的单一身体观对多元身体观的妥协。被现代医学所围困的多元身体，可以在临终时恢复多样的面孔，这一进步虽然迟缓又令人感到凄凉，但身体在现代医学内部向多元性的回归本身，即向我们昭示了希望。

器官移植者的自我认同

余成普

导读：身体是自我与他者分隔的物质边界，也是自我认同的基石。器官移植技术改变了自我与他者的空间位置，他者的一部分器官进入移植者的身体里。这不仅引起了患者生理的不适，同时也带来了精神的困扰和身份的紊乱。移植病人因对器官来源的想象和对身体完整性的迷恋而出现自我认同的转变，乃至危机，重新思考自我的意义和生命的价值。在移植者的自我认同里，身体成了传统和现代、科学和人文相互碰撞、竞争的场域。

引　言

作为现代医学技术发展的巅峰，人体器官移植①的真正开展，距今虽然只有半个世纪的时间，但却拯救了数以百万计病人的生命。截至2011年年底，全球完成的器官移植共有1276048例。② 据中国肝移植注册网③统计，从1980年1月1日至2014年3月3日，中国肝移植登记例数为26440例。当前中国不仅在此项技术上达到国际先进水平，而且在移植数量上成为仅次于美国的第二大国家。④

面对医学的惊人成就，我们需要发问的是，移植对病人来说，究竟意

---

① 按照中国《人体器官移植条例》（2007）的定义，所谓人体器官移植，是指摘取人体器官捐献人具有特定功能的心脏、肺脏、肝脏、肾脏或者胰腺等器官的全部或者部分，将其植入接受人身体以代替其病损器官的过程。人体细胞和角膜、骨髓等人体组织移植不在本文讨论范围之内。

② 王祥慧：《2012年美国移植大会热点概述》，《中华移植杂志》（电子版）2012年第2期。

③ 中国肝移植注册网（https：//www.cltr.org/）、美国的器官共享网（www.unos.org）也有大量的器官移植数据。

④ 黄洁夫：《中国肝脏移植》，人民卫生出版社2008年版，第3页。

味着什么？一些研究指出，移植在延长患者寿命的同时，也带来了他们自我认同的转变和重建，包括自我身份、价值观、生命观、社会角色的重新建构。[①] 对"转变的经历"（transformative experience）加以研究的人类学意义在于对某种特殊经历对人的改造之重视。通常情况下，一个人的价值观、自我认同和社会角色来自濡化过程，而特殊的生命经历可以将一个人既往的自我认同改变，由此，新型的认知状态、行为方式甚至人际关系均发生变化。当西医的手术刀切割和重构中国人的身体时，隐藏的身体文化和生死观被激活起来，成为移植者自我认知的考虑因素。本文将以身体与自我之关系作为切入点，以田野调查个案为基础，展现身体的切割和重构所导致的患者自我认同的转变和重塑，并以反思移植可能导致的认同危机和人的本体论断裂结束全文。

身体、文化与自我

人类学大体可有两大分支，体质/生物人类学和文化人类学，前者研究作为生物有机体的人类，后者则将人类的行为及其意义作为对象。长久以来，身体一直是体质人类学——经常被认为是自然科学的一个领域——的核心关注点，而游离于文化人类学的范畴之外。身体在文化人类学的位置，就像希林所研究的身体在社会学中的地位一样，长期处于"缺席在场"状态。[②] 说它"在场"，是因为文化人类学在描述其他现象主题时，无意地涉及了身体观念和实践（比如疾病、文身、孕育、割礼等）。说它"缺席"，是因为人类学家一般不认为这些零碎支离的研究可作为身体人类学的范例，而是将它们隶属于研究宗教、魔法、仪式、符号等领域，身体和疾病仅仅是理解其他事物的工具而已。在这些民族志作品中，身体和疾病的体验完全是外在的，人们会把注意力集中在身体和疾病的社会和象征情境里，身体本身被降格为不能提供任何信息的"黑箱"。[③]

---

① Sharp, L. A., "Organ Transplantation as a Transformative Experience: Anthropological Insights into the Restructuring of the Self", *Medical Anthropology Quarterly*, Vol. 9, No. 3, 1995.

② 参见［英］希林《身体与社会理论》，李康译，北京大学出版社 2010 年版。

③ Young, A., "The Anthropology of Illness and Sickness", *Annual Review of Anthropology*, Vol. 11, 1982; Lock, M., "Cultivating the Body: Anthropology and Epistemologies of Bodily Practice and Knowledge", *The Annual Review of Anthropology*, Vol. 22, 1993.

身体在人类学的这种处境，假如我们追根溯源的话，与身/心、自然/文化长久的二元分割思想有关。至少在17世纪以后，或者更明确地说，受笛卡尔思想影响的余下三百年的时间里，身体已经习惯性地被自然科学所垄断。笛卡尔把灵魂（心灵、精神）交与宗教神学，而把身体交给自然科学。这一主张在身体长久受到宗教束缚而得不到恰当研究的时代来说，无疑是进步的。因为它有意无意地清除了身体中所有灵魂的残余，放开了科学家的手脚，使他们把身体当作一种物质性的事物来观察，使其可以自由地追求一种自然科学/医学研究所表现出来的纯物质性的思考，增加了自然科学和临床的优势，从而促进了实验生物学的发展。① 但正如斯特拉桑提醒我们的，在生物医学快速发展的同时，我们却忘记或者有意忽视了人作为精神性的存在，因为无论就历史还是就跨文化而言，以笛卡尔范式为出发点都是武断的。② 毫无疑问，身体具有自然性的一面，因而在其物质结构上符合科学的通则，但身体并没有表现出一贯的文化普适性，相反在民族志作品中却有着多样性的表达。③

在身体的文化性关注上，无论是结构人类学下的身体约束，还是象征人类学下的身体意义，我们都可以追溯到涂尔干的学说。很明显，涂尔干依然没有摆脱上述的二元范畴，在个人与社会之间的关系上，他主张的是社会决定论，但他并没有否定个人，乃至身体的存在，甚至他还饶有兴致地讨论了身体部分（人血、头发）的宗教力量。④ 涂尔干的社会决定论以及社会分类观点，直接影响到莫斯有关身体技术的研究⑤（莫斯的这一洞见无疑影响到了后来福柯关于身体规训的学说）、道格拉斯关于社会分类系统与身体洁净与危险的研究，⑥ 以及赫尔兹出色的有关尸体处理和右手优势与社会二元体系之关联的研究。⑦ 这些研究以及那些本文没有一一列

---

① ［美］斯特拉桑：《身体思想》，王业伟等译，春风文艺出版社1999年版，第5—7页；［美］西佩-休斯、罗克：《心性的身体：健康人类学未来的研究引论》，罗文宏等译，《思想战线》2010年第6期。

② ［美］斯特拉桑：《身体思想》，王业伟等译，春风文艺出版社1999年版，第3页。

③ 麻国庆：《身体的多元表达：身体人类学的思考》，《广西民族大学学报》（哲学社会科学版）2010年第3期。

④ ［法］涂尔干：《宗教生活的基本形式》，渠东等译，世纪出版集团2010年版，第13页。

⑤ ［法］莫斯：《人类学与社会学五讲》，林宗锦译，广西师范大学出版社2008年版。

⑥ ［英］道格拉斯：《洁净与危险》，黄剑波等译，民族出版社2008年版。

⑦ ［法］赫尔兹：《死亡与右手》，吴凤玲译，世纪出版集团2011年版。

举的其他身体人类学研究告诉我们，尽管身体是带有特殊生理学特点的客体并因此屈从于衰老和腐烂的自然过程，它却绝不仅仅是一个物质客体。[①]个体活生生的身体，同时也是社会的身体和充满着象征意义的身体，以及受到规训和管理的身体。

这里我需要尤为强调身体及其器官在中国文化语境中的复杂意义。民族学家江绍原在其著名的《发须爪：关于它们的迷信》一文，就对中国民间关于发、须、爪、月经、血液、唾液等的观念进行过分析。[②] 以血液（人血和动物血）为例，人们相信血液具有某种原生的法力，是一种巫术道具，象征着生命，它既可能是共通感情、加深友谊的纽带，也可能是镇邪去妖的工具。这在古代，甚至依然在当代民间的“血盟”（歃血为盟）、“衅礼”（将血涂在器物上，使之神圣）等仪式上可以观察到。

至于身体器官对人之存在的意义上，各种文化的理解也不尽相同。自笛卡尔以降，“大脑”作为理性的源泉在西方有着特别重要的意义，也是人之所以为人的基础（正因如此，大脑的移植尚无案例）。在日本文化中，腹部因是灵魂之归属而备受重视，成为日本武士剖腹自杀的重要原因。而“心”长久以来在中国传统文化（尤其是儒家文化）中扮演着无以替代的角色。徐复观曾一针见血地指出，中国文化的基本特性就是“心”。[③] 中国文化脉络中的“心”，既是生理意义的“heart”，又是价值意义的“mind”。[④]身体的其他器官在中国文化里也有特别的理解，如肾脏所代表的生殖力、肝脏所代表的人的性情等。因而，身体及其器官的功能和价值，不仅具有生物学意义，同时也是一个文化变量。

在讨论了身体的文化性后，现在我们需要讨论另一个与之相关的问题，即身体与自我认同的关系。认同在这里包括两个不同但又相互联系的维度。一是个人主观化的自我意识和自我定位；二是个人的外在认同，即公众对个人的影响和评价。身体理所当然地成为自我认同的本源，[⑤] 是自我区别他者的物质界限。但身体与自我之关系则受到现代性的侵蚀。在现

① ［英］特纳：《身体与社会》，马海良等译，春风文艺出版社 2000 年版。

② 江绍原：《江绍原民族学论集》，上海文艺出版社 1998 年版。

③ 徐复观：《心的文化》，《中国思想史论集》，学生书局 1975 年版。

④ 黄俊杰：《东亚儒家思想传统中的四种“身体”：类型与议题》，《孔子研究》2006 年第 5 期。

⑤ ［法］勒布雷东：《人类的身体史与现代性》，王圆圆译，上海文艺出版社 2010 年版，第 2 页。

代性[①]的脉络里，身体被去魅化了，它不再变成被宗教束缚的产物，而被比作一台机械，成为科学研究的对象。当现代医学把身体作为一台可以重构的机器的时候，它与身体的传统完全断裂了。因为在传统社会里，至少像在中国这样的社会里，人们还部分地保留着对身体完整性的迷思。人被看成是不可分割的，身体不是分裂的对象，人被融入宇宙、大自然和群体当中，身体的意义实际上就是人即个人的意义，身体的形象就是自我的形象。[②] 这样，对身体的高度重构——本文所研究的器官移植不是对自我的修复，而是对自我以及身体完整性的破坏，随之所带来的可能是自我认同的混乱和紧张。

在正常人的生活里，身体与自我的关系往往是隐秘模糊的，但疾病却为发展一种新的、更深层次的身体与自我关系提供了可能，它让身体与自我之关系变得清晰，乃至割裂开来，因为痛苦和疾病经常伴随着“对身体的高度主题化”,[③] 身体成为一个约束，变得异己化而与自我保持了疏离感。图姆斯在研究病人的话语时也指出，他们经常用物化的“这个”“它”来形容自己病态器官的隐匿性和异己性存在。[④] 移植病人的身体体验可能更为强烈，移植者在自己身上感受到一个陌生的存在和另外一个人那挥之不去的痕迹，他自己的一部分消失了。[⑤] 本文所要表明的是，身体是自我认同的基石，疾病成为身体与自我关系检验的砝码，而身体的文化意涵在认同转变过程中扮演着重要的调节作用。

抹不去的病人身份

从 2010 年 9 月至 2011 年 1 月，隔三岔五,[⑥] 在 G 市 S 医院的肝脏门

① ［英］吉登斯：《现代性与自我认同》，赵旭东等译，生活·读书·新知三联书店 1998 年版。

② ［法］勒布雷东：《人类的身体史与现代性》，王圆圆译，上海文艺出版社 2010 年版，第 13 页。

③ Sharp, L. A., “The Commodification of the Body and Its Parts”, *Annual Review of Anthropology*, Vol. 29, 2000; Charmaz K., “The Body, Identity and Self: Adapting to Impairment”, *The Sociological Quarterly*, Vol. 36, Issue. 4, 1995.

④ ［美］图姆斯：《病患的意义》，邱鸿钟等译，青岛出版社 2000 年版，第 85 页。

⑤ ［法］勒布雷东：《人类的身体史与现代性》，王圆圆译，上海文艺出版社 2010 年版，第 277 页。

⑥ 在 S 医院，每周一、三、五上午是抽血化验的时间，所以大部分移植病人会选择在这个时间点来复查和取药。笔者的调查主要也是在这个时间完成的。

诊科室里，笔者访谈了值班医生和护士，观察了医患之间的互动；待移植病人（或家属）知情同意后，笔者将其带入较为安静的候诊大厅，开展访谈。笔者共访谈了32位肝移植病人（家属）、4位移植医生和两位护士。病人自我认同的混乱、转变，乃至危机引起了笔者的注意。“我是谁”这个看似普通的问题对于他们来说却显得含混复杂，在经过一段困扰和紊乱状态后，移植病人需要重新建构一套自我的认同体系，开始重新思考自己的器官、身体、身份乃至生命。

大部分移植者，在他们移植之前的很长时间里，已经被医学专家界定或为“病人”或为“病毒携带者”了。他们有些人不以为然，认为没那么严重，于是继续保持着原有的生活方式，有些人则惊慌失措，把自己看成病人，到处求医问药，希望扭转局面。但往往最后被确定为诸如终末期“肝硬化”或“肝癌”时，过去一切的希望都随之灰飞烟灭。“病人”（或者更严重地说是“晚期病人”）这个大帽子被严重地扣在了他们身上。无论是从身体体验上，还是心理状态上，他们都不可能再把自己看成“常人”了。当医学专家建议，当前几乎唯一的手段是器官移植时，他们久卧病床的身体似乎又活跃起来，希望之光重新闪耀。“病人”身份似乎因移植会得到根本的扭转，因为已有大量的关于器官移植患者“身体、心理和精神状态均处于正常，成为一个正常的健康人”“身体健康，身心和社会、家庭生活处于正常状态”“得到治愈”的可喜报道和研究。[①] 我们通过两个个案说明病人对移植抱有的希望。

赖先生是广西人，现年[②] 54岁。曾经是1名出租车司机。家有3个女儿1个儿子，其中两个小孩仍在读书。1989年，他在一次体检中被发现携带了乙肝病毒。到2002年、2003年的时候，检查显示他已经从乙肝病毒携带者转变为乙肝病人了。这时他主要吃了一些护肝的中药和西药。一直到2006年，疾病严重起来，他小便很难排解、牙龈出血、腹胀，不得已在当地的人民医院住院。后来在朋友的建议下，转院到我所调查的S医院，接受肝脏移植。回忆起当时的移植决定，他说：

“我们对肝移植了解不多。我当时想，做了肝移植后，所有的问题都没有了。我就是这么想的，我不了解肝移植的详细情况。我家属、弟弟、

---

① 夏穗生等：《器官移植学》，上海科学技术出版社2009年版，第7、11—12页。

② 指接受访谈时的年龄。

女儿都说，要相信齐教授、李教授他们。他们说要做，我们就同意做。说老实话，我以为做了肝移植，就什么问题都没有了。我还没了解到，做了肝移植后，还要吃药，每个月要打针。以为一切都好了，现在是终身吃药。”（20101013，赖先生①）

另外一个个案中的黎女士也希望通过移植早点远离医院，回到常人的状态中去。我通过她女儿的转述了解到她的情况。黎女士 63 岁，1996 年发现了丙肝肝硬化，就开始时不时住院治疗，但 1999 年情况变得糟糕很多，已经要经常住院了，到了 2002 年几乎每个月都在医院，只能偶尔回家待几天。医生建议家属，她这种情况，只能做移植手术。

“她很想赶快换掉。她听医生说得很好。她反正现在是每天住院，回家两天，又出来，又住院，所以她很烦。说换了就会好一点。她还想尽量换。就赶快换。还催医生，什么时候有。让他们赶快换。天天住医院，都没怎么回家。年三十回家，年初一又回来。她住院都住怕了。所以有的话，可以好一点，不管怎么样，就要换了。”（20101022，黎女士女儿）

在这两个个案里，病人及其家属都听从了医学权威的建议，把移植看成是能摆脱长久困扰他们“病人”身份的最后手段。不容置疑的是，病人移植后的状态，相比移植前那种痛不欲生、生死一线的情形来说，已经改善了很多，这也是部分患者稍显乐观的原因。但正如我在另一篇拙文分析的，移植带给病人的，并非是痊愈的惊喜，而是终身的吃药（打针）、年复一年的检查、不堪一击的躯体以及那不可忘却的伤痛。② 病人履行着他们作为病人的社会角色，与医生和家人配合，寻求康复，但这一切带给他们的，并非是实现了其康复的权利，相反，在持续的治疗和被管理下，他们的病态身体及其病人身份被不断地再生产出来，身体处于无法被治愈的状态。

他者的器官与自我的身体

当手术刀切开病人的身体，取出病损的器官，随即重置新的功能健全

① 采访时间（年月日）及对象，下同。

② 余成普：《器官移植病人的后移植生活：一项身体研究》，《开放时代》2011 年第 11 期。

的他者器官时，从医学的角度讲，是对患者的拯救，而对患者本人来说，则可能是一次危险的入侵。完整的身体被外在的力量破坏了，这不仅引起了生理排异，也会出现难以名状的、不确定的文化排斥。一位50多岁的被访者在移植6年后，向我叙述他移植后的身体体验：

“我以前总感觉自己缺点什么，又多了点什么，又说不清，反正心里不是滋味。觉得自己不正常了。我就去问医生，为什么会这样，医生说可能是移植物的排斥反应吧。我也问了其他的朋友，都是做过移植的，他们有的有，有的没有。说让我慢慢适应就行了。我现在其实也没什么思想负担了，也想开了，反正比以前好多了。这个，毕竟不是自己的，自己要注意就行，好好保养啊。让它安安心心地住在里面，别给我惹麻烦。其实，病人移植后，最担心的就是复发，怕出现这个问题，那个问题，都很麻烦。这又不是一般的小病，吃点药就行。还得要注意的，最近几年它都很听话的。”（20101129，唐先生）

在唐先生看来，移植物并非是“我的”，依然在他的言说里，用“它”“毕竟不是自己的”来表示。移植物虽然进入他身体的系统，但并未成为其主体性的一部分，而依然具有图姆斯所言的“隐匿性和异己性存在”，[①]保持了与自己的疏离感，并且具有危险性，所以他期盼它的融入，希望它“听话”“不复发”“别惹麻烦”。我们再深究一下就会发现，唐先生所谓身体的异样（缺少什么，又多了什么）实质上表明了移植手术触动了他深度隐藏的有关身体的价值观，即对身体完整性的诉求，以及身体遭遇破坏后而引起的不安和身份紊乱。

身体完整性的观念，不仅影响到移植的受者，更可能影响到器官的捐赠者。艾顿和张（Alden & Cheung）通过定量的方法比较了亚裔美国人和欧裔美国人在器官捐赠上的信念、态度和行为，研究发现，之所以会出现前者比后者的捐赠率低，是因为前者的身体完整性态度和对医生的不信任感较强，这让他们形成了对器官捐赠的负面态度。[②]当然，需要强调的是，身体完整性观念并非仅在中国存在，已有的研究表明，在其他的国家和地

① ［美］图姆斯：《病患的意义》，邱鸿钟等译，青岛出版社2000年版，第85页。

② Alden, D. L. and Cheung, A. H. S., “Organ Donation and Culture: A Comparison of Asian American and European American Beliefs, Attitudes, and Behaviors”, *Journal of Applied Social Psychology*, Vol. 30, No. 2, 2000.

区中，如德国、日本、墨西哥，身体完整性也是器官移植和捐赠的重要参量。①

与身体完整观对应的是移植病人对器官来源的想象。我的调查对象刘女士曾因器官来源于尸体而影响到精神和睡眠。

“我的睡觉很不好。现在好了一些。刚开始时，总是做梦，各种各样的梦，有的记得，有的忘记了。晚上做梦，白天就精神不好。休息不好，对我的恢复有影响。（沉默）有一段时间，我总梦见鬼缠身，有鬼找我。我老公就说我，疑神疑鬼的，说我胆子小。可能是因为这个（指移植肝）吧。你也知道的（指尸体器官来源）。”（20101015，刘女士）

器官移植，从表面上看是“物”的更换，但移植物并非毫无象征意义，它还承载着价值和幻想，是他人的一部分身体，携带了他人的身份属性（年龄、性别、职业等）。因此，摘除自己的器官，移植上别人的器官，这不仅是在肉体上打开了一个缺口，更是在深层次上触及了病人的价值观及其存在的理由。② 事实上，不仅在不同来源的器官上（活体移植还是尸体移植），一些研究表明，就是不同类别的移植（心脏移植、肾脏移植、肺移植还是肝移植等），移植者也会有不同的认知和想象，③ 因为正如前文所言的，在一些社会里，不同的器官被赋予了不同的意义，不同人的器官也有不同的价值，所谓坏人的“狼心狗肺”“蛇蝎心肠”“人面兽心”，以及好人的“赤胆忠心”“忠肝义胆”表明了这一点。

需要强调的是，这种对器官来源的想象以及或褒或贬的看法，往往与医学的实用理念是违背的。在医学上，意外死亡（如吊死、溺水、车祸、自杀、死刑）捐赠者的器官比正常死亡（如老死）者的器官质量可能更好，因为前者多半年轻且健康，但在我们的文化理念里，这些意外死亡的

---

① Hogle, L. F., “Transforming ‘Body Parts’ into Therapeutic Tools: A Report from Germany”, *Medical Anthropology Quarterly*, Vol. 10, No. 4, 1996; Ohnuki-Tierney, E., “Brain Death and Organ Transplantation: Cultural Bases of Medical Technology”, *Current Anthropology*, Vol. 35, No. 3, 1994; Crowley, M., “Culture, Class and Bodily Meaning: An Ethnographic Study of Organ Transplantation in Mexico”, *Political and Legal Anthropology Review*, Vol. 22, No. 2, 1999.

② ［法］勒布雷东：《人类的身体史与现代性》，王圆圆译，上海文艺出版社2010年版，第278页。

③ Sharp, L. A., “Organ Transplantation as a Transformative Experience: Anthropological Insights into the Restructuring of the Self”, *Medical Anthropology Quarterly*, Vol. 9, No. 3, 1995.

人会变成厉鬼而冤魂不散，以致危险。① 这成了部分移植者或其家属考虑器官来源、挑选器官的原因之一。

重塑自我

尽管有这样那样的想象和不适应，但病人终究需要内化自我损失的一部分，通过整合另一个人的器官，来重新塑造自我的存在。② 随着时间的流逝，大部分病人能够慢慢适应这个“不速之客”，似乎它已成为自我的一部分，与身体和平共处着。

首先，出于伦理和其他方面的考虑，大部分病人及其家属并不知道移植物的确切来源，包括捐赠人的性别、年龄、职业等。医生往往仅仅告诉病人移植物的质量如何。这虽然引起了部分移植者的一些幻想和猜测，但一些病人表示“反正也不知道，就不去多想了”。即使怀疑捐赠者为死囚犯，有病人表示，“犯人思想不行，不是说肝不行啊”。张女士这样诉说她的适应策略：

“那个伤口，肚皮好像死了一样，没感觉的。肝源我没去管的，听说很年轻的，很健康的，就是这么说。怎么来的，我不知道，知道了太多也不好。我想到，它不是我自己的肝啊，只能祈求它与我和平共处啊，好好生活了。”（20101101，张女士）

其次，病人有意对移植物“物化”，即消除它的主体性。就像一个病人说的：“它就等于说是架在机器里面的一个零件啊。只要它运转正常，维持机器的运作，就可以，就不用考虑太多了。”（20101027，孟先生）这位病人的观点已经差不多是用白话表达了身体的机械观，也表明了器官移植技术背后的基本理念，即把身体看成可以装卸重置的机器，而人只不过是大脑支配下的机器而已。

一位 72 岁的郭老伯在谈到他的器官适应时说：

---

① Ikels, C., “Ethical Issues in Organ Procurement in Chinese Societies”, *The China Journal*, No. 38, 1997.

② ［法］勒布雷东：《人类的身体史与现代性》，王圆圆译，上海文艺出版社 2010 年版，第 279 页；Charmaz K., “The Body, Identity and Self: Adapting to Impairment”, *The Sociological Quarterly*, Vol. 36, Issue. 4, 1995.

“有些人，素质比较低，思想，总是想到身体有鬼，思想想不开。老是想，身体里是别人的，不知道什么时候会作怪。对我来说，这都无所谓的，都是废物利用，你死了，都烧掉了，科学化，你死了，还能救活别人啊。我都经常开玩笑，没什么负担。我做手术之前，医生问我有无顾虑，我说我毫无顾虑。我把身体交给你，你能救活就救活，救活不了，我跟你讲，你能用的，就把它挖出来，包括角膜，然后，你把他缝好，火化就行。人死了，都没有用了，还保留什么呢。你拿出来，在医学上做出贡献、研究，对人民有利嘛。死了，都化为粪土了，都还有什么上帝不上帝的。我都交代医生，都写好好的。我和老婆，儿女都说了，你们都不要紧张。”

从这个个案看，郭先生将移植的器官看成“废物利用”，死亡意味着身体化为“粪土”，这算是对身体最为彻底的“物化”了。我在观察医生和移植病人的互动时也发现，医生极力地劝说病人要将“器官当作一个小零件，不要想得太多”。“它进入你的身体，就是你自己的了。”对移植物的“物化”或者“客体化”，将其看成是治病的“原材料”，这无论是移植者主动的行为，还是移植专家劝说下的结果，都意在消解那些有关移植物携带其原先主人性情倾向的文化认知，以使得他们能较快地适应这个外来物，让其融入自己的身体里。

最后，在生与死的衡量中，肝的来源问题已经不会成为病人考虑的首要事项。肝移植，是终末期肝硬化和肝癌的最后选择，访谈个案告诉我，选择移植是不得已的行为。“我的想法，病已经是这样了，你怎么样都好，你不相信科学，你不相信现代医学，你靠自己的身体能力，是比较渺茫的”（20101013，孙先生）；“哪有怎么想啊。你说你不做，那就没有命了嘛！”

就在移植者的身体上，我们看到了传统的文化力量和现代的科学力量的较量，身体成为它们竞争的场域。一方面，病人和家属都相信“科学”，认为科学是挽救其生命的唯一途径，但另一方面，有关身体和器官的文化想象又形影相随。当然，竞争的结果可能是科学的力量占据了上风，因为面对生与死的选择，面对生活质量的或许提高，移植病人文化排斥的时间和强度相对于生理排斥要短也要弱。但有关身体的传统文化认知可能是潜藏在深层意识里的，当一切恢复良好时，它不会犯上作乱，但当身体出现异样时，这个力量又可能重新抬起头来，就像上述唐先生的个案那样。

感悟生命

器官移植作为一次特殊的生命历程，或者说是一次生与死考验下的经历，总是让病人刻骨铭心，以至于大多数病人在时隔几年之后还能清晰地回忆起移植前后的整个过程，甚至能记得移植的具体日子。对于他们来说，移植后尽管带来诸多的不便，但也是给了他们“第二次”生命。一些病人在说自己生日时，不再是自己呱呱坠地的那个日子，而是手术后重生的日子，于是他们也不再是几十岁的中年人或老人，而是几岁、十几岁的新人。在手术后，他们对生命的珍惜和对健康的重视提高到了从来未有的程度。上述 72 岁的郭老伯语重心长地跟我道出他移植后的最深感触：

“我最大的体会，就是有个小说里面说的，有一句话，人的生命只有一次而已。这句话，我体会最深。平时不太注意保养身体，到今天想到身体，太重要了。我经常用这句话去和同事、青年人交流，你们现在不注意身体，你们到时会有很多体会的。你们不要到那时才体会到人的生命只有一次而已。人到青年不太珍惜自己的身体，感到无所谓。过去，我都不太注意，就一直在工作，白天在海上（作业），压力很大，不太考虑自己的身体。我一个人要负责很多事情，所以很难照顾自己身体的，我晚上都很少睡觉，到最后，就弄到肝硬化。”（20101008，郭先生）

郭先生后悔当初对身体和健康的轻视，以至于虽然他很早就被检查出了乙肝携带，但也没有引起足够的重视，继续从事高压力、少睡眠的工作，当最后被告知只有移植才能救其一命时，方知生命的可贵。当他想把这些体会告诉那些依然糟践自己健康的年轻人时，似乎并没有收到理想的效果，因为对于那些年轻人来说，他们还没有经历过生与死的考验，还不能完全体会生命和健康的重要性。

假如我们只把这种对生命的珍惜理解为个人求生的本能，那至少是部分地误解了病人的心态。因为考虑到巨大的医药费用，① 病人往往自己不主张移植（害怕人财两空），是亲人们的坚持才最终完成了手术。也正是如此，对健康和生命的珍视在他们看来，不仅是为了自己，也是为了对家人负责。

卢先生是 2009 年 5 月份完成的移植手术，现在是一家银行的保安。1992 年，当他退伍回来 3 年后，就被检查出了乙肝。发现乙肝后，他做了一段时间的保守治疗，中西药、打吊针之类，但效果不明显，反而因吃了太多药对肝造成了损伤。2009 年年初，检查出肝硬化，腹水。他感觉脚浮肿、变形，关节很痛，睡眠质量也很差。在一个堂兄（也曾经做过移植手术，但一直隐瞒，直到卢先生告诉自己病情后，其堂兄才说出自己早些年移植的经历）的介绍下，来到我所调查的 S 医院。卢先生告诉我，他爱人对他很好，他开始时考虑到花费太高，不愿意移植，是在爱人一直支持下做的移植决定。其实在移植决策之前，家里已经开始筹钱了。

"40 多万。借亲戚朋友的，自己哪有那么多钱。还没做之前，我就了解过，大概需要多少。医生刚开始没真讲那个数据，他说 30 多万，我凑出那个数。后来一搞，40 多万，超出 10 万多，搞得我很狼狈。我再向他们借啊。现在还欠差不多 20 万。有些人家送给我的，不想你还的那种，我小舅子啊。"（20101025，卢先生）

这个个案里，卢先生的移植决策、筹款等事项是在集体商量和帮助下完成的。如果没有家人和朋友的支持，工资水平只有 1000 余元的保安工作很难支撑他高额的手术费用。卢先生手术后，生活方式变化很大。护士告诉他，一般红肉不能吃，比如牛肉不能吃，鸡肉、鱼肉、瘦猪肉可以少量吃。他的一个病友，不顾医生护士的建议，专门买牛肉吃，他觉得这个病友是对自己身体和家庭的不负责任。

"我肯定就注意了，你自己花那么多钱，你肯定要听医生护士讲的啊。我老婆也问医生很多饮食方面要注意的，回去就烧什么。以前什么都吃，不讲究，现在注意多了。反正，她懂得好像比我还多，她烧什么，我就吃什么。"（20101025，卢先生）

---

① 从笔者的访谈个案来说，在 G 市，肝移植的手术费用在 30 万—50 万元（根据肝源的质量、紧缺程度等不同而变化）。手术后的花费，第一年为 10 万—15 万元，第二年为 5 万—8 万元，然后逐渐减少，维持在每月 5000 元左右的水平。

通过这些个案，我们看出，移植后重新发现生命之珍贵以及对健康之重视，不仅仅出自对自我的爱护，更是对家庭的负责。个人的健康与家庭紧紧地捆绑在一起，因为正是家庭成为人们病后的最大支持。器官移植手术虽然作用在患者身上，实际上，从开始的移植决策、到手术的知情签字、到筹款、到后期的料理，几乎完全是家庭（或者更扩大一点，是亲戚朋友圈）一手操办的。与西方社会强调个人自主性不同，在中国，家庭、社会成员之间的相互关系具有比自我决定更高的规范和道德意义。移植，对病人来说，是重大的生命历程和过渡仪式，改变了过去一贯的人生观和价值观，他们开始重新思考生命和健康的意义，但这些思考和行为的基本出发点依然是家庭。

小结

现代医学将人看成是大脑支配下的机器，这一对人和身体的现代性理解与传统完全断裂了。在许多非西方社会里，比如在中国，人们还部分地保留对身体完整性的迷思以及对身体和器官的文化想象，身体不是大脑的附属物，而是构成人的先决条件，或者说是自我的基石。于是，身体的切割与重构，带给患者的可能是自我与身体完整性的破坏，以及随之出现的自我认同混乱和紧张。在上述研究中，我们可以很清晰地感觉到，移植者的身体器官被替换的同时，也逾越了人们观念中身体的既有边界，新的移植物作为他者的器官，携带了他者的身份属性，模糊了自我与他者的边界，使移植者处于内心和文化的冲突和危险境地，他们开始重新思考自我的意义和生命的价值。尽管随着时间的延续，他们慢慢适应了这个外来物，似乎它已经成为自我的一部分，但在身体出现异样时，它依然会犯上作乱，继续构成对自我认同的威胁，成为抹不去的伤痛。我所要表明的是，在中国的普通民众里，传统的身体观似乎并没有完全被专业的科学知识所取代，它依然在人们的心智里占有了一席之地。在移植者的自我认同危机里，我们看到的是传统和现代的交织、科学和人文的碰撞，而身体就是它们竞争的场域。

本文仅仅研究了肝脏移植病人的自我认同，假如我们将研究扩展到心脏移植等移植类别，那么我们就要重新思考“心”在人们观念中的地位以及随之可能造成的想象和危机。更广泛地，假如动物器官（基因猪的实验已经在开展）成功地应用到人体移植上，那么由此引发的病人的自我认同问题将更为复杂。它不再是自我与他者界限的模糊，而是人与非人，人与低等动物之边界的混乱。这不仅带来人类新型病种的可能增加，[①] 更重要的是人的本体论的断裂，让我们重新思考何谓“人”这一根本的问题。

① 参见［美］麦克尼尔《瘟疫与人》，余新忠等译，中国环境科学出版社 2010 年版。

精神卫生法的家庭主义悖论

马志莹*

导读：2013 年 5 月实施的《中华人民共和国精神卫生法》，将家庭确立为送治、照料、监管精神障碍患者的权责主体。该做法延续了 20 世纪 80 年代以来中国精神医学实践对患者家庭的依赖，却规避了精神医学中公私关系的其他可能，如精神医学内部关于家庭压迫的话语以及公益法律界对防止家庭滥用医学的呼吁。中国家庭权责主体地位的确立，源于精神医学向儒家家庭文化引入新的知识论，也源于市场经济中公共照顾责任的私人化。这一抉择体现了立法者防止公权力滥用的考虑，以及对极端个人化所致人道主义悲剧的预防。但因过分强调家庭权责，从而忽略了转型时期家庭关系的复杂性，也淡化了国家的健康责任和慎重使用公权力的必要性。

引　言

2013 年 5 月 1 日，《中华人民共和国精神卫生法》（以下简称《精神卫生法》）正式实施。作为我国历史上首部全国性精神卫生立法，该法把家庭作为照料精神障碍患者的主体，赋予家属对患者实行非自愿住院和对治疗进行知情同意的权利，同时也规定了其看护管理患者并为伤人患者承担民事责任的义务。① 相比之下，许多国家的精神卫生立法把知情同意权交给患者个人，把非自愿住院的决定权交给公权力，把照料责任行政化或市场化。因而，中国精神障碍患者的家属所具有的巨大责任与权利，实为

* 马志莹，芝加哥大学社会服务行政学院助理教授。

① 全国人民代表大会常务委员会：《中华人民共和国精神卫生法》，2012 年 10 月 26 日通过。

中国精神卫生立法的一大特色。[①]

从1985年开始准备立法到2012年《精神卫生法》最终出台的过程中，家庭在精神医疗实践中的卷入虽然不断持续，却也越来越受争议。那么，《精神卫生法》做出承认和建构家庭主体性地位的历史性选择，其可能性条件是什么？这种选择如何揭示和建构社会转型时期的公私关系？从《精神卫生法》管中窥豹，我们应如何理解当代中国生命政治、亲密政治与大政治的缠结？

讨论上述问题的基础，是笔者对家庭在《精神卫生法》中角色的解读。笔者在2008—2014年，以人类学视角研究中国的精神卫生体系，走访过多家精神卫生机构，采访过《精神卫生法》的立法者、公益律师、基层精神卫生工作者、患者和家属，也出席过医学界与法律界关于《精神卫生法》的辩论。本文将结合这些访谈和田野观察的资料，[②] 以及媒体和学术出版物中关于立法和精神卫生的评论，分析精神卫生法律改革中关于疾病、个体、家庭、公共的话语想象及其历史性，从而理解亲密的生命政治在当代中国如何可能。

尤其应该指出的是，中国精神卫生立法的过程长达27年，但这一过程很少受到中国社会学和人类学研究者的重视。直到本文最终稿成形之际，在"中国知网"使用"精神卫生立法"作为关键词查阅，可找到352篇论文，其中仅有两篇社会学论文，而人类学者撰写的论文数量为零。在两篇已经发表的社会学性质的文章中，一篇关注"被精神病"的问题，另一篇关注城市化进程与精神病的关系。[③] 鉴于家庭责任及家庭关系问题在中国精神卫生立法中占据关键地位，而这又是人类学与社会学一贯的研究重点，笔者认为有必要从人类学、社会学角度，剖析中国精神卫生法如何将家庭确立为送治、照料、监管精神障碍患者的权责主体。

---

① 谢斌、唐宏宇、马弘：《精神卫生立法的国际视野和中国现实——来自中国医师协会精神科医师分会的观点》，《中国心理卫生杂志》2011年第10期。

② 对于立法者等公众人物和已被媒体实名报道的精神医疗案件当事人，本文使用其真名；对其他被访者和精神医疗机构，本文采用匿名处理或集体报告。

③ 储鹏飞、殷帆：《"徐武事件"的媒介呈现——以〈南方都市报〉"徐武事件"的社论为例》，《东南传播》2012年第8期；张广森：《社会学视角下的城市化进程中精神疾病现况探析》，《医学与社会》2011年第12期。

生命政治、亲密政治与大政治

上文中笔者提到的“大政治”是指狭义的、大写的政治（Politics with a big P），即政府、政党组织和管理国家的活动与政策，包括这种组织管理的合法性、意识形态和权力关系。与此对应的是广义的、小写的政治（politics with a small p），即遍及日常生活各方面的权力关系，其中包括多元的权力主体、对象和手段。例如，福柯曾指出，在现代国家中，生命政治——即凭借医药、科技等手段对生命和生物体实行无孔不入的规训、控制——成了重要的治理机制。① 既有关于生命政治的研究往往集中于生物化的个体和统计学意义上的人口如何作为治理对象出现，② 却少有研究关注家庭在其中的作用，以及医学、法律等话语和技术如何把家庭建构成治理单元。

从本文将分析的《精神卫生法》中可看出，家庭是生命政治同时塑造生物个体和管理公共安全、人口秩序的关键节点。③ 本文关注生命政治对家庭的形塑，并把治理过程对家庭形态、家庭关系的塑造及其效果称为“亲密政治”。④ 而且，与一般关于生命政治的研究忽视意识形态的作用不同，笔者认为家庭在个体和社会之间的枢纽作用使得它常被转喻为整体社会文化的缩影，所以家庭在生命政治中的角色往往与大政治息息相关，关乎公共资源的安排，以及关于国家过去、现在、未来为何及应该如何的意识形态。本文正是要从精神卫生立法改革这一案例中，管窥当代中国生命

---

① Michel Foucault, *Society Must Be Defended*: *Lectures at the Collége de France*, *1975 - 1976*, trans. by David Macey, New York: Picador, 2003, p. 239.

② 例如，关于生命政治在中国的兴起及其中个体与人口的关系，请参见 Ruth Rogaski, *Hygienic Modernity*: *Meaning of Health and Disease in Treaty-Port China*, Berkeley, CA: University of California Press, 2004.

③ 家庭在生命政治中的重要作用也可见于计划生育制度，请参见 Susan Greenhalgh, *Just One Child*: *Science and Policy in Deng's China*, Berkeley, CA: University of California Press, 2008, p. 27. 以及 Ann Anagnost, “A Surfeit of Bodies: Population and the Rationality of the State in Post-Mao China”, In Faye Ginsburg and Rayna Rapp, eds., *Conceiving the New World Order*: *The Global Politics of Reproduction*, Berkeley, CA: University of California Press, 1995, pp. 22 - 41.

④ “亲密政治”（intimate politics）这一概念散见于各种女性主义论著中，含义略有差异，其中最接近本文所使用意义的是：Sara Friedman, *Intimate Politics*: *Marriage*, *the Market and State Power in Southeastern China*, Cambridge: Harvard University Press, 2006, p. 3.

政治、亲密政治和大政治如何相互影响。

吉尔兹指出，“法律是地方性知识，而不是与地方性无关的原则，并且法律对社会生活来说是建设性的，而不是反映性的，或者无论如何不只是反映性的”。[①] 追随这一阐释学的思路，本文分析中国《精神卫生法》立法论辩过程及法律条文中关于公私关系的地方性、历史性话语，探讨法律建构家庭权责主体的政治、经济、文化条件。精神障碍患者处于“正常”社会的边缘，谁能界定这一边缘群体的组成，以及这些“边缘人”应被纳入社区还是送进机构，享有权利还是接受规训，关于这些问题的制度性安排，能揭示制度设计者和各方公众对社会发展，尤其是公私关系变迁的想象。另外，通过呼召理念和情感，制度能建构人们对于社会文化的认同。[②] 因此本文选择法律这一棱镜来分析大小政治的交缠。

家庭、国家与精神医学

《精神卫生法》中“监护人”的出现达38处之多，[③] 法律定义“监护人”为“依照民法通则的有关规定可以担任监护人的人”，[④] 包括“配偶；父母；成年子女；其他近亲属；关系密切的其他亲属、朋友”，[⑤] 即精神科医生及大众常称的“家属”。值得注意的是，在《中华人民共和国民法通则》中，只有经法院宣告为无行为能力或限制行为能力的人才需要监护人；而《精神卫生法》则没有规定行为能力宣告程序，反而以“患者或者/及其监护人”的提法，使家属自动成为精神障碍患者的监护人，为患者承担了大部分的权利和责任。家属承担的责任包括看护管理患者，协助患者康复以及为患者对他人造成的伤害负担民事责任，等等。家属行使的权利则包括，将疑似精神障碍患者送往医院诊断，对医疗行为实行知情同

---

① ［美］克利福德·格尔兹：《地方性知识：阐释人类学论文集》，王海龙、张家宣译，中央编译出版社2000年版，第277页。

② Jan Hoffman French，“Dancing for Land：Law-making and Cultural Performance in Northeastern Brazil”，*POLAR*：*Political and Legal Anthropology Review*，Vol. 25，No. 1，2002，p. 19－36.

③ 相关概念如“家庭”提及8次，“近亲属”提及6次。与家属这52次出场相比，各种公权力/公共部门的曝光就少得多，如各级“政府”提及40次，“社区”12次，“公安”4次，“法院/法庭”0次。

④ 《中华人民共和国精神卫生法》第八十三条。

⑤ 全国人民代表大会：《中华人民共和国民法通则》，1986年4月12日通过，第十四条。

意，以及——最备受争议的——决定患者非自愿住院。法律虽然规定“精神障碍患者的住院治疗实行自愿原则”，然而对有自伤行为或危险的严重精神障碍患者，监护人是其非自愿住院的唯一决定人。值得注意的是，对于有伤害他人行为或危险的患者，虽然公安机关有权决定收治，但患者或监护人可以质疑决定、要求二次诊断；而被家属决定非自愿住院的自伤患者，法律没有提供任何司法救济的途径。[①] 因而有精神科医生评价：“你可以打人，但你千万别伤自己。你一伤自己，你把你所有的权利都给了别人……（这是）世界罕见的做法！”[②]

中国家庭这种“世界罕见”的重大权责并非自古如是，而是随着中国精神病学的发展和社会的变迁逐渐形成和加强的。回顾中国精神医学史，我们发现关于个体、家庭、医学、公共的关系存在着其他话语可能。19世纪末，常年在广州行医的美国医学传教士嘉约翰（John Kerr）目睹当地家庭常以锁链或铁笼禁锢疯癫者、如同对待畜生般虐待疯癫者，评论道：“在一个父亲对其家庭拥有生杀大权的国度，一种轻易摆脱病入膏肓者的办法毫无疑问被采用了。”[③] 为了终止这一悲剧，1898年，嘉约翰在广州创办全中国第一家精神病院“惠爱医癫院”，积极倡导将患者视为仁爱的对象。医癫院的治疗宗旨是：“尽管这些病人疯癫，但他们仍然是人而不是禽兽。”[④] 自此之后，中国的精神科医生（无论是传教士还是本土医生）常把从家庭牢笼中解放疾病个体视为己任，比如2004年开始实施“全国重性精神疾病医院—社区一体化管理治疗项目”仍有“解锁”任务，力求发现家庭对精神障碍患者的关锁，并以住院治疗代替之。

惠爱医癫院成立之后，在北京（1906年）、苏州（1929年）、上海（1935年）等城市陆续出现了精神病院。这些精神病院为了在当地站稳脚

---

① 《中华人民共和国精神卫生法》第三十到三十五条。

② 引自唐宏宇教授在2013年全国精神病学伦理和法律问题学术研讨会上的口头报告。在我的田野调查中也有基层精神科医生表达过类似观点。

③ John G. Kerr, “The ‘Refuge for the Insane,’ Canton”, *The China Medical Missionary Journal*, Vol. XII, No. 4, 1898, pp. 177 – 8.

④ Charles C. Selden, “A Work for the Insane in China: The John G. Kerr Refuge for Insane, Fong Tsuen, Canton”, *The Chinese Recorder*, Vol. XL, May 1909. 关于惠爱医癫院建立过程的介绍，可参见杨念群《再造“病人”：中西医冲突下的空间政治（1832—1985）》，中国人民大学出版社2006年版，第75—87页。

跟，获得地方政府的“官方认同”，[①] 就积极与当地警察合作。警察普遍认为精神病人是危险和暴力的来源，因而把危害他人或公共安全、在公共场合行为怪异的病人大量输送到精神病院中。与此同时，部分家庭固然也开始把患者送到医院以释放其内部压力。但出于对医院治疗的怀疑和对劳动力的需求等，家庭往往违背医生的建议，提前把自己或警察送治的患者接回家。[②] 故民国时期至少在广州和北京的精神病院中，警察送诊的比例都超过家庭送诊的比例。[③]

中华人民共和国成立后，受到世界范围内兴起的精神药理学、苏联巴甫洛夫生理学及辩证唯物主义的影响，中国精神病学一方面认为精神疾病有其生理基础，需要药物治疗；另一方面强调精神疾病是旧社会压迫性的环境导致的，是资本主义意识形态的残余，需要用革命思想教育来纠正。故治疗也强调社会多方面的参与，包括家庭、单位、地方政府或解放军官员等，他们都可以直接介入或把病人转介到医院。[④] 由此可见，在传教士试图打破父权家庭的牢笼之后，无论是民国还是共和国时期，精神障碍都被视作对某种公共秩序（公共安全或意识形态）的违背，其治疗都依赖社会各方——包括地方政府——的参与。

20 世纪 80 年代以来，随着革命话语的隐退和生物医学的独尊，中国精神医学界越来越强调精神障碍是生物性个体的问题，从治疗实践上越来越依赖家属合作，这也成为《精神卫生法》赋予家庭重大权责的基础。当代精神病学知识认为，严重精神障碍特别是精神分裂症会干扰患者的思维和情感能力，使患者失去自知力——即对自己精神和障碍状况的认识。[⑤]

---

① Charles C. Selden, “The Need of More Hospitals for Insane in China”, *The China Medical Journal*, 1910.

② 当时民国政府对精神病患者的收治问题并没有专门立法，北京警方允许精神病患者出院的相应法律依据是北平警务局的治安条例，其中包括家属请愿的规定。参见 Francis L. K. Hsu, “A Brief Report on the Police Cooperation in Connection with Mental Cases in Peiping”, in R. S. Lyman, V. Maeker, and P. Liang, eds., *Social and Psychological Studies in Neuropsychiatry in China*, Beijing: Henri Vetch, 1939, pp. 199 – 230.

③ Neil Diamant, “China's ‘Great Confinement’? Missionaries, Municipal Elites, and Police in the Establishment of Chinese Mental Hospital”, *Republican China*, No. 1, 1993, pp. 3 – 50.

④ John J. Kao, *Three Millennia of Chinese Psychiatry*, New York: Institute for Advanced Research in Asian Science and Medicine, 1979, p. 76.

⑤ Zhiying Ma, “Psychiatric Subjectivity and Cultural Resistance: Experience and Explanations of Schizophrenia in Contemporary China”, In Andrew Kipnis, ed., *Chinese Modernity and the Individual Psyche*, New York: Palgrave MacMillan, 2012, pp. 203 – 328.

而中国精神科医生一般认为在患者不能自知时，家属能最亲密地了解其病史、关心其利益，因而在病史收集过程中多依赖家属的陈述。甚至为避免刺激患者，精神医学教科书还要求病史收集时患者不能在场。[①] 相应地，在《精神卫生法》实施之前，保守估计50%以上的住院患者都是由家属决定将其送进医院实施非自愿治疗的，医生只提供诊断和治疗建议——该程序被称为“医疗保护入院”。[②] 不过，由于当时全国不少精神病院都有外出接诊的服务，所以家属多是委托院方派医务人员到家中以“精神抚慰”和“强行制服”的手段把患者带到医院。[③] 另外由于“谁送来，谁接走”的惯例，患者出院的决定权也往往在家属手中。[④] 以上种种实践，构成了当代中国精神卫生的一个家庭—机构圈，联手塑造和管理生物性个体：精神医学机构通过家庭把医学知识渗透到日常生活中，而家庭则在此知识指导下监管其成员的心理和行为，把私人生活史乃至成员的人身自由交给专家，以期获得重新正常化的个体。[⑤]

面对家庭在精神医疗中的高度卷入，公益法律界担心家庭滥用精神医学剥夺患者的权利、实现自身的利益。从2006年的“邹宜均案”到2012年的“陈丹案”，近年来不断有（曾）住院者在公益律师的协助下，控诉家属为利益或其他控制目的，而将正常的自己送进精神病院，并控诉医院与家属合谋剥夺自己的人身自由——即所谓“被精神病”。[⑥] 在此背景下，

---

① 赵振环：《精神卫生和精神病防治技术培训教材·精神科临床技能操作手册》，暨南大学出版社2008年版，第1章第1节。

② 潘忠德、谢斌、郑瞻培：《我国精神障碍者的入院方式调查》，《临床精神医学杂志》2003年第5期。另见 Yang Shao, Bin Xie, Mary-Jo Good, & Byron Good, “Current Legislation on Admission of Mentally Ill Patients in China”, *International Journal of Law and Psychiatry*, Vol. 33, No. 1, 2010, pp. 52 – 7. 需要注意的是，目前关于入院方式的调查没有全国性的数据。笔者在华南一家大型精神病院成人精神科做田野调查时，发现病区内90%以上病人都是家属送院的。

③ 宋合营：《京两家医院今起将不再外出接诊精神病患者》，《京华时报》，http://health.sohu.com/20070301/n248427333.shtml，2007年3月1日。

④ 黄雪涛：《被精神病因制度性歧视忽视个人尊严》，《蓟门决策》第4期，http://news.sohu.com/20110517/n307708258.shtml，2011年5月17日。

⑤ 马志莹：《因爱之名，以医之义？从权利角度看精神病院住院女性的体验》，《残障权利研究》2014年第1期。另见 Michel Foucault, *Psychiatric Power: Lectures at the College de France, 1973 – 1974*, trans. by Graham Burchell, Jacques Lagrange and Arnold Davidson, eds., New York: Palgrave Macmillan, 2006, p. 125.

⑥ 何海宁、温海玲：《飞越疯人院之后——邹宜均案奇特收治程序在法庭受审查》，《南方周末》2009年3月19日。何平：《女工程师自由恋爱被父母送入精神病院？剥光受检》，《羊城晚报》2012年6月28日。

公益律师呼吁效仿外国（尤其是欧美国家），由独立的第三方——法院或者包含非精神医学专业人士的审查委员会——对精神障碍非自愿住院进行审查。[①] 另外，除了家属与医生共同替代患者做出住院决策之外，非自愿住院还依赖于封闭式医疗机构的存在。故公益法律界也呼吁中国精神卫生体系学习欧美国家于20世纪60年代开始的去机构化和患者权益运动，关闭大规模封闭式的医疗或托养机构，代之以对患者人身自由限制较少的社区化服务。

从上文介绍可知，在中国精神卫生法律改革的十字路口处，存在着关于个人、家庭、机构关系的多种历史性可能：家庭可能仅仅是协助维持公共秩序的其中一员；即使它成为制度焦点，也可能被视作专业机构的关键合作者，或是需被现代科学替代的“吃人”传统，又或者是与封闭机构同为专制之恶、开放社会之敌。《精神卫生法》在很大程度上确认和延续了精神医学对家庭的依赖和两者的合作，而否认了其他的历史可能性。那么，这种历史性选择的政治、经济、文化条件都有哪些?

儒家的医学化与市场化?

《精神卫生法》对家庭主体地位的确认和建构，支持者赞扬其继承了儒家文化的家庭本位，反对者则批评其承袭了中国传统的父权和家长制文化。的确，法律中关于家庭决定自伤患者住院与否的规定，呼应着“身体发肤，受之父母，不敢毁伤，孝之始也”[②] 的道德要求，说明在儒家文化中身体从来都不只属于自己，更属于生命之所来源的家庭。法律中家庭享有知情同意、决定收治的权利而基本不受监督，此规定来自于立法者对家属的善意推断。例如参与立法调研的精神病学家孙东东教授曾评论道，媒体对“被精神病”的报道都强调人性恶，但“其实亲情是所有的情里面最善的一个情”。[③] 立法者的善意推断可以说体现了儒家关于孝悌等家庭之爱作为仁之根本——即最基本道德情操——的思想。[④] 因

① 缪琦、田享华：《黄雪涛：一个公益律师的愿景》，《第一财经日报》2012年11月6日。

② 李隆基注，邢昺疏：《孝经注疏》，北京大学出版社1999年版，第3页。

③ 孙东东教授在2013年6月22日全国精神病学伦理和法律问题学术研讨会上的讲话。

④ 孔子在《论语》中把“仁”定义为“爱人”，又道：“孝弟也者，其为仁之本与!”

此在某种程度上，《精神卫生法》关于家属权利的规定是建基于儒家之亲情和亲权的。

然而从儒家的本体论和伦理学到现代医学实践和法律制度，其中经历了复杂的转译过程，本文只能略述。根据笔者对精神科实践的田野观察，当代精神医学参与塑造了以生物性躯体为边界的个体，其核心在于自我知识、自我一致性和随之而来的自我主权。在此话语里，严重的精神障碍尤其是精神分裂症，损害了个体的自我知识，使个体需他人代为知觉内部世界。[①] 且精神障碍诊断目前主要依靠对患者近段时间行为、觉知、情感的评价，评价标准除了行业诊断手册和医生经验以外，还包括患者的生活史——即现在与过去的自我是否同一。而当医学知识默认患者自我已经解体时，能够提供生活史并代患者而知的，在中国精神科医生看来只有与患者朝夕相处的家属。笔者在其他文章中曾论述，当今医学知识逐渐渗透到日常亲密关系，使个体精神健康成为家庭目标，[②] 因而密切监测个体精神状况、代个体而知，就成了家庭生活的功能和任务了。（与之相较，中华帝国时期关于疯狂的医学并不强调疯狂者对其内在状态的觉知，[③] 因而也不突出今天作为替代性认知主体的家庭。）因此我们可以说，精神医学以其个人主义与儒家的家庭本位相互糅合、相互支持，即精神"正常"的个体需要家庭来塑造，而医学界定的精神异常和自我瓦解则使家庭可以介入成为患者的扩大自我。同时精神医学也向儒家家庭关系引入了新的知识论维度，也就是对照医学标准，替代个体进行觉知、决断。

另一方面，家庭在医学实践和法律制度中所承担的照料权责，也与改革开放以来卫生服务和福利的市场化紧密相关。1985 年，也就是卫生部下令四川省卫生厅代为起草《精神卫生法》的同一年，中国的医疗改革开始。此后，政府对医院的资金投入逐渐减少，医院逐渐自负盈亏，公费医疗也逐渐淡出。另外，从 1958 年起民政部就向"三无"和困难精神病人

---

① 马志莹：《因爱之名，以医之义？从权利角度看精神病院住院女性的体验》，《残障权利研究》2014 年第 1 期。

② Zhiying Ma, "When Love Meets Drugs: Pharmaceuticalizing Ambivalence in Post-Socialist China", *Culture, Medicine, and Psychiatry*, Vol. 36, No. 1, pp. 51 – 77.

③ 关于帝国时期对疯狂的知识，请参见以下系统介绍：Fabien Simonis, *Mad Acts, Mad Speech, and Mad People in Late Imperial Chinese Law and Medicine*, Ph. D dissertation, Princeton: Princeton University, 2010.

提供免费住院服务；到了 1957 年，民政部宣布其工作重点要转向对“大多数对社会无用但有家庭支持的病人”提供自费服务。[①] 医疗服务的市场化和福利的私人化使得家庭担负起了照料的重责：对于没有工作、独立收入来源和医疗保险的患者（青少年或长期患者情况往往如此），家庭承担其高额医疗费用和日常开支。而且由于我国以家庭为单位的福利计算方式，家庭中只要有一人有正式工作、收入，往往就很难得到低保等社会救助，以致普遍出现“老养残”的现象，即老年父母用并不丰厚的退休金抚养精神残障的子女。作为精神科医生的立法者有见及此，纷纷感叹精神病患家属“是我国乃至全世界最忍辱负重的几千万人的群体”。[②]

《精神卫生法》作为卫生部部门立法，[③] 无法撬动其他公共资源改变现有的照顾责任分配，[④] 立法者只好选择向承担治疗、照料和管理重担的家庭赋予参与治疗决定的权利。“在赋予他们（家属）监护责任与看管义务的同时，却剥夺其参与并决定患者治疗的权利，将对现实造成巨大冲击，造成更大的混乱与不和谐。”[⑤] 当然，在“被精神病”的话语压力下，为了避免医院卷入家庭内部关于非自愿住院的可能纠纷，法律把医院排除出送诊者之列，因而家属不能再委托医院接诊。[⑥] 但这项规定丝毫不会削弱、反而可能增强家庭的主体地位，因为家庭在送诊时需发挥更大的“能动性”。故笔者认为，家庭在医学和法律中的主体地位来自于医疗/福利市场化过程中公共照料责任的私人化。换言之，与过去人类学关于市场化导致

① Veronica Pearson, *Mental Health Care in China: State Policies, Professional Services and Family Responsibilities*, London: Gaskell, 1995, p. 75.

② 谢斌、唐宏宇、马弘：《精神卫生立法的国际视野和中国现实——来自中国医师协会精神科医师分会的观点》，《中国心理卫生杂志》2011 年第 10 期。另外参与立法的刘协和、唐宏宇、孙东东等都曾在笔者访谈或公开会议上表达过类似观点。

③ 中国精神卫生立法鼻祖、华西大学精神科刘协和教授向笔者忆述，1985 年卫生部计划系统建立卫生立法，把精神卫生法起草任务交给四川省卫生厅主持，湖南省卫生厅协助，卫生部医政司管辖。1999 年卫生部把立法任务转给疾控司，后者重新任命了新的立法团队，包括唐宏宇、谢斌等精神卫生专家。2009 年卫生部把草案交给国务院法制办，后者在修改审议的过程中仍保持与卫生部的协商。从刘教授的回忆可见卫生部主导了立法过程，精神医学专业知识指导着立法思想。

④ 刘协和教授在访谈中反复表示，最根本的问题是没有能力治疗住院的病人，政府应该为其提供免费服务。然而当初他在起草法律的时候，被上级告知不要谈钱的问题。

⑤ 谢斌、唐宏宇、马弘：《精神卫生立法的国际视野和中国现实——来自中国医师协会精神科医师分会的观点》，《中国心理卫生杂志》2011 年第 10 期。

⑥ 《中华人民共和国精神卫生法》第二十八条。

个体化的论调不同，[①] 笔者发现至少在精神卫生方面，市场化过程所塑造的医疗服务消费者和权责主体常常是家庭。而这个政治经济学过程又包含着道德经济学：精神科医生和公众大多认为，家庭愿意承担高昂的医疗成本为个体寻求治疗，这只能说明家庭对个体的深挚关怀，恶意滥用医疗资源的家庭只属例外；而随着医疗服务的普及和家庭支付能力的提高，绝大多数家庭会接受精神健康所定义的生命价值，积极为患者求医，忽视、虐待和禁锢患者的家庭只属少数。

回忆的恐惧与展望的迷茫

若说《精神卫生法》中家庭的主体地位仅是自动延续了儒家文化传统，未免陷入文化原生主义（primordialism）；而若仅把立法看作政府利用儒家家庭主义规避公共照顾责任，也会有工具主义（instrumentalism）之虞——两者都忽略了法律过程中情感和认同的作用。事实上一些研究者已经指出，法律界定了人的地位和权利，因而能帮助人们建立对自我和社会的认同，呼召着最深层的情感和对地方的归属感。

尤其是在不同法律体系交错下的后殖民社会，具体法律争执常被纳入一个总体框架，直接塑造着人们对该社会过去、现在、未来的历史想象。[②] 从情感、认同和历史想象的角度看精神卫生法，我们会发现 27 年来的社会变迁，特别是其中精神医疗制度引起的各种纠纷与争议，使立法深藏着专家和公众对计划经济和总体性政治的回忆与回应。另一方面，几乎是从一开始，《精神卫生法》的立法主力——司法精神病学界——就与各发达国家的专家有深入交流，[③] 因而法律也包含着他们（当然还有各方公众）对资本主义社会发展的思索与展望。

对总体性社会和威权统治的恐惧，使《精神卫生法》拒绝了单位和地方司法/行政力量等公权力参与治疗决定的可能。前文已述，在《精神卫

① Yunxiang Yan, "The Chinese Path to Individualization", *The British Journal to Sociology*, Vol. 61, No. 3, 2010, pp. 489 – 512.

② Jan Hoffman French, "Dancing for Land: Law-making and Cultural Performance in Northeastern Brazil", *POLAR: Political and Legal Anthropology Review*, Vol. 25, No. 1, 2002, pp. 19 – 36.

③ 2013 年 4 月刘协和教授在访谈中对笔者表示，1987 年开始，世界卫生组织多次派英、美、法、日的专家来中国与司法精神病学界交流。

生法》实施之前，尤其是20世纪八九十年代以前，单位也担任着送治患者的角色。但近年来，单位对其职工精神医疗方面的介入已迅速减少。而在新法之中，单位只能把有自伤或伤人危险的疑似患者送往医院寻求诊断，[①] 却没有决定住院等其他权利和实质性责任。单位角色的淡化固然与公费医疗体制解体有关，同时也是由于市场经济培养出来的隐私意识，使得越来越多人不满以往总体性社会下单位制对个人生活无孔不入的渗透。据刘协和教授回忆，20世纪80年代，杭州一位老师因疑患歇斯底里而被其学校校长送入精神病院治疗。家属得知后，认为老师并没有病，便将学校告上法庭，学校一审败诉。类似案件后来时有发生，例如2010年，深圳护士郭俊梅诉单位在其不知情时请精神科医生为其诊断，并当众宣布诊断结果要求其调职一案。[②] 这些案件经媒体发酵，不仅引起了公众的广泛关注，而且使精神科医生不愿再做单位的“共谋”。

类似地，面对公益法律界反复呼吁对非自愿住院采取第三方审查的机制，立法者深知这种做法来自其他国家的普遍实践——非自愿住院的决定权在美国、澳大利亚由法院掌握，而在同属亚洲的日本、印度归于地方行政长官，甚至在同属中华文化圈的中国台湾地区也由独立的审查委员会决定。[③] 然而立法者担忧，将非自愿住院的决定权以法律的形式赋予地方行政或司法机关，将可能加剧部分地方政府将精神医学和精神病院作为维稳工具的做法。在转型时期，结构分化和社会矛盾的加深大大超过了地方政治资源可以调节的范畴，因而上访成了一些感觉受侵害的民众抗争的方法。而部分地方政府出于维稳指标等考虑，把上访者拘禁在精神病院中，通过精神病诊断取消上访的正当性而维护政府自身的合法性。这些上访者对“被精神病”的控诉，记录着精神医学不能独立于行政权力的尴尬。鉴于地方行政/司法尚不能受到有效监督，《精神卫生法》立法者选择把这些公权力拦在住院决定的门外。不少基层精神科医生都为法律对公权力的拒绝而击掌，感叹终于不用受不必要的压力。由此可见，《精神卫生法》对家庭的依赖，也来自于立法者与公众对威权社会公权干预专业、侵入私

---

① 《中华人民共和国精神卫生法》第二十八条。

② 王莹：《被单位宣布为精神病　深圳一护士打赢官司》，《南方都市报》2011年5月9日。

③ 谢斌、唐宏宇、马弘：《精神卫生立法的国际视野和中国现实——来自中国医师协会精神科医师分会的观点》，《中国心理卫生杂志》2011年第10期。

域、侵犯私权的恐惧。

《精神卫生法》既有对中国正在走出的威权社会之恐惧，也有对可能面临的极端自由之迷茫。法律中对住院治疗所采取的自愿原则、严重标准和危险性标准，很大程度上参考了美国的精神卫生立法。而如果像公益法律人士如黄雪涛律师所倡导的那样，将美国模式推到极致，就应该效仿美国的去机构化运动，把非自愿住院当作需要法庭决定的民事拘留，且大幅减少专科医院封闭病房。然而立法者和不少基层精神科医生都指出，在家庭照料普遍缺失、个人主义盛行的美国，去机构化带来的是大量需要帮助的患者辗转于不同的社区机构甚至流落街头，他们因不能得到及时治疗而使病情加重；且由于法院对危险性的判断严苛，不少有肇事肇祸风险的患者不能被及时管理而对自己或他人造成严重伤害。[①] 因而在精神科医生的理解中，资本主义社会对个人人权（自主权）的过分强调和放任与医学对公民——患者、照料者、公众——的人道主义责任相冲突。这里需要注意的是，医生眼中人道主义所要达到的“人”，自然是精神医学所界定的能自立、自理、意识情感不异于常人之人，是生物化的人，而非去机构化运动所倡导的多样化的人。在此基础上，精神科医生向立法论辩引入了生命权和健康权的概念，以学科内关于“人”及“健康”的统一标准界定之，并将其作为比自由权更基本的权利。[②] 但进行这一比较者没有提及的是，国际人权公约所规定的健康权包含了个体对健康服务行使知情同意的权利，也更强调国家采取措施向公民提供健康服务的义务。[③] 相反，在中国的立法语境里，国家义务被淡化，（精神）健康权成了个体的“客观”需求。当个体无法认识到自身这一需求——尤其是当其可能伤害自己或他人时，家属就有义务为其向医生求助，使其重返健康。因此，用法律形式规定家属的送治权利、照料义务，是国家把精神健康概念渗透到家庭、塑造统一的健康主体、进行生命治理的过程，也是国家把其促进个体健康的义务交给家庭、以家庭—机构圈预防类似资本主义社会人道主义危机发生的措施。

---

① 谢斌：《患者权益与公共安全：“去机构化”与“再机构化”的迷思》，《上海精神医学》2011 年第 1 期。

② 例如，贾福军：《健康权也是人权》，http：//www. cpa-pa. org. cn/news/jskcontent_ c0605_ x37766_ _ . html，2010 年 11 月 9 日。

③ 联合国：《残疾人权利国际公约》，http：//www. un. rg/chinese/disabilities/convention/convention. htm，2013 年 4 月 12 日访问，第二十五条。

当代中国亲密的生命政治

《精神卫生法》中家庭的主体地位，揭示了转型中国生命政治、亲密政治、大政治的缠结。在精神卫生的家庭—机构圈中，家庭并非自然而然地存在，而是不断被医学、法律等学科和机构塑造着其道德形象和构成形态（如对监护人是谁的规定），规定着其行动和权责边界，指引着其追求的目标（如成员的精神健康）。另一方面，家庭不仅为机构提供着治理所需的知识，且其内部的张力和权力关系及其对外的诉求（如以往家庭在委托医院上门收治时出现的纠纷），也会折射到机构的实践和政策中去。中国精神医疗实践和法律制度中生命政治和亲密政治的众多纠缠，最突出的体现是“家庭的公民权”（domestic citizenship）[①]——在精神医学知识的指导下，家庭监督个体的精神状况，决定个体何时失去行为能力、可能危及自身，从而代替个体行使公民权利（限制自由权以实现健康权）。亲密政治或家庭的公民权在中国生命政治中占有的这一重要地位，是由大政治的态势所形塑的：亲密政治不仅是立法者顺应市场经济中公共照顾责任缺席的安排，更是立法者和公众在社会转型时期怀着对过去威权社会的恐惧和对资本主义的迷茫所做的历史性选择。

《精神卫生法》中家庭的主体地位体现了今日中国变动的公私关系，特别是裹挟在生命政治、亲密政治和大政治中的家庭在公私划分中所具有的灵活性和模糊性：[②] 一方面，家庭作为市场经济中被凸显的私域，能在界定个体行为的正常边界后替代越界个体行使私权。这种私权是对威权社会公权力侵入私域之反应，使精神医学从被滥用的公权力中获得独立。另

---

① Das 和 Addlakha 在其关于印度残障女性的研究中提出“家庭的公民权”（domestic citizenship）概念，即家庭往往决定着残障者是否享有公民权，残障是一个人的责任还是在照料网络中共同承担，谁来为残障者发声等。Veena Das and Renu Addlakha, “Disability and Domestic Citizenship: Voice, Gender, and the Making of the Subject”, *Public Culture*, Vo. 13, No. 3, 2001, pp. 511 - 531.

② Susan Gal 在研究东欧后社会主义国家的性别、家庭话语后指出，公与私的划分不应被简单看成家庭与外部世界的固定空间分隔，而是多变的不规则碎片状（fractal）。她提出分析公私关系时应将其视作受意识形态塑造的元语言，同时又是与语境相关、具有灵活性和模糊性的言语实践。Susan Gal, “A semiotics of the public/private distinction”, in Joan Wallach Scott & Debra Keates, eds., *Going Public: Feminism and the Shifting Boundaries of the Private Sphere*, Urbana & Champaign, IL: University of Illinois Press, 2004, p. 273.

一方面，家庭作为儒家哲学中生命和基本伦理情感的普遍来源，是更高意义上的“公”。[①] 在政府直接责任缺位的情况下，家庭承担照顾患者和保护他人的公共责任，与机构一起实行被医学定义的人道主义关怀，因而也是预防极端个人化、自由化悲剧的“公道”。总而言之，当今中国家庭的亲密关系之所以成为生命政治的关键节点，掌控着“家庭的公民权”，是因为转型时期要求家庭在公私关系中承担灵活的角色。家庭的灵活角色也表明，对当代中国而言，发展和法治并不是某种单一意识形态指导下的线性进程（如资本主义的限制公权力和发展私权），而是人们带着复杂的历史情感同时想象和回应着传统与现代、威权社会的控制与资本主义的自由。

尽管《精神卫生法》对家庭权责主体的构建有其政治、经济、文化条件，但存在并不一定合理。相反，笔者的田野调查发现，家庭在形式单一的精神医疗过程中高度卷入、缺乏其他主体支持和制约的现状，给亲密关系双方都带来了紧张感。一方面，非自愿住院往往会打乱患者的生活，降低他们的自我效能感，削弱他们对亲人的信任，这些都给他们的康复带来阻碍；而患者康复情况欠佳，又反过来使一些家属倾向于用反复或长期住院来解决其行为问题，导致恶性循环。另一方面，患者的负性情绪、行为及对治疗措施的反抗容易使家属身心疲惫，长期的医疗和生活费用负担使很多家庭陷于贫困，患者将来由谁照管的问题也深深困扰着年迈的家属。当然，这些矛盾都只属于能靠自己或医保为患者获取住院治疗的家庭；而对于其他缺乏经济资本、社会保障或者远离医疗中心的家庭而言，其患者往往没有任何医疗和社会服务。因此在宏观层面，完全依靠家庭来获取和承担精神医疗的政策安排，也加剧了医疗资源分配的不均衡。[②]

改变这些问题，要从直面当代中国家庭关系的复杂性开始。前文提到，《精神卫生法》中家庭在送诊、收治和知情同意等方面有着无可置疑的权利，一定程度上来自于立法者在儒家亲情与亲权基础上对家庭的善意推断。但即使是传统儒家法律体系，对家庭关系之善也更多的是作为应然

① 在中国儒家哲学中，公私之分不只是空间概念或政治概念，而且是西方语境下罕有的道德—宇宙学概念（“公”象征公理、公道）。［日］沟口雄三：《中国的公与私·公私》，郑静译，生活·读书·新知三联出版社 2011 年版，第 50 页。

② Zhiying Ma, “Promises and Perils of *Guan*: Mental Health Care and the Rise of Biopolitical Paternalism in Post-Socialist China”, *Medicine Anthropology Theory*, Vol. 70, No. 2, 2000, pp. 150 – 174.

去追求而非作为实然来预设，而且对违背家庭伦理的行为（如不孝）有高度的警惕和严厉的惩罚措施。[①] 相比之下，《精神卫生法》2011 年公开讨论草案中本也有对不良家庭关系的警觉，即规定患者被家属决定非自愿住院后可以申请复诊和鉴定。但在法律最终稿中，该条款以不利于缺乏自知力的患者接受治疗为由被删去。[②] 有趣的是，立法者作为精神科医生，在医疗实践中多能认识到当今社会家庭关系的复杂性及其权力关系。例如唐宏宇教授曾调侃道，法律规定家庭是唯一能决定有自伤危险患者非自愿住院的主体，可能导致家属故意阻碍患者获得医疗资源。“这就为中年男人提供了很好地创造自己‘三大喜’的机会——升官发财死老婆。自己的老婆有抑郁症，想自杀。她去了（医院）以后，由监护人决定啊，他说：‘回去，不住。等她死，等她跳楼。’你（医生）怎么办？毫无办法。”[③] 又如，刘协和教授曾向笔者表示，他在 20 世纪 80 年代起草法律时并没有遇到，也没有想到亲人会把正常人送进精神病院，那是改革开放形成商品社会、出现私有财产之后才有的现象。那么如何将实践中遇到的问题转化为制度上的警示呢？这就需要我们整理区分法律中的实然与应然，并结合社会科学对亲密政治中权力关系进行考察，重新界定家庭成为监护人的条件与权利。

前文已述，家庭在精神医疗中备受争议的权利，是与其在照料患者过程中承担的沉重责任相对应的。要解决家庭高度卷入精神医疗带来的各种问题，就需要引入其他主体，包括重申国家的健康责任和慎重使用公权力的必要性。不仅国际人权公约规定了国家采取措施向公民提供健康服务的义务，而且儒家伦理中也非常强调国家超越家庭之上的照料义务。大同理想中就包括：“人不独亲其亲，不独子其子。使老有所终，壮有所用，幼有所长，鳏寡孤独废疾者，皆有所养。”[④] 需要注意的是，国家健康责任的履行不宜以塑造统一的生物化个体为目标，更不应只把精神障碍患者作为扰乱公共秩序的危险源，否则只是以更强大的国家父权取代了家庭父权。[⑤]

---

① 瞿同祖：《中国法律与中国社会》，中华书局 1981 年版，第 10 页。

② 胡浩、吕诺：《精神卫生法草案就精神障碍鉴定性质和程序作出调整》，http://www.npc.gov.cn/huiyi/cwh/1128/2012-08/28/content_1734466.htm，2012 年 8 月 28 日。

③ 引自唐宏宇教授在 2013 年全国精神病学伦理和法律问题学术研讨会上的口头报告。

④ 郑玄注，孔颖达疏：《礼记正义》，北京大学出版社 1999 年版，第 658 页。

⑤ Virginia Aldige Hiday and Lynn Newhart Smith, "Effects of the Dangerousness Standard in Civil Commitment", *Journal of Psychiatry and Law*, Vol. 15, No. 3, 1987, pp. 433-454.

对超越生物性之上的生命多元意义之尊重和培育，应是国家和其他主体参与照料和支持服务的目标。另外，对于公益法律界关于公权力设立非自愿住院审查程序的呼吁，立法者以公权力可能被滥用而拒绝。且在笔者观察到的基层实践中，随着媒体对“被精神病”的批评声渐隆，各公权力机关对介入精神医疗和康复服务越发畏缩，有时甚至使家庭陷入孤立无援的境地。但很明显，解决滥用公权力的出路并非不用而是慎重使用公权力，协助个体和家庭走出生命健康和伦理的困境。对威权社会的历史性恐惧固然应被重视，但这不应成为笼罩在公权力上空的乌云，而是作为反思的起点，鞭策我们在实践中探索如何构造一个新的共同体，以及边缘群体与共同体如何相关。

健康教育的恐吓策略之弊端

张有春*

导读：在涉及疾病与健康问题的大众宣传教育中，各种不同的说服策略被开发利用，而所有策略的核心，无非是提高人们的风险意识，改变其观念与行为。在这些策略中，最为普遍的是恐吓策略。在我国的艾滋病宣传教育过程中，恐吓策略一度被用到了极致。人们在接受宣传教育后，一方面产生了对艾滋病的极大恐惧，主动减少了高风险行为，缓解了艾滋病病毒的传播，另一方面也形成了对艾滋病及艾滋病病毒感染者的刻板印象，造成了对感染者的道德拷问与社会歧视。恐吓策略对个体、社会及艾滋病防治工作产生了巨大的影响，但至今没有得到充分的揭示。

研究背景

20 世纪 80 年代中期发现首例艾滋病病毒感染者后，我国艾滋病宣传教育主要采取了媒体宣传报道的策略，以唤起公众的防范意识。随着艾滋病疫情的发展与防治工作的深入，借鉴国际社会经验，媒体宣传报道与针对重点人群①的宣传、同伴教育及运动式宣传等几种策略相结合，成为我国艾滋病宣传教育的主要策略。媒体宣传针对一般公众，重点人群的宣传主要在性工作者中开展；② 同伴教育则是男男性行为者及大学生等群体中

---

* 张有春，中国人民大学人类学研究所教授。

① 公共卫生领域用“高危人群”指代静脉注射吸毒者（吸毒者）等因行为特征而具有感染 HIV 高风险的人群。由于该词带有误导性，本文用“重点人群”代之。

② 在我国，性工作者、吸毒者及男男性行为者被认为是艾滋病防治的重点人群。由于吸毒者具有分散性、隐蔽性等特点，疾控部门对该群体主要通过建立清洁针具交换点（农村）与美沙酮维持治疗点（城镇）间接进行行为干预。男男性行为者活动更为隐蔽，外界很难接触，疾控部门更少能对他们进行直接的干预，因此性工作者就成为健康教育的主要对象。

普遍采用的一种策略；运动式宣传是借助开展某项艾滋病防治工作，在一定时间内配合开展的高强度宣传活动。在所有这些策略中，新闻媒体与艾滋病防治专业人员无疑是活动的主体。

经过十多年的宣传教育，在人们预防艾滋病意识提高的同时，国内却出现了普遍的“恐艾症”，人们视艾滋病为洪水猛兽，对 HIV 感染者及艾滋病病人加以歧视与排斥。艾滋病相关的污名化（stigmatization）与歧视，不仅阻碍了艾滋病防治工作的开展，有时甚至引起极大的社会恐慌，成为一个严重的公共卫生与社会问题，受到流行病学专家与社会科学研究者的关注。

在流行病学研究者认为“无知导致歧视”，继续把宣传教育作为消除歧视的策略同时，社会科学研究者则倾向于把污名与歧视作为 HIV 之意义的社会文化建构来理解，认为污名本身是社会价值与信仰的一个结果。①同时，媒体宣传报道的恐吓策略与“恐艾症”之间的关联开始受到关注。②然而对媒体恐吓策略的关注仍是零星而不充分的。此外，不仅媒体采取了恐吓策略，公共卫生领域的艾滋病宣传教育活动也普遍采用了这一策略，而这一点至今没有被人们认识到，其影响与危害也没有得到充分的关注与揭示。

自 2002 年进入国家疾病预防控制中心从事艾滋病防治工作以来，笔者先后就艾滋病政策制定与决策过程，艾滋病项目的伦理审查与伦理学问题，以及艾滋病防治中的社区参与等主题进行了研究。后来，笔者的兴趣转向女性性工作者（简称性工作者）的健康教育与艾滋病歧视问题，并开始关注到宣传教育中所隐含的恐吓策略。

本文基于笔者 2007 年在西南江阳③开展的农民工行为干预项目评估研究，2009—2011 年在西南龙城市开展的艾滋病健康教育材料评估研究及性工作者性病、艾滋病信息相关调查，以及 2013 年下半年在西南临尘市开展的艾滋病歧视相关调查，系统考察艾滋病防治领域恐吓策略的使用及其影响。

---

① 翁乃群：《艾滋病的社会文化建构》，《清华社会学评论》2001 年第 1 期；景军：《艾滋病谣言的社会渊源：道德恐慌与信任危机》，《社会科学》2006 年第 8 期；郭金华：《与疾病相关的污名——以中国的精神疾病与艾滋病污名为例》，《学术月刊》2015 年第 7 期。

② 严俊：《论恐惧诉求式新闻标题对艾滋病预防的负面影响》，《医学与社会》2008 年第 4 期。

③ 鉴于本文学术探讨的本质，笔者以一个不常见的古称指代文中所涉及城市。

媒体艾滋病宣传报道中的恐吓策略

在对人类行为研究成果的基础上，20 世纪 50 年代以来，各种不同的策略被开发出来，用于性病、麻风病、吸烟、癌症、糖尿病等一些疾病与健康问题的宣传教育工作，以改变人们的健康观念与行为，促进人类健康。

尽管基于疾病与健康问题的不同，公共卫生领域采取了不同的宣传教育策略，但各种策略无不或隐或现地以“狼来了”式的恐吓为手段，这从“吸烟引起肺癌”“梅毒会烂鼻子”“得了麻风病会肢端残废”等一些宣传口号可见一斑。随着认识及医疗水平的提高，针对一些疾病的宣传策略也在发生变化，麻风病逐渐从一种恶性传染病变成了“可防、可治、传染性低的普通疾病”，青霉素等药物的发明使梅毒的面目不再狰狞，癌症则因艾滋病这一“超级癌症”的出现而变得不再那么可怕。

因覆盖面广、传播速度快、受众人群多等特点，媒体报道在建构民众对艾滋病的认知与态度、推动艾滋病防治工作方面发挥了极其重要的作用。在我国，为提高公众的警觉性，达到宣传教育的效果，早期的媒体普遍采取了恐吓策略。一方面，新闻报道夸大艾滋病的部分科学事实而忽视另一些事实，将艾滋病塑造成一个面目狰狞的恶魔，一个“世纪杀手”“超级癌症”，大肆渲染艾滋病的不可治愈性与致死性，造成了人们普遍的恐惧心理。另一方面，相关宣传报道包含了大量的社会文化内涵，呈现出强烈的道德批判立场：艾滋病是某些“生活方式”导致的疾病，是某些“高危人群”相关的疾病，是“堕落”导致的疾病；它意味着“耻辱”“悲惨”“弱势群体”与“不安定因素”。[①] 前者使艾滋病被妖魔化，造成了普遍的“恐艾症”；后者则将艾滋病道德化，造成了人们对 HIV 感染者的歧视和排斥心理。

一些研究者关注到艾滋病宣传报道中恐吓策略造成的危害，[②] 尤其是

---

① 张晓虎、Eric P. F. Chow、景军：《建构主义视角下艾滋病（AIDS）的概念界定》，《自然辩证法通讯》2014 年第 6 期。

② 夏国美：《论中国艾滋病社会预防模式的变革》，《社会科学》2005 年第 11 期；潘绥铭、黄盈盈、李楯：《中国艾滋病“问题”解析》，《中国社会科学》2006 年第 1 期；严俊：《论恐惧诉求式新闻标题对艾滋病预防的负面影响》，《医学与社会》2008 年第 4 期。

它与艾滋病歧视的关系。[①] 景军则以2001—2005年几个大城市流传的艾滋针刺谣言为例，对媒体在造成大规模艾滋恐慌过程中所起的作用做了深入剖析。由于部分媒体持有所谓“艾滋病病毒感染者一定会报复社会”的观点并加以渲染，使公众舆论中形成了一种敌视艾滋病感染者的声音，这成为公众轻信艾滋针刺谣言的关键。[②]

随着相关研究的深入、公众人物的参与，以及反歧视工作的持续开展，艾滋病防治人员与新闻工作者也意识到媒体报道的负面影响，[③] 媒体的恐吓策略在一定程度上得到改观，关于艾滋病的报道日益趋向科学化。[④]

然而恐吓策略并没有在媒体的宣传报道中被彻底消除，对确有其事或捕风捉影的“艾滋小偷”“艾滋犯罪”等行为的新闻报道仍在塑造人们对艾滋病的想象，制造道德恐慌。“连警察都不怕”的“艾滋小偷”“艾滋犯罪”不仅继续使公众闻“艾”变色，而且引起了艾滋病防治人员的关注[⑤]及卫生法学专家的过激反应。由于这样的报道，不少人怀疑HIV感染者会通过故意传播病毒的方式报复社会，或者利用感染者身份从事其他犯罪活动。部分法学研究者认为，“艾滋犯罪”已成为一种新型的犯罪形式与严重的社会问题，应专门针对它进行立法。[⑥] 自2001年以来，有关制定特殊立法并建立专门监狱对付HIV感染者犯罪的呼吁在社会公众和法学界反复出现，这种呼吁与媒体关于“艾滋犯罪”的恐吓式报道所引发的社会恐慌不无关系。

---

① 张有春、李晓林：《艾滋病宣传报道中的歧视现象研究》，《中国健康教育》2005年第6期；张有春：《污名与艾滋病话语在中国》，《社会科学》2011年第4期；还可参阅郇建立《中国艾滋病的社会科学研究20年》，《社会科学》2009年第11期。

② 景军：《艾滋病谣言的社会渊源：道德恐慌与信任危机》，《社会科学》2006年第8期。

③ 王陇德：《艾滋病学》，北京出版社2009年版，第629页。

④ 徐美苓：《艾滋病与媒体》，上海译文出版社2008年版，第48页。

⑤ 徐鹏等：《关于HIV感染者和AIDS病人违法犯罪现象的分析及政策建议》，《中国医学伦理学》2010年第1期。

⑥ 金泽刚：《关于惩治故意传播艾滋病行为的立法建议——兼议刑法第360条的修改完善》，《中国刑事法杂志》2001年第1期；李兴林、曾伟、刘建昌：《艾滋病人违法犯罪的预防和处置研究》，《广西警官高等专科学校学报》2005年第2期；徐宜可：《浅论艾滋病犯罪及其预防和控制》，《法制与社会》2008年第4期。

重点人群艾滋病教育中的恐吓与道德化

媒体的宣传报道在提高一般公众的艾滋病意识与知晓率、建构其艾滋病认知与态度方面发挥着重要作用，而针对重点人群的健康教育则是改变目标人群高危行为、阻断 HIV 传播的重要举措。健康教育主要通过两种媒介或载体达成其目标，一是艾滋病健康教育材料，一是健康教育活动。其中，后者是包含了前者的综合性活动。因之，健康教育材料是开展健康教育活动的基础，是公共卫生工作的重中之重。

（一）健康教育材料中的恐吓信息与道德化

在过去的 20 多年间，中国各级疾病预防控制部门、健康教育机构及人口、计生等相关机构在政府与国际组织的支持下，制作了大量的海报、招贴画、折页、宣传册、光盘等形式多样、内容丰富的艾滋病健康教育材料，在一般公众与重点人群中散发，以提升人们的艾滋病防治意识，改变其风险行为。疾控部门也通过散发健康教育材料前后人们的知识、态度、行为的变化的流行病学调查，在健康教育与行为改变之间建立关联，以证明健康教育工作的有效性。然而这些材料的准确性、科学性很少得到关注，更没有从目标人群出发对这些材料的效果与影响进行评估。

笔者在龙城与江阳的研究发现，艾滋病防治人员所使用的艾滋病健康教育材料不仅存在文化适宜性的问题，[①] 而且带有恐吓的意味。

首先，一些带有图片或以视频形式呈现的材料，无视 HIV 感染者在不同阶段的不同症状，而是直接呈现其发病后的恐怖场景，造成受众普遍的恐惧心理。

在龙城市健康教育材料评估活动中，不少性工作者在看完一张带有艾滋病病人的病灶地带图片的材料后表示："这个图片太恐怖了，吓人。身上长那种东西，我回去几天都吃不下东西了。"[②] 来自夜总会的一名性工作

---

① 张有春、和柳、和文臻：《艾滋病健康教育材料的文化适宜性》，《广西民族大学学报》（哲学社会科学版）2013 年第 2 期。

② 文字来源于田野调查。以下所引被调查者的原话，均来自于笔者的田野调查，不再一一标注。

者在谈到防治人员在场所开展的教育活动时称："她们给我们放录像，看梅毒啊、艾滋病啊各种图片，疱疹，溃烂，人都瘦得皮包骨头了，太可怕了，（我）可千万不能得这么个病。"

而在接受完一场多媒体形式的艾滋病教育后，江阳某建筑工地上的几名农民工面对访谈者心有余悸："那些病人的样子太可怕了，要是我碰到，一定会躲得远远的。"他们表示："那么恶心，以后再也不去耍（小姐）了。"

其次，很多材料简单地将艾滋病与卖淫嫖娼、多性伴、吸毒等"不良行为"等同起来，造成了人们对艾滋病的误解与道德化。

研究表明，即使不使用避孕套，通过阴道性交传染艾滋病的概率也只有1/500。与此相对照，母亲传播给婴儿的概率是1/5，共同使用一个针管或者针头的传播概率是50%以上，而输入病毒携带者的血浆被传染的概率近乎百分之百。[①] 然而，很少有教育材料传达这些信息，它们大多直接告诉人们哪些行为传播HIV，哪些行为不传播，哪些人群容易感染HIV，以及感染的危害性、致死性。这些经有意识选择的信息，使受众轻易得出"卖淫嫖娼、吸毒必然得艾滋病"的结论，造成了对艾滋病的误解与道德化。

在龙城，一份题为"洁身自爱、预防艾滋病"的招贴画中，关于"卖淫、嫖娼容易感染艾滋病"的文字引起不少性工作者的反感。一名30岁的性工作者提出质疑："我做了好几年这个（指性工作）了，没有听说过周围谁得了艾滋病。这些材料为什么老是把艾滋病和我们联系在一起？搞得好像艾滋病都跟我们有关系似的。"

由于将艾滋病与卖淫直接联系起来，当疾控中心试图将一些针对性工作者的海报、招贴画张贴在娱乐场所时，遭到了场所老板与性工作者的抵制。一位性工作者称："也不想想，艾滋病啊，死人啊，这些东西贴在那儿，谁还敢到我们那儿耍？我们老板坚决不同意，后来就不到处去贴了。"

（二）健康教育活动中的恐吓策略

对龙城近50名性工作者的访谈表明，其艾滋病知识大多来自当地艾滋病防治人员的健康教育活动。当被问到对这些工作人员的看法时，受访

① 潘绥铭：《莫把艾滋病的恐慌夸大》，《人生》2002年第5期。

者无不表示："她们很好啊，经常来免费给我们体检"，"她们把手机号给我们，我们有什么问题随时能联系她们"，等等。但当谈到艾滋病时，出现最多的字眼却无一例外是"恐怖""没治""要死人"，等等。在受访者的表述中，艾滋病是一个恶魔，而安全套是预防艾滋病的法宝。

可以想见，免疫缺陷病毒、病毒载量、CT4、免疫系统之类的专业术语固然科学准确，但对缺乏生物医学常识的一般公众而言，却很难理解，难以被纳入她们的知识体系中，而长时间的潜伏期、借助药物可以长期存活等信息，又会削弱宣传教育的效果，达不到改变目标人群行为的目的。在这种情况下，艾滋病防治人员在开展健康教育时，便以恐吓的话语代替了科学信息，造成了目标人群对艾滋病普遍的恐惧与排斥心理。一名40岁的性工作者在接受访谈时称："我当然知道艾滋病了！如果不戴套就会染上，国际上也没得治，肯定要死人的！……这些都是疾控中心的人讲的。她们每个月都来发材料，讲性病、梅毒有得治，艾滋病没得治，很恐怖，必须戴套。"

研究中另一个有意思的发现是，龙城市艾滋病防治人员与从事艾滋病治疗的临尘市医生中，都存在对HIV感染者的偏见。虽然临尘市医护人员在接受访谈时都强调对HIV感染者要关爱，不应歧视，但当谈到理由时，一名医生的话却令人深思："艾滋病患者受到歧视后，心理就会有很大的压力，可能会做出一些报复我们、报复社会的事情，这非常可怕，所以我们要善待他们。"龙城市一名艾滋病防治人员在谈到性工作者时同样称："一旦知道感染了，她们肯定会有报复心理。已经感染上的人都有那种报复心理……检查出来得了病就想着要报复。"

我们无从判断这些认识所基于的事实依据，但类似"艾滋扎针事件""艾滋小偷""艾滋犯罪"之类媒体报道，对医务人员的心理肯定产生了一些负面影响，使他们形成了"艾滋病病毒感染者会报复社会"的刻板印象，这也反映出，包括医务人员在内的社会公众对HIV感染者普遍的道德恐惧与不信任态度。这种心理背后，则是景军所指出的，自转型以来中国社会所普遍存在的信任危机。①

① 景军：《艾滋病谣言的社会渊源：道德恐慌与信任危机》，《社会科学》2006年第8期。

恐吓策略的危害与影响

艾滋病宣传教育通过将艾滋病妖魔化、道德化以恐吓受众，这种做法对人们的思想与行为产生了深刻影响。它不仅造成了普遍的艾滋恐慌与歧视，阻碍了艾滋病防治工作的顺利开展，而且威胁到社会的正常运转。

首先，恐吓策略造成了艾滋病污名与歧视的形成，并引发艾滋恐慌。

20 世纪 80 年代中期到世纪末，恐吓式宣传教育造成了社会公众对艾滋病普遍的恐惧心理，并成为一种刻板印象。人们将艾滋病与 HIV 感染者视为一种威胁，避之唯恐不及。虽然进入 21 世纪后开始开展反歧视工作，但至今医务人员对艾滋病的排斥与恐惧仍没有消除。在临尘，一名女性感染者讲述她的看病经历时愤愤不平："我去县医院，他（医生）都不理，知道是这个（艾滋病），他都赶出来，挺可怕的……你想那些医生都接受不了，更何况那些老百姓，对吧？"

对艾滋病的恐惧还扩大到了与艾滋病相关的人群及 HIV 感染者所接触过的任何物品上。在中国人民大学人类学研究所拍摄的纪录片《回声》中，河南上蔡疾控中心主任讲述了当地艾滋病疫情曝光后的影响：农民种的菜卖不出去，西瓜没有人要，没有感染的青壮年出去打工，知道是上蔡的也没有人愿意要了。[①]

在临尘，一名 HIV 感染者讲述了 2007 年她到当地妇幼保健院接受母婴阻断治疗时的遭遇：

> 那时候病房已经满了，小孩睡婴儿车嘛，别的小孩有车，我孩子没有。正好旁边一个人要出院了，有一个婴儿车空了，我老公就想，我们跟人家一样交了钱，为什么我们孩子不得个车咧？就拿了那个车来给孩子睡，才睡了一下，那个医生就说："你不要给你孩子睡，等一下你出院了，我们还要什么都消毒，很麻烦的。"当时我有一点难过，我说："那小孩包那么严，还穿着衣服，身上没什么破皮啊、流血的，又是阴性的，就睡一下会至于到消毒的程度吗？"

① 中国人民大学人类学研究所：艾滋病政论片《回声》，2005 年。

以上事例表明，至今医务人员中仍存在对艾滋病的恐惧与歧视，一般民众就可想而知了。对于整个社会与社会的运行而言，艾滋病的最大危害不仅是死亡人数的上升，经济损失的增加，更是它所带来的恐慌。2001—2005 年，“艾滋病人拿针扎人”的谣言在天津、上海等城市引起的大范围的社会恐慌，就严重危害到了社会的正常运行。

公众对艾滋病的恐惧心理及感染者会报复社会的错误认识，还为个别感染者与不法分子提供了可乘之机。他们利用警察的恐惧心理及司法部门处理相关案件时存在的一些问题，把艾滋病作为一个武器用于违法犯罪活动。而所谓“艾滋犯罪”事件经媒体夸大渲染，进一步加深了人们对 HIV 感染者的成见，成为诱发社会不安与恐慌的潜在因素。

其次，恐吓策略使人们即便怀疑自己感染了 HIV 也不愿去接受咨询检测，这加大了艾滋病传播的风险，削弱了艾滋病防治工作的有效性。

将艾滋病描述为一个绝症，且与卖淫嫖娼、吸毒、男男性行为等“不良行为”挂起钩来，一方面使人们怕万一检测出感染了，不仅难以面对工作丧失、婚姻解体、社会关系破裂等现实问题，更无法承受艾滋病带来的毁灭性打击与死亡判决。另一方面，人们也害怕面对咨询者及医生，怕对方用异样的眼光审视自己。男性怕被怀疑是吸毒者、同性恋者，要不就是找了小姐；而女性怕被怀疑吸毒或从事性工作。显然，艾滋病的道德化同样产生了恐吓的效果，它使人们失去了直接面对医务人员的勇气。由于人们不愿去接受咨询与检测，使艾滋病防治人员很难及时发现并干预潜在的感染者，从而使防治工作的有效性大打折扣。

另外，出于对艾滋病的恐惧，一些人在怀疑自己感染 HIV 后会反复寻求咨询检测，干扰了艾滋病防治工作的正常开展，造成资源的巨大浪费。在国家疾病预防控制中心工作期间，笔者曾负责接听艾滋病咨询热线。一段时间内，有一名中年男子每天打数次电话咨询，尽管听说他做了两三次检测 HIV 呈阴性后，笔者告诉他肯定没有感染，但处于极度焦虑的他仍不放心。后来，该男子的电话甚至打到了中心的各个科室，且每天不断，这不仅使咨询者本人越来越陷入精神失常的状态，也严重影响了艾滋病防治人员的正常工作。与龙城等调查点艾滋病咨询员的交流表明，这种情况并不少见。

第三，恐吓策略严重损害了目标人群及 HIV 感染者的心理，并使他们产生了一些极端行为。

龙城的调查发现，在接受健康教育后，艾滋病成为性工作者的一个心理阴影。为防止感染，一些受访者经常用开水烫或在太阳底下晾晒内裤，以“杀死病毒”。个别受访者为防安全套破裂，在进行性交易时甚至要戴两三个套。这些没有科学依据的防范措施无疑是恐吓教育的结果。

研究表明，在得知感染 HIV 后，人们的第一反应是恐惧。他们常陷入抑郁、焦虑、自闭等情绪中，并产生自杀的念头。一次大规模调查研究发现，受访的感染者中，三分之一想到过自杀。[①] 此外，婚姻关系破裂、社会关系紧张、工作丧失、失去居所，这是身份暴露后感染者普遍的遭遇。由于害怕承受这些后果，许多感染者宁愿隐瞒病情也不接受治疗救助。根据对龙城艾滋病防治人员的访谈，一旦检测出感染了 HIV，性工作者会很快在当地的娱乐场所消失，转而到其他地方从事相关工作，成为传播艾滋病的潜在源头。

从另一个角度讲，恐吓策略的影响并非全然是负面的，它在一定程度上使人们改变了高风险行为，对个体健康与艾滋病防治都起到了积极作用。

在龙城，48 名受访的性工作者知道安全套能够预防艾滋病，并称自己坚持使用安全套。42 名受访者称在过去 1 个月内，每次与客人发生性关系时都用安全套。她们称：“要是客人想要（性服务），必须用安全套，要不宁愿不赚这个钱。”然而，由于健康教育片面强调艾滋病与卖淫嫖娼等不良行为的关系，在与男朋友或配偶发生性关系时，很少受访者使用安全套。

在江阳，笔者约几名农民工在茶馆进行了非正式访谈。一名三十几岁的农民工自述：刚出来打工的几年，他经常会花几十块钱找小姐“耍一耍”，后来，“疾控中心的医生给我们发了一些材料。我翻了翻，里面有故事讲一个农民工找小姐感染了艾滋病，老婆知道后跟他离了婚，后来钱花光了病也没有治好。这个故事把我吓坏了，为了一时痛快搞成这样太不值当了。后来我无聊时就找人喝茶、摆龙门阵，不敢找小姐了”。

恐吓策略不仅对个体的观念与行为产生了影响，而且推动了艾滋病防治工作的开展。

进入 21 世纪后，一些国际组织与公共卫生专家不断警告：中国将在

---

① 刘康迈等：《我国部分 HIV 感染者面临的社会心理压力及可能做出的反应的调查结果分析》，《中国艾滋病性病》2003 年第 3 期。

2010年出现1000万到1500万个感染者，并大肆渲染其对个体、家庭与社会的影响，尤其是对国民经济的危害。[①] 这些带有恐吓意味的信息引起了政府高层与社会各界的关注，艾滋病逐渐从一个医学与公共卫生问题，被提升到了“关系经济发展、社会稳定、国家安全和民族兴衰”的高度，艾滋病防治工作成为“关系民族素质和国家兴亡的大事”。[②] 在这种背景下，中国政府、社会各界以及国际组织投入越来越大的力量开展艾滋病防治工作，对艾滋病防治起到了积极的作用。

这种情况在其他国家同样发生过。当艾滋病还只在非洲蔓延时，一些国家就大肆散布艾滋病的可怕性以及不安全性行为会导致HIV传播的信息，呼吁人们改变这种性行为。最初，由于在大部分工业化国家艾滋病并没有像早先预测的那样泛滥，于是有人怀疑当地政府在散布谣言。然而当随后几年艾滋病在全球传播时，人们不得不承认政府做的有一定道理，认为恐吓策略在一定程度上降低了艾滋病的传播风险。[③]

结　语

研究表明，当一个人面临威胁的刺激并感到恐惧，他们会采取一些应对措施减少威胁，消除恐惧感。而且恐惧感越强烈，越能够影响人们的态度，促使其改变行为。[④] 正因如此，大多健康教育活动都以唤起目标群体的负面情绪与反应，引起并强化人们的恐惧感为目的。而同样是对疾病或其他健康威胁的描述，饱含情感色彩的信息要比理性科学的信息更容易引起人的共鸣，也更容易被记住。[⑤] 因此，恐吓策略而非科学知识的传播成

---

① 刘康迈、袁建华：《艾滋病的流行及对我国社会、经济的影响》，《学海》2003年第5期。

② 卫生部：《关于认真学习贯彻胡锦涛总书记、温家宝总理重要指示精神，进一步加强艾滋病防治工作的通知》，2004年12月6日。

③ Anthony Giddens, *Run away World: How Globalization is Reshaping our Lives*, London: Profile, 2002, pp. 120 – 123.

④ Marlize Terblanche-Smit, Nic Terblanche, “The Effect of Fear Appeal HIV/AIDS Social Marketing on Behavior: Evaluation the Importance of Market Segmentation”, *Theoretical and Applied Economics* Volume XVII (2010), No. 11 (552), pp. 79 – 90.

⑤ June Marchand & Pierre Piliatrault, “AIDS Prevention Advertising: Different Message Strategies for Different Communication Objectives”, *International Journal of Nonprofit and Voluntary Sector Marketing*, September 2002, pp. 271 – 287.

为一种具有普遍性的健康教育策略，在很多疾病与健康问题中被广泛采用。

自20世纪80年代早期发现第一例艾滋病以来，恐吓就在世界范围内被作为宣传教育的主要策略被广泛使用。但由于没有把握恐吓策略的度，过于强调艾滋病的难以治愈性与致死性，以及其对人体与社会的巨大破坏，造成了人们对艾滋病普遍的恐惧心理与对HIV感染者的排斥与歧视。在美国，艾滋病在相当长的一段时间里被宣传为“男同性恋者的瘟疫”（gay plague），使其成为对同性恋憎恶的象征性表达；在英国，公共健康促进活动利用图文材料将艾滋病具象化为人们日常所熟悉的、会带来致命后果的“暴力杀手”（violent killer），成功地制造出了公众对艾滋病的恐惧心理；苏格兰、越南等国家艾滋病宣传材料中恐吓信息的运用，在增加公众恐惧感的同时，并未达到改变公众高危行为的目的，反而使特定群体遭到社会排斥。[①] 1998年12月，一位非政府组织女志愿者在世界艾滋病日公开自己是艾滋病病毒感染者后，被住在德班（南非）附近的邻居用石头打死；在印度，艾滋病病毒感染者和病人成为新的贱民阶层，被医务工作者、邻居与雇主回避；在坦桑尼亚农村，艾滋病被归于中了魔法，患病的人也因此蒙羞。

随着艾滋病疫情在世界范围的蔓延与相关宣传教育工作的深入，艾滋病相关歧视问题越来越严重。为避免暴露感染身份，人们不愿接受HIV检测，有意隐藏感染者身份，这极大地削弱了卫生服务的有效性，使得医学与公共卫生领域把它视为艾滋病疫情发展的最高阶段，甚至有学者提出应该把歧视本身作为一种流行病加以研究与控制。[②] 20世纪八九十年代，关于艾滋病宣传报道中应不应该采用恐吓策略以及恐吓策略的有效性等问题，学界已经开始关注与讨论。[③] 进入21世纪，在联合国艾滋病规划署与

---

① G. B. Hastings, D. R. Eadie, A. C. Scott, “Two Years of AIDS Publicity: A Review of Progress in Scotland”, *Health Education Research*, Vol. 5, No. 1, 1990; Duong Cong Thanh, Karen Marie Moland, Knut Fylkesnes, “Persisting Stigma Reduces the Utilisation of HIV-related Care and Support Services in Viet Nam”, *BMC Health Services Research*, Vol. 12, No. 1, 2012.

② Gregory Herek, Eric K. Glunt, “An Epidemic of Stigma: Public Reactions to AIDS”, *American Psychologist*, Vol. 43, No. 11, 1988.

③ LaTour, M., Zahra, S., “Fear Appeal as Advertising Strategy: Should they be used?” J. Serv Mrkt, 2, 1989; Henthorne, T. L., LaTour, M., Nataraajan, R., “Fear Appeals in Print Advertising: An Analysis of Arousal and Ad Response”, *J. Adv.* 22 (2), 1993; Green, C., Witte, K., “Can Fear Arousal in Public Health Campaigns Contribute to the Decline of HIV Prevalence”, *J. Health Comm.* 11, 2006.

世界卫生组织等机构的倡导下，反污名运动在许多国家展开，艾滋病污名与歧视问题逐渐得到了缓解。

艾滋病传入我国的早期，由于认识不足及处于防治疾病的需要，媒体与公共卫生领域将艾滋病妖魔化、道德化，采取了恐吓策略进行宣传教育。进入 21 世纪，医学界对艾滋病的认识与治疗水平已经发生了重大改变，感染 HIV 后不仅有数年到十数年不等的潜伏期，而且即便感染者转变为病人，也可以在服药控制得当的情况下维持数十年的正常生活，其致死性远远低于癌症，这已经成为艾滋病领域的共识。显然，艾滋病已经从一种不治之症转变为一种长期慢性病。

在这种背景下，媒体与艾滋病防治领域需要将最新科研成果纳入其工作中，停止恐吓式的宣传教育方法，改变公众对艾滋病的误解与刻板印象，消除他们的恐惧心理，为艾滋病防治工作营造健康积极的社会氛围。要做到这一点，媒体及艾滋病防治人员不应再夸大艾滋病的病死率，渲染其可怕性，也不应再通过一些刺激人们感官的图片与视频恐吓受众，而应将艾滋病还原为一种需要长期服药的慢性病，将艾滋病患者还原为需要关怀救治的慢性病人，以平常心对待艾滋病与 HIV 感染者。只有这样，才能逐渐消除长期恐吓式宣传教育造成的公众对艾滋病的恐惧心理与刻板印象，改善 HIV 感染者的生存环境，推动艾滋病防治工作健康有序地开展。

编后记

我们希望再次感谢教育部人文社会科学重点研究基地云南大学西南边疆少数民族研究中心文库负责人何明教授对这部文选出版工作的支持。我们还要感谢中国社会科学出版社王莎莎编辑为出版这部书付出的心血。我们对所有参与本书编写工作的同事表示感谢。

为了保证治学的严肃性，我们需要重申，这部《健康人类学文选》是我们对云南大学《思想战线》期刊在2014年至2019年期间医学人类学栏目文章的选编之作，所选文稿的题目都经过了改动，以便帮助读者明确知晓每篇论文的主题，按需挑选阅读。这部文选收录的文稿原文全部可以在《思想战线》期刊相关栏目找到。尽管这部文选并非是简单的原文复印之作，我们还是认为有必要把《思想战线》期刊医学人类学栏目在2014年至2019年期间发表的论文全部罗列如下。这样一来，读者可以了解这部文选编选的论文源头，同时还可以在以下列表中找到其他具有参考价值的文章。

2014年至2019年《思想战线》期刊医学人类学栏目文章一览表（◎为入选；○为未入选）：

2014年

◎景军、薛伟玲：《医学人类学与四种社会理论之互动》，第2期。

◎何群：《酒与“酒”之两难——基于鄂伦春族生态环境与历史文化变迁的分析》，第2期。

◎赖立里、冯珠娣：《知识与灵验：民族医药发展中的现代理性与卡里斯马探讨》，第2期。

◎郇建立：《乡村慢性病人的生存策略——基于冀南沙村的田野考察》，第3期。

◎马志莹：《亲密的生命政治——家庭权责主体与精神卫生立法》，第3期。

◎余成普：《身体、文化与自我：一项关于器官移植者自我认同的研究》，第4期。

◎赵巧艳：《侗族灵魂信仰与收惊疗法：一项关于B村的医学人类学考察》，第4期。

◎张庆宁、蒋睿：《临终关怀：身体的医学化及其超越》，第5期。

◎余晓燕：《医学化的技术轨迹：云南乡村抗生素滥用现象考察》，第5期。

◎王思萌：《抑郁症患者互助行为研究》，第6期。

2015年

◎王修晓、孙晓舒：《中药意义系统与现代建构——以"东北野山参"为例》，第1期。

◎程瑜、邹翔：《关系就医：诊疗的本土化实践》，第2期。

◎刘燕舞、王晓慧：《"打人命"：农村青年妇女自杀特殊干预的一般意义》，第2期。

○李飞、王剑利、胡燕：《选择学医的动机与社会流动的期待》，第3期。

○景军、赵芮：《互助养老：来自"爱心时间银行"的启示》，第4期。

◎方静文：《超越家庭的可能：历史人类学视野下的互助养老》，第4期。

○邓睿、廖芮：《社会语境下艾滋病传播风险防范机制的建构——基于云南边境跨国务工傣族女性及其留守丈夫的分析》，第4期。

◎郇建立：《大众流行病学与乳腺癌的起源——基于于娟"癌症日记"的分析》，第5期。

2016年

○韩俊红：《中美医学化个案比较研究——以网络成瘾和多动症为例》，第1期。

◎景军、袁兆宇：《在医院去世与在家中的去世——有关中国公民死亡地点的社会学辨析》，第2期。

◎和文臻：《与阿里耶斯对话——就死亡地点讨论纳西族死亡观》，第2期。

◎涂炯、程瑜：《食管癌患者的疾病解释：理解、合法化与意义追寻》，第3期。

◎赵芮：《新老博弈：商业化坐月子与家长权威的式微》，第4期。

○涂炯、张文义（问），凯博文（答），程瑜（校审）：《人类学、医学与中国社会性的发展：访凯博文教授》，第5期。

◎余成普：《糖尿病的生物社会性》，第5期。

2017年

◎张有春：《艾滋病宣传教育中的恐吓策略及其危害》，第3期。

○韩俊红：《澳大利亚原住民健康问题研究：社会事实与政策困局》，第3期。

◎景军、李敏敏：《刻板印象与老年歧视：一项有关公益海报设计的研究》，第3期。

◎刘宏涛、蒋睿：《性别与身份：中国大陆妇产科医患冲突的一个分析维度》，第3期。

◎钱霖亮：《另类的“小皇帝”：福利院儿童的零食消费和抚育政治》，第5期。

2018年

◎涂炯、亢歌：《医患沟通中的话语反差：基于某医院医患互动的门诊观察》，第3期。

◎陈昭：《膳与善：素食斋饭作为安养文化的根隐喻——基于佛教安养院的饮食人类学考察》，第3期。

◎景军、高良敏：《寺院养老：人间佛教从慈善走向公益之路》，第3期。

◎方静文：《老年临终关怀：来自佛教安养院的启示》，第3期。

○张有春：《情感与人类学关系的三个维度》，第5期。

○孙璞玉：《丧葬仪式与情感表达：西方表述与中国经验》，第 5 期。

○和文臻：《洁净与秩序——从斐济田村的清洁运动谈起》，第 5 期。

◎孙薇薇、董凯悦：《疾病的解释与应对：基于地方性知识视角的解读》，第 6 期。

2019 年

◎王剑利：《病友互助的类家族主义原则——对糖尿病互助群体的一项人类学考察》，第 1 期。

◎陈昭、高良敏：《寺院养老的灵性生活秩序：从俗智到圣智的转变》，第 2 期。

◎景军、齐腾飞：《海葬、安养与心灵环保》，第 2 期。

◎任杰慧：《从残缺到系统：中国老年护理专业化发展研究》，第 3 期。

○黄剑波、熊畅：《玛丽·道格拉斯的风险研究及其理论脉络》，第 4 期。

○姬广绪：《制造成瘾——青少年网络成瘾的人类学考察》，第 6 期。